全国高职高专护理类专业规划教材（第三轮）

外科护理学

第 3 版

（供护理、助产等专业用）

主　编　张钱友　汪芝碧　陶美伊
副主编　唐　艳　林建兴　邓菲菲　孔玉荣
编　者　（以姓氏笔画为序）
　　　　邓菲菲（重庆三峡医药高等专科学校）
　　　　孔玉荣（山东医药技师学院）
　　　　孙振洁（上海建桥学院）
　　　　李　津（天津医学高等专科学校）
　　　　李星凤（湖南省肿瘤医院）
　　　　吴　铃（四川中医药高等专科学校）
　　　　汪芝碧（重庆三峡医药高等专科学校）
　　　　张钱友（长沙卫生职业学院）
　　　　林建兴（漳州卫生职业学院）
　　　　孟　谦（山东医学高等专科学校）
　　　　郭清华（湖南省人民医院）
　　　　唐　艳（长沙卫生职业学院）
　　　　陶美伊（湖南省人民医院）
　　　　彭彩虹（上海交通大学医学院附属瑞金医院）
　　　　覃国波（广东江门中医药职业学院）

中国健康传媒集团
中国医药科技出版社

内 容 提 要

本教材为"全国高职高专护理类专业规划教材（第三轮）"之一，全书共分 25 章，重点介绍了外科常见疾病护理和常用外科临床护理实践技能，主要包括绪论、体液失衡病人的护理、营养支持病人的护理、外科休克病人的护理、围手术期病人的护理、骨与关节疾病病人的护理等内容。本教材专业针对性强，理论与临床护理密切联系，围绕全国护士执业资格考试大纲，贴近临床新知识、新技术和新规范。每章首设有"学习目标"，正文中设"情境导入""思政导学"，章末设"思维导图""目标检测"等模块。同时，本教材为书网融合教材，即纸质教材有机融合数字化资源（题库系统、PPT 教学课件、微课等），以更好地满足教与学的需要。

本教材主要供五年制、三年制高职高专护理、助产专业的师生教学使用，也可作为临床护理专业人员继续教育的参考用书。

图书在版编目（CIP）数据

外科护理学 / 张钱友，汪芝碧，陶美伊主编.
3 版． -- 北京：中国医药科技出版社，2025. 1.
（全国高职高专护理类专业规划教材）． -- ISBN 978-7
-5214-5088-0

Ⅰ．R473.6

中国国家版本馆 CIP 数据核字第 2025H1S764 号

美术编辑　陈君杞
版式设计　友全图文

出版　**中国健康传媒集团**｜中国医药科技出版社

地址　北京市海淀区文慧园北路甲 22 号

邮编　100082

电话　发行：010 - 62227427　邮购：010 - 62236938

网址　www. cmstp. com

规格　889mm×1194mm $\frac{1}{16}$

印张　25 $\frac{1}{2}$

字数　784 千字

初版　2015 年 8 月第 1 版

版次　2025 年 1 月第 3 版

印次　2025 年 1 月第 1 次印刷

印刷　河北环京美印刷有限公司

经销　全国各地新华书店

书号　ISBN 978-7-5214-5088-0

定价　**89.00** 元

获取新书信息、投稿、为图书纠错，请扫码联系我们。

数字化教材编委会

主　编　张钱友　汪芝碧　陶美伊

副主编　唐　艳　林建兴　邓菲菲　孔玉荣

编　者　（以姓氏笔画为序）

邓菲菲（重庆三峡医药高等专科学校）

孔玉荣（山东医药技师学院）

孙振洁（上海建桥学院）

李　津（天津医学高等专科学校）

李星凤（湖南省肿瘤医院）

吴　铃（四川中医药高等专科学校）

汪芝碧（重庆三峡医药高等专科学校）

张钱友（长沙卫生职业学院）

林建兴（漳州卫生职业学院）

孟　谦（山东医学高等专科学校）

郭清华（湖南省人民医院）

唐　艳（长沙卫生职业学院）

陶美伊（湖南省人民医院）

彭彩虹（上海交通大学医学院附属瑞金医院）

覃国波（广东江门中医药职业学院）

出版说明

全国高职高专护理类专业规划教材，第一轮于 2015 年出版，第二轮于 2019 年出版，自出版以来受到各院校师生的欢迎和好评。为深入学习贯彻党的二十大精神，落实《国务院关于印发国家职业教育改革实施方案的通知》《关于深化现代职业教育体系建设改革的意见》《关于推动现代职业教育高质量发展的意见》等有关文件精神，适应学科发展和高等职业教育教学改革等新要求，对标国家健康战略、对接医药市场需求、服务健康产业转型升级，进一步提升教材质量、优化教材品种，支撑高质量现代职业教育体系发展的需要，使教材更好地服务于院校教学，中国健康传媒集团中国医药科技出版社在教育部、国家药品监督管理局的领导下，组织和规划了"全国高职高专护理类专业规划教材（第三轮）"的修订和编写工作。本轮教材共包含 24 门，其中 21 门为修订教材，3 门为新增教材。本套教材定位清晰、特色鲜明，主要体现在以下方面。

1. 强化课程思政，辅助三全育人

贯彻党的教育方针，坚决把立德树人贯穿、落实到教材建设全过程的各方面、各环节。教材编写将价值塑造、知识传授和能力培养三者融为一体。深度挖掘提炼专业知识体系中所蕴含的思想价值和精神内涵，科学合理拓展课程的广度、深度和温度，多角度增加课程的知识性、人文性，提升引领性、时代性和开放性，辅助实现"三全育人"（全员育人、全程育人、全方位育人），培养新时代技能型创新人才。

2. 推进产教融合，体现职教精神

围绕"教随产出、产教同行"，引入行业人员参与到教材编写的各环节，为教材内容适应行业发展献言献策。教材内容体现行业最新、成熟的技术和标准，充分体现新技术、新工艺、新规范。

3. 创新教材模式，岗课赛证融通

教材紧密结合当前实际要求，教材内容与技术发展衔接、与生产过程对接、人才培养与现代产业需求融合。教材内容对标岗位职业能力，以学生为中心、成果为导向，持续改进，确立"真懂（知识目标）、真用（能力目标）、真爱（素质目标）"的教学目标，从知识、能力、素养三个方面培养学生的理想信念，提升学生的创新思维和意识；梳理技能竞赛、职业技能等级考证中的理论知识、实操技能、职业素养等内容，将其对应的知识点、技能点、竞赛点与教学内容深度衔接；调整和重构教材内容，推进与技能竞赛考核、职业技能等级证书考核的有机结合。

4. 建新型态教材，适应转型需求

适应职业教育数字化转型趋势和变革要求，依托"医药大学堂"在线学习平台，搭建与教材配套的数字化课程教学资源（数字教材、教学课件、视频及练习题等），丰富多样化、立体化教学资源，并提升教学手段，促进师生互动，满足教学管理需要，为提高教育教学水平和质量提供支撑。

前言 PREFACE

外科护理学是高等职业教育护理类专业的核心课程之一，是临床护理实践课程的重要组成部分。本教材根据高等职业教育护理类专业人才培养目标和职业能力要求，紧扣高职护理专业外科护理学教学标准和教学大纲，由全国多所高职医学院校及教学医院从事教学和临床一线教师悉心编写而成。内容与护士执业资格考试和临床工作岗位紧密对接；注重运用护理程序进行整体护理能力的培养；充分体现"以就业为导向、以能力为本位、以技能为核心"的职业教育理念。使学生在系统学习后掌握必要的理论知识和操作技能，毕业后能尽快适应临床护理工作。

为适应学科发展，本教材在上版基础上吐故纳新，并对结构进行了调整，全书共二十五章，根据疾病特点和解剖部位进行章节划分，重点介绍了外科常见疾病的护理和外科临床常用护理技能。并在每章首设有"学习目标"，正文中设"情境导入""思政导学"，章末设有"思维导图""目标检测"等模块。在内容编排上，结合临床护理现状和要求，以人的健康为中心，以整体护理观为指导，以护理程序为框架，按照护理评估、常见护理诊断/问题、护理目标、护理措施4个部分进行编写。同时，本教材为书网融合教材，即纸质教材有机融合数字化资源（题库系统、PPT教学课件、微课等），以更好地满足教与学的需要。

本教材专业针对性强，突出以人为本，理论与临床实践紧密结合，从学生的视角出发，围绕护士执业资格考试大纲，贴近临床新知识、新技术和新规范。力求引导学生自我学习，提高学生学习兴趣，开发学生创造能力和分析、解决问题的能力，使学生不仅要知其然，还要知其所以然；注重学生职业核心能力的培养，缩短教学与临床实际工作距离，实现无缝衔接，同时提前让学生接触护士执业资格考试内容。为确保教材内容及质量满足要求，我们参阅了国内外权威外科护理教材，采用了国家要求的规范化医学名词、药物名称、检验项目和计量单位。本教材主要供五年制、三年制高职高专护理、助产专业的师生教学使用，也可作为临床护理专业人员继续教育的参考用书。

本教材的编者来自全国多所医学院校及教学医院，编写过程中得到了编者所在单位领导的大力支持，在此表示衷心感谢。

尽管我们竭尽全力，但受编者学识水平所限，书中难免存在不足之处，恳请广大师生和临床护理工作者给予批评指正。

编　者
2024 年 9 月

CONTENTS 目录

第一章 绪 论

学习目标

素质目标：树立为病人服务的职业精神；养成精益求精、扎实苦干、任劳任怨的学习工作态度。

知识目标：掌握外科护理学的定义及范畴；熟悉外科疾病的分类和外科护理学的学习方法；了解外科护理学的发展史。

能力目标：具有外科护理学的学习方法和技巧，具有外科护理学的临床思维能力。

第一节 外科护理学的定义和范畴

外科护理学（surgical nursing）是阐述和研究对外科病人进行整体护理的一门临床护理学科，是基于医学科学的整体发展而形成的，是护理学的重要分支。外科护理学包括医学基础理论、外科学基础理论和护理学基础理论及技术，同时还包括护理心理学、护理伦理学、社会学等人文学科。它以外科病人为研究对象，在现代医学模式和现代护理观的指导下，根据外科病人的身心健康要求、社会家庭文化需求，以人的健康为中心，应用护理程序，向病人提供整体护理。

外科护理与医疗相配合，通过护理程序使病人的健康目标检测得到解决，顺利地恢复身心健康。外科疾病主要包括以下几类。

1. 损伤 指各种致伤因子对人体组织器官造成的结构破坏和功能障碍。如内脏器官破裂、骨折等。

2. 外科感染 是指需要外科治疗的感染性疾病或发生在损伤、手术、器械检查及治疗等并发的感染。如行坏死阑尾的切除、肝脓肿的切开引流等。

3. 肿瘤 是正常细胞在不同始动与促进因素长期作用下所产生的增生与异常分化所形成的新生物。包括需手术切除的良、恶性肿瘤。

4. 畸形 多数为先天性畸形，如先天性巨结肠等，需施行手术治疗；后天性畸形，如烧伤后瘢痕挛缩，也多需手术整复。

5. 内分泌功能失常 如部分甲状腺功能亢进症，需外科手术治疗。

6. 寄生虫病 如部分胆道蛔虫病，需外科手术治疗。

7. 其他疾病 包括器官移植（如肝移植）；空腔脏器梗阻性（如肠梗阻、尿路梗阻）；结石（如胆结石、尿路结石）等。

以上疾病往往需要以手术或手法处理为主要治疗手段。因此手术就成为外科特有的一种治疗方法，而外科疾病的围术期护理（手术前、中、后的护理）亦成为外科护理中最主要的内容。随着医学科学的发展，有的原来认为应当手术的疾病，现在可以改用非手术疗法治疗，例如大部分的尿路结石可以应用体外震波，使结石粉碎排除。有的原来不能施行手术的疾病，现在已创造了有效的手术疗法，例如大多数的先天性心脏病，可以用手术方法来纠正。基础医学、生物医学工程及相关学科的前沿成果，使体外循环机、多功能麻醉机、纤维光束内镜、磁共振、X线刀、伽马刀、人工心脏瓣膜、人工关节等进入临床，大大丰富了外科学和外科护理学的深度和广度。外科护理学与外科学是紧密配合的，外科学的发展对护理工作提出新的要求，现代护理理念拓宽了外科护士的职能，促使外科护理学的发展；同时，由于外科护理学的突破，也有助于外科学的发展。

现代护理学理论包括四个框架性概念：人、环境、健康、护理。世界卫生组织（WHO）对健康定义为："健康不仅是没有身体上的疾病和缺陷，还要有完好的心理状态和良好的社会适应能力。" 1980 年美国护士学会提出，护理是诊断和处理人类现有的或潜在的健康目标检测的反应。护理的宗旨就是帮助人适应和改变内、外环境的压力，使其达到最佳状态。护理的根本目的是为服务对象解决健康目标检测。外科护士应始终以人为本，坚持以现代护理观念为指导，以护理程序为框架，及时收集和分析资料，提出病人现存的或潜在的健康目标检测，采用有效的护理措施并评价效果，最终达到帮助服务对象解决健康目标检测。

第二节　外科护理学的发展史

外科护理学的发展与现代护理学和外科学的发展紧密相关。虽然早在远古时代人们已认识并建立外科学，但由于社会生产力等因素的限制，仅限于表浅疮、疡和外伤等治疗，未认识到"护理"的重要性。随着社会生产力和科学技术的进步，医学科学迅猛发展。人体解剖学、病理解剖学以及实验外科学等相关学科的建立，为外科学的发展奠定了基础。麻醉、消毒、灭菌、无菌术、止血、输血等技术的问世解决了阻碍外科学发展的手术疼痛、伤口感染、出血等目标检测，使得古老的外科学进入了新的发展阶段。与之同期，弗洛伦斯·南丁格尔在克里米亚前线医院看护伤病员的过程中，注重伤病员的心理调节、营养补充、敷料更换和清洁、消毒等，使伤病员病死率从 50% 下降至 22%，充分证实了护理工作在外科治疗中的独立地位和意义，并由此创建了护理专业，外科护理学作为护理专业的先驱学科而问世。随着现代外科学在深度和广度方面的迅速发展，外科日渐专科化。按人体的部位分，有腹部外科、胸心外科等；按人体的系统分，有骨科、泌尿外科、神经外科等；按病人年龄分，有小儿外科、老年外科等；按手术方式分，有显微外科、移植外科、整复外科等；按疾病性质分，有肿瘤外科、急症外科等。特别是由于手术涉及的领域日益扩大，难度不断增加，对麻醉的要求不断提高，出现了麻醉专科、监护病房，共同创造条件保证手术成功。现代外科学的发展，促使外科护理学在一定的理论基础上更进一步地走向专、细、深，且日臻完善。

回顾护理学的临床实践和理论研究，现代外科学的发展经历了以疾病护理为中心、以病人护理为中心和以人的健康为中心的三个发展阶段。在不同的发展阶段中，人们对人、健康、环境和护理的概念的认识不断深入，使外科护理的实践和理论不断向前发展。进入 21 世纪以后，科学技术更日新月异，尤其是外科领域有关生命科学、新技术的不断引入，计算机的广泛应用，医学分子生物学和基因研究的不断深入，为外科学和外科护理学提供了新的机遇与挑战。在现代外科学广度和深度得到快速发展的同时，现代护理观也随之迅猛发展。如整体护理即是以现代护理观为指导，以护理程序为核心，将临床护理和护理管理的各个环节系统化的新型护理工作模式。另外，现代外科学的发展，新的医学模式和现代护理观的确立，使外科护理学在一定的理论基础上不断走向更专、更细、更深，发展日益完善。

第三节　学习外科护理学的方法与要求

外科护理学知识面广，涉及人类从婴儿、儿童、成年、老年的各个时期，内容繁多，涉及各器官、系统的疾病，与各学科之间关系极为密切。护理知识整体性与系统性强，具有很强的实践性和操作性，学生在学习过程中要达到掌握知识、熟练技能、学以致用的目的，关键在于掌握正确的学习方法，以学习目标为导向，培养自主学习的能力，从以下几个方面努力，才可能学好外科护理学。

一、树立正确的人生观和价值观

学习外科护理学的基本目的是掌握知识，使自己成为一个能够更好地为人类健康服务，立志献身护理事业的优秀人才。作为一名护理工作者，仅有知识还远远不够，如果外科护理工作者服务思想不端正，任何偶然的疏忽大意，轻则会增加病人的痛苦，重则危及生命。因此，护理工作者要树立正确的人生观和价值观，端正全心全意为人民服务的思想，培养良好的职业道德，要有高度的责任心，严谨的慎独作风，无私奉献的精神，爱岗敬业，吃苦耐劳，才能够更好地为人类健康服务。

二、应用现代护理观的"整体护理"指导学习

护理程序是一种体现整体护理观的临床思维和工作方法，在学习过程中要树立"整体护理"的理念，以护理程序为框架，注重各个环节的系统性、人体的完整性及与内外环境的统一性；在治疗、帮助、保护病人的基础上，扩大支持和指导的护理功能；注意身心护理并重，护士不仅要配合医疗技术解决病人机体的不适和疾病，而且还要考虑病人的心理需要及影响疾病的家庭因素、社会因素、用整体护理观观察和护理病人，实践中注意个体差异，把症状护理、心理护理和健康教育有机结合起来。

三、坚持理论联系实践

外科护理学是一门实践性很强、为人类健康服务的应用性学科，技术操作的熟练程度直接影响着护理和抢救效果。外科护理学课程的教学分为理论学习和临床实习两个阶段，理论学习包括课堂讲授和临床实践的教学；临床实习阶段要求学生在临床老师指导下，通过对病人实施整体护理，将理论知识和技能综合运用于临床实践中，逐步培养独立的工作能力。毕业时，学生应能较为全面和系统地掌握临床常见病、多发病的防治和护理的基础理论和基本技能，具备对病人实施整体护理的能力及对临床常见急危重症病人配合抢救的能力。学生在临床上遇到问题时应及时请教带教老师、与同学讨论、查资料找答案，对未学过的知识和临床上新的进展做好实习笔记，通过用理论指导实践、用实践充实理论而增强学习效果。

四、培养学生临床思维

学习的主体是学生，它强调以学生为中心，从问题着手，激发学生的学习动机，锻炼培养学生分析问题、解决问题的能力。因此，本教材提供了典型病例以供学生进行学习，并逐步培养学生的临床思维，同时教师结合临床病例介绍护理的新知识、方法和技术，使学生较为全面和系统地获得临床常见病、多发病的知识及思维方式。学生在给病人提供护理时要善于独立思考，结合病例找资料，再去评价护理效果，以期为病人、社会提供高质量的护理服务。

总之，学习外科护理学应明确学习的目的和重要性，掌握好学习的重点和技巧，树立良好的工作意识和工作责任感，为未来的临床护理工作打下坚实的基础，为维护和增进人类的健康而努力学习。

第四节　外科护士应具备的素养

医学的发展、科技的进步、现代护理理念的更新、各学科之间的相互渗透和交叉，使外科护理学的内涵得到更广阔的延伸和发展。外科疾病复杂多变，有突发性或病情演变及急、危、重等特点。这些特点对外科护士的综合素质提出了更高的要求。

一、高尚的道德素质

作为一名外科护士，首先要热爱生活、珍爱生命，不断锤炼自己的人性、完善自己的人格。热心是人性的光芒，真心是人性的升华，爱心是人间的美德，耐心是应有的素质。无论长幼妇孺、美丑权贵都应一视同仁，因为疾病使他们都成为弱势群体，只有付诸爱心，才能让他们得到安慰，积极配

合。医学生命科学是深奥的，其专业性强，未知的领域多，病人的顾虑多、情绪变化大，没有耐心是不能做好护患沟通的。细心是生命的保障，信心是力量的源泉，团结是美好的品格，协作是成功的桥梁。外科护理工作很多是协作完成的，护理团队以女性为多，学会团结的艺术、协作的方法是必不可少的。开朗是健康的秘诀，宽容是人道的境界。开朗的性格有利于工作，有利于病人，更有利于自己。

二、扎实的业务素质

外科护士除必须具备护理工作所需的基本理论、基本知识和基本技能外，还应掌握一定的外科学专业知识，如外科常见病的防治知识、外科护理知识以及外科急、危、重症救护知识等。外科护士要将所学知识融会贯通，培养自己细致的观察力和敏锐的判断力；会建立评判性思维方式和运用护理程序为病人提供整体护理；善于运用语言及非言表达方式，与病人及其家属进行有效沟通；通过对病人的正确评估，及时发现病人现存的、潜在的生理和心理问题，必须协同医师进行有效处理，为病人提供个性化的服务。

三、突出的人文素质

外科护士的工作环境和特点，使得外科护士要有很好的语言表达和沟通、安抚能力，临危不惧、忙而不乱的应变能力，话语谨慎、遇事冷静的承受能力，以及打扮得体、仪表庄重的审美能力。因为外科疼痛病人多、突发抢救多，外科护士要给病人以严谨感、庄重感和安全感。

四、良好的身心素质

外科护理工作有急诊多、工作量大、病人病情急且变化快、突发事件应变多等特点。如果外科护士不具备强健的体魄、过硬的心理素质和应急能力、开朗的性格及饱满的精神状态，就难以保证有效、及时地参与抢救和护理工作。尤其是参与重大的交通、地震、地矿等群体性事故的抢救、野外急救，可能还要面临自己的月经生理、孕、产、哺、育等特殊时期，加之晚班、夜班较多，没有良好的体质是不行的。在校期间，正值身体发育阶段，应积极锻炼身体。

（张钱友）

第二章 体液失衡病人的护理 ⒠微课

PPT

学习目标

素质目标： 培养综合护理能力、解决问题能力和良好护患沟通能力，体现较高的素质和良好的职业道德。

知识目标： 掌握液体疗法护理要点；熟悉水钠代谢失衡、电解质代谢失衡、酸碱代谢失衡病人的护理评估、护理措施的内容和方法。

能力目标： 运用所学知识，评估水钠代谢失衡、电解质代谢失衡、酸碱代谢失衡病人的病情，提出护理问题，制订并实施护理措施和健康指导，能进行液体疗法的护理。

情境导入

情境： 男性病人，57 岁，体重 65kg。因"急性肠梗阻"入院，主诉：口渴、乏力、眩晕。入院后给予禁食、禁水，持续胃肠减压。查体：体温 37.2℃，脉搏 110 次/分，血压 92/63mmHg，呼吸深快达 43 次/分，神志清楚，面色潮红，巩膜无黄染，皮肤干燥，四肢湿冷，眼窝凹陷，双肺呼吸音清，腹膨隆，腹部可见肠型、全腹轻压痛，无反跳痛、肌紧张，腹水症（－）。实验室检查：血常规示白细胞 14×10^9/L，中性粒细胞 90%，血红蛋白 15.2g/dl。电解质检查示 Na^+ 140mmol/L，Cl^- 102mmol/L，Ca^{2+} 2.1mmol/L，K^+ 3.0mmol/L。血气分析示 $PaCO_2$ 30mmHg，PaO_2 90mmHg，pH 7.2，HCO_3^- 12mmol/L。

思考： 1. 病人目前主要的护理诊断/问题有哪些？

2. 针对病人目前存在的护理问题应采取哪些护理措施？

第一节 正常体液平衡

体液（body fluid）的主要成分是水和溶质，溶质包括电解质（晶体、胶体）和非电解质。体液可分为细胞内液和细胞外液两部分，在生命活动中起着重要的作用。正常体液平衡包括水、电解质和渗透压、酸碱平衡。机体在神经－内分泌系统的调节作用下，始终维持着体液的相对平衡，这种内环境的平衡是人体正常新陈代谢的必要条件。但是，损伤、感染等疾病以及麻醉、手术等特殊治疗均可能会干扰或破坏这种平衡，导致体液代谢的失衡，严重时甚至危及生命。因此，体液失衡的预防、治疗及护理，对病人的康复起着重要作用（本章主要讨论成人的体液平衡失调）。

一、水平衡

（一）体液的容量与分布

体液的容量因人的年龄、性别、肥胖程度而不同，正常成年男性体液总量约占体重的 60%，女性占 55%，婴儿占 70%。其中 40%（女性 35%）分布在细胞内，称细胞内液；20% 分布在细胞外，称细胞外液。细胞外液又分为组织间液和血浆，组织间液约占细胞外液 3/4，而血浆约占细胞外液 1/4。组织间液是体重的 15%，血浆是体重的 5%。绝大部分的组织间液能迅速地与血管内液体或细胞内液进行交换并取得平衡，在维持体液平衡方面具有重要作用，故又称其为功能性细胞外液。另有一小部分组织间液仅有缓慢地交换和取得平衡的能力，如消化液、胸腹腔液、脑脊液、关节液、心包液等，构成第三间隙，在维持体液平衡方面的作用甚小，故又称其为非功能性细胞外液，约占组织间液的10%。病理情况下，第三间隙液体量增加如肠梗阻病人肠腔内大量渗液，会导致体液失衡。

（二）水分的摄入与排出

正常人体每日水的摄入量与排出量保持着动态平衡，为2000~2500ml（表2-1）。如果水摄入不足或出水量大于入水量，可发生脱水；反之，则可引起体内的水潴留。

表2-1　正常成人24小时水的出入量

来源	摄入水量（ml）	排出途径	排出水量（ml）
饮水	1000~1500	尿	1000~1500
食物含水	700	皮肤蒸发	500
内生水	300	呼吸蒸发粪	350
（代谢水）			150
共计	2000~2500	共计	2000~2500

1. 内生水　糖、蛋白质、脂肪等营养物质在体内氧化代谢的最终产物是二氧化碳和水，这部分水的量较少，即内生水（代谢水）。

2. 呼吸及皮肤蒸发　每天随呼吸排出和皮肤蒸发排出的水分，称不显性失水，约850ml，这部分水的排出感觉不到，也不可控制。即使在机体缺水、不进水、不活动情况下，不显性失水也照常进行。出汗是皮肤丢失水分的另一种形式，其失水量远大于皮肤蒸发，且汗为低渗，约含0.25%氯化钠以及少量的钾盐。在某些病理情况下，通过皮肤丢失的水分量可非常大，如大面积烧伤创面丢失的水分，可达每日3~5L。

3. 尿　正常成人24小时尿量为1000~1500ml。肾每天要排出体内产生的固体废物30~40g，每克至少需15ml尿液才能溶解排出体外，如24小时尿量在500~600ml，可基本排出体内的代谢产物，但此时尿比重可高达1.030，肾脏负担很重，长时间可加重肾脏负担，可导致肾功能不全。

4. 粪　为了消化食物，消化道每天分泌消化液约为8200ml，包括唾液、胃液、胆汁、胰液和肠液等。但绝大部分经肠道吸收，只有150ml左右随粪便排出。如腹泻，则水分丢失明显增加。

二、电解质平衡

电解质在细胞内液和细胞外液中的分布显著不同。细胞外液中主要阳离子是Na^+，阴离子主要是Cl^-、HCO_3^-、蛋白质；细胞内液中主要阳离子是K^+和Mg^{2+}，主要阴离子是HPO_4^{2-}和蛋白质。根据电中和基本规律，不论细胞内还是细胞外，其阳离子总量和阴离子总量始终维持着电性平衡。在病理因素下，如果一种阳离子增多，必然伴随另一种阳离子减少；一种阴离子增多，同样也会有另一种阴离子减少。

（一）钠平衡

钠占细胞外液阳离子总数的90%以上，决定了细胞外液的渗透压。血清钠正常值135~150（平均142）mmol/L。氯化钠生理需要量为4~5g/d（约相当于生理盐水500ml）。由于细胞膜上的Na^+-K^+泵的作用，不断将进入细胞内的Na^+排出，同时使K^+进入细胞内。钠由饮食摄入体内，主要由肾脏排出，肾脏保留钠的能力强；其特点是摄入多排出多，摄入少排出少，不摄入就几乎不排（排出量甚微）。钠参与细胞代谢活动和生物电活动，能维持神经、肌肉（包括心肌）的兴奋性。钠构成细胞外液的缓冲系统，调节酸碱平衡。

（二）钾平衡

钾是细胞内的主要阳离子，全身K^+总量98%在细胞内，钾对维持细胞内渗透压起重要作用。血清钾正常值为3.5~5.5mmol/L。氯化钾生理需要量为3~4g/d（相当于10% KCl 30~40ml）。细胞外液中钾量较少，但对神经－肌肉以及心肌兴奋性有显著影响。钾参与细胞的许多代谢活动，如细胞合成糖原或蛋白质时，钾由细胞外进入细胞内；而糖原或蛋白质分解时，钾自细胞内逸出细胞外。碱中毒时，细胞外液中的钾与细胞内的 H^+ 交换，可使钾进入细胞内，同时肾小管细胞钾排出增多而使血钾降低。钾从饮食中摄取，85％由肾脏排出，肾保留钾的能力较低；其特点是摄入多排出多，摄入少排出少，不摄入时也有一定量的排出。在禁食情况下，每天仍然要从尿中排出相当的钾，造成低钾血症，因此，病人禁食两天以上就必须静脉补钾。临床上低钾血症较为常见。

（三）钙平衡

体内99％的钙以磷酸钙和碳酸钙的形式储存在骨骼和牙齿内。血清钙正常值为 $2.25 \sim 2.75\text{mmol/L}$（平均为 2.5mmol/L）。血钙中半数为游离钙，是细胞功能的重要调节物质，可降低毛细血管、细胞膜的通透性和神经－肌肉的兴奋性，并参与肌肉收缩、细胞分泌、凝血等过程；其余一半钙与蛋白质结合。

（四）镁平衡

镁约有一半储存在骨骼内，其余几乎都存在于细胞内，仅有1％存在于细胞外液中。血清镁正常值为 $0.75 \sim 1.25\text{mmol/L}$（平均为 1mmol/L）。镁是细胞内多种酶的激活剂，参与糖和蛋白质代谢，对降低神经－肌肉应激性有重要作用。

（五）氯和碳酸氢根平衡

Cl^- 和 HCO_3^- 是细胞外液中两种主要的阴离子，与钠共同维持细胞外液的渗透压。血清氯的正常值为 $95 \sim 105\text{mmol/L}$，碳酸氢根正常值为 $22 \sim 27\text{mmol/L}$（平均为 24mmol/L）。为了保持细胞外液阴离子浓度的恒定，碳酸氢根常对氯的增减起代偿作用，即氯增多时碳酸氢根减少，氯减少时碳酸氢根则代偿性增多。碳酸氢根为体内碱储备，故其增减可影响酸碱平衡。

三、渗透压平衡

溶质在水中产生的吸水能力（或张力）称为渗透压。渗透压的高低与溶质的颗粒数目呈正比，而与颗粒的电荷、大小及重量无关。体液中的溶质有无机盐、葡萄糖和蛋白质等。渗透压的高低决定了水分在细胞内外和血管内外的分布。蛋白质是胶体物质，分子大，但颗粒数少，在体液中形成的胶体渗透压较小，但是蛋白质不能自由通过毛细血管壁，由血浆蛋白形成的胶体渗透压虽小，却对血管内外的水分分布有重要意义。无机盐离子的颗粒数目巨大，它所形成的晶体渗透压对维持体液总渗透压起着决定性作用，影响着细胞内、外水分的分布，膜外钠浓度下降，即渗透压低，水进入细胞内，引起细胞内水肿；反之，造成细胞内脱水。血浆正常渗透压为 $280 \sim 310\text{mmol/L}$。体液及渗透压的平衡是受神经－内分泌系统调节的。一般下丘脑－垂体后叶－抗利尿激素系统恢复和维持渗透压，肾素－醛固酮系统恢复和维持血容量。肾是调节体液平衡的重要器官。此两系统共同作用于肾，调节水、钠等电解质的吸收及排泄，从而达到维持体液平衡。①当体内丧失水分或摄盐过多时，细胞外液的渗透压增高，可刺激下丘脑－垂体弹性较大，均不易发生骨折。后叶－抗利尿激素系统，抗利尿激素（antidiuretic hormone，ADH）分泌增多，一方面产生口渴感，机体主动增加饮水。另一方面促使肾小管对水分重吸收，尿量减少，细胞外液渗透压降低。反之，体内水分增多时，细胞外液的渗透压降低，ADH 分泌减少，口渴反应被抑制，尿量增加，细胞外液渗透压增高。②当血容量减少和血压下降时，刺激肾素－醛固酮系统，醛固酮的分泌增加，可促进肾小管对钠的重吸收，随着钠再吸收的增加，水的再吸收也增多，从而恢复和维持血容量；另外，血容量下降时，通过神经反射作用或血管紧张素Ⅱ的直接刺激作用，也会引起抗利尿激素分泌增加。抗利尿激素与醛固酮的主要作用见表2－2。

表 2 – 2　抗利尿激素与醛固酮的主要作用

	主要影响因素	分泌	肾小管重吸收	尿	血渗透压	血容量
抗利尿激素	渗透压增加	↑	↑（水）	↓	↓	（↑）
	渗透压减少	↓	↓	↑	↑	（↓）
醛固酮	血容量增加	↓	↓（钠水）	↑		↓
	血容量减少	↑	↑	↓		↑

四、酸碱平衡

生活中每天都有大量酸、碱物质进入体内，同时机体在代谢过程中也会产生酸、碱，这些都会影响体液的酸碱度。正常人体血液 pH 维持在 7.35～7.45，呈弱碱性，这是机体进行新陈代谢最适宜的环境，机体通过以下三个途径来维持体液酸碱平衡。

1. 血液缓冲系统　包括细胞内磷酸盐缓冲系统、红细胞内血红蛋白缓冲系统、血浆中蛋白缓冲系统、碳酸氢盐缓冲系统等。其中最重要的缓冲系统是血浆中的 HCO_3^-/H_2CO_3。HCO_3^- 是弱碱，是体内主要的正常碱储备；H_2CO_3 是弱酸。当体内酸增多时，HCO_3^- 中和酸（$H^+ + HCO_3^- \longrightarrow H_2CO_3 \longrightarrow CO_2\uparrow + H_2O$），通过呼吸排出 CO_2，使体液酸度缓冲；当体内碱增多时，H_2CO_3 中和碱（$OH^- + H_2CO_3 \longrightarrow HCO_3^- + H_2O$），使体液碱度缓冲。缓冲系统的调节作用最迅速，但总量有限，同时 HCO_3^- 及 H_2CO_3 的相应增减还得依靠肺、肾的调节，血液中 HCO_3^- 正常值平均为 24mmol/L，H_2CO_3 正常值平均为 1.2mmol/L。$HCO_3^-/H_2CO_3 = 24/1.2 = 20：1$，只要二者比值保持 20：1，血浆的 pH 就能维持在 7.4。

2. 肺的调节　肺是排出体内挥发性酸（碳酸、酮体）的主要器官，主要通过排出 CO_2 来调节血中 H_2CO_3 的浓度。当血 H_2CO_3 浓度增高时，$PaCO_2$ 升高，兴奋呼吸中枢，使呼吸加深加快，加速 CO_2 排出，以降低血中 H_2CO_3 浓度；反之则抑制呼吸中枢，使呼吸减慢变浅，以减少 CO_2 排出。

3. 肾的调节　肾是调节酸碱平衡最重要的器官，一切非挥发性酸和过多的碱性物质都必须经过肾脏排出，但调节速度最缓慢。肾是通过排出 H^+，回吸收 Na^+ 和 HCO_3^- 来调节酸碱平衡的。另外，酸碱平衡的变化可引起细胞内外离子浓度的改变，而细胞内外离子浓度的变化也可影响酸碱平衡。

（1）酸碱平衡变化对 K^+ 的影响　如细胞外液酸中毒时，细胞外 H^+，浓度增高，大量 H^+ 进入细胞内，与细胞内 K^+ 交换，细胞外 K^+ 增多（每移出 3 个 K^+，即有 2 个 Na^+ 与 1 个 H^+ 移入细胞内）；同时因酸中毒，肾脏中 $H^+ - Na^+$ 交换加强而 $K^+ - Na^+$ 交换减弱，肾排 K^+ 减少。故酸中毒可能伴高钾血症；碱中毒可能伴低钾血症。

（2）Cl^- 和 HCO_3^- 变化对酸碱平衡的影响　如临床上反复的较重的呕吐、胃肠减压，会使胃液中大量的 Cl^- 与 K^+ 丢失，为维持细胞外液阴离子浓度恒定，HCO_3^- 会代偿性升高，同时细胞外 K^+ 下降，K^+ 自细胞内向外转移，H^+ 被交换进入细胞内，以及肾 $H^+ - Na^+$ 交换的加强，可导致低钾低氯性碱中毒；相反，大量输入生理盐水，会使细胞外液 Cl^- 浓度增加，HCO_3^- 会代偿性减少，可导致高氯性酸中毒。

（3）酸碱平衡变化对 Ca^{2+} 的影响　在碱性环境下，血浆中 Ca^{2+} 易与蛋白质结合，致游离钙降低；相反，在酸性环境下，血浆中蛋白质结合钙易转变成 Ca^{2+} 离子，游离钙增加。故碱中毒常发生低钙血症，酸中毒易掩盖低钙血症的表现。

第二节　水、钠代谢失衡病人的护理

一、缺水与缺钠病人的护理

【水、钠代谢失衡分类】

由于体内钠是维持细胞外液渗透压的主要阳离子，渗透压又维持了细胞外液的容量，故水和钠在体液平衡过程中总是密切关联的，一旦发生代谢紊乱，缺水与缺钠同时发生，但有的以缺水为主，有的以缺钠为主，或两者缺失比例相当，故临床上将缺水与缺钠分为高渗性缺水、低渗性缺水、等渗性缺水三种类型。

【病理生理】

1. 高渗性缺水（hypertonic dehydration）　又称原发性缺水，水和钠同时缺失，但缺水更多，钠盐缺失相对较少。病理特点是缺水比例多于缺钠，细胞外液渗透压与血钠升高。由于细胞外液渗透压增高可刺激下丘脑的口渴中枢，病人会自觉口渴而饮水；同时刺激下丘脑 – 垂体后叶 – 抗利尿激素系统，使抗利尿激素（ADH）分泌增多，肾小管增加对水的重吸收，尿量减少，尿比重增高；若继续缺水，则引起循环血量减少，刺激肾上腺皮质分泌醛固酮增多，促进肾小管对水钠重吸收以维持血容量。同时，细胞内水分向渗透压高的细胞外转移，结果导致细胞内、外液量都减少，且细胞内缺水超过细胞外缺水的程度。严重的脑细胞缺水会引起脑功能障碍。

2. 低渗性缺水（hypotonic dehydration）　又称慢性缺水或继发性缺水，病人体液丢失以缺钠为主，其病理特点是失钠多于失水，细胞外液低渗，血浆渗透压与血钠降低，水分向细胞内转移，引起细胞水肿，而细胞外液缺水最重。因细胞外液渗透压降低，抗利尿激素分泌减少，肾小管对水的重吸收减少，尿量不减甚至增多，加重了细胞外液的丢失；晚期，随着血容量的减少，刺激醛固酮分泌增多，肾重吸收增加，尿量减少。

3. 等渗性缺水（isosmotic dehydration）　又称急性缺水或混合性缺水，是临床上最常见的缺水类型。其病理特点是水和钠按比例丢失，细胞外液渗透压和血钠浓度基本保持正常；早期主要丢失细胞外液，血容量减少，持续时间较久后，会使细胞内液相应缺失。如补液不及时，可转化为高渗性缺水；如补液不当，补充大量葡萄糖溶液，又可转化为低渗性缺水。

【护理评估】

（一）健康史

1. 高渗性缺水　主要是两个方面：①水分摄入不足，如长期禁食、吞咽困难、昏迷而未补充液体、鼻饲液浓度高、在高温环境劳动而饮水不足等；②水分丧失过多，如高热大汗、呼吸增快、气管切开、尿崩症或大面积烧伤暴露疗法而补液不足等。

2. 低渗性缺水　常见于一些慢性疾病，如：①胃肠道消化液持续性丢失，如反复呕吐、腹泻、长期胃肠减压或大面积烧伤创面慢性渗液等；②等渗性体液丢失病人只喝白开水，或静脉输入大量葡萄糖液，未注意补给适量的钠盐，以致体内缺钠程度多于缺水；③长期使用排钠利尿剂，或水分摄取过多，如输入过多低渗溶液、清水灌肠等。

3. 等渗性缺水　主要原因有：①消化液急性丧失，是最常见的原因，如急性肠梗阻所致大量呕吐、肠瘘等；②体液急性丧失，如急性腹膜炎、大面积烧伤早期等。

（二）身体状况

1. 高渗性缺水　临床表现以口渴为特点，此症状出现最早也最明显；随后出现组织缺水征象，如唇舌干燥、皮肤弹性减退、眼窝凹陷、精神萎靡等；缺水严重时可出现高热及神经系统功能障碍，如躁狂、幻觉、抽搐、谵妄甚至昏迷等；因体液渗透压升高，ADH 分泌增加，造成尿量减少及尿比重增高。根据缺水程度不同，可将高渗性缺水分为三度（表 2-3）。

表 2-3　缺水程度的评估

程度	临床表现	失水量（占体重）
轻度	口渴、尿少等缺水症状	2%～4%
中度	极度口渴，并出现缺水体征：唇舌干燥、皮肤弹性差、眼窝凹陷。常有精神萎靡或烦躁。尿少且比重高	4%～6%
重度	除缺水症状和体征外，出现中枢神经功能障碍（如高热、躁狂、谵妄、抽搐、神志不清甚至昏迷）或出现循环功能障碍（如血压下降甚至休克）	6%以上

2. 低渗性缺水　以较早出现周围循环衰竭为特点，病人口渴不明显。而缺钠所致乏力、恶心、呕吐、头晕、神情淡漠、腓肠肌痉挛性疼痛等较明显；因体液渗透压低，故细胞外液缺水较为明显，血容量显著减少，较早出现直立性晕倒、血压下降甚至休克等。早期因细胞外液渗透压降低，ADH 分泌减少，故尿量不减或略有增多，但尿比重低，尿钠、氯含量下降；随后由于血容量下降，醛固酮和 ADH 均增多，故尿量减少，但尿比重一般仍低。根据缺钠程度不同，可将低渗性缺水分为三度（表 2-4）。

表 2-4　缺钠程度的评估

程度	临床表现	血钠（mmol/L）	缺 NaCl（g/kg）
轻度	乏力、头晕、手足麻木，直立性晕倒，无口渴，尿量正常或略增、尿比重低	130～135	0.5
中度	除以上症状外，皮肤弹性减退、眼窝凹陷、食欲不振、恶心呕吐，尿量减少且比重仍低，表情淡漠，血压下降、脉压小	120～130	0.5～0.75
重度	以上表现加重，少尿，并有休克或出现抽搐、昏迷等	<120	0.75～1.25

3. 等渗性缺水　临床特点是既有缺水表现，又有缺钠表现。

（1）缺水表现　尿少，皮肤黏膜干燥，眼窝凹陷，但口渴不明显。由于短时间内丢失大量体液，血容量不足症状尤为突出。当丧失量达体重5%时可出现血容量不足表现；当体液丧失量达体重的6%～7%时，可出现休克。

（2）缺钠表现　表现乏力、厌食、恶心、呕吐、神情淡漠。

（三）辅助检查

1. 高渗性缺水　①血清钠高于 150mmol/L；②红细胞计数、血红蛋白量、血细胞比容轻度增高，表示有血液浓缩；③尿比重增高。

2. 低渗性缺水　①血清钠小于 135mmol/L；②红细胞计数、血红蛋白量、血细胞比容及血液尿素氮明显升高，表示有血液浓缩；③尿比重低，尿钠、氯含量下降。

3. 等渗性缺水　①血清钠在正常范围；②红细胞计数、血红蛋白量、血细胞比容及血液尿素氮明显升高，表示有血液浓缩；③尿比重增高。

（四）治疗评估

1. 高渗性缺水　①处理原发疾病。②降低细胞外液的渗透压：轻度缺水病人饮水即可纠正。不能口服或缺水达中度以上者，应从静脉输入 5% 葡萄糖溶液，缺水改善后，还需补充适当钠盐（0.9%氯化钠溶液或平衡液）。

2. 低渗性缺水　①处理原发疾病。②纠正细胞外液低渗及血容量不足：静脉输入等渗盐水或高渗盐水。轻中度病人补充 5% 葡萄糖盐溶液或生理盐水即可，病情较重者可补充少量高渗盐水（3%～5%氯化钠溶液），尽快恢复细胞外液量。

3. 等渗性缺水　①处理原发疾病。②一般补给平衡液或等渗盐水，尽快补充血容量。重度缺水病人应避免给予大量盐水以免引起高氯性酸中毒，可选择平衡液补给。

（五）心理和社会支持状况

了解病人及家属对各种类型缺水及其伴随症状的认知程度、心理反应和经济承受能力。

【常见护理诊断/问题】

1. 体液不足　与体液丢失过多、体液摄入不当、代谢率增加等有关。

2. 组织灌注量减少　与体液丢失引起血容量减少有关。

3. 活动无耐力　与体液丢失引起病人活动能力下降有关。

4. 知识缺乏　缺乏与缺水相关的健康指导知识。

【护理目标】

1. 病人缺水得到纠正，体液维持平衡。
2. 病人组织灌注量改善。
3. 病人恢复正常的活动能力。
4. 病人获得相关改善缺水的健康知识。

【护理措施】

（一）控制原发疾病

积极处理原发疾病，是治疗体液平衡失调的关键。

（二）液体疗法护理

病人入院后第一个 24 小时内的补液量，是纠正体液失衡的关键。对已发生缺水的病人，应给予及时、正确的液体补充。液体疗法主要包括四个方面问题：补多少（补液总量）；补什么（液体种类）；怎样补（输液方法）；补得如何（疗效观察）。前两者由医生决定，而后两者由护士在具体输液时合理安排。

1. 补多少　补液总量应包括生理需要量、累积丧失量和继续损失量三部分。

（1）生理需要量　即正常每日需要量。一般成人生理需要的水分 2000～2500ml/d。其中生理盐水 500～1000ml，其余补给 5%～10% 葡萄糖溶液。

（2）累积丧失量或称失衡量　即病人从起病到就诊时已经累积丧失的体液量。临床上可按缺水程度（表 2-3）、缺钠程度（表 2-4）估计。对高渗性缺水、等渗性缺水病人，可按缺水程度（轻、中、重度缺水）估计累积丧失量。如一位体重 60kg 的中度缺水病人。失水量约是 60kg×5%＝3kg，即缺水 3000ml。对低渗性缺水病人，按缺盐程度（轻、中、重度缺钠）估计累积失钠量，再将其转算为等渗盐水量。如一位体重 60kg 的中度缺钠病人，失钠量约为 0.6g×60＝36g，相当 0.9% 氯化钠等渗盐水 4000ml。累积丧失量的估计只是临床上大略的估计，一般第 1 日只补给估算量的 1/2，如上述两个病例分别补 1500ml 和 2000ml。第 2 日再酌情补给余量的 1/2。以免一次性补液过多，造成人为的体液失衡。

（3）继续损失量　是治疗过程中继续丢失的体液量，如高热、出汗、呕吐、肠瘘、胃肠减压等体液丢失情况，这部分损失量的补充原则是"丢多少，补多少"，故应严格记录其具体排出量。此外还应注意，体温升高可增加皮肤蒸发，体温每升高 1℃，每日应按 3～5ml/kg 增加水分补充；如明显出汗，失水更多，大汗湿透一身衬衣裤时，失水约 1000ml；气管切开病人的呼吸失水是正常人的 2～3 倍，故对成人气管切开者每日要增加水分补充 800～1200ml。常按前一天实际损失量补给。

临床上病人入院后前三天的补液量可按以下简易公式计算：

第一天补液量 = 生理需要量 + 1/2 累积丧失量 + 继续损失量

第二天补液量 = 生理需要量 + 1/2 累积丧失量（酌情调整）+ 前 1 天继续损失量

第三天补液量 = 生理需要量 + 前 1 天继续损失量

补液量的计算不可机械从事，应根据病情变化边输液、边观察、边调整。

2. 补什么（液体种类）　原则上是"缺什么，补什么"。但要"宁少勿多"，充分发挥机体的调节代偿作用而达到正常平衡，避免矫枉过正所导致的更复杂体液平衡紊乱。可选用电解质、非电解质、胶体和碱性溶液。

（1）生理需要量　液体种类可按机体对盐、糖的日需量补给。正常成人需氯化钠 4 ~ 5g/d（约相当于生理盐水或 5% GNS 500ml），葡萄糖应在 100 ~ 150g/d 以上（5% 葡萄糖溶液 500ml 含糖 25g，10% 葡萄糖溶液 500ml 含糖 50g），氯化钾 3 ~ 4g/d（相当 10% 氯化钾溶液 30 ~ 40ml）。

（2）累积丧失量　液体种类的选择可根据缺水性质确定。如高渗性缺水可先补给 5% 葡萄糖溶液，待缺水改善后再适当补充等渗盐水；低渗性缺水，轻者补给等渗盐水，中度或重度者可补给适量高渗盐水，如 3% ~ 5% 氯化钠溶液 200 ~ 300ml。等渗性缺水一般补给平衡液或等渗盐水。

（3）继续损失量　液体种类选择可根据实际丢失成分补给。如发热、气管切开病人主要补充 5% 葡萄糖溶液。消化液丢失一般可用林格液或平衡盐溶液补给，但丢失量大或时间持久者，最好按消化液成分配制。包括晶体溶液、胶体溶液及碱性溶液，晶体溶液又可分为电解质溶液与非电解质溶液。

3. 怎样补（输液方法）　液体补充以口服最好、最安全。若需静脉输液时，护士应安排好先后次序，特别注意各种药物之间有无配伍禁忌。原则是先盐后糖，先晶后胶，先快后慢，液种交替，尿畅补钾。可参考以下几点原则。

（1）先盐后糖　一般应先输入含盐等渗溶液，然后再给葡萄糖溶液。高渗性缺水病人要先输入 5% 葡萄糖溶液，以求迅速降低细胞外液的高渗状态。

（2）先晶后胶　一般先输入一定量的晶体溶液进行扩容，使血液适当稀释，有利于改善微循环，常首选平衡盐溶液。然后输入适量胶体溶液以维持血浆胶体渗透压，稳定血容量。急性大量失血所致的低血容量性休克，在抢救时应尽早地补给胶体溶液，如全血、血浆、羟乙基淀粉等。

（3）先快后慢　明显缺水的病人，开始输液要快，以迅速改善缺水状态。对休克病人可能需建立 2 个以上静脉通道，必要时还需加压输液、深静脉置管以及静脉切开插管。待病人一般情况好转后，再减慢滴注速度，以免加重心肺负担。

（4）液种交替补液　各种液体应交替输入，有利于机体发挥代偿调节作用。以免在较长时间内单纯输入一种液体，造成人为（医源性）的体液平衡失调。但是，高渗性缺水初期宜持续补充葡萄糖溶液，低渗性缺水初期宜持续补充盐水，这是临床治疗的特殊需要。

（5）尿畅补钾　缺水缺钠也常伴缺钾，缺水及酸中毒纠正后，钾随尿排出增多，会使血清钾下降，故应及时补钾。注意尿量必须在 ≥ 40ml/h 才可补钾，否则有高钾血症的危险。

4. 补得如何（疗效观察）　补液过程中，必须密切观察治疗效果，注意不良反应。因为纠正任何一种体液失衡不可能一步到位，用药量也缺少理想的计算公式作依据，故应根据病情变化随时调整补液方案，积极处理异常情况。

（1）保持输液通畅　观察输液是否顺利，穿刺部位有无液体外溢、肿胀及疼痛。并按要求控制滴速。

（2）记录液体出入量　应详细记录 24 小时液体出入量，作为制订和修改输液方案的主要参考和依据。如口服、饮食液量、静脉输入量及呕吐、胃肠减压、引流液量与大、小便液量等。

（3）观察治疗反应　①精神状态：如乏力、精神萎靡、烦躁、嗜睡、昏迷等症状的好转情况。②缺水征象：如口渴、黏膜干燥程度、皮肤弹性、眼窝凹陷等表现的恢复程度。③血容量状况：如血压、脉搏、尿量、尿比重的改善情况。④心肺体征：如快速或大量输液时，病人心率增快、颈静脉怒张、呼吸急促、咳血性泡沫痰、两肺有湿啰音等，是心力衰竭和肺水肿表现，应立即减慢输液速度或停止输液。⑤输液反应：输液过程中如突然出现寒战、高热、恶心等，可能是输液反应，应减慢输液速度或停止输液，并及时报告医生，遵医嘱肌内注射苯巴比妥钠 0.1g 或异丙嗪 25mg 或静脉注射（壶入）地塞米松 5～10mg 等。必要时可送检现用液体及输液器具。⑥辅助检查：如血、尿常规，血清电解质测定，肝、肾功能，心电图，中心静脉压监测等是否接近正常或恢复正常。

（三）健康教育

1. 宣教预防缺水的重要性及缺水的相关表现。指导生活中正确饮水方法。高温环境中作业或进行高强度活动者，出汗较多，要及时补充水分，宜饮淡盐水，避免大量饮用白开水。

2. 教会病人及家属记录出入量的方法，并及时报告医护人员。

3. 补液过程中不得随意调节补液速度和量，特别是使用特殊药物或脏器功能不良的病人。

4. 补液过程中如出现不适，如呼吸急促、胸闷等及时报告，以便及时发现不良反应。

二、水中毒病人的护理

水中毒（water intoxication）又称水过多或稀释性低血钠。指机体水分摄入量超过排出量，致水分在体内潴留，引起血浆渗透压下降和循环血量增加。体内水分过多，可使细胞外液稀释，同时细胞外液向细胞内渗入而引起细胞内水肿。

【护理评估】

（一）健康史

1. 急性感染、严重创伤、大面积烧伤、大手术后所致应激状态可刺激抗利尿激素分泌增多，易致水中毒。

2. 肾功能不全病人，未限制水分的摄入量，易致水中毒。

3. 机体摄入过多水分，如静脉输液过多、过快，大量清水洗胃、灌肠等。

（二）身体状况

1. 脑水肿表现　临床上以脑细胞水肿症状最为突出。急性水中毒起病急骤，如头痛、乏力、躁动、嗜睡、意识不清、定向能力失常、谵妄甚至昏迷，严重者可发生脑疝。慢性水中毒症状往往被原发病的症状所掩盖，可有乏力、恶心、呕吐、嗜睡等。

2. 肺水肿表现　如咳大量泡沫痰、呼吸困难等。

3. 体重和皮肤表现　体重明显增加，皮肤苍白而湿润。

（三）辅助检查

辅助检查结果包括：①血清钠低于正常；②红细胞计数、血红蛋白、血细胞比容均降低；③尿多而比重低。

（四）治疗评估

控制原发疾病，严格限制水分摄入，每日控制在 700～1000ml。一般轻症病人即可逐渐好转。重症病人需用高渗氯化钠溶液，使细胞内水分渗出，酌情使用渗透性利尿剂如快速（20 分钟内）静脉输注 20% 甘露醇 250ml，或静脉注射袢利尿药如呋塞米（速尿），促进水分排出。肾衰竭者可采用透析疗法排出体内多余的水分。积极防治脑水肿和肺水肿。

（五）心理和社会支持状况

了解病人及家属对水中毒及其伴随症状的认知程度、心理反应和经济承受能力。

【常见护理诊断/问题】

1. 体液过多　与水分摄入过多、肾功能不全有关。

2. 潜在并发症　水和电解质紊乱、脑水肿、肺水肿。

【护理措施】

1. 密切观察病情变化，如意识状态、生命体征、尿量、颈静脉充盈情况，特别是脑水肿、肺水肿情况。

2. 严格限制水分的摄入量,合理补液,防止输液过多过快。

3. 对重症病人遵医嘱静脉慢滴3%～5%氯化钠溶液,纠正细胞外液低渗,缓解细胞内水肿。同时给予20%甘露醇与呋塞米等,以减轻脑水肿。

4. 配合医生对肾功能衰竭病人进行透析疗法。

第三节 电解质代谢失衡病人的护理

一、钾代谢失调病人的护理

低钾血症

血清钾浓度低于3.5mmol/L 称为低钾血症(hypokalemia)。

【护理评估】

(一)健康史

1. 钾摄入不足 昏迷、吞咽困难、禁食、长期进食不足等。

2. 钾丢失过多 呕吐、腹泻、持续胃肠减压等从消化道排出大量的钾;或长期应用排钾利尿剂、盐皮质激素等从肾丢失大量的钾。

3. 钾向细胞内转移 大量注射葡萄糖与胰岛素或进行高营养支持时,使用多种氨基酸使细胞内糖原和蛋白质合成增加,钾随之转入细胞内。

4. 碱中毒 细胞内外 H^+-K^+ 交换可使钾进入细胞内,引起低钾血症。

(二)身体状况

1. 神经-肌肉兴奋性降低 肌无力是最早出现的症状,一般先出现四肢软弱乏力、眼睑下垂,严重者可延及躯干和呼吸肌,出现软瘫、腱反射减弱或消失、呼吸困难及窒息。

2. 消化道症状 胃肠道平滑肌兴奋性降低,导致肠麻痹,可有腹胀、厌食、恶心、呕吐以及肠鸣音减弱或消失。

3. 中枢神经抑制症状 因脑细胞代谢功能障碍,早期可有烦躁,严重时神志淡漠、嗜睡或意识不清。

4. 循环系统症状 心动过速、心悸、心律失常、血压下降,严重时可发生心室纤颤,心脏停搏于收缩期。

(三)辅助检查

1. 血液检查 血清 K^+ 浓度低于 3.5mmol/L,pH 升高且常伴代谢性碱中毒。

2. 尿液检查 尿比重下降。尿为酸性(反常性酸性尿)。

3. 心电图检查 典型的心电图改变为早期出现 T 波低平、变宽或倒置、ST 段降低、Q-T 间期延长、U 波(图 2-1)等。心电图检查虽有助于诊断,但一般不宜等待心电图显示出典型改变,才确定诊断。

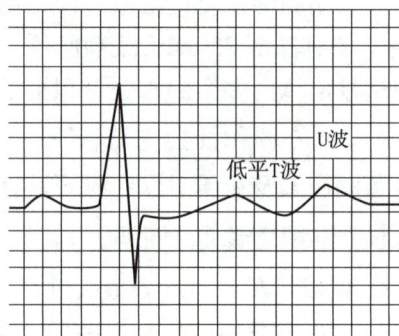

图 2-1 低钾血症心电

(四)治疗评估

1. 治疗原发疾病,防止钾继续丢失。

2. 尽快恢复正常饮食,缺钾者宜多吃含钾高的食物,如蛋、肉、牛奶和新鲜水果等食物。

3. 补充钾盐,根据缺钾程度补钾。口服补钾最安全,如口服氯化钾控释片或10%氯化钾溶液，但对胃肠道刺激较大。严重缺钾病人可静脉补钾，通常采用分次补钾、边治疗边观察的方法，一般需要3~5天才能纠正低钾血症。

（五）心理和社会支持状况

了解病人及家属对低钾血症及其伴随症状的认知程度、心理反应和经济承受能力。

【常见护理诊断/问题】

1. 活动无耐力　与肌无力、意识不清有关。

2. 舒适的改变：腹胀、恶心等　与肠麻痹有关。

3. 知识缺乏　缺乏低钾血症的相关知识。

4. 潜在并发症　心律失常、心室纤颤、呼吸困难等。

【护理目标】

1. 病人活动无耐力症状减轻。

2. 病人不适症状缓解。

3. 了解低钾血症相关知识。

4. 病人安全无意外及无并发症发生。

【护理措施】

1. 进食含钾丰富的食物　治疗造成缺钾的病因，如止吐、止泻等，防止钾的继续丢失。在病情允许时，尽快恢复病人正常饮食，指导病人经口进食含钾高的食物，如新鲜水果、蔬菜、蛋类、豆类、鱼类等。

2. 遵医嘱正确补钾　口服钾盐最安全，常选用氯化钾控释片，也可选用10%氯化钾溶液，每次口服10ml，每日3次，但对胃黏膜刺激较大，引起恶心、呕吐等反应，给药时需大量饮水。病情较重或无法口服者可经静脉补钾，为减轻钾对人体的刺激性和毒性，防止出现高钾血症，危及病人生命，静脉补钾应注意以下原则。

（1）尿少不补钾　每小时尿量大于40ml，才能补钾，防止因排钾不畅引起高钾血症。

（2）补钾不过量　一般禁食病人而无其他额外失钾者，每日可补生理需要量氯化钾2~3g；对一般性缺钾病人，每日补氯化钾4~5g；严重缺钾者，24小时内补氯化钾总量也不宜超过6~8g，但严重腹泻、急性肾衰竭多尿期等特殊情况例外。

（3）浓度不过高　静脉滴注氯化钾溶液浓度一般不超过40mmol/L，即1000ml液体中氯化钾含量不超过3.0g（10%氯化钾溶液30ml）。如葡萄糖溶液500ml中最多只能加入10%氯化钾溶液15ml。钾浓度较高时，注射部位常会有严重疼痛，病人不能忍受，且对静脉刺激大，可引起静脉炎。

（4）速度不过快　成人静脉滴注速度不宜超过60滴/分。

（5）绝对禁止将氯化钾溶液直接静脉注射（推注），以免导致心搏骤停。

3. 严密观察病情　严密观察病人呼吸、脉搏、血压、尿量，及时复查血清钾与心电图，及时发现心律失常、心室纤颤等并发症，遵医嘱正确处理。

4. 防止意外伤害　病人因肌无力、意识恍惚等表现，容易发生危险。需对病人家属解释清楚，制定合理的活动内容与时间，并予协助。

5. 健康教育　向病人介绍钾的作用，鼓励病人尽早恢复经口饮食。介绍含钾高的食物及摄入钾的相关知识。

高钾血症

血清钾浓度高于5.5mmol/L称为高钾血症（hyperkalemia）。

【护理评估】

（一）健康史

1. 钾摄入过多 如静脉补钾过量、过快或过浓，大量输入保存期较久的库存血等。

2. 钾排出减少 是引起高钾血症的常见原因，如肾功能衰竭等。

3. 体内分布异常 钾从细胞内移至细胞外，如缺氧、酸中毒等。大量溶血、严重感染、组织损伤等，使细胞大量破坏，钾由细胞内释出。

（二）身体状况

钾从细胞内移至细胞外，如缺氧、酸中毒等。大量溶血、严重感染、组织损伤等，使细胞大量破坏，钾由细胞内释出。

1. 对神经－肌肉的抑制症状 主要表现为肌肉无力、麻木和感觉异常，从躯干发展到四肢，甚至出现软瘫，并可影响呼吸肌运动。

2. 对心肌的抑制症状 高钾血症能抑制心肌，出现心动过缓和心律失常，甚至发生舒张期心搏骤停。

3. 对微循环的刺激症状 高钾刺激微循环血管收缩，出现皮肤苍白、发凉、低血压等。

（三）辅助检查

1. 血液检查 血清 K^+ 浓度大于 5.5mmol/L，pH 降低伴代谢性酸中毒。

2. 尿液检查 尿中钾含量增加。尿为碱性（反常性碱性尿）。

3. 心电图检查 典型的心电图改变为早期 T 波高而尖（图 2－2），Q－T 间期延长，随后出现 QRS 波增宽，P－R 间期延长等。

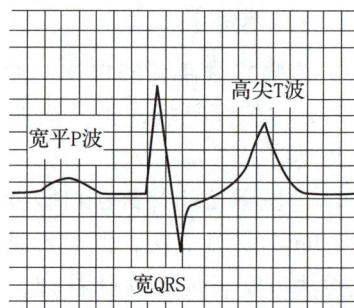

图 2－2 高钾血症心电图

（四）治疗评估

1. 治疗原发疾病。

2. 改善肾功能。

3. 纠正高钾血症，及时治疗心律失常。

4. 防止并发症的发生。

（五）心理和社会支持状况

了解病人及家属对高钾血症及其伴随症状的认知程度、心理反应和经济承受能力。

【常见护理诊断/问题】

1. 有受伤的危险 与四肢肌无力、意识恍惚有关。

2. 知识缺乏 缺乏高钾血症的相关知识。

3. 潜在并发症 呼吸困难、窒息、心律失常、心搏骤停。

【护理措施】

1. 治疗原发病 治疗引起高血钾的原发疾病，改善肾功能。

2. 降低血清钾浓度

（1）停用一切含钾药物，如青霉素钾盐；禁食含钾量高的食物如水果、橘汁、豆类、牛奶等；严格限制使用含钾多的库存血；及时清除坏死组织，引流脓液或血肿。

（2）促使钾暂时转入细胞内，常用方法有：①促进糖原合成，10% 葡萄糖溶液 500ml 或 25% 葡萄糖溶液 200ml + 胰岛素 12.5U 静脉滴注（4g 糖加 1U 胰岛素）；②碱化细胞外液，5% 碳酸氢钠溶液 100～200ml 静脉滴注或 11.2% 乳酸钠溶液 60～80ml 稀释成等渗液，可使钾转入细胞内，并可增加肾小管排钾；③肌内注射丙酸睾丸素或苯丙酸诺龙，促进蛋白质的合成。

（3）口服阳离子交换树脂，每日 4 次，每次 15mg。可从消化道携带走较多钾离子。同时山梨醇口服或甘露醇导泻以防便秘、粪块堵塞。

（4）透析疗法，有血液或腹膜透析两种，是降低血钾的有效方法，应做好相关护理工作。

3. 对抗心律失常　重度高钾血症极易出现严重心律失常甚至心搏骤停，护理人员应加强观察，并做好急救复苏的准备。钙与钾有对抗作用。当发生心律失常时，可使用10%葡萄糖酸钙20～30ml加等量5%葡萄糖溶液稀释后缓慢静脉注射，直接对抗过量钾对心肌的抑制作用。

4. 监测病人　监测病人血钾情况、心率、心律、心电图，及时发现并发症。

5. 健康教育　向病人介绍高钾血症的危害，禁食含钾高的食物。静脉补钾期间绝对禁止随意调节补钾液体速度，尿量减少应及时告知医护人员。

二、钙代谢失调病人的护理

低钙血症

血清钙浓度低于2.25mmol/L称为低钙血症（hypocalcemia）。

【护理评估】

（一）健康史

多见于急性胰腺炎、消化道瘘、甲状旁腺功能降低、低蛋白血症、维生素D缺乏症病人。

（二）身体状况

表现为神经 – 肌肉兴奋性增高，如手指、口周麻木及刺痛感，手足肌肉抽搐、腱反射亢进等。

（三）辅助检查

血清钙浓度低于2.25mmol/L有诊断价值，心电图示Q – T间期与ST段延长。

（四）治疗评估

1. 处理原发疾病。

2. 手足肌肉抽搐时用10%葡萄糖酸钙20ml或5%氯化钙10ml做静脉缓慢注射，平时可口服钙和维生素D。当补充钙不能纠正手足肌肉抽搐时，应考虑低镁血症的可能。

（五）心理和社会支持状况

了解病人及家属对低钙血症及其伴随症状的认知程度、心理反应和经济承受能力。

【常见护理诊断/问题】

1. 有受伤的危险　与抽搐、骨质疏松有关。

2. 疼痛　与肌肉强直性痉挛有关。

3. 知识缺乏　缺乏低钙血症的相关知识。

【护理目标】

1. 病人安全无意外发生。

2. 血钙恢复正常，症状缓解。

3. 病人了解相关低钙血症的知识。

【护理措施】

静脉输液纠正低钙血症时应注意输液速度要慢，以防发生低血压和心律失常；注意评估输液部位，不可将其渗至皮下组织，以防造成组织坏死；注意不可与碳酸盐和磷酸盐溶液混合使用，以防发生沉淀；如同时服用洋地黄制剂，应密切观察毒副作用。向病人介绍钙代谢紊乱的相关知识，介绍补钙和维生素D的重要性和方法。

高钙血症

血清钙超过 2.75mmol/L 称为高钙血症（hypercalcemia）。

【护理评估】

（一）健康史

多见于甲状旁腺功能亢进及骨转移性癌病人。

（二）身体状况

表现为软弱无力、食欲减退、恶心、呕吐和体重下降等。

（三）辅助检查

血清钙浓度高于 2.75mmol/L 可确诊，心电图示 Q-T 间期缩短，X 线示软组织钙化、尿路结石。

（四）治疗评估

1. 处理原发疾病。

2. 给予低钙饮食和充足的水分。还可采用乙二胺四乙酸与钙螯合及透析疗法。

（五）心理和社会支持状况

了解病人及家属对高钙血症及其伴随症状的认知程度、心理反应和经济承受能力。

【常见护理诊断/问题】

1. 有受伤的危险　与肌无力有关。

2. 营养失调：低于机体需要量　与食欲减退、恶心、呕吐有关。

3. 知识缺乏　缺乏与钙有关的知识。

【护理目标】

1. 病人安全无意外发生。

2. 血钙恢复正常，症状缓解。

3. 病人了解相关高钙血症的知识。

【护理措施】

鼓励病人下床活动，以防骨质脱钙。鼓励低钙饮食并摄取充足的水分。向病人介绍钙代谢紊乱的相关知识。

第四节　酸碱代谢失衡病人的护理

一、代谢性酸中毒病人的护理

因代谢性因素使体内酸性物质过多或碱性物质过少，造成血 HCO_3^- 原发性减少者，称代谢性酸中毒（metabolic acidosis），是外科临床最多见的酸碱失衡。

【护理评估】

（一）健康史

1. 体内酸性物质生成过多　是最常见的原因。常见有 2 种情况：①乳酸酸中毒，如组织缺血、缺氧、高热、严重损伤、休克等使机体乳酸增多；②酮症酸中毒，如饥饿、糖尿病等使脂肪氧化过度形成酮体积聚。

2. 体内碱性物质丢失过　如腹泻、肠瘘、胆瘘和胰瘘等使碱性消化液（$NaHCO_3$）大量丧失。

3. 肾功能不全　由于肾小管泌 H^+ 和重吸收 HCO_3^- 减少，均可致酸中毒。

（二）身体状况

1. 呼吸代偿表现　肺的代偿调节加强，以加速体内 CO_2 排出，降低 H_2CO_3 浓度，早期最突出的表现是呼吸加深加快（Kussmaul 呼吸），呼气频率有时可达 $40\sim50$ 次/分。呼气中带有酮味（烂苹果气味），因体内酮体生成过多所致。

2. 心血管系统表现　酸中毒时 H^+ 浓度增高，且常伴高钾血症，二者均可抑制心肌收缩力，而出现心率增快、心律失常、血压偏低。H^+ 浓度增高，刺激毛细血管扩张，病人面部潮红，口唇樱红色，但休克所致酸中毒，因缺氧而发绀。

3. 中枢神经系统表现　酸中毒抑制脑细胞代谢活动，病人可有头痛、头晕、嗜睡、感觉迟钝等表现，严重者神志不清，甚至出现昏迷。

（三）辅助检查

1. 血液检查　血气分析可见 $pH < 7.35$，HCO_3^- 浓度下降。因呼吸的代偿，$PaCO_2$ 正常或略下降。血 K^+ 可升高。

2. 尿液检查　尿呈强酸性。但高钾酸中毒时为反常性碱性尿。

3. 心电图检查　可有高钾血症心电图的相关表现。

（四）治疗评估

1. 轻度代谢性酸中毒病人，经消除病因、输液后可自行纠正。

2. 中、重度代谢性酸中毒病人必须使用 5% $NaHCO_3$。

3. 防止并发症的发生。

（五）心理和社会支持状况

了解病人及家属对代谢性酸中毒及其伴随症状的认知程度、心理反应和经济承受能力。

【常见护理诊断/问题】

1. 低效型呼吸型态　与呼吸代偿有关。

2. 心输出量减少　与 K^+ 增高、抑制心肌收缩力有关。

3. 有受伤的危险　与中枢神经受抑制有关。

4. 潜在并发症　高钾血症、心律失常。

【护理目标】

1. 维持有效呼吸型态。

2. 血钾及循环功能恢复正常。

3. 中枢神经功能恢复正常。

4. 病人并发症得到预防、及时发现和处理。

【护理措施】

1. 配合医生治疗原发病，去除引起代谢性酸中毒的原因。

2. 轻度代谢性酸中毒病人常有脱水表现，经补液纠正后，酸中毒多可好转。

3. 中、重度代谢性酸中毒病人须遵医嘱静脉补充 5% 碳酸氢钠溶液。静脉滴注 5% 碳酸氢钠时注意以下几点。

（1）5% 碳酸氢钠溶液（高渗）可直接静脉滴注。但滴速不宜过快，以免发生高钠血症。

（2）酸中毒时血中游离钙（Ca^{2+}）增多，血 K^+ 亦趋增多，常掩盖低钙血症或低钾血症。在补充碳酸氢钠后应注意观察血清 Ca^{2+} 与 K^+ 变化，出现低钾、低钙、低镁血症者则可分别选用 10% 氯化钾溶液、10% 葡萄糖酸钙、$10\%\sim25\%$ 硫酸镁溶液补充。

4. 密切观察病人意识、生命体征、出入量、血气分析、血清电解质等，及时通知医生。

二、代谢性碱中毒病人的护理

因代谢性因素使体内碱性物质过多或酸性物质过少，造成血 HCO_3^- 原发性增多者，称代谢性碱中毒（metabolic alkalosis）。

【护理评估】

（一）健康史

1. 酸性胃液丧失过多 严重呕吐、长期胃肠减压、溃疡病的幽门梗阻等，使酸性胃液大量丢失，造成体内 H^+、Cl^-、K^+ 减少，可导致低钾低氯性碱中毒。

2. 碱性物质摄入过多 多因酸中毒时补碱过量，长期服用碱性药物引起。

3. 缺钾 低钾血症时，细胞内钾向细胞外转移（H^+、Na^+ 进入细胞内），可引起细胞内的酸中毒和细胞外的碱中毒。

（二）身体状况

1. 呼吸抑制表现 一般无明显症状，较重病人呼吸变浅变慢。

2. 中枢神经系统表现 可有头晕、嗜睡、谵妄或昏迷等，因碱中毒时氧不易与血红蛋白分离，组织缺氧，特别是可发生脑细胞的缺氧。

3. 神经–肌肉系统表现 肌张力增加，腱反射亢进和手足抽搐等，因碱中毒时血中游离钙离子浓度降低。

4. 心血管系统表现 可伴有低钾血症的表现，如心律失常等。

（三）辅助检查

1. 血液检查 血气分析可见 pH >7.45，HCO_3^- 增高。因呼吸抑制而代偿性 $PaCO_2$ 稍上升。血 K^+ 可下降。

2. 尿液检查 尿呈强碱性。但低钾碱中毒时为反常性酸性尿。

3. 心电图检查 可有低钾血症心电图的相关表现。

（四）治疗评估

1. 治疗原发疾病，去除引起代谢性碱中毒的原因。

2. 病情较轻的病人，补 0.9% 氯化钠溶液和适量氯化钾后可纠正。

3. 病情严重的病人，使用 0.1mol/L 稀盐酸或氯化铵溶液中和过多的 HCO_3^-。

（五）心理和社会支持状况

了解病人及家属对代谢性碱中毒及其伴随症状的认知程度、心理反应和经济承受能力。

【常见护理诊断/问题】

1. 低效型呼吸型态 与呼吸抑制有关。

2. 体液不足 与呕吐、胃肠减压等有关。

3. 有受伤的危险 与脑细胞缺氧有关。

4. 潜在并发症 低钙血症、低钾血症、心律失常。

【护理目标】

1. 维持有效呼吸型态。

2. 酸碱平衡失调状况改善。

3. 中枢神经功能恢复正常，未发生意外伤害。

4. 病人并发症得到预防、及时发现和处理。

【护理措施】

1. 配合医生积极治疗原发疾病。

2. 病情较轻者，只需补充 0.9% 氯化钠溶液和适量氯化钾后，即可纠正碱中毒。对病情较重的病人，遵医嘱给氯化铵 1～2g 口服，每日 3 次。不能口服者可应用 0.1mol/L 的稀盐酸溶液缓慢静脉滴注。

3. 有手足抽搐者，遵医嘱给 10% 葡萄糖酸钙 20ml 静脉缓注。

4. 密切观察病人意识、生命体征、出入量、血气分析及血清电解质浓度改变。

三、呼吸性酸中毒病人的护理

因 CO_2 排出障碍或吸入过多，造成血 H_2CO_3 原发性增多，称呼吸性酸中毒（respiratory acidosis）。

【护理评估】

（一）健康史

任何引起肺泡通气与换气功能不足的疾病均可使 CO_2 在体内蓄积，导致呼吸性酸中毒。如呼吸道梗阻、胸部外伤、肺炎、肺水肿、支气管哮喘、全麻过深、镇静剂过量、呼吸机使用不当、胸部活动受限等。

（二）身体状况

主要表现有呼吸困难、发绀、头痛、胸闷、乏力，严重者可有血压下降、谵妄或昏迷等。脑缺氧可致脑细胞水肿、脑疝，甚至呼吸骤停。

（三）辅助检查

1. 血气分析 pH 降低，$PaCO_2$ 增高，HCO_3^- 正常或代偿性增高。

2. 尿液检查 尿呈酸性。

（四）治疗评估

1. 治疗原发病，改善肺的通气与换气功能。

2. 低流量吸氧，必要时可行气管插管和气管切开并使用呼吸机辅助呼吸。

3. 如因呼吸机使用不当而发生的酸中毒，应及时调整呼吸机的参数。

（五）心理和社会支持状况

了解病人及家属对呼吸性酸中毒及其伴随症状的认知程度、心理反应和经济承受能力。

【常见护理诊断/问题】

1. 低效型呼吸型态 与呼吸道梗阻等因素有关。

2. 有受伤的危险 与中枢神经受抑制有关。

【护理目标】

1. 病人呼吸状况得到改善。

2. 病人未发生意外伤害。

【护理措施】

1. 配合医生积极控制原发病。

2. 解除呼吸道梗阻，改善肺通气、换气功能，如促进咳痰，必要时配合医生采取气管插管、气管切开、使用呼吸机辅助呼吸等。

3. 低流量吸氧。要注意的是，呼吸性酸中毒不能单纯给氧，因高浓度吸氧可减弱呼吸中枢对缺氧的敏感性，反而抑制呼吸。

4. 如因呼吸机使用不当而发生的酸中毒，应及时调整呼吸机的参数。

5. 密切观察病人意识、生命体征、出入量、血气分析及血清电解质浓度改变。

四、呼吸性碱中毒病人的护理

因肺泡通气过度，体内 CO_2 排出过多，造成血 H_2CO_3 原发性减少，称呼吸性碱中毒（respiratory alkalosis）。

【护理评估】

（一）健康史

肺泡通气过度，会使体内生成的 CO_2 排出过多，血中 $PaCO_2$ 减低，导致低碳酸血症。如休克、癔症、高热、颅脑损伤、呼吸机使用不当等。

（二）身体状况

一般无明显症状，有时可有呼吸急促的表现。病情较重者有晕厥、肢体和口周麻木和针刺感、手足抽搐、腱反射亢进等。危重病人发生急性呼吸性碱中毒，提示预后不良或将发生急性呼吸窘迫综合征。

（三）辅助检查

1. 血气分析 pH 升高，$PaCO_2$ 下降，HCO_3^- 代偿性略降低。

2. 尿液检查 尿呈碱性。

（四）治疗评估

1. 治疗原发疾病，去除造成呼吸异常的原因。
2. 用纸袋罩住口鼻，增加呼吸道无效腔，减少 CO_2 呼出，病情重者吸入含 5% CO_2 的氧气。
3. 呼吸机使用不当引起过度通气者，应及时调整呼吸机的参数。
4. 对症治疗。

（五）心理和社会支持状况

了解病人及家属对呼吸性碱中毒及其伴随症状的认知程度、心理反应和经济承受能力。

【常见护理诊断/问题】

1. 低效型呼吸型态 与过度换气有关。

2. 有受伤的危险 与中枢神经异常有关。

【护理目标】

1. 病人恢复正常呼吸型态。
2. 病人未发生意外伤害。

【护理措施】

1. 配合医生控制致病因素，及时治疗原发病。
2. 指导病人屏气或用纸筒罩住口鼻，以增加 CO_2 的吸入量。有条件时可让病人吸入含 5% CO_2 的氧气。
3. 手足抽搐者可给葡萄糖酸钙静脉注射。
4. 密切观察病人意识、生命体征、出入量、血气分析及血清电解质浓度改变。

目标检测

答案解析

一、选择题

【A1/A2 型题】

1. 下列哪项是高渗性脱水的病因（　　）

A. 剧烈吐泻　　　　B. 高热　　　　C. 肠梗阻

D. 大面积烧伤　　　E. 消化道瘘

2. 当病人输入大量库存血后容易出现（　　）

    A. 低钾血症   B. 低钙血症   C. 低钠血症

    D. 高钠血症   E. 高钾血症

3. 某病人，体重 60kg，体温持续 39℃，晚间用退热药后，大汗淋漓，渗透全身衬衣裤，估计以上两项额外失水量约为（　　）

    A. 500ml   B. 700ml   C. 1000ml

    D. 1600ml   E. 1800ml

4. 对高渗性脱水病人执行输液治疗时，应首先输入（　　）

    A. 等渗盐水   B. 平衡盐溶液   C. 5% 葡萄糖溶液

    D. 右旋糖酐   E. 林格液

5. 男性病人，36 岁，因急性腹泻出现口渴、尿少、血压偏低。应首先输入的液体是（　　）

    A. 5% 葡萄糖溶液   B. 10% 葡萄糖溶液   C. 平衡盐溶液

    D. 5% 碳酸氢钠溶液   E. 11.2% 乳酸钠溶液

【A3/A4 型题】

（6~8 题共用题干）

男性病人，30 岁，体重 60kg。因高温下劳动过度、大汗、未及时饮水，出现极度口渴，口唇黏膜干燥，眼窝凹陷，尿少。

6. 考虑该病人可能出现的代谢紊乱是（　　）

    A. 等渗性脱水   B. 轻度高渗性脱水   C. 中度高渗性脱水

    D. 轻度低渗性脱水   E. 中度低渗性脱水

7. 估计该病人的水分丧失量为（　　）

    A. 600~1000ml   B. 1200~1800ml   C. 1800~2400ml

    D. 2400~3600ml   E. 3600~4000ml

8. 目前采取的护理措施最恰当的是（　　）

    A. 尽量饮水，不能饮水者静脉滴注 5% 葡萄糖溶液

    B. 静脉输入等渗盐水补充血容量

    C. 静脉补充碱性液体

    D. 吸氧，改善肺通气

    E. 使用利尿剂，维持尿量

二、思考题

男性病人，55 岁，体重 62kg，因"呕吐、腹胀、腹痛 2 天，以急性肠梗阻"入院。发病以来没有正常进食在本地给予补液治疗，具体不详，就诊时精神萎靡、口渴、软弱、无力、皮肤弹性差、眼窝凹陷，皮肤干瘪，脉搏 100 次/分，血压 96/60mmHg，呼吸深大，20 次/分，测血清 Na^+ 138mmol/L，K^+ 3.5mmol/L，HCO_3^- 15.3mmol/L。

请思考：1. 病人目前酸碱平衡失调是哪种？

          2. 针对病人酸碱平衡失调，应采取的护理措施有哪些？

（覃国波）

书网融合……

重点小结   微课   习题

第三章 营养支持病人的护理 📱微课

PPT

学习目标

素质目标：培养敏锐的观察能力、精益求精的职业追求和大爱无疆人文关怀能力，体现较强的医者仁心品德。

知识目标：熟记外科病人代谢变化及营养需求，能够描述营养代谢支持的护理评估内容。

能力目标：运用所学知识，评估营养支持病人的病情，提出护理问题，制订并实施肠内营养、肠外营养的护理措施和健康指导，能够运用营养状态的评定与营养风险筛查的知识指导病人。

情境导入

情境描述：女性病人，42岁，因"进行性吞咽困难2个月，加重1周"入院，病人2个月前感觉吞咽不适，有哽噎感，偶有胸骨后刺痛，时轻时重，未予重视。近1周症状加重，为进行性吞咽困难，伴消瘦，明显乏力，时感头晕，无发热、黄疸。既往身体健康，无药物过敏史。平时生活尚规律，喜食热汤、热粥，不吸烟，不饮酒。体格检查：T 37.2℃，P 92次/分，R 20次/分，BP 90/60mmHg，身高158cm，体重45kg。神清，面色苍白，消瘦，发育正常。左锁骨上触及淋巴结1枚，约0.5cm×0.5cm，质硬、固定，心肺腹检查无异常。辅助检查：血常规示 Hb 83g/L，WBC 6.1×10^9/L；血生化示 TP 60g/L，ALB 32g/L；纤维食管镜检查提示食管癌。

讨论：1. 护士应从哪些方面评估该病人的营养状态？

2. 病人围术期是否需要营养支持？应选择何种营养支持方式？

3. 病人术后经鼻肠管给予肠内营养，应如何观察与护理？

第一节 概 述

营养支持（nutritional support，NS）系病人在饮食摄入不足或禁食的情况下，通过口服（或管饲）经胃肠道或静脉滴注等途径供给病人营养素的临床支持方法。目前营养支持包括肠内营养（enteral nutrition，EN）和肠外营养（parenteral nutrition，PN）两种。外科病人代谢变化及营养需求如下。

1. 禁食或饥饿状态下，血糖水平下降，为了维持糖代谢的稳定，胰岛素分泌立即减少，胰高血糖素、生长激素、儿茶酚胺分泌增多，促进糖原分解，使糖生成增加。但体内碳水化合物的储存有限，禁食24小时后，肝糖原即被耗尽，肌糖原仅被肌肉本身利用，体内葡萄糖的来源转由体内蛋白质的糖异生供给，而体内无贮备的蛋白质，均是各器官、组织的组成成分，其被消耗，必然会使器官功能受损，饥饿初期蛋白质的消耗比较严重，以后脂肪水解供能，蛋白质的消耗逐渐减少，约2周后消耗量降至最低水平。

2. 严重创伤或感染后，机体处于应激状态，此时交感神经系统兴奋，胰岛素分泌减少或正常，肾上腺素、去甲肾上腺素、胰高血糖素、肾上腺皮质激素及抗利尿激素等分泌增加。创伤时机体对糖的利用率下降，容易发生高血糖、尿糖。蛋白质的分解加速，尿氮排出增加，脂肪分解加速，体重减轻。因此，严重创伤、感染时，适当的营养支持是保证合成代谢的必备条件。

3. 外科病人营养状况不良导致各脏器功能低下，肠道结构和屏障功能受损，如不采取积极措施予以纠正，将会增加手术并发症的发生率，影响伤口愈合，使住院、康复时间延长，病人经济负担加重，因此对病人进行及时正确的营养评估，采取合理的营养支持，是有效治疗疾病的措施之一。

第二节　肠内营养病人的护理

肠内营养是指经消化道提供全面的营养素的营养支持方式，其优点是：营养物质经肠道和门静脉吸收，能很好地被机体利用，符合生理过程；维持肠黏膜细胞的正常结构，保护肠道屏障功能；严重代谢并发症少，安全、经济。因此，凡具有肠道功能者应首选肠内营养。

【肠内营养的条件与时机】

临床上，肠内营养的可行性取决于病人胃肠道是否具有吸收各种营养素的能力及是否耐受肠内营养制剂，只要具备上述 2 个条件，在病人因原发疾病或治疗需要而不能或不愿经口摄食，或摄食量不足以满足机体合成代谢需要时，均可采用肠内营养；在胃肠功能严重障碍时，肠外营养是营养支持的主要途径，有时兼用这 2 种方式，达到互补作用，此时肠内营养所提供的药理作用和保护黏膜屏障的治疗作用可能大于其营养支持作用。

对于术后肠内营养的开始时机，强调尽早开始，早期肠内营养能降低应激性高代谢、提高免疫功能，改善内脏血液循环，在水电解质平衡、循环和呼吸功能稳定状态下，一般在术后 24～48 小时开始肠内营养支持较稳妥。近年来在加速康复外科理念倡导下，早期肠内营养、早期进食得以进一步推广应用。

【护理评估】

（一）健康史

1. 疾病和相关因素　了解年龄、意识，近期饮食情况，如饮食习惯和食欲有无改变，有无厌食，饮食种类和进食量；是否因检查或治疗而需禁食，禁食天数。有无额外体液丢失；是否存在消化道梗阻、出血、严重腹泻或因腹部手术等而不能经胃肠道摄食的疾病或因素。

2. 既往史　了解近期或既往有无消化系统手术史、较大的创伤、灼伤、严重感染或慢性消耗性疾病，如结核、癌症等。

（二）身体状况

1. 症状　常有腹部胀痛、恶心、呕吐、腹泻、呛咳、呼吸急促等不适。贫血者出现面色苍白、头晕、乏力、气促、心悸等症状。

2. 体征　常有体重下降，压痛、反跳痛和肌紧张等腹膜炎体征，肠鸣音减弱、胃肠蠕动减慢及其他胃肠道功能不良情况，严重者出现休克、脱水或水肿征象。

（三）辅助检查

1. 人血白蛋白（ALB）、转铁蛋白（TRF）及前白蛋白（PA）　检测值均有不同程度下降，其中人血白蛋白的降低更有临床意义。

2. 免疫状态测试　延迟型皮肤超敏试验反应低下，周围血液中的淋巴细胞计数 $< 1.5 \times 10^9/L$。

3. 氮平衡测定　呈负氮平衡，是动态监测营养治疗效果的最佳方法。

（四）治疗评估

1. 肠内营养（enteral nutrition，EN）　是用口服或管饲经胃肠道途径提供给病人所需的营养素。如果病人所需的合理配制的全部营养素完全由胃肠道途径供给，就成为全肠内营养（total enteral nutrition，TEN）。消化道功能基本正常，如无禁忌，应以经口摄食为主，对不能摄食且胃肠功能尚好者，可根据时间的长短、病情需要等选择鼻胃管、鼻肠管、胃造口或空肠造口等不同管饲方式对病人进行营养支持 。

2. 肠内营养制剂

（1）氨基酸型　能源来自糊精及食物淀粉，含有人体必需的矿物质、多种维生素和微量元素，无渣，粪便排出量少，适合消化道通畅、不能正常进食、消化道手术术前准备、手术后吻合口瘘的病人。

（2）短肽型　容易被机体吸收，不含乳糖，避免不耐受乳糖而引起腹泻、脂代谢障碍等问题，低渣，排粪量少，适合胃肠功能正常或部分正常的病人（如胰腺炎、短肠综合征）、营养不良病人的手术前后喂养及肠道准备。

（3）整蛋白型　适合面颈部手术、咀嚼吞咽功能受损、高分解代谢状态病人。目前市面上喂养管的材质有三种：①聚氨酯类，柔软，病人耐受性好，对 pH 不敏感，是首选；②聚氯乙烯类，较硬，对 pH 敏感，病人耐受性差，易出现咽炎，使用时间短；③硅胶类，柔软操作时不易置入，容易发生堵塞。如病人发生肠梗阻、消化道活动性出血、严重腹泻、腹腔或肠道内感染、休克时不能进行肠内营养。

3. 常见的并发症

（1）胃肠道反应　包括恶心、呕吐、腹胀、便秘和腹泻等，其中最常见的是腹泻。

（2）误吸　因昏迷、鼻胃管移位及胃内容物潴留引起。

（3）代谢性并发症　低血糖、高血糖及水、电解质紊乱等。

【常见护理诊断/问题】

1. 营养失调：低于机体需要量　与营养摄入不足或分解代谢增强有关。

2. 舒适的改变　与长时间输液、留置喂养管、疾病疼痛等有关。

3. 潜在并发症　误吸、腹泻、气胸、血胸、空气栓塞、感染及水、电解质紊乱等。

【护理目标】

1. 病人的营养状况得到改善，抵抗力及手术耐受力增强。

2. 病人疼痛减轻，未发生皮肤、黏膜损伤。

3. 病人没有并发症发生或即使发生也能得到及时有效的处理。

【护理措施】

1. 保持喂养管通畅

（1）妥善固定喂养管，注意观察喂养管有无扭转、折叠、受压，以保持通畅。

（2）定时冲洗喂养管，每次输注营养液前、后及特殊用药前、后，均应用约 30ml 温水冲洗喂养管，如果连续输注，应每隔 4 小时冲洗喂养管一次，以保持通畅、清洁。

2. 合理使用营养液

（1）营养液应现配现用，严格遵守无菌操作原则，暂不用时放在 4℃ 冰箱内，并于 24 小时内用完。输注前室温下复温后再输。

（2）注意营养液的输注速度和浓度，一般由小剂量、低浓度、低速度开始。根据不同的喂养方式，调节营养液输注时的浓度、速度及温度。以输液泵控制滴速更佳。出现恶心、呕吐、腹痛、腹胀、腹泻等症状时应注意调整输注浓度和速度，必要时可暂停输注，以缓解不良反应。

（3）输注营养液温度应保持在 38～40℃，过烫可能灼伤胃肠道黏膜，过冷则刺激胃肠道，引起肠痉挛、腹痛或腹泻。

3. 皮肤护理　长期留置鼻胃管或鼻肠管的病人，须每天用油膏涂拭鼻腔黏膜，轻轻转动鼻胃管或鼻肠管，每日行口腔护理，胃肠造口处黏膜、皮肤保持清洁干燥，避免损伤。定期更换喂养管，做好管路标识。

4. 特殊情况处理

（1）注意预防和及时处理误吸，根据喂养管位置及病情，选择合适的体位，病情允许时可采用半卧位，输注完毕后维持体位半小时，年老体弱及昏迷病人应特别注意防止误吸。及时监测胃潴留量，当残留量大于 150ml 时，应减慢或暂停输注，以防胃潴留引起反流而导致误吸。

（2）一旦病人突然出现呛咳、呼吸困难或咳出类似营养液时，应想到有喂养管移位导致误吸的危险，应立即停止输注，病人取侧右卧位，并将床头放低，鼓励和刺激病人咳嗽，以自行排出吸入物，并及时报告医生经鼻导管或气管镜清除误吸物。

5. 病情观察　严密观察病情，准确记录出入量，定期测体重，定期检测相关指标，如血糖、电解质、肝肾功能等，避免或及时发现高钠血症、高氯血症、氮质血症、高血糖或非酮症性高渗性高血糖性昏迷等并发症，注意及时评估病人全身情况的变化。

6. 健康教育

（1）提高依从性　告知病人肠内营养的重要性和必要性。

（2）饮食指导　告知病人术后恢复经口饮食是循序渐进的过程，指导病人和家属饮食护理的内容，保持均衡饮食。

（3）家庭护理　指导携带喂养管出院的病人及家属掌握居家喂养和自我护理方法，包括营养液的输注技术、营养状况的自我监测、导管的护理等。

（4）定期随访　监测家庭肠内营养支持的效果。

思政导学

精准营养，守护健康：医护人员的仁心与科学精神

精准施策，责任至上，不同病人的营养需求不同，营养支持护理针对患者的具体病情、身体状况进行个性化定制。

科学引领，创新不止，营养支持领域的进步离不开科学家的不断研究与探索。医学家斯坦利·杜德里克，他是全肠外营养的创始人之一，20 世纪 60 年代，杜德里克通过实验，成功实现了通过静脉注射维持生命的突破。这一技术为无数无法通过消化道摄取营养的患者带来了生命的希望，并成为现代医学营养支持的重要基础。杜德里克的研究不仅推动了医学发展，也改变了许多病人的生存和康复命运，体现了科学家对生命的尊重和社会责任。

仁心仁术，践行社会责任，我们应始终牢记，患者不仅是医疗对象，更是需要我们关爱和支持的个体。通过营养支持护理，帮助他们改善生活质量，恢复健康，是我们对社会应尽的责任与义务，我们应秉持"仁心仁术"的职业操守，把每一次护理操作都当作是对患者生命的托付。

第三节　肠外营养病人的护理

肠外营养是经静脉途径提供营养素的营养支持方式。所有营养素完全经肠外获得的营养支持方式称为全肠外营养（total parenteral nutrition，TPN）。凡是需要营养支持但又不能或不宜接受肠内营养的病人，包括预计 1 周以上不能进食，或因胃肠道功能障碍、不能耐受肠内营养者，或通过肠内营养无法达到机体需要的目标量者均是肠外营养支持的适应证。

【护理评估】

（一）健康史

详见本章第二节肠内营养病人的护理。

（二）身体状况

详见本章第二节肠内营养病人的护理。

（三）辅助检查

详见本章第二节肠内营养病人的护理。

（四）治疗评估

1. 肠外营养（parenteral nutrition，PN） 是通过静脉滴注等胃肠外途径供给病人营养素的临床支持方法。病人所需营养素全部由静脉途径提供时，称为全胃肠外营养（total parenteral nutrition，TPN）。不能或不宜口服、管饲者及消化与吸收功能障碍的病人，可采用肠外营养的方式对病人进行营养支持。短期（<2周）、部分营养支持或中心静脉置管和护理有困难时，可经周围静脉输注，但当长期、全量补充时以选择中心静脉途径为宜。如病人发生严重水、电解质、酸碱平衡失调、凝血功能异常时不能采取肠外营养支持。

2. 肠外营养制剂

（1）**葡萄糖** 是肠外营养的主要能源物质，供给量3~3.5g/（kg·d），供能约占总热量的50%。

（2）**脂肪乳剂** 是肠外营养的另一种重要能源，还可提供必需脂肪酸维持细胞膜结构，剂量为0.7~1.3g甘油三酯/（kg·d），供给机体总热量的30%~40%。临床常用的脂肪乳剂有2类：①由长链甘油三酯（long chain triglyceride，LCT）构成；②由等量物理混合的长链及中链甘油三酯（medium chain triglyeride，MCT）构成。临床上危重病人、肝功能异常者常选用中/长链脂乳剂（MCT/LCT）。

（3）**复方氨基酸** 是肠外营养的唯一氮源，供给机体合成蛋白质及其他生物活性物质的氮源，氨基酸摄入量为1.2~1.5g/（kg·d），严重应激、创伤时可增至1.5~2.0g/（kg·d）。输注时应同时提供足量非蛋白热量以保证氨基酸能被机体有效利用。复方氨基酸溶液有2类：①平衡氨基酸溶液，含有8种必需氨基酸及8~12种非必需氨基酸，组成比例符合正常机体代谢需要，适用于大多数病人。②特殊氨基酸溶液，针对某一疾病的代谢特点设计配方，兼有营养和治疗双重作用。在严重感染、手术、创伤等应激状态下，人体对条件必需氨基酸谷氨酰胺（glutamine，Gln）的需求远远超过了内源性合成的能力，严重缺乏时可影响多脏器的代谢功能。目前已有谷氨酰胺双肽制剂用于肠外营养，适用于严重分解代谢状况。

（4）**电解质** 可补充钾、钠、氯、钙、镁及磷，以维持水、电解质、酸碱平衡，保持人体内环境稳定，维护各种酶的活性和神经、肌肉的应激性。

（5）**维生素** 水溶性维生素在体内无储备，肠外营养时应每日给予。脂溶性维生素在体内有一定储备，禁食时间超过2~3周才需补充。

（6）**微量元素** 复方微量元素静脉用制剂，含人体所需锌、铜、锰、铁、铬、铂、硒、氟、碘9种微量元素。短期禁食者可不予补充，全肠外营养超过2周时需给予补充。

【常见护理诊断/问题】

详见本章第二节肠内营养病人的护理。

【护理目标】

详见本章第二节肠内营养病人的护理。

【护理措施】

1. 心理护理 耐心解释病人提出的问题，加强巡视，发现问题及时解决。

2. 合理使用营养液 营养液应严格遵守无菌操作原则配制，暂不用时放于4℃冰箱内保存，并在24小时内输完，如存放超过24小时，则不宜使用。

3. 合理输液 合理安排好输液顺序及控制输液速度，葡萄糖的输入速度应低于5mg/（kg·min），脂肪乳剂不宜过快，从1ml/min开始，经常巡视滴速，并按病人的年龄、耐受情况及医嘱调节输液速度的快慢。

4. 静脉导管的护理

（1）妥善固定导管，避免折叠、受压或滑脱，保持导管通畅，做好管路标识，记录导管刻度、置管时间、贴膜更换时间。

（2）观察插管部位有无红、肿、热、痛等感染征象，一旦发生，应及时拔除导管。

（3）输液装置各连接部分应牢固，输注过程应保持连续性，防止液体中断、滴空和连接脱落，以免造成空气栓塞。

（4）严禁经导管处输入药液、血液，也不可在此处采血标本、测血压等。

5. 严密观察及记录　准确记录24小时液体出入量，摄入热量及各种营养成分的含量。定时观察生命体征、意识状态等。定期监测血清电解质、血糖、血气分析及肝肾功能等指标。

6. 并发症的护理

（1）静脉穿刺时或置管后，一旦出现胸闷、胸痛、呼吸困难、出血甚至休克时，应怀疑气胸、血胸、空气栓塞等。

（2）留置导管行营养支持期间，一旦出现不明原因的寒战、发热、烦躁时应考虑导管性感染，可先行细菌培养，一旦确诊应立即拔除静脉导管，并予以积极抗感染治疗。

（3）一旦病人出现高血糖、低血糖或水、电解质紊乱、神志改变甚至昏迷等情况时，应及时通知医生，并遵医嘱进行调整滴速或营养液配方等处理。

7. 健康教育

（1）相关知识　告知病人及家属合理输注营养液及控制输注速度的重要性，不能自行调节速度；告知保护静脉导管的方法，避免翻身、活动、更衣时将导管脱出。

（2）饮食指导　尽早经口摄食或肠内营养，当病人胃肠功能恢复或允许摄食情况下，鼓励病人经口摄食或行肠内营养，以降低和防治肠外营养相关并发症。

（3）家庭护理　指导携带喂养管出院的病人及家属掌握居家喂养和自我护理方法，包括营养液的输注技术、营养状况的自我监测、导管的护理等。

（4）出院指导　制订饮食计划，指导均衡营养，定期到医院复诊。

目标检测

答案解析

一、选择题

【A1/A2 型题】

1. 外科病人进行营养支持时应首选（　）

　　A. 肠内营养　　　　　　B. 周围静脉营养　　　　C. 中心静脉置管营养

　　D. 完全肠外营养　　　　E. 部分肠外营养

2. 男性病人，68 岁。在鼻胃管管饲过程中突然频咳，咳泡沫样痰，心悸。口唇发绀。P 120 次/分，R 30 次/分，胸部可闻及少许湿啰音。应首先考虑（　）

　　A. 病人对食物过敏　　　B. 管饲液误吸　　　　　C. 肺水肿

　　D. 心力衰竭　　　　　　E. 病人精神紧张

3. 男性病人，39 岁。因颅脑外伤昏迷已 5 天，其营养疗法宜选用的补给途径是（　）

　　A. 口服　　　　　　　　B. 管饲　　　　　　　　C. 经周围静脉

　　D. 经中心静脉　　　　　E. 经周围小动脉

二、思考题

男性病人，65岁，因"胃占位性病变"行胃大部切除术。术后第2日，经鼻肠管滴注肠内营养液750ml后，病人诉腹胀明显，要求停用该营养制剂，并询问能否拔除营养管。

请思考：1. 引起该病人腹胀的可能原因有哪些？

2. 如何处理该病人目前的情况？

（陶美伊）

书网融合……

重点小结　　　　微课　　　　习题

第四章 外科休克病人的护理 ⓔ微课

PPT

学习目标

素质目标：具有关心休克病人心理和尊重休克病人隐私的态度和行为。

知识目标：掌握休克的处理原则；熟悉休克的病因、临床表现、护理措施；了解休克的病理生理过程。

能力目标：应用所学知识能对失血性休克、创伤性休克、感染性休克的病人实施护理措施；能运用护理程序对休克病人实施整体护理。

情境导入

情境：男性病人，25 岁，因车祸腹部受到撞击 20 分钟急诊入院。病人痛苦面容，诉腹部疼痛。体格检查：T 36.2℃，P115 次/分，R 28 次/分，BP 80/60mmHg，呼吸浅快，面色苍白，皮肤湿冷辅助检查：血常规：RBC 3.5×10^{12}/L，Hb 80g/L，血细胞比容 0.3，WBC 9×10^9/L；CVP 3cmH$_2$O。诊断性腹腔穿刺抽出不凝血。腹部 CT 示：脾脏包膜不完整，实质密度不均匀，诊断为脾破裂、失血性休克，拟急诊行剖腹探查术。

思考：1. 该病人目前主要的护理诊断/问题有哪些？
   2. 针对该病人的护理诊断/问题，应采取哪些护理措施？

第一节　概　述

休克（shock）是机体有效循环血量骤减、组织灌注不足引起的以微循环障碍、细胞代谢紊乱和功能受损为特征的病理生理综合征，是严重的全身性应激反应。常见于机体受到强烈的致病因素（如大出血、创伤、烧伤、感染、过敏、心功能衰竭等）侵袭后所致。休克的本质是组织细胞氧供给不足和需求增加，休克的特征性病理变化是产生炎症介质，包括组胺、白介素、肿瘤坏死因子、干扰素等。因此，治疗休克的关键环节是恢复机体有效循环血量，保证组织灌注，改善微循环，重新建立氧的供需平衡，维护正常的细胞功能。休克发病急骤，发展迅速，并发症凶险，若未能及时发现及治疗，则可发展至不可逆阶段而引起死亡本章主要阐述休克的分类、病理生理、临床表现、处理原则及护理措施。

【分类】

休克的分类方法很多，常用的分类方法是根据病因将休克分为低血容量性休克、感染性休克、心源性休克、过敏性休克、神经源性休克 5 类，其中低血容量性休克和感染性休克在外科最为常见。此外，休克发生的始动因素分类可分为低血容量性休克、心源性休克、心外阻塞性休克和分布性休克。按休克时的血流动力学特点分类，可分为低排高阻型休克（又称低动力型休克、冷休克，临床上最常见）和高排低阻型休克（又称高动力型休克、暖休克）。

【病理生理】

有效循环血量锐减、组织灌注不足以及由此导致的微循环障碍、细胞代谢障碍及功能受损、重要内脏器官继发性损害是各类休克共同的病理生理基础。

（一）微循环障碍

在有效循环血量不足引起休克的过程中，占总循环血量20%的微循环也出现相应地变化。按微循环障碍发展过程，将休克病程分为3期。

1. 微循环收缩期 又称微循环缺血期，休克代偿期。此期微循环呈现"只出不进""少灌少流，灌少于流"的特点。

有效循环血量锐减导致血压下降，刺激主动脉号和颈动脉窦压力感受器引起血管舒缩中枢加压反射，交感－肾上腺轴兴奋引起儿茶酚胺大量释放，同时肾素－血管紧张素－醛固酮系统兴奋，使心率加快、心排血量增加，并选择性地使外周（如骨骼肌、皮肤）和内脏（如肝、脾、胃肠）的小血管、微血管平滑肌收缩，尤其是毛细血管前阻力血管收缩更为明显，大量毛细血管网关闭，同时直捷通路和动－静脉短路开放，回心血量增加，血液在体内重新分布，实现自身输血，以保证心、脑等重要器官的有效灌注。由于此期微循环内前括约肌收缩而致"只出不进"，毛细血管后括约肌处于相对开放的状态，使得此期微循环呈现"少灌少流，灌少于流"的特点，真毛细血管网内血量减少，毛细血管静水压降低，组织间液回吸收入毛细血管网，可在一定程度上补充循环血量，实现自身输液。此期如能去除病因并采取积极措施，休克较容易纠正。

2. 微循环扩张期 又称淤血缺氧期，休克抑制期。此期微循环呈现"只进不出""灌而少流，灌大于流"的特点。

若休克未能及时纠正，病情持续进展，直捷通路和动－静脉短路大量开放，流经毛细血管的血流量继续减少，组织因严重缺血、缺氧而处于无氧代谢状态，产生大量的酸性代谢产物，同时释放舒张血管的组胺、缓激肽等介质。受这些扩血管物质的影响，微血管前括约肌松弛，而后括约肌因敏感性较低则仍处于相对收缩状态致"只进不出"，使得此期微循环呈现"灌而少流，灌大于流"的特点，大量血淤滞于毛细血管网内，致毛细血管静水压升高、通透性增加，大量血浆外渗至第三间隙，血液浓缩，血黏稠度增加，回心血量进一步减少，心排血量继续下降，血压下降，心、脑等重要器官灌注不足，休克加重，进入微循环扩张期。

3. 微循环衰竭期 又称弥散性血管内凝血期，休克失代偿期。此期微循环内大量微血栓形成，甚至发生弥散性血管内凝血（disseminated intravascular coagulation，DIC）。

随病情进一步发展，休克进入不可逆阶段。由于血液浓缩、黏稠度增加，加之酸性环境中血液处于高凝状态，红细胞与血小板发生凝集而在血管内形成大量微血栓，甚至发生DIC。随着各种凝血因子的大量消耗，纤维蛋白溶解系统被激活，可出现全身严重的出血倾向。由于组织缺少血液灌注，细胞处于严重缺氧和能量缺乏的状态，加之酸性代谢产物和内毒素的作用，使细胞内溶酶体膜破裂，释放多种水解酶，造成细胞自溶并损害周围其他细胞。最终引起广泛的组织损害，整个器官甚至多个器官功能受损。

（二）代谢改变

1. 能量代谢障碍 由于组织灌注不足和细胞缺氧，体内的葡萄糖以无氧酵解为主，产生的能量较少，造成机体能量严重不足。此外，创伤和感染引起的应激状态，导致交感神经－肾上腺髓质系统和下丘脑－垂体－肾上腺皮质轴兴奋，使儿茶酚胺和肾上腺皮质激素明显升高，引起以下反应：①促进糖异生，抑制糖降解，导致血糖水平升高；②抑制蛋白合成，促进蛋白分解，为机体提供能量和合成急性期反应蛋白的原料。当有特殊功能的酶类蛋白质被分解消耗后，引起血中尿素氮、肌酐及尿酸含量增加，则影响机体的生理过程，导致多器官功能障碍综合征；③脂肪分解代谢明显增强，成为机体获取能量的重要来源。

2. 代谢性酸中毒 当氧的释放无法满足细胞对氧的需求时，将发生无氧糖酵解。缺氧时丙酮醇在胞质内转变成乳酸，糖无氢酵解增强，乳酸生成增多，丙酮酸减少，即血乳酸盐的含量及乳酸/丙酮酸（L/P）比值增高，在排除其他原因造成高乳酸血症情况下，血乳酸盐的含量及乳酸/丙酮酸比值可反映病人细胞缺氧的情况。同时，由于肝功能受损，处理乳酸的能力减弱，使乳酸在体内的清除减少，导致高乳酸血症及代谢性酸中毒。当 pH ＜7.2，即重度酸中毒时，心血管对儿茶酚胺的反应性降低，表现为血管扩张、心率缓慢、心排血量下降，氧合血红蛋白离解曲线右移。

（三）炎症介质释放和缺血再灌注损伤

严重损伤、感染等可刺激机体释放大量炎性介质，包括白介素、肿瘤坏死因子、集落刺激因子、干扰素和一氧化氮（NO）等，形成"瀑布样"级联放大反应。活性氧代谢产物可造成脂质过氧化和细脂膜破裂。

休克时因无氧代谢使 ATP 产生不足，影响细胞各种膜的屏障功能。细胞膜受损后不仅其通透性增加，还出现细胞膜上离子泵（如 Na－K 泵、钙泵）的功能障碍，表现为细胞内外离子及体液分布异常。如细胞膜上的 Na－K 泵功能失调，可出现钾离子无法进入细胞内，而细胞外液则随钠离子进入细胞内，造成细胞外液量减少及细胞肿胀、死亡。此外，细胞膜、线粒体膜、溶酶体膜等质膜被破坏，酶体膜破裂后释放的水解酶引起细胞自溶和组织损伤，进一步加重休克。

（四）内脏器官继发性损害

休克过程中由于微循环功能障碍及全身炎症反应综合征（systemic inflammatory response syndrome，SIRS），常引起内脏器官的不可逆损害。若同时或短时间内相继出现 2 个或 2 个以上的器官系统的功能障碍，称为多器官功能障碍综合征（multiple organ dysfunction syndrome，MODS），是造成休克死亡的主要原因。内脏器官继发性损害的发生，与休克原因和持续时间有着密切关系。

1. 肺　是休克引起 MODS 时最常累及的器官。低灌注和缺氧可损伤肺毛细血管内皮细胞和肺泡上皮细胞。其中毛细血管内皮细胞受损可造成血管壁通透性增加，导致肺间质水肿；肺泡上皮细胞受损可造成肺泡表面活性物质生成减少、肺泡表面张力升高，继发肺泡萎陷而引起局限性肺不张及弥散障碍，通气/血流比例失调，造成无效腔样通气和（或）功能性分流。由各种肺内和肺外致病因素所致的急性弥漫性、炎症性肺损伤引起的急性呼吸衰竭，称为急性呼吸窘迫综合征（acute respiratory distress syndrome，ARDS），病人表现为呼吸窘迫、顽固性低氧血症和呼吸衰竭。ARDS 常发生于休克期内或稳定后 48 ~ 72 小时内，一旦发生，死亡率可达40% 左右。

2. 肾　是休克时易受损害的重要器官。休克时儿茶酚胺、血管升压素和醛固酮分泌增加，引起肾血管收缩、血流量减少，使肾小球滤过率降低，尿量减少。同时肾内血流重新分布并主要转向髓质使肾皮质血流量明显减少，肾小管上皮细胞大量坏死，引起急性肾衰竭（acute renal failure，ARF）。

3. 心　除心源性休克外，其他类型的休克在早期一般无心功能异常。休克加重后，因心率过快，使舒张期过短，舒张压下降。由于冠状动脉灌流量的 80% 发生于舒张期，因此冠状动脉血流量明显减少，导致心肌因缺氧和酸中毒而受损。一旦心肌微循环内血栓形成，可引起局灶性心肌坏死和心力衰竭。心肌含有丰富的黄嘌呤氧化酶，容易遭受缺血－再灌注损伤。此外，休克时的酸中毒及高钾血症低氧血症也可加重心肌损害。

4. 脑休克早期　由于血液重新分布和脑循环的自身调节，脑的血液供应基本能够保证，一般没有明显的脑功能障碍。随着休克的发展，动脉血压持续下降，使脑灌注压下降和血流量减少，导致脑缺氧。缺氧和酸中毒引起胶质细胞肿胀、血管通透性升高，血浆外渗，可继发脑水肿并引起颅内压增高，严重者甚至可发生脑疝。

5. 肝　休克时肝血流量减少，肝细胞因缺血、缺氧而明显受损。肝窦和中央静脉内可有微血栓形成，导致肝小叶中心发生坏死，肝脏的解毒和代谢能力均下降，可发生内毒素血症，生化检测血转氨酶、胆红素升高等代谢异常，严重时出现肝性脑病和肝衰竭。

6. 胃肠道　休克时有效循环血量不足、血压降低，机体因代偿而进行血液重新分布，使胃肠道最早发生缺血和酸中毒，休克时肠系膜上动脉血流量可减少70%。胃肠道黏膜因持续性缺血、缺氧，可使胃肠道黏膜上皮细胞的屏障功能受损，并发急性胃黏膜糜烂、上消化道出血或应激性溃疡

(stesucer)。由于胃肠道黏膜的屏障结构和功能受到破坏，肠道内的细菌及其毒素发生移位，经淋巴或门静脉途径侵害机体，可形成肠源性感染或毒血症。肠源性感染或毒血症是导致休克后期死亡的重要原因。

【临床表现】

按照休克的发病过程，其临床表现分为休克代偿期和失代偿期（表4-1）。

分期	程度	神志	外周循环				生命体征		尿量	估计失血量
			口渴	皮肤黏膜色泽	体表温度	体表血管	脉搏	血压		
休克代偿期	轻度	神志清楚，烦躁，伴有痛苦表情，精神紧张	口渴	开始苍白	正常或发凉	正常，无塌陷	100次/分以下，尚有力	收缩压正常或稍升高，舒张压增高，脉压缩小	正常或减少	20%以下（800ml以下）
休克失代偿期	中度	神志尚清，表情淡漠	很口渴	苍白	发冷	表浅静脉塌陷，毛细血管充盈迟缓	100～120次/分	收缩压90～70mmHg，脉压小	尿少	20%～40%（800～1600ml）
	重度	意识模糊，甚至昏迷	非常口渴，但可能无主诉	显著苍白，肢端青紫	厥冷（肢端更明显）	表浅静脉塌陷，毛细血管充盈非常迟缓	速而细弱，或摸不清	收缩压在70mmHg以下或测不到	尿少或无尿	40%以上（1600ml以上）

1. 休克代偿期 亦称休克早期。因中枢神经系统兴奋性增高、交感-肾上腺轴兴奋，病人表现为精神紧张、兴奋或烦躁不安、口渴、面色苍白、四肢湿冷、脉搏加快（<100次/分）、呼吸急促。动脉血压变化不大，也可升高，但脉压缩小（<30mmHg）。尿量正常或减少（25～30ml/h）。若处理及时，休克很快得到纠正。否则，病情继续发展，很快进入休克失代偿期。

2. 休克失代偿期 亦称休克期。此期病人神情淡漠、反应迟钝，甚至出现意识模糊或昏迷。口唇、肢端发绀、四肢冰冷、脉搏细速（>120次/分）、呼吸浅促、血压进行性下降。严重者脉搏微弱或扪不清、血压测不出、呼吸微弱或不规则、尿少或无尿。若皮肤、黏膜出现瘀点、瘀斑，或出现鼻腔、牙龈内脏出血等，则提示并发DIC。若出现进行性呼吸困难、烦躁、发绀，一般吸氧仍不能改善呼吸状态时，则提示并发ARDS。病人常因继发MODS而死亡。

第二节　外科休克病人的护理

【护理评估】

（一）健康史

1. 一般情况 了解病人的年龄、性别、经济状况等。

2. 既往史 了解病人有无外伤、脏器破裂、烧伤等大量失血、失液史；有无感染或过敏史；发病以来是否采取补液等治疗措施；了解病人既往健康状况。

（二）身体状况

1. 症状与体征

（1）精神状态 是反映脑组织血液灌流和全身循环状况的敏感指标。休克早期病人呈兴奋状态或烦躁不安，休克加重时表情淡漠、意识模糊、反应迟钝甚至昏迷。

（2）生命体征 ①血压：是最常用的监测指标，但并不是反映休克程度最敏感的指标。通常认为收缩压<90mmHg、脉压<20mmHg提示休克存在。休克早期血压变化不大，休克晚期血压呈进行

性下降或测不到。血压回升、脉压增大是休克好转的征象。②脉搏：是休克监测中的重要生理指标。在休克代偿期，脉率增快，且出现在血压变化之前，是休克的早期诊断指标；在休克失代偿期，出现脉速而稍弱，甚至扪不到；休克好转时，脉率恢复，但血压可以表现为正常或低于正常。常用脉率/收缩压（mmHg 计算休克指数，>1.0 提示休克，>2.0 提示严重休克。③呼吸：呼吸急促、变浅、不规则，提示病情严重。呼吸增至 30 次/分以上或降至 8 次/分以下，提示病情危重。

（3）体温 多数休克病人体温偏低，但感染性休克病人可有高热。若体温突升至 40℃以上或骤降至 36℃以下，提示病情危重。

（4）皮肤 皮肤的色泽和温度反映体表灌流的情况。除少数感染性休克病人外，大多数休克病人表现为皮肤和口唇黏膜苍白、发绀或呈花斑状，四肢湿冷。补充血容量后若四肢转暖，皮肤温暖、燥、红润，说明休克好转。

（5）尿量 反映肾灌流的情况，也是判断血容量是否补足简单而有效的指标。休克时尿量减少 <25ml/h、尿比重增高，提示肾血管收缩或血容量不足；若血压正常而尿量仍少且尿比重低，应考虑性肾衰竭。当尿量维持在 30ml/h 以上时，则提示休克已好转。

（6）局部状况 了解病人有无骨骼、肌肉、皮肤及软组织的损伤；有无局部出血及出血量；腹部损伤者腹膜刺激征和移动性浊音是否阳性。

（三）辅助检查

1. 实验室检查

（1）三大常规 ①血常规：红细胞计数、血红蛋白降低提示失血，反之，则提示失液；血细胞比容增高提示血浆丢失；白细胞计数和中性粒细胞比值升高提示感染；②尿常规：尿比重增高提示血液浓缩或血容量不足；③大便常规：大便隐血试验阳性或黑便提示消化系统出血。

（2）血生化 检测肝肾功能、动脉血乳酸盐、血糖、血清电解质等，了解病人是否合并 MODS、组织缺氧及酸碱平衡失调的程度。

（3）凝血功能 包括血小板计数、出凝血时间、血浆纤维蛋白原、凝血酶原时间及凝血因子等。当血小板计数 $<80 \times 10^9$/L、血浆纤维蛋白原 <1.5g/L 或呈进行性下降、凝血酶原时间较正常延长 3 秒以上、3P（血浆鱼精蛋白副凝固）试验阳性、血涂片中破碎红细胞超过 2% 时，提示 DIC。

（4）动脉血气 有助于了解酸碱平衡状况。动脉血氧分压（PaO_2）反映血液携氧状态，正常值为 80~100mmHg。若 PaO_2 <60mmHg、吸入纯氧后仍无改善，提示有急性呼吸窘迫综合征（ARDS）。二氧化碳分压（$PaCO_2$）是反映通气和换气功能的指标，可作为呼吸性酸中毒或碱中毒的判断依据，正常值为 36~44mmHg。过度通气可使 $PaCO_2$ 降低。若 $PaCO_2$ >45~50mmHg，而通气良好，提示严重肺功能不全。动脉血 pH 正常为 7.35~7.45。监测 pH、缓冲碱（BB）、碱剩余（BE）和标准重碳酸盐（SB）的动态变化有助于了解休克时酸碱平衡的情况。

（5）动脉血乳酸盐 正常值为 1~1.5mmol/L，反映细胞缺氧程度，可用于休克的早期诊（>2mmol/L），危重病人有时会达到 4mmol/L 及以上。乳酸的水平越高，提示预后越差。

（6）胃肠黏膜 pH（pHi） 胃肠道对缺血、缺氧较为敏感，测定胃肠黏膜内 pH，可反映组织缺血、缺氧的情况，有助于隐匿型代偿性休克的诊断。pHi 的正常值为 7.35~7.45。

2. 血流动力学监测

（1）中心静脉压（CVP） 正常值为 5~12cmH₂O。代表右心房或胸段腔静脉内的压力，可反映全身血容量及右心功能。临床常通过连续动态监测 CVP 以准确反映右心前负荷的情况。CVP 5cmH₂O，提示血容量不足；CVP >15cmH₂O，表示心功能不全或肺循环阻力增高；CVP >20cmH₂O 时，提示存在充血性心力衰竭。临床上结合血压可分析循环系统情况并指导输液。

（2）肺毛细血管楔压（pulmonary capillary wedge pressure，PCWP） 应用 Swan-Ganz 漂浮导管测量反映肺静脉、左心房和左心室压力。正常值为 6~15mmHg，低于正常值提示血容量不足（较 CVP 敏感），高于正常值提示肺循环阻力增加，如急性肺水肿。如发现 PCWP 增高，即使 CVP 正常，也应限制输液量，以免发生肺水肿。此外，通过 Swan – Ganz 漂浮导管还可获得混合静脉血标本进行血气分析以判断预后。

（3）心排血量（cardiac output，CO）和心脏指数（cardiac index，CI）　应用 Swan – Ganz 漂浮导管由热稀释法测得，CO = 心率 × 每搏心排血量。正常成人 CO 值为 4 ~ 6/min。休克时 CO 及 CI 多降低，但某些感染性休克可增高。

3. 影像学检查　X 线、超声、CT、MRI 等检查有助于了解脏器损伤、感染等情况，及时发现原发病。如创伤病人，应做相应部位的影像学检查，以排除颅脑、内脏等损伤。感染病人可通过 B 超发现感染灶，并判断感染的原因。

4. 诊断性穿刺　疑有腹腔内脏损伤者，可行诊断性腹腔穿刺；疑有异位妊娠破裂出血者，可行后穹隆穿刺，抽出不凝血。

（四）治疗评估

尽早针对原因及休克不同发展阶段采取相应的治疗措施，迅速恢复有效循环血量，纠正微循环障碍，增强心肌功能，恢复正常代谢，防止 MODS 发生。

1. 急救

（1）现场救护　积极处理引起休克的原发病，包括损伤处加压包扎、固定、制动及控制大出血等必要时采取仰卧中凹卧位，为手术争取时间。

（2）保持呼吸道通畅　松解领扣，解除气道压迫，清除呼吸道异物或分泌物，使头部后仰，保持气道通畅。早期经鼻导管或面罩给氧，必要时行气管插管或气管切开，予呼吸机辅助呼吸。

2. 补充血容量　是纠正休克引起的组织低灌注和缺氧的关键。原则为及时、快速、足量，先晶后胶，必要时进行成分输血或输入新鲜全血。在连续监测动脉血压、尿量和 CVP 的基础上，结合病人的神志、皮肤温度、末梢循环、脉率及毛细血管充盈时间等情况，估算补液量、种类和判断补液效果。

3. 处理原发疾病　尽快恢复有效循环血量后，及时针对原发疾病（如内脏大出血、消化道穿孔急性梗阻性化脓性胆管炎等）进行手术处理，才能有效纠正休克。有时应在积极抗休克的同时实施手术，以免延误抢救时机。

4. 纠正酸碱平衡失调　轻症酸中毒在积极扩容、微循环障碍改善后即可缓解，故不主张早期使用碱性药物。由于酸性环境有利于氧与血红蛋白解离，增加组织氧供，有助于休克复苏，故应遵循"宁酸勿碱"的原则。重度休克合并严重酸中毒时可给予碱性药物 5% 碳酸氢钠溶液。

5. 用血管活性药物　血管活性药物有迅速提升血压，改善心脏、脑血管、肾、肠道等内脏器官的血流灌注作用。若经补液、纠正酸中毒等措施后仍未能有效改善休克时，可酌情采用血管收缩剂（如去甲肾上腺素、多巴胺、间羟胺等）、血管扩张剂（如酚妥拉明、酚卞明、阿托品、山莨菪碱等）和或强心剂（如强心苷等）。

6. 治疗 DIC　对诊断明确的 DIC，早期可用肝素抗凝，用量 1.0mg/kg，每 6 小时 1 次。DIC 晚期，纤维蛋白溶解系统亢进，则使用抗纤溶药物，如氨甲苯酸、氨基己酸，以及抗血小板黏附和聚集的药物。如阿司匹林、双嘧达莫（潘生丁）和低分子右旋糖酐。

7. 用皮质类固醇和其他药物　皮质类固醇适用于严重休克及感染性休克的病人。一般主张短期内应用大剂量静脉滴注，地塞米松 1 ~ 3mg/kg，一般使用 1 ~ 2 次，防止多用皮质类固醇后可能产生的副作用。严重休克者，可适当延长应用时间。其他药物如钙通道阻滞剂维拉帕米、吗啡类拮抗剂纳洛酮、氧自由基清除剂超氧化物歧化酶（SOD）、前列环素（PGL_2）、三磷腺苷 – 氯化镁（ATP – $MgCl_2$）等也有助于休克的治疗。

（五）心理和社会支持状况

了解病人及家属的情绪反应；评估病人及家属对疾病、治疗及预后的知晓程度及心理承受能力。

【常见护理诊断/问题】

1. 体液不足 与大量失血、失液或体液异常分布有关。

2. 心排血量减少 与有效循环血量不足、微循环障碍有关。

3. 气体交换受损 与微循环障碍、缺氧和呼吸型态改变有关。

4. 有体温失调的危险 与感染或组织灌注不足有关。

5. 潜在并发症 多器官功能障碍。

【护理目标】

1. 病人体液维持平衡，表现为生命体征平稳、面色红润、四肢温暖、尿量正常。

2. 病人有效循环血量恢复，组织灌流增加，心排血量增加。

3. 病人呼吸道通畅、呼吸平稳，血气分析结果维持在正常范围内。

4. 病人体温维持正常。

5. 病人未发生多器官功能障碍，或被及时发现和处理。

【护理措施】

1. 补充血容量 对休克病人，可采取早期达标治疗（early goal directed therapy，ECDT），即在诊断的最初 6 小时内，积极输液复苏，尽快恢复最佳心搏量、稳定循环功能和组织氧供。

（1）建立静脉通路 补液是纠正休克的重要措施，其中补液的种类、量和速度是关键。迅速建立 2 条以上静脉输液通路，大量快速补液（除心源性休克外）。周围静脉萎陷或肥胖病人穿刺困难时，应立即进行中心静脉穿刺，并同时监测 CVP。

（2）合理补液 种类：一般先快速输入扩容作用迅速的晶体溶液，首选平衡盐溶液，也可选用 3% ~7.5% 的高渗盐溶液以减轻组织肿胀；后输入扩容作用持久的胶体溶液，如低分子右旋糖酐、人血白蛋白、血浆、代血浆、全血等。低分子右旋糖酐既可扩容，又可降低血液黏稠度，改善微循环；白蛋白是严重脓毒症和感染性休克初始液体复苏可选择的液体之一。全血是补充血容量的最佳胶体液，失血量超过 30% 时应快速输注全血；血细胞比容大于 30%，可不必输血；血细胞比容低于 25% ~30% 时，给予浓缩红细胞。②速度和量：根据病人的临床表现、心肺功能、失血量，特别是动脉血压及 CV 等进行综合分析，合理安排及调整补液的速度和量（表 4 - 2）。血压和 CVP 均低时，提示全身血容量明显不足，需快速大量补液；血压低而 CVP 高时，提示血容量相对较多或可能心功能不全，此时应减慢输液速度，适当限制补液量，以防发生急性肺水肿或心功能衰竭。

表 4 - 2 中心静脉压、血压与补液的关系

中心静脉压	血压	原因	处理原则
低	低	血容量严重不足	充分补液
低	正常	血容量不足	适当补液
高	低	心功能不全或血容量相对过多	给强心药，纠正酸中毒，舒张血管
高	正常	容量血管过度收缩	舒张血管
正常	低	心功能不全或血容量不全	补液试验*

*补液试验：取等渗盐水 250ml，于 5 ~10 分钟内经静脉滴入，若血压升高而 CVP 不变，提示血容量不足；若血压不变而 CV 升高 3 ~5cmH$_2$O（0.29 ~0.49kPa），提示心功能不全。

（3）病情观察 定时监测病人的生命体征、意识、面色、肢端温度及色泽、CVP、尿量及尿比重等指标的变化，以判断补液效果。病人意识变化可反映脑组织灌注情况，若病人从烦躁转为平静、淡漠迟钝转为对答如流、口唇红润、肢体温暖、血压升高、脉压变大、CVP 正常、尿量 >30ml/h，提示血容量已基本补足，休克好转。

（4）记录出入量 输液时，尤其在抢救过程中，应准确记录输入液体的种类、数量、时间、速度，并记录 24 小时出入量以作为后续治疗的依据。

2. 改善组织灌注

（1）取休克体位　将病人置中凹卧位，即头和躯干抬高 20°～30°，下肢抬高 15°～20°，使膈肌下移，促进肺扩张，有利于呼吸；同时增加肢体回心血量，改善重要脏器血液供应。

（2）用药护理

1）用药种类　临床常将血管收缩剂和扩张剂联合应用，以兼顾各重要脏器的血液灌注水平。大剂量多巴胺可使血管收缩、外周阻力升高，抗休克时不宜采用大剂量多巴胺，可将多巴胺与其他血管收缩剂合用。血管扩张剂可使血管容量扩大，造成血容量相对不足而导致血压下降，故应在血容量已基本补足而微循环未见好转时使用。在已充分补液、CVP > 15cmH$_2$O 而动脉压仍低时，可考虑使用强心药。

2）浓度和速度　严格查对血管活性药物的名称、用法及用量，以保证用药准确、无误。应从低浓度、慢速度开始，最好用输液泵来控制滴速。应用心电监护仪每 5～10 分钟测血压 1 次，血压平稳后每 15～30 分钟测 1 次，根据血压及时调整药物的浓度和速度，以防血压骤升或骤降。

3）用药观察　用药过程中应注意观察心率、心律、血压、中心静脉压及药物的副作用。

4）避免药物外渗　药物外渗可引起局部组织坏死。如药液外渗后要根据药液外渗标准分级，予以正确处理。若发现注射部位红肿、疼痛，应立即更换注射部位，局部用 0.25% 普鲁卡因进行封闭。

5）停药护理　停药时逐渐降低药物浓度、减慢速度后撤除，以防突然停药引起血压较大波动。

3. 维持有效气体交换

（1）保持呼吸道通畅　神志淡漠或昏迷者，应将头偏向一侧或置入通气导管，以防舌后坠或呕吐物、气道分泌物等引起误吸。在病情允许的情况下，鼓励病人进行深呼吸训练，协助叩背并进行有效咳嗽、排痰，避免误吸导致的肺部感染。气管插管或气管切开者应及时吸痰。定时观察呼吸音变化若有肺部湿啰音或喉头痰鸣者，及时清除呼吸道分泌物。协助病人进行双上肢和胸廓运动，以促进肺扩张。

（2）改善缺氧　常规给氧，调节氧浓度为 40%～50%，氧流量为 6～8L/min 为宜。

（3）监测呼吸功能　密切观察病人的呼吸频率、节律及深度，面、唇色泽变化，血氧饱和度，肢端末梢循环等，动态监测动脉血气分析，了解缺氧程度及呼吸功能。若病人出现进行性呼吸困难、发绀、氧分压 < 60mmHg，且吸氧后无改善，提示出现呼吸衰竭或 ARDS，应立即报告医师并协助气管插管行机械通气。

4. 维持酸碱平衡　重度休克合并严重的酸中毒者经扩容治疗效果不满意时，需适时、适量地给予碱性药物纠正酸中毒，常用 5% 碳酸氢钠溶液。输注时应注意：①使用碱性药物必须首先保证呼吸功能完整，否则会导致 CO$_2$ 潴留和继发呼吸性酸中毒；②防止药液外渗。

5. 维持正常体温

（1）监测体温　每 4 小时监测 1 次体温，密切观察其变化。

（2）保暖　体温过低时应注意保暖，可采取加盖被子或调高室温等方法，禁忌用热水袋或电热毯等提高体表温度，以防因局部皮肤血管扩张、组织耗氧量增加而导致重要内脏器官血流量进一步减少。

（3）降温　感染性休克病人出现高热时，采取物理或药物等方法进行降温。病室定时通风并调节适宜的温度及湿度，保持床单位的清洁、干燥，及时更换被汗液浸湿的衣被，做好皮肤护理。

（4）库存血的复温　失血性休克的病人需快速、大量输血时，若所输血液为库存血，应置于常温下复温后再输入，以免造成体温降低。

6. 防治感染　休克时机体处于应激状态，免疫功能下降，抵抗力减弱，易继发感染。应采取下列预防措施：①严格按照无菌原则进行各项护理操作；②预防肺部感染，避免病人误吸，必要时遵医嘱给予超声雾化吸入，以稀释病人痰液便于咳出；③加强留置导尿管的护理，预防泌尿系统感染；④有创面或伤口者，及时更换敷料，保持创面或伤口清洁干燥；⑤遵医嘱合理应用抗生素；⑥提供合理的营养支持，增强机体抵抗力。

7. 预防压力性损伤和意外伤害　病情允许时，协助病人每2小时翻身1次，按摩受压部位皮肤以预防压力性损伤。烦躁或神志不清的病人，加床边护栏以防坠床，必要时予以约束带妥善固定四肢，防止病人自行将输液管或其他管道拔出。

8. 监测血糖　部分病人因胰岛素抵抗可出现高血糖，从而导致严重的感染、多发性神经损伤、MODS，甚至死亡。应严密监测血糖变化，遵医嘱应用胰岛素控制血糖。

9. 镇静镇痛　保持病人安静，避免不必要的搬动，必要时给予镇静。疼痛剧烈者适当使用镇痛药物。

10. 健康教育

（1）疾病预防　加强自我防护，避免损伤和意外伤害。

（2）疾病知识　向病人及家属讲解各项治疗、护理措施的必要性及疾病的转归过程。向病人及家属宣传意外损伤后的初步处理和自救知识。

（3）疾病康复　指导病人出院后注意营养和休息。如出现高热或感染，应及时就诊。

思政导学

从休克中挽救生命：医护人员的责任与使命

医护人员在外科休克病人护理中，不仅是生命的守护者，更是病人及其家属心灵的支柱。外科休克病情凶险，可能在短时间内迅速恶化，这就要求护理人员能够快速判断病情，及时采取有效的护理措施，稳定病人的生命体征。与此同时，他们还需要用真挚的关怀去安抚病人及其家属的不安情绪，为患者提供身体与心理的双重支持。

这种责任感和使命感体现在每一个细微的操作和每一句温暖的话语中。在病房的日夜守护中，医护人员用行动诠释着"敬佑生命、救死扶伤、甘于奉献、大爱无疆"的医者精神。他们用专业技能和爱心去守护病人的健康与生命，将"仁心仁术"的理念贯穿每一项护理实践中。外科休克护理不仅是技术的体现，更是责任与爱的升华。通过学习，我们应能够深刻认识到医学护理工作中的责任与使命，将仁心仁术融入今后的职业生涯中，为病人带去更多生的希望和温暖。

第三节　低血容量性休克

低血容量性休克是由于各种原因引起短时间内大量出血、体液丢失或体液积聚在第三间隙，使有效循环量降低所致。它包括大血管破裂或脏器（肝、脾）破裂出血引起的失血性休克（bemonhagic shock）和各种损伤（骨折、挤压综合征）或大手术引起血液、体液丢失的创伤性休克（taumatic shock）。

一、失血性休克

多见于大血管破裂出血，异位妊娠破裂出血，动脉瘤破裂出血，腹部损伤引起的肝、脾破裂，胃、十二指肠出血，上消化道大出血（门静脉高压症所致的食管胃底曲张静脉破裂出血）等。通常快速失血量超过总血量的20%时，即可发生休克。在补充血容量的同时积极处理原发疾病，处理原则如下。

1. 补充血容量　根据血压和脉率变化估计失血量。可先经静脉快速输注平衡盐溶液和人工胶体液（如羟乙基淀粉）。

2. 止血　如存在活动性出血，应迅速查明原因并采取措施控制出血。临时的止血措施包括止血带止血、包扎止血、纤维内镜止血、三腔二囊管止血等，可为手术争取时间。实质性脏器破裂或大血管破裂等导致的大出血，应在快速补充血容量的同时做好术前准备，及早进行手术止血。

二、创伤性休克

创伤性休克多由严重外伤引起，如大面积撕脱伤、严重烧伤、全身多发性骨折、挤压伤或大手术等。

1. 病理生理 创伤因素造成的有效循环血容量减少，引起细胞缺氧，进而导致多脏器功能不全或衰竭的一种综合征。创伤性休克病人不仅存在大量血液或血浆的丢失，同时创伤处又有炎性肿胀和体液渗出，受创组织释放的血管活性物质还可导致微血管扩张和通透性增高，使有效循环血量进一步减少。更易发生多器官功能衰竭。创伤还可刺激神经系统，引起疼痛和神经-内分泌系统反应，影响心血管功能特殊部位的损伤，如胸部损伤、颅脑外伤等还可直接影响心血管及呼吸功能。

2. 处理原则 应遵循"抢救生命第一，保护功能第二，先重后轻，先急后缓"的原则进行急救、补充血容量及对症处理。

（1）急救处理 对危及生命的创伤，如胸部损伤所致的连枷胸、开放性或张力性气胸，应做必要的紧急处理。骨折处妥善固定并制动，以免加重损伤。

（2）补充血容量 积极补液仍是创伤性休克的首要措施，补液量及种类应根据病人的临床表现、血流动力学指标、创伤情况等综合考虑。

（3）镇静镇痛 创伤后剧烈的疼痛可加重应激反应，应酌情使用镇静镇痛药。

（4）手术治疗 一般在血压稳定或初步回升后进行。

（5）预防感染 应尽早使用抗生素，及时控制全身炎症反应的进展恶化。

第四节　感染性休克

感染性休克（septic shock）也称内毒素性休克，是由于病原体（如细菌、真菌或病毒等）侵入人体，向血液内释放内毒素，导致循环障碍、组织灌注不足而引起的休克，是机体对宿主-微生物应答失衡的表现。

【病因】

常继发于腹腔内感染（如急性腹膜炎、急性化脓性阑尾炎、急性梗阻性化脓性胆管炎等）、烧伤脓毒症、泌尿系统感染等，也可由污染的手术或输液等引起。主要致病菌为革兰阴性杆菌。

【病理生理与分类】

革兰阴性杆菌可释放大量内毒素而导致休克，故又称为内毒素性休克。内毒素与体内的补体、抗体或其他成分结合，可引起血管痉挛，损伤内皮细胞，同时促使体内多种炎性介质释放，引起全身炎症反应综合征（SIRS）：①体温 >38℃ 或 <36℃；②心率 >90 次/分；③呼吸急促 >20 次/分或过度通气，$PaCO_2 < 32mmHg$；④白细胞计数 $> 12 \times 10^9/L$ 或 $< 4 \times 10^9/L$，或未成熟白细胞比值 >10%。SIRS 进一步发展，可导致休克及 MODS。

按血流动力学改变分为低动力型休克（hypodynamic shock）和高动力型休克（hyperdynamic shock）。

1. 低动力型休克 又称低排高阻型休克，见于革兰阴性菌引起的感染性休克或休克晚期，临床常见。其病理生理特点为外周血管收缩，阻力增高，微循环淤滞，毛细血管通透性增高，渗出增力口，造成血容量和心排血量减少。因皮肤湿冷，故又称冷休克。

2. 高动力型休克 又称高排低阻型休克，见于革兰阳性菌引起的休克早期，临床较为少见。其病理生理特点为外周血管扩张，阻力降低，心排血量正常或增高，有血流分布异常和动 – 静脉短路开放增加，存在细胞代谢障碍及能量合成不足。因皮肤比较温暖、干燥，故又称暖休克。病情加重时，暖休克最终可转为冷休克。

【临床表现】

两种类型的感染性休克，其临床表现不同（表 4 – 3）。

表 4 – 3 感染性休克的临床表现

临床表现	低动力型（冷休克）	高动力型（暖休克）
神志	烦躁不安或淡漠、嗜睡	清醒
皮肤色泽	苍白或发绀	淡红或潮红
皮肤温度	湿冷	温暖、干燥
毛细血管充盈时间	延长	1 ~ 2 秒
脉搏	细速	慢、搏动清楚
脉压	<30mmHg	>30mmHg
尿量	<25ml/h	>30ml/h

【处理原则】

在休克纠正前，着重纠正休克，同时控制感染；在休克纠正后，着重控制感染。

1. 补充血容量 快速输入平衡盐溶液，再补充适量的胶体液、血浆或全血，恢复足够的循环血量。补液期间密切监测 CVP，以调节输液的种类、量及速度，防止过多的输液导致不良后果。

2. 控制感染

（1）早期、足量、联合应用有效抗生素进行治疗 未获得细菌培养和药敏试验结果前，可先根据临床规律及经验选用抗生素，以后再依据药敏试验结果进行调整。

（2）处理原发病灶：凡有手术指征者，及时引流脓液或清除感染病灶和坏死组织，抗生素治疗不能替代手术治疗。

3. 纠正酸碱平衡失调 感染性休克常伴有严重酸中毒，应予以纠正，一般在纠正补充血容量的同时，经另一静脉通路遵医嘱滴注 5% 碳酸氢钠溶液，根据动脉血气分析结果调整碳酸氢钠剂量。

4. 应用心血管活性药物 经补充血容量、纠正酸中毒后，如休克仍未见好转，应考虑使用血管扩张药物。心功能受损者，可给予强心药物。注意观察用药期间的血压变化。

5. 应用糖皮质激素 一般主张早期、大剂量、短程治疗。使用剂量可达正常剂量的 10 ~ 20 倍，但连续使用时间不宜超过 48 小时。否则有发生急性胃黏膜损伤和免疫抑制等严重并发症的危险。

6. 其他 如营养支持，对并发的 DIC、重要脏器功能障碍的处理等。

【护理措施】

1. 正确采集标本 在抗生素使用前进行细菌学标本的采集，并及时送检。已知局部感染病灶者，可采集局部分泌物或穿刺抽取脓液进行细菌培养。全身脓毒血症者，在寒战、高热发作时采集血标本检出率更高。

2. 给氧 是感染性休克病人的重要措施，可减轻酸中毒，改善组织缺氧。注意监测血氧饱和度、末梢血液循环情况等，维持血氧饱和度 >95%。

3. 其他护理 补充血容量、改善组织灌注、维持有效气体交换、维持正常体温和预防并发症等，参见本章第一节。

•••• 目标检测

答案解析

一、选择题

【A1/A2 型题】

1. 纠正休克所并发的轻度酸中毒，其关键措施是（　　）
   - A. 及时应用大剂量抗生素
   - B. 过度通气
   - C. 改善组织灌注
   - D. 利尿排酸
   - E. 升高血压

2. 为休克病人行扩容治疗时，首选的液体是（　　）
   - A. 5% 葡萄糖溶液
   - B. 10% 葡萄糖溶液
   - C. 平衡盐溶液
   - D. 0.9% 生理盐水溶液
   - E. 血浆

3. 下列对休克病人的护理措施，错误的是（　　）
   - A. 密切病情观察
   - B. 合理补液
   - C. 取休克体位
   - D. 热水袋保暖
   - E. 维持呼吸道通畅

【A3/A4 型题】

(4~5 题共用题干)

男性病人，28 岁，腹部闭合性损伤 2 小时。体格检查：P 140 次/分，R 36 次/分，BP 52/40mmHg；意识模糊，口唇发绀。诊断性腹腔穿刺抽出不凝血。初步诊断为脾破裂。

4. 该病人的休克类型是（　　）
   - A. 失血性休克
   - B. 创伤性休克
   - C. 感染性休克
   - D. 神经源性休克
   - E. 过敏性休克

5. 估计该病人失血量占全身血容量的比例至少为（　　）
   - A. 10%
   - B. 20%
   - C. 30%
   - D. 40%
   - E. 50%

二、思考题

男性病人，43 岁，因"2 小时前遭遇车祸致脾破裂"急诊入院。体格检查：T 36.3℃，P 116 次/分，R 28 次/分，BP 80/50mmHg，表情淡漠，面色苍白，四肢湿冷。腹膨隆，左上腹轻微压痛及反跳痛，腹肌紧张不明显，移动性浊音阴性。辅助检查：血常规示血红蛋白 80g/L，红细胞计数 3×10^{12}/L，白细胞计数 8×10^9/L。腹腔穿刺抽出不凝血。

请思考：1. 病人发生了哪种类型、何种程度的休克？
　　　　2. 目前的处理原则是什么？
　　　　3. 目前主要的护理措施有哪些？

（陶美伊）

书网融合……

重点小结　　　　微课　　　　习题

第五章 麻醉病人的护理

PPT

情境导入

情境： 男性病人，34 岁。因"车祸致腹部损伤 1 小时"入院。入院前 1 小时饱食后被摩托车撞伤右上腹部，被他人急送至急诊科，当时测量血压为 76/54mmHg，给予积极对症处理后病情略有好转。行床旁 B 超检查提示：肝破裂。病人收住肝胆外科，拟急诊行腹腔镜下腹部探查术。

思考： 1. 为该病人选择哪一种麻醉方式比较合适？

2. 在麻醉手术期间和麻醉后易发生哪些并发症？如何预防和护理？

麻醉（anesthesia）是指用药物或其他方法使病人整体或局部暂时失去感觉，以达到无痛目的，为手术治疗或其他医疗检查治疗提供条件的方法。麻醉对保障良好的手术效果和病人安全具有重要意义。理想的麻醉要求安全、无痛、精神安定和适度肌肉松弛。现代麻醉学的研究内容已由临床麻醉扩展到急救复苏、重症监测、疼痛诊疗等领域。根据麻醉作用部位和所用药物的不同，临床麻醉分类有全身麻醉、局部麻醉、椎管内麻醉、复合麻醉等。

第一节 麻醉前护理

麻醉前护理是麻醉病人护理工作的开始，也是麻醉病人护理工作的重要环节之一。为了保障病人在麻醉期间安全，增强病人对手术和麻醉的耐受性，避免麻醉意外，减少麻醉期间和麻醉后的并发症，必须做好麻醉前病情评估和准备工作。

【护理评估】

（一）健康史

询问病人的病史，了解其有无重要脏器（心、肺、肾、脑、肝等）疾病史，既往有无麻醉与手术史；是否使用过抗高血压药、降糖药、镇静药、激素类药，使用这些药物的时间及剂量。有无药物过敏史、吸烟饮酒史；有无特殊的家族史和个人史。

（二）身体状况

1. 评估病人的神志、精神状态及发育营养情况；了解心、肺、肝、肾和脑等重要脏器功能状况。

2. 评估病人有无水、电解质和酸碱平衡紊乱及营养障碍状况。

3. 评估病人有无发热、贫血、凝血功能障碍等情况。

4. 了解病人牙齿有无缺损或松动或义齿。

5. 拟行椎管内麻醉者穿刺部位有无皮肤感染，有无脊柱畸形或骨折，活动度是否良好。

（三）辅助检查

1. 常规进行血、尿、粪便检查，出凝血时间测定、肝肾功能检查；必要时进行血气分析、血清电解质测定、输血前检查等。

2. 心电图和胸部 X 线检查，了解心、肺有无异常。

3. 特殊病例可选择针对性的项目进行检查。

（四）治疗评估

根据病情综合评价病人对麻醉的耐受力，再根据病人身体情况、手术部位、范围等情况选择麻醉方式。为了做好病人麻醉前健康教育工作，护士应了解麻醉方法的选择（表 5 - 1）。

表 5 - 1　麻醉方法的选择

手术类型	麻醉方法
一般小手术	局部浸润、区域阻滞麻醉
上肢手术	臂丛神经阻滞麻醉
颈部手术	颈丛神经阻滞麻醉
腹部手术及下肢手术	硬膜外麻醉
脐以下手术	硬膜外麻醉、腰麻
会阴、肛门部手术	骶麻或鞍麻
颅脑手术	全麻或复合麻醉
开胸手术	气管内麻醉或复合麻醉
心脏直视手术	全麻、复合人工低温和体外循环

（五）心理和社会支持状况

病人对麻醉和手术都有一定顾虑，常会产生紧张、焦虑、恐惧的情绪反应，休息、睡眠往往会受到影响，易导致对麻醉、手术的耐受力降低。

【常见护理诊断/问题】

1. 焦虑、恐惧　与对手术室环境陌生、担忧手术和麻醉的风险有关。

2. 知识缺乏　缺乏有关麻醉及麻醉前护理配合知识。

3. 潜在并发症　呼吸和循环功能异常、麻醉药过敏等。

【护理目标】

1. 病人对麻醉的焦虑、恐惧减轻，对麻醉的耐受力提高。

2. 病人了解并知晓麻醉有关知识，并能积极配合麻醉前护理。

3. 病人未出现麻醉相关并发症，或能及时发现相关并发症并进行处理。

【护理措施】

（一）心理护理

了解病人心理状态，鼓励说出其内心的担忧、困惑，耐心倾听并解释病人提出的顾虑，向病人具体说明麻醉方法、麻醉的基本要求、麻醉配合的注意事项，减轻病人焦虑、紧张与恐惧的心理，以取得病人理解、信任与合作。对于精神过度紧张病人可以适当配合药物辅助治疗。

（二）提高病人对麻醉和手术的耐受力

麻醉前应努力改善病人的营养状况，纠正各种生理功能紊乱，积极治疗潜在疾病，尽可能使病人的各重要器官的功能处于良好的生理状态，为麻醉创造条件。

（三）胃肠道准备

择期手术病人在麻醉前应常规禁食、禁饮，以防在麻醉及手术过程中因呕吐而发生误吸引起窒息或吸入性肺炎，同时也利于手术后胃肠道功能恢复。成人手术麻醉前应常规禁食 12 小时，禁饮 4 小时；小儿术前应禁食（奶）4~8 小时，禁水 2~3 小时。对于急症手术病人，如病情、时间容许可催吐或插入胃管排空胃内容物；饱食后的急诊手术病人，可考虑局部麻醉；必须全身麻醉的病人，应考虑选择清醒气管插管麻醉，能主动控制呼吸道，避免误吸。

（四）局麻药过敏试验

普鲁卡因、丁卡因能与血浆蛋白结合产生抗原或半抗原可发生过敏反应，故麻醉前应了解病人有无局麻药过敏史。普鲁卡因使用前应常规做皮肤过敏试验，但目前已基本不用此药。

（五）麻醉前用药

1. 麻醉前用药目的 ①稳定病人情绪，消除焦虑、恐惧等心理；②抑制唾液及呼吸道腺体的分泌，防止发生误吸；③消除因手术或麻醉引起的不良反应；④提高痛阈，增强麻醉效果，减少麻醉药用量。

2. 常用药物 麻醉前常用药物有以下几类。

（1）抗胆碱药 是全身麻醉前不可缺少的药物。能抑制腺体分泌，减少唾液和呼吸道黏液分泌，保持呼吸道通畅。常用药为阿托品。由于阿托品能抑制迷走神经兴奋而使心率加快，故甲状腺功能亢进（甲亢）、高热、心动过速、心脏病等病人不宜使用，可改用东莨菪碱 0.3mg 肌内注射。

（2）催眠药 具有镇静、催眠、抗惊厥、防治局麻药毒性反应等作用，适用于各种麻醉前用药。主要是巴比妥类药物。其代表药为苯巴比妥钠（鲁米那）、戊巴比妥和司可巴比妥（速可眠）等。

（3）安定镇静药 具有镇静、催眠、抗焦虑、抗惊厥及中枢性肌松弛和一定预防局麻药中毒的作用。常用药物有地西泮（安定）、劳拉西泮、氟哌利多、异丙嗪等，代表性药是地西泮，用于肝功能欠佳的局麻病人。

（4）镇痛药 能提高痛阈，增强麻醉效果，减少麻醉药用量，减轻腹部手术中内脏牵拉反应。常用药物有哌替啶、吗啡和芬太尼等。哌替啶对呼吸中枢的抑制作用较弱，成人常用剂量为 50~100mg 肌内注射。吗啡镇痛作用强，但对呼吸中枢抑制作用明显，故孕妇临产前和呼吸功能障碍、颅内压增高者禁用，小儿、老人慎用，成人常用剂量为 5~10mg 皮下注射。

（5）麻醉前的特殊用药 根据不同的病情决定给予相应的药物，如支气管哮喘病人术前给予氨茶碱；有过敏史者应用苯海拉明、异丙嗪或氯苯那敏；糖尿病者使用胰岛素等。

3. 麻醉前用药原则与方法 应根据年龄、病情、手术方案及麻醉方法等选择麻醉前用药的种类、剂量、给药途径和时间。一般术前晚口服催眠药或加安定镇静药，消除病人紧张情绪；术前 30 分钟肌内注射抗胆碱药和催眠药或安定镇静药，剧痛病人加用镇痛药。

（六）麻醉物品准备

麻醉前常规准备好麻醉药品和器械，所有麻醉器械和急救设备必须处于完好备用状态。

1. 药品准备 包括麻醉药和各种急救药。

2. 器械准备 包括吸引器、面罩、喉镜、气管导管、供氧设备、麻醉机、监测仪器等。

（七）健康教育

术前向病人讲解麻醉方法与过程，减轻病人焦虑、恐惧感。指导病人排除不良情绪的方法，保持情绪稳定。指导病人配合做好麻醉前的各项护理工作。如麻醉前应按时禁食、禁饮，以减少麻醉中、麻醉后各种并发症的发生。

第二节　局部麻醉病人的护理

局部麻醉（简称局麻）是指局部麻醉药暂时阻断周围神经的冲动传导，使这些神经所支配的区域产生麻醉作用。局部麻醉病人神志清醒，对重要器官功能干扰轻，并发症少，简便经济，广泛应用于临床。适用于部位较表浅、局限的中小型手术。但是因止痛不够完全，肌肉不能松弛，因此不适合范围大、部位深的手术。局麻根据药物作用部位不同，分为表面麻醉、局部浸润麻醉、区域阻滞和神经阻滞等。

（一）常用局麻药

按化学结构不同，局麻药可分为两大类：①酯类，包括普鲁卡因和丁卡因；②酰胺类，包括利多卡因、丁哌卡因、罗哌卡因等。酯类局麻药可发生药物过敏，使用前应常规进行药物过敏试验，阴性者方可使用。要注意各种局麻药的麻醉效能和使用浓度及最大剂量（表5-2），以免出现局麻药中毒反应。

表5-2　四种局麻药物的比较

	丁卡因	利多卡因	丁哌卡因	罗哌卡因
麻醉效能	强	中等	强	强
毒性	强	中等	强	强
弥散性能	弱	强	中等	中等
显效快慢	慢	快	快	快
作用时间（h）	2~3	1~2	5~6	4~6
用途与限量*（mg）	表面麻醉（40）神经干阻滞（80）	表面麻醉（100）局部浸润、神经阻滞（400）	150	150

*为成人剂量，使用时还需视具体病人和具体部位而定

局麻药能扩张血管，用于头皮、颈部、腋窝、腹膜、尿道等处时易被吸收，导致血中浓度迅速升高而引起中毒。若加入适量肾上腺素（每100ml局麻药加肾上腺素0.1mg），可使血管收缩，减慢局麻药吸收、延长麻醉时间和减少中毒反应；但过量可导致血管收缩、心率加快、血压骤升，故阴茎与四肢末梢部位手术或心脏病、高血压、甲亢病人勿在局麻药中加肾上腺素。

（二）常用的局麻方法

1. 表面麻醉（topical anesthesia）　将渗透作用强的局麻药用于局部黏膜表面，使其透过黏膜而阻滞黏膜下神经末梢产生麻醉作用的方法，称为表面麻醉。多用于眼、鼻腔、口腔、咽喉、气管及支气管、尿道等处的浅表手术或检查。常用药物为1%~2%丁卡因或2%~4%利多卡因。根据手术部位不同，选择不同给药方法。如眼科手术用滴入法；鼻腔、口腔手术用棉片贴敷法或喷雾法；尿道和膀胱手术用注入法等。

2. 局部浸润麻醉（local infiltration anesthesia）　沿手术切口线分层注入局麻药，阻滞神经末梢，称为局部浸润麻醉，为局麻中应用最广的方法。常用药物为0.25%~1%普鲁卡因或0.25%~0.5%利多卡因。进行浸润麻醉时，穿刺针沿切口线一端刺入行皮内注射，形成橘皮样皮丘，然后穿刺针经皮丘刺入，分层注药。注意事项：①每次注药前回抽，以防注入血管；②注射完毕后等待4~5分钟，使其作用完全；③局麻药中加入适量肾上腺素可减缓药物吸收，延长作用时间；④感染及癌肿部位不宜用局部浸润麻醉。

3. 区域阻滞（regional block）　围绕手术区，在其四周和底部注射局麻药以阻滞支配手术区神经干和末梢的方法，称为区域阻滞。用药同局部浸润麻醉。其优点是避免刺入肿瘤组织，手术区局部解剖不会因注药而难于辨别。适用于局部肿块切除，如乳腺良性肿瘤切除术。

4. 神经及神经丛阻滞（nerve block）　将局麻药注入神经干、丛、节的周围，暂时阻滞相应区域的神经冲动传导并产生麻醉作用，称神经阻滞或神经丛阻滞。其操作较简单，注射一处即可获得较大区域的阻滞麻醉。临床常用臂丛神经阻滞、颈丛神经阻滞、肋间神经阻滞和指（趾）神经阻滞等。

【护理评估】

参见本章第一节麻醉前护理的相关内容。

【常见护理诊断/问题】

1. 焦虑、恐惧　与担心麻醉安全等有关。

2. 潜在并发症　局麻药的毒性反应及过敏反应等。

【护理目标】

1. 病人对麻醉的焦虑、恐惧心理减轻或消失，能积极配合麻醉。

2. 病人无局麻药毒性反应及过敏反应等并发症发生，或发生并发症能被及时识别处理。

【护理措施】

（一）一般护理

局麻药对机体影响小，一般无须特殊护理。手术时间长、用药多的门诊手术病人，应在术后休息片刻，经观察无异常反应后方可离开，并嘱病人如有不适应立即就诊，必要时进行静脉输液及药物治疗等。

（二）局麻药不良反应及护理

1. 毒性反应　局麻药吸收入血后，单位时间内血中局麻药浓度超过机体耐受剂量即可发生全身毒性反应。

（1）常见原因　①局麻药一次用量过大，浓度过高，超过病人耐受力；②误将局麻药注入血管内；③注药部位血供丰富，局麻药吸收过快；④药物间相互影响使毒性增高，如普鲁卡因和琥珀胆碱均由血内同一种酶分解，两者同时使用时，普鲁卡因的分解速度减慢而易中毒；⑤病人体质虚弱，耐受力差。

（2）毒性反应的表现　主要为中枢神经系统和心血管系统的兴奋与抑制。兴奋型表现为精神紧张、多语、耳鸣、恶心、呕吐、呼吸急促、心率增快，严重者有谵妄，甚至惊厥。抑制型则有昏睡、神志突然消失、脉搏徐缓、血压下降、呼吸慢而不规则等循环与呼吸衰竭现象，甚至呼吸、心搏骤停。

（3）预防和护理　麻醉前常规使用苯巴比妥钠；遵循最小剂量与最低有效浓度的原则，一次用药勿超过最大剂量。普鲁卡因一次用量不超过 1g，利多卡因不超过 0.4g，丁卡因不超过 0.1g。注药前均须回抽以防注入血管；麻药中可适量加入肾上腺素；勿与能增加毒性作用的药物同时使用。一旦出现中毒反应，应立即停用局麻药，加快输液以促进药物排出，保持呼吸道通畅并吸氧。对兴奋型，可肌内注射苯巴比妥钠或静滴地西泮，以预防和控制抽搐发生；惊厥者可缓慢静注硫喷妥钠；出现喉痉挛者，可静脉注射肌松剂氯琥珀胆碱，待呼吸暂停行气管插管与人工呼吸。若血压下降宜给予麻黄素收缩血管升压，心率过慢可静脉注射阿托品，心搏、呼吸骤停者则行心肺复苏。

2. 过敏反应　酯类局麻药发生过敏反应的机会多，酰胺类极罕见。病人在使用很小剂量后出现荨麻疹、喉头水肿、支气管痉挛、血压降低，甚至危及生命。过敏反应的关键在于预防。麻醉前询问药物过敏史和进行药物过敏试验，一旦发生过敏反应立即停药，采取对症和抗过敏处理。

3. 局部麻醉操作并发症　在锁骨上和肋间进针行神经阻滞麻醉者，观察有无气胸等并发症，如直接刺入神经干或肾上腺素浓度过高可致神经损伤，主要表现为术后该神经支配区域出现局灶性感觉异常和（或）运动障碍，一般在 1～2 周后症状逐步消退，无须特殊治疗。

第三节　椎管内麻醉病人的护理

将局麻药注入椎管的蛛网膜下隙或硬脊膜外隙（图5-1），阻滞部分脊神经的传导，使其所支配的区域失去痛觉的麻醉方法，称为椎管内麻醉（intrathecal anesthesia）。根据局麻药注入椎管内腔隙的不同，可分为蛛网膜下隙阻滞麻醉（简称腰麻）和硬脊膜外隙阻滞麻醉（简称硬膜外麻）。椎管内麻醉时，病人意识清醒、镇痛效果确切、肌肉松弛良好，但对循环功能甚至呼吸功能影响明显；对内脏牵拉反应抑制作用较弱，病人易发生恶心、呕吐反应。

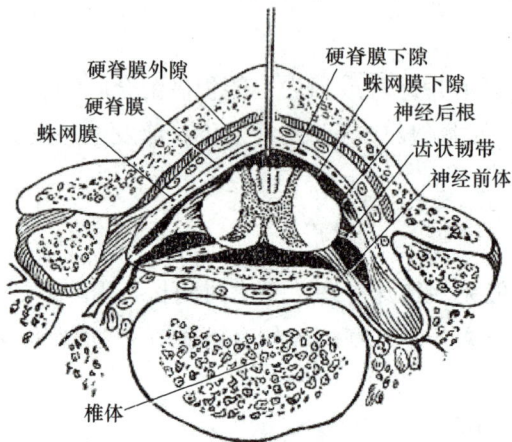

图5-1　椎管内阻滞示意图

【椎管内麻醉方法】

（一）蛛网膜下隙阻滞

蛛网膜下隙阻滞（spinal block）是将局麻药注入蛛网膜下隙，阻滞部分脊神经传导而使相应支配区域产生麻醉的方法。

1. 分类　按给药方式、麻醉平面和局麻药药液的比重进行分类。

（1）给药方式　可分为单次法和连续法。

（2）麻醉平面　阻滞平面达到或低于T_{10}为低平面，高于T_{10}但低于T_4为中平面，达到或高于T_4为高平面麻醉，现高平面麻醉罕用。只阻滞会阴及肛门部的骶神经，即最低位腰麻，则称鞍区麻醉（鞍麻）。

（3）局麻药液比重　所用药液的比重与脑脊液比重相比，分重比重、等比重、轻比重腰麻。

2. 常用麻醉药　普鲁卡因和丁卡因等，均为纯度较高的白色结晶，使用时用5%的葡萄糖溶液或脑脊液溶化，其比重较脑脊液高，称为重比重液；用蒸馏水溶化时，比重低于脑脊液，称为轻比重液。为便于控制麻醉平面的高度，临床多用重比重液。

3. 麻醉方法　即腰麻穿刺术。

（1）体位　病人侧卧于手术台上，取低头、弓腰、抱膝姿势，以使棘间隙增宽便于穿刺。鞍区麻醉常为坐位。

（2）穿刺　消毒病人背部，然后进行穿刺点定位，两侧髂嵴最高点连线为L_4棘突或$L_{3\sim4}$棘突间隙。成人穿刺点一般选择$L_{3\sim4}$间隙，也可酌情上移或下移一个间隙（图5-2）。确定穿刺点后，先用1%普鲁卡因在间隙正中做一皮丘，再将药物在皮下组织和棘间韧带做逐层浸润。换腰椎穿刺针在皮丘处垂直刺入皮肤，依次穿过皮下组织、棘上韧带、棘间韧带和黄韧带（图5-3）。当针刺破黄韧带时，常有明显落空感，再进针刺破硬脊膜和蛛网膜，再次出现落空感，拔出针芯见有脑脊液自针内滴出，即表示穿刺成功。

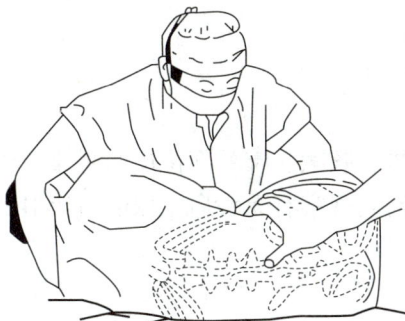

图 5 - 2　腰麻体位与腰椎间隙定位

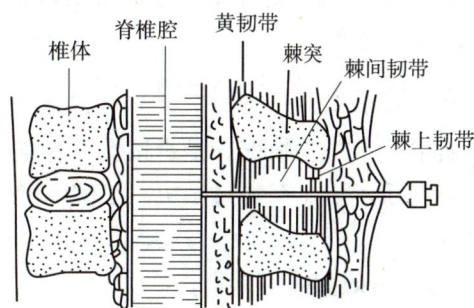

图 5 - 3　腰麻穿刺进针层次

（3）注药　腰椎穿刺成功后，将装有局麻药的注射器与穿刺针衔接，将药液注入蛛网膜下隙。

（4）测麻醉平面　注药后即将病人改为仰卧位。1 分钟后下肢会出现发热反应，因交感神经纤维首先被阻滞而血管扩张。随即下肢皮肤麻木，说明感觉神经纤维阻滞，待到运动纤维阻滞时，下肢软弱无力，无法自主运动。当下肢感觉麻木，即可用大头针针刺皮肤测定麻醉平面。若麻醉平面过高或过低，可在注药后 5 ~ 10 分钟内变动病人体位，调节手术所需要平面。

4. 适应证　手术时间在 2 ~ 3 小时以内的脐部以下任何手术。

5. 禁忌证　①中枢神经系统疾病；②穿刺部位或邻近部位有皮肤感染；③脊柱感染、畸形；④严重休克、贫血、脱水；⑤近期有急性心力衰竭或冠心病发作；⑥婴幼儿及不合作的病人等。

（二）硬膜外隙阻滞

硬膜外隙阻滞（epidural block）是将局麻药注入硬脊膜外隙，阻断脊神经传导功能，使其支配区域产生暂时性麻痹的麻醉方法，又称为硬膜外阻滞或硬膜外麻醉。

1. 分类　根据神经阻滞部位不同，分为以下几类。

（1）高位硬膜外阻滞　于 C_5 ~ T_6 之间进行穿刺，阻滞颈部及上胸段脊神经。高位硬膜外阻滞易出现严重并发症和麻醉意外，目前临床已很少采用。

（2）中位硬膜外阻滞　穿刺部位在 T_6 ~ T_{12} 之间，用于腹部手术。

（3）低位硬膜外阻滞　穿刺部位在腰部各棘突间隙，用于下肢与盆腔手术。

（4）骶管阻滞　经骶裂孔进行穿刺，阻滞骶神经，用于肛门与会阴部手术。

2. 常用麻醉药　用于硬膜外阻滞的局部麻药应具备穿透性和弥散性强、毒副作用小、起效时间短、作用时间长等特点，因此常选用 1.5% ~ 2% 利多卡因（成人一次限量为 400mg）、0.25% ~ 0.33%丁卡因（成人一次限量为 60mg）和 0.5% ~ 0.75%丁哌卡因。

3. 麻醉方法　有单次法和连续法两种给药方法。单次法一次注入药量大，可控性小。现在临床主要用连续硬膜外阻滞，病人的准备和体位与腰麻相同。局部浸润麻醉后，用特制的勺状尖端硬膜外穿刺针，在预定麻醉范围中心的椎间隙穿刺，针头依次穿过皮肤、皮下组织、棘上与棘间韧带，当针头刺破黄韧带的瞬间阻力突然消失，经测试有搏动或出现负压现象，回

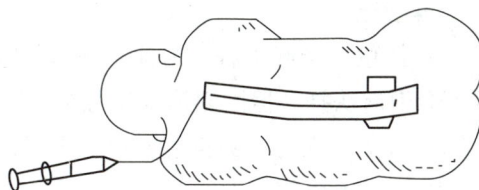

图 5 - 4　持续硬膜外麻醉

抽无脑脊液流出，明确针头在硬膜外隙内，将导管从穿刺针芯内插入，待导管超出勺状针头 5cm 时，即可退出穿刺针，而导管则留置于硬膜外隙，最后外用胶布固定导管外端。给药时一般先给试探剂量（3 ~ 5ml 起效时间短的利多卡因），观察 5 ~ 10 分钟，证实病人确无腰麻现象，再决定追加剂量（图 5 - 4）。

4. 适应证　适用范围比腰麻广。最常用于横膈以下的各种腹部、腰部和下肢手术，尤其适用于

上腹部手术，且不受手术时间的限制。还可用于颈部、胸壁和上肢手术，但要慎重。

5. 禁忌证 与腰麻相似，凝血机制障碍者禁用。

【护理评估】

（一）健康史

了解麻醉前准备情况，是否接受了麻醉前用药，有无发热、咳嗽、麻醉部位皮肤感染等情况。了解有无麻醉手术史、药物过敏史。了解麻醉手术情况，注意询问观察有无头痛、尿潴留等麻醉后并发症的征象。

（二）身体状况

评估病人重要器官功能状况，有无休克、严重贫血、严重高血压、冠心病、心力衰竭等情况；穿刺部位有无畸形、感染病灶。评估麻醉后病人的生命体征是否稳定，有无麻醉的并发症发生。

（三）辅助检查

评估病人常规实验室检查及重要器官检查是否正常。了解心电图、胸透和相关特殊检查有无异常，对椎管内麻醉有无影响及影响程度等。

（四）心理和社会支持状况

了解病人对麻醉方式和麻醉后相关知识的认识程度。注意观察病人有无精神紧张、焦虑和恐惧等情绪反应及其程度。

【常见护理诊断/问题】

1. 焦虑、恐惧 与担心麻醉安全等有关。

2. 疼痛 与手术创伤和麻醉药作用消失有关。

3. 潜在并发症 血压下降、呼吸抑制、头痛、尿潴留、全脊髓麻醉和神经损伤等。

【护理目标】

1. 病人焦虑、恐惧情绪减轻或消失，能主动配合麻醉。

2. 病人疼痛缓解或减轻，舒适感增加。

3. 病人无并发症发生，或并发症发生后能及时发现并得到有效处理。

【护理措施】

（一）一般护理

1. 麻醉前 禁食、禁饮同术前准备；局麻药过敏试验；检查脊椎有无畸形及穿刺部位有无皮肤感染。

2. 麻醉后

（1）体位 腰麻术后，为预防颅内压降低引起的头痛，应常规去枕平卧 6～8 小时。硬膜外麻醉一般不会引起头痛，但因阻滞了交感神经，血压多受影响，故术后平卧 4～6 小时，无须去枕。

（2）吸氧 对有呼吸抑制和血压下降病人应常规吸氧，以改善病人缺氧状态。

（二）病情观察

密切监测病人意识、血压、脉搏、呼吸、体温等生命体征；注意尿量、肢体感觉和运动情况，并观察有无血压下降、呼吸抑制、头痛、尿潴留、全脊髓麻醉和神经损伤等并发症出现。

（三）常见并发症的防治及护理

1. 蛛网膜下隙阻滞麻醉

（1）血压下降 可因脊神经中交感神经被部分阻滞后，麻醉区血管扩张、回心血量减少、心排血量降低所致。麻醉平面越高，阻滞范围越广，血压下降越明显。合并有高血压或血容量不足者更易发生低血压。防治措施：麻醉后半小时内密切观察血压、心率变化，一旦血压下降，应加快输液速度，扩充血容量，必要时可遵医嘱静脉注射麻黄碱 15 ~ 30mg；心动过缓者静脉注射阿托品。

（2）呼吸抑制 常见于胸段脊神经阻滞，因肋间肌麻痹，病人感到胸闷气短、吸气无力、说话费力，胸式呼吸弱甚至发绀。防治措施：可根据呼吸抑制程度采用吸氧或面罩辅助呼吸；出现呼吸骤停时应立即气管插管、人工辅助呼吸。

（3）恶心、呕吐 低血压和呼吸抑制造成脑缺氧使呕吐中枢兴奋、迷走神经亢进致胃肠蠕动增强、牵拉腹腔内脏等，均能引起病人恶心、呕吐。防治措施：术前须禁食 6 小时以上，麻醉前用阿托品以降低迷走神经兴奋性。发生呕吐时立即将病人头转向一侧，同时针对原因处理，如提升血压、吸氧、暂停手术刺激等。

（4）头痛 最常见，常于术后 24 ~ 72 小时开始，抬头或坐起时头痛加重，平卧后减轻或消失。多数病人 4 天内症状消失，一般不超过 1 周。头痛原因是多次穿刺或穿刺针太粗使穿刺孔较多、较大，脑脊液从穿刺孔漏出到硬膜外隙，致颅内压下降，颅内血管扩张而引起的血管性头痛。防治措施：穿刺采用细腰穿针，力争一次腰穿成功。术中及术后注意补液防脱水，腰麻后去枕平卧 6 ~ 8 小时可预防术后头痛。发生腰麻后头痛者应平卧休息，使用镇痛或安定类药，针刺太阳穴、印堂穴或合谷穴等。多关心问候病人，分散其注意力。

（5）尿潴留 为腰麻后较常见并发症。主要因支配膀胱的第 2、3、4 骶神经纤维细且对局麻药敏感，阻滞后恢复较慢，致使膀胱逼尿肌松弛不能排尿。下腹部或会阴、肛门手术后伤口疼痛，病人不习惯床上排尿，也是常见原因。防治措施：解释尿潴留原因，指导病人练习床上排尿，或协助无下床禁忌的病人下床排尿，对排尿困难者可针刺三阴交穴、足三里穴、中极穴等穴位，或用下腹部热敷、按摩、诱导排尿等方法，必要时留置导尿管。

2. 硬膜外隙阻滞麻醉

（1）全脊髓麻醉 是硬膜外麻醉最严重的并发症。主要是因穿刺针或导管误入蛛网膜下隙而未及时发现，将大量局麻药误注入蛛网膜下隙而导致脊髓及全部脊神经阻滞现象。病人可在注药后数分钟内出现呼吸困难、血压下降、意识模糊或消失，最后呼吸、心搏骤停。一旦发生全脊髓麻醉，立即面罩加压给氧，配合医师行心肺脑复苏，同时快速输液，使用血管收缩剂维持循环稳定。防治措施：注药前应回抽无脑脊液后方可注药；先给试验剂量 3 ~ 5ml，观察 5 ~ 10 分钟，确定未误入蛛网膜下隙再继续注药；麻醉过程中密切观察病人呼吸、血压及意识改变。

（2）神经损伤 因穿刺针直接损伤神经，或导管质硬而损伤脊神经根或脊髓。表现为局部感觉或（和）运动障碍，并与神经分布有关。防治措施：选择质地较柔软的导管，穿刺与置管时避开脊神经根和脊髓，若病人有触电感并向肢体放射，说明触及神经。对出现神经损伤者，一般予以对症治疗，多能自愈。

（3）硬膜外血肿 主要为导管刺破硬膜外腔内丰富的静脉丛所致，若病人应用抗凝药治疗或凝血功能障碍则更易发生。当血肿聚积较大时，可压迫脊髓引起截瘫。若发现病人有下肢感觉、运动障碍等血肿压迫征兆，应及时报告。小血肿可自行吸收，大血肿需穿刺抽吸或手术清除。手术尽量在血肿形成后 8 小时内进行，若超过 24 小时则受损难恢复。预防措施：操作者在置管过程中动作应轻柔细致，对在抗凝治疗期间或凝血功能障碍病人禁用硬膜外阻滞。

（4）硬膜外脓肿 因无菌操作不严格或穿刺针经过感染组织，将细菌带入硬膜外隙造成感染而形成脓肿。表现为穿刺部位剧烈疼痛，肌无力和截瘫，同时伴有寒战、高热、白细胞计数增多。一旦确定为硬膜外脓肿，应采用大剂量抗生素治疗，并及早准备手术切开椎板减压引流。血压下降、呼吸抑制、恶心、呕吐等并发症的观察与护理与腰麻相同。

第四节　全身麻醉病人的护理

全身麻醉是目前临床上最常用的麻醉方法。全身麻醉病人表现为神志消失、全身的痛觉丧失、遗忘、反射抑制和一定程度的肌肉松弛。它能满足全身各部位手术需要，较之局部和椎管阻滞麻醉更舒适、安全。

【全身麻醉的方法】

按麻药入血途径不同，全身麻醉主要有吸入麻醉、静脉麻醉、复合全身麻醉、基础麻醉。

1. 吸入麻醉（inhalation anesthesia）　全身麻醉药经呼吸道吸入进入血液循环后，作用于中枢神经系统，产生可逆性抑制的麻醉方法，称为吸入麻醉。吸入麻醉在全身麻醉中应用最广泛。

（1）常用的吸入麻醉药　见表5-3。

表5-3　常用吸入麻醉药物的比较

药名	理化性质	优点	缺点	禁忌证和注意事项
恩氟烷	无色透明挥发性液体，化学性质稳定	诱导和苏醒快且平稳，有明显的肌松作用，可使眼压降低，有利于眼科手术	对呼吸的抑制作用较强，价格昂贵	癫痫病史者、肝功能受损者不用为宜
七氟烷	无刺激性气味，在钠石灰中和温度升高时可发生分解，分解产物对人体无明显影响	诱导迅速，麻醉深度容易掌握	对中枢神经系统有抑制作用，舒张脑血管，可引起颅内压升高。对心肌力有轻度抑制，对呼吸抑制作用较强	对肝功能影响尚不确定
地氟烷	沸点低，常温下为无色澄明液体，具有挥发性	神经-肌肉阻滞作用较其他氟化烷类吸入麻醉药强，对机体影响小，血、组织溶解度低，麻醉诱导及复苏快	药效较低，价格昂贵	高浓度时可引起呛咳、屏气和呼吸道分泌物增多，甚至喉痉挛

（2）吸入麻醉方法　将特质气管导管经口或鼻插入病人气管内，接麻醉机引入药液蒸气而产生麻醉。麻醉方法包括气管内插管术和麻醉机操作两部分。由于吸入麻醉的气体经肺吸收或排出，麻醉深度便于控制。气管内痰液、血液可以通过气管插管及时吸出，有利于保持呼吸道通畅，防止病人缺氧和二氧化碳积蓄，适用于各种大手术，尤其是开胸手术、颅内手术。

2. 静脉麻醉（intravenous anesthesia）　经静脉注入麻醉药物，作用于中枢神经系统而产生全身麻醉作用的方法。静脉麻醉因诱导迅速、无呼吸道刺激、病人舒适、便于掌握等优点，已广泛用于各种手术或用于吸入麻醉前的诱导。麻醉深浅可通过注入药物的剂量和速度来调节，多数静脉麻醉药单独使用镇痛效果不强，且无肌肉松弛作用，用药过量可造成体内蓄积和苏醒延迟，因此往往需配合镇静、镇痛、肌松等辅助药物麻醉（表5-4）。

表5-4　静脉麻醉常用的药物

药名	作用特点	注意事项
氯胺酮	麻醉浅，镇痛作用显著，诱导迅速，作用时间短、苏醒期短；无肌松作用，麻醉期间下颌不松弛，舌不后坠，呼吸道通畅；兴奋交感神经使心率增快，血压上升，无肌肉松弛作用；麻醉中唾液分泌增多，醒后无呕吐，但有复视、幻觉现象	高血压、冠心病、颅内压及眼内压增高等病人忌用；麻醉前须给足够量抗胆碱药，与安定配伍应用可减少复视、幻觉等副作用

续表

药名	作用特点	注意事项
异丙酚（丙泊酚）	麻醉作用与硫喷妥钠相似，起效快，作用时限短，苏醒快而安全，无兴奋现象，对肝肾功能无明显影响	对心血管和呼吸系统抑制作用较强，可致严重低血压和呼吸暂停，对老年人和循环功能不全者应减量
依托米酯	为短效催眠药，无镇痛作用。起效快，可降低脑血流量、颅内压及代谢率，对心率、血压及心排量的影响均小，并有轻度扩张冠状动脉作用，对呼吸影响明显小于硫喷妥钠，对肝肾功能无明显影响	注射后可发生肌阵挛，对静脉有刺激作用，术后易发生恶心、呕吐，反复用药可抑制肾上腺皮质功能
咪达唑仑	镇静、催眠、抗焦虑、抗惊厥及降低肌张力作用较强。起效快，半衰期较短	对呼吸有抑制作用，对呼吸系统疾病病人应特别注意呼吸管理
吗啡	作用于大脑边缘系统，可消除紧张和焦虑，能提高痛阈和解除疼痛	有成瘾性，对呼吸中枢有明显抑制作用，扩张小血管，引起低血压
芬太尼	镇痛效果为吗啡的75~125倍，持续30分钟，较少引起低血压，常用于心血管的手术麻醉	对呼吸有抑制作用，与咪达唑仑配伍应用时抑制更为明显
琥珀胆碱	为去极化肌松药，起效快，肌松完全且短暂	骨骼肌广泛去极化时可引起血清钾一过性升高，引起心动过缓和心律失常；肌强直收缩时可引起眼压、颅内压及胃内压升高
泮库溴铵	为非去极化肌松药，肌松强，作用时间长	胆碱酯酶抑制剂可拮抗其肌松作用。高血压、心肌缺血及心动过速、肝功能障碍者慎用，重症肌无力者禁用

3. 复合全身麻醉　为解决各种全身麻醉药单独应用不够理想的问题，常采用联合用药或辅以其他药物。使用两种或两种以上的药物或麻醉方法，取长补短，以达到较理想麻醉效果的方法，称复合全身麻醉。常用的复合全身麻醉有全静脉麻醉及静-吸复合麻醉。

4. 基础麻醉　是指麻醉前先让患儿神志消失的方法，用于小儿外科的中、小手术，故又称小儿基础麻醉。基础麻醉仅使患儿处于深睡状态，决不能依靠基础麻醉作为主要止痛手段，否则易引起过量中毒，必须配合其他麻醉方法消除手术疼痛刺激。常用药物有氯胺酮，行深部臀肌注射，吸收入血后作用于中枢神经系统，安全性大。

【护理评估】

（一）健康史

了解麻醉前准备情况，有无麻醉手术史、药物过敏史。评估病人既往身体健康情况，有无重要器官功能障碍。了解病人术中麻醉情况、麻醉方式、麻醉药种类和用量；术中失血量、输血与输液量及术中其他异常情况。

（二）身体状况

评估病人重要器官功能有无障碍、全身营养状况；能否耐受全身麻醉和手术；有无体液失衡。评估病人麻醉后有无呼吸、循环及神经系统并发症等。

（三）辅助检查

评估病人常规实验室检查及重要器官检查结果有无异常，对全身麻醉有无影响及影响程度等。

（四）心理和社会支持状况

评估病人是否配合执行手术麻醉后相关要求，了解病人饮食、睡眠、活动等情况；有无术后紧张综合征。了解病人对麻醉方式和术后相关知识的认识程度；了解病人家属对麻醉的知晓和对病人的支持程度。

【护理问题】

1. 焦虑、恐惧　与担心麻醉安全等有关。

2. 疼痛　与手术创伤和麻醉药作用消失有关。

3. 知识缺乏 缺乏有关麻醉方面的知识。

4. 有受伤的危险 与病人麻醉后未清醒或感觉未完全恢复有关。

5. 潜在并发症 窒息、麻醉意外、呼吸道梗阻、低氧血症、低血压、心律失常、坠积性肺炎等。

【护理目标】

1. 病人焦虑、恐惧情绪减轻或消失，能主动配合麻醉。

2. 病人疼痛缓解或减轻，舒适感增加。

3. 病人了解并能复述有关麻醉方面的知识。

4. 病人未发生意外伤害。

5. 病人无并发症发生，或发生时能及时发现并有效处理。

【护理措施】

(一) 一般护理

1. 体位 全身麻醉后未清醒病人应取去枕平卧，头偏向一侧或侧卧，以保持呼吸道通畅，防止呕吐误吸引起窒息。病人完全清醒后，如无禁忌，应取半坐位。

2. 吸氧并保持呼吸道通畅 全身麻醉病人应吸氧至血氧饱和度并在自主呼吸下达到正常为止。同时保持呼吸道通畅，有气道分泌物和呕吐物应及时清除。

3. 防止意外伤害 在病人清醒前应有专人护理，防止病人躁动跌落致意外伤害。

4. 生命体征监测 全身麻醉病人未清醒前，每 15 ~ 30 分钟测 1 次血压、脉搏至稳定，同时观察病人意识、皮肤色泽、末梢循环等。

5. 饮食护理 非消化道手术病人如无恶心、呕吐、腹胀，可在麻醉清醒后 4 ~ 6 小时开始少量饮水，次日开始进食。

(二) 病情观察

1. 呼吸系统 主要观察呼吸频率、节律、深浅等。浅而快的呼吸是呼吸功能不全的表现，可引起低氧血症，可能原因是麻醉过浅；浅而慢的呼吸，可能因麻醉过深抑制呼吸中枢；呼吸困难常因呼吸道梗阻引起。

2. 循环系统 主要观察血压、心率、心律、脉压等。麻醉过程中若病人血压下降、脉搏加快、脉压减小，常提示病人有休克征兆。血压下降明显时，应减浅麻醉、补充血容量、减少内脏牵拉。心动过缓时给予阿托品；频发房性期前收缩可给予 β 受体阻断剂或洋地黄；室性期前收缩可给利多卡因；心室纤颤应立即进行电除颤，并按心肺复苏处理。一旦发生心搏停止，即刻人工呼吸、心脏按压。

3. 其他 包括病人意识状态、体温、末梢循环、尿量、瞳孔变化等，据此可以进一步了解病人的呼吸循环功能，也有助于判断麻醉深度及脑缺氧程度。

(三) 全身麻醉的并发症防治及护理

1. 呼吸系统的并发症

(1) 呼吸抑制 在全身麻醉中常见。多因麻药、肌松剂超过剂量所致，表现为呼吸变浅、不规则，甚至停止。应针对原因，给氧吸入，必要时进行气管插管和人工呼吸。

(2) 呼吸道梗阻 以声门为界，分上呼吸道梗阻和下呼吸道梗阻，也可同时并存。

1) 上呼吸道梗阻 梗阻部位在声门以上，以吸气困难表现为主。主要有：①舌后坠。用手托起下颌以解除呼吸道梗阻，若鼾音消失，说明呼吸梗阻解除。②咽喉分泌物堵塞。常因麻醉前未用抗胆碱药或剂量不足所致。病人吸气困难，呼吸时有水泡音，可置入口咽导管或鼻咽导管，吸净咽喉部分泌物，必要时注射阿托品。③喉痉挛。病人吸气困难伴高调鸡鸣音，可因缺氧而发生发绀，因声带持久性紧闭而窒息。应立即去除诱因，轻者予氧气吸入、加深麻醉后能解除；重者先加压吸氧，如仍不能缓解，可用粗针头穿刺环甲膜（图5-5）输氧，亦可静脉注射琥珀胆碱后行气管插管，用麻醉机控制呼吸。

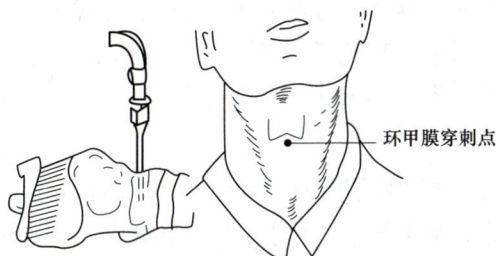

图5-5　环甲膜穿刺

2）下呼吸道梗阻　可因气管、支气管内分泌物积聚或唾液、呕吐物侵入下呼吸道引起；亦可因支气管痉挛引起，多发生在有哮喘史或慢性支气管炎病人，应用硫喷妥钠、进行气管插管、诱导期麻醉过浅都能发生支气管痉挛。梗阻不严重者无明显症状，只在肺部能听到啰音；梗阻严重或梗阻虽不严重，但未被发现和处理者，可呈现发绀、脉速和血压下降，病人可因缺氧而心搏、呼吸骤停，应以预防为主。麻醉前给予足量阿托品能减少唾液及呼吸道分泌；维持适当的麻醉深度等。如已发生梗阻，最好行气管插管，然后用吸引器将分泌物吸出；支气管痉挛者可用解痉药氨茶碱0.25g加入50%葡萄糖溶液40ml中缓慢静脉注射，或用异丙嗪25mg静脉注射。

（3）反流与误吸　通常发生在麻醉诱导期和苏醒期。术前严格禁食、禁饮，使胃充分排空；肠梗阻或饱食病人，应插胃管吸除胃内容物。一旦发生误吸，应让病人去枕平卧位，头偏向一侧，使呕吐物流出，同时用纱布及吸引器将口、鼻腔内食物残渣清除干净。如有少量呕吐物进入呼吸道，可将麻醉减浅，让病人咳出，量多时应立即进行气管插管清除呼吸道内呕吐物，直至呼吸音正常为止。

（4）肺部并发症

1）肺炎　并发肺炎的病人大多数术前有呼吸道感染，特别是老年人或吸烟较多而有慢性支气管炎者。挥发性麻醉药可刺激呼吸道分泌物增多，促进了肺炎的发生。术前应用抗生素、治疗原有呼吸道疾病及戒烟等都有助于减少肺炎的发生。

2）肺不张　麻醉过程中痰液堵塞支气管是引起肺不张的主要原因。术后由于胸腹部手术切口疼痛、无力咳嗽、腹胀或肌松药的残余作用，使肺通气不足，部分肺泡充气不佳，逐渐形成肺不张。多痰的病人除术前做充分准备外，麻醉中应随时清除呼吸道分泌物。

2. 循环系统的并发症

（1）低血压和高血压　麻醉过深、手术中出血、直接或间接刺激迷走神经引起心脏收缩力减弱，均可导致血压下降。若病人血容量不足应查明原因，减浅麻醉，补充血容量和使用升压药，必要时暂停手术，牵拉肠系膜和处理肺门时先以普鲁卡因封闭。血压升高的原因是除原发性高血压外，多与麻醉浅、镇痛药用量不足及手术、麻醉刺激引起心血管反应有关。术中应密切观察记录血压变化，当舒张压高于100mmHg或收缩压高于基础值的30%时，即应进行适当处理，包括调节麻醉深度，应用降压药和其他的心血管药物。

（3）心律失常　心动过速与麻醉深浅不当、失血、手术刺激、二氧化碳蓄积有关；心动过缓与内脏牵拉、高钾血症、缺氧晚期等有关。应针对原因进行预防和处理。

（4）心搏骤停　是最严重的意外事件。一旦发生，抢救措施包括气管插管、人工呼吸和给氧吸入、心脏按压、给予强心药和升压药、头部降温以及降低脑代谢等措施。

3. 中枢神经系统并发症

（1）高热、抽搐和惊厥　由于婴幼儿体温调节中枢尚未发育健全，故多见于小儿麻醉。高热若不立即处理，可引发抽搐甚至惊厥。因此小儿高热应积极进行物理降温，特别是头部降温，以防脑水肿发生。当抽搐既已发生，则需立即给氧吸入，保持呼吸道通畅，静脉小量注射硫喷妥钠控制抽搐。

（2）苏醒延迟或不醒　苏醒时间长短与麻醉药种类、麻醉深浅及病人循环呼吸功能有关。如麻醉过程中曾发生严重的发绀或缺氧，麻醉后苏醒将受到影响。麻醉后若病人长时间昏睡不醒，各种反射未见恢复，且出现躁动、呼吸困难、瞳孔散大等现象，提示麻醉过深或缺氧引起继发性脑损害，应尽早抢救，包括给氧、人工呼吸、降低颅内压及头部降温等。

（四）麻醉恢复期护理

术后由于麻醉药物对机体的影响仍将持续一定时间，苏醒过程中，随时可出现循环、呼吸、代谢等方面的异常而发生意外，因此必须重视苏醒前护理。全麻病人苏醒前，应有专人护理，在接收病人时，立即测血压、脉搏一次，并听取护送人员介绍手术中情况。然后根据不同情况，每 15～30 分钟测神志与生命体征一次，直至病人完全清醒，循环和呼吸稳定。重大手术后病人最好先送入麻醉恢复室密切监护，以便及时发现并发症及意外，随时抢救。当病人意识与肌力恢复，可按照指令睁眼、张口、握手；气管插管拔除，呼吸平稳，能深呼吸与咳嗽，血氧饱和度 >95%；心率、脉搏、血压正常且平稳 30 分钟以上，心电图示无心肌缺血与心律失常，即可送病人返回病区。

（五）健康教育

解释麻醉操作中的配合要点及麻醉后注意事项，争取病人的合作。协助病人合理安排休息与活动，鼓励病人尽可能生活自理，促进身体尽快康复。

答案解析

目标检测

一、选择题

【A1／A2 型题】

1. 腰椎穿刺术后安置去枕平卧 6～8 小时，其目的是预防（　　）
    A. 穿刺部位出血　　　　　B. 穿刺部位感染　　　　　C. 低压性头痛
    D. 颅内感染　　　　　　　E. 脑脊液外漏

2. 蛛网膜下隙阻滞麻醉，出现严重呼吸困难时，首先采取的措施是（　　）
    A. 吸氧　　　　　　　　　　　　　　　　　B. 气管插管、人工呼吸、给氧
    C. 抬高上半身　　　　　　　　　　　　　　D. 应用呼吸兴奋剂
    E. 测血压

3. 女性病人，50 岁，在全麻下行食管癌根治术，为预防全麻术后发生窒息，下列最重要的是（　　）
    A. 气管插管　　　　　　　B. 加压给氧　　　　　　　C. 注射阿托品
    D. 注射激素　　　　　　　E. 去枕头侧位

【A3／A4 型题】

（4～5 题共用题干）

女性病人，28 岁，局麻下行乳腺纤维瘤切除术，注药后约 10 分钟，病人出现头晕、耳鸣、肌肉抽搐、呼吸困难，血压 80/50mmHg。

4. 该病人最可能出现（　　）
    A. 麻醉过敏　　　　　　　B. 麻醉药中毒　　　　　　C. 精神紧张
    D. 感染中毒　　　　　　　E. 以上都不是

5. 首选的处理措施是（　　）
    A. 停用麻药　　　　　　　B. 注射阿托品　　　　　　C. 给氧
    D. 注射苯巴比妥钠　　　　E. 注射硫苯妥钠

二、思考题

女性病人，58 岁。因"左下肢体表肿块 3 个月"入院。病人于入院前 3 个月无意中发现右下肢肿块，当时未予诊治，近期自觉肿块体积增大，为求进一步诊治而住院。初步诊断为：右下肢脂肪瘤。予手术治疗，给予普鲁卡因行局部麻醉后，出现精神紧张、出冷汗、呼吸急促、心率增快，随后烦躁不安、肌肉震颤、血压升高。

请思考：1. 病人出现这种情况最可能的原因是什么？

2. 该如何进行急救和护理？

（邓菲菲）

书网融合……

重点小结   习题

第六章 围手术期病人的护理

素质目标：树立严格的无菌观念和严谨细致的工作态度，具备大爱无疆的人文关怀精神，提高沟通、应变及团队合作能力。

知识目标：掌握手术前、手术后的护理措施，手术室无菌操作原则；熟悉手术前、手术后的评估内容，器械护士和巡回护士的工作职责，手术室病人准备；了解手术室环境、手术用物及其无菌处理，手术分类。

能力目标：具备对手术病人进行术前、术后护理评估的能力，学会手术室常用护理技能，能根据病人情况实施整体护理。

情境导入

情境：男性病人，50岁，因甲状腺肿块入院。病人于前天体检时发现甲状腺肿块，质硬、表面不光滑，来院进行进一步检查，诊断为甲状腺癌，拟实施甲状腺大部切除术。病人患高血压10年，2型糖尿病5年，日常服用降血压和降血糖的相关药物。吸烟30余年，1包/日。

思考：1. 该病人手术前应做哪些特殊准备？

2. 该病人术中应采取何种体位？

3. 术后如何预防切口感染以及呼吸道感染的发生？

第一节 概　述

一、围手术期的概念

围手术期（perioperative period）是指从确定手术治疗时起，至与此次手术有关的治疗基本结束为止的一段时间。它包括手术前期、手术中期、手术后期3个阶段。①手术前期：从病人决定接受手术到将病人送至手术台；②手术期：从病人被送上手术台到病人手术后被送入复苏室（观察室）或外科病房；③手术后期：从病人被送到复苏室或外科病房至病人出院或继续追踪。

围术期护理（perioperatve nursing care）是指在围术期为病人提供全程、整体的护理。旨在加强术前至术后整个治疗期间病人的身心护理，通过全面评估，充分做好术前准备，并采取有效措施维护机体功能，提高手术安全性，减少术后并发症，促进病人康复。围术期护理也包括3个阶段，每个阶段护理工作重点不同。①手术前期：系统评估病人各器官功能和心理状况，发现潜在的危险因素，充分做好准备；②手术中期：主要是由手术室护士完成，包括手术环境的准备、手术中病人的护理和麻醉病人的护理；③手术后期：解除病人术后不适，防治并发症，促进病人早日康复。

二、手术分类

1. 按手术时限分类

（1）急症手术（emergency opertion）　病情危急，需要在最短时间内进行必要的准备后迅速实施手术，以抢救病人生命。如外伤性肝、脾破裂和肠破裂，胸腹腔大血管破裂等。

（2）限期手术（confine operation）　手术时间可以选择，但有一定限度，不宜过久以免延误手术时机，应在尽可能短的时间内做好充分的术前准备。如各种恶性肿瘤的根治术、已用碘剂做术前准备的针对甲亢的甲状腺大部切除术等。

（3）择期手术（selective operation）　手术时间没有期限的限制，可在充分的术前准备后进行手术。如一般的良性肿瘤切除术、未嵌顿的腹股沟疝修补术等。

2. 按手术目的分类

（1）诊断性手术　以明确诊断为目的，如活体组织检查、开腹探查术等。

（2）根治性手术　以彻底治愈疾病为目的。

（3）姑息性手术　以减轻症状为目的，用于条件限制而不能行根治性手术时，如晚期胃窦癌行胃空肠吻合术，以解除幽门梗阻症状，但不切除肿瘤。

手术的具体种类取决于疾病当时的情况，同一种外科疾病的不同发展阶段手术种类可能会不同。如单纯胆囊结石是择期手术，但若同时并发急性胆囊炎，则变成急症手术；胃溃疡是择期手术，但若发生癌变，就成了限期手术，若并发急性穿孔、腹膜炎，则成为急症手术。

3. 按手术范围分类　可分为大手术、中手术、小手术及微创手术。

第二节　手术前病人的护理

完善的手术前准备是取得手术成功的关键。手术前要充分评估病人的情况，不仅要关注疾病本身，还要详细了解病人的全身情况，评估是否存在增加手术风险的因素，包括可能影响整个病程的潜在因素，如循环、呼吸、消化、泌尿、内分泌、血液、免疫等系统的功能及营养、心理状态等。因此，需详细询问病史，进行全面的体格检查，了解各项辅助检查结果，以准确估计病人的手术耐受力，同时发现问题，在术前予以纠正，增强病人对手术及麻醉的耐受能力，使其身心调整到最佳状态，保证其在手术时的安全与配合，预防或减少术后可能出现的并发症。

【护理评估】

（一）健康史

1. 一般资料　姓名、性别、年龄、籍贯、受教育程度、职业背景、宗教信仰及婚姻状况等。

2. 现病史　本次发病的时间、原因和（或）诱因、主要症状和体征等。

3. 既往史　详细了解有关心血管、呼吸、消化、内分泌、血液、泌尿等系统疾病史，创伤史、手术史、过敏史。

4. 用药史　因某些药物可影响手术进行或术后恢复，因此必须评估病人是否服用下列药物。

（1）抗凝血药　影响血液凝固，可增加手术出血量。手术前应停药。

（2）降压药　易导致术中低血压。

（3）利尿药　可引起血清钾离子过低，手术前应慎用。

（4）糖皮质激素　长期使用会导致肾上腺皮质功能低下，抑制炎症反应，延迟伤口愈合，故手术前应慎用。

（5）降血糖药物　如胰岛素，手术前病人禁食时须减量或暂时停药。

（6）镇静、安定类药物　易诱发低血压而导致休克。

（7）抗生素　可增加肝肾负担，降低病人对麻醉的耐受力，还可降低肌松药物的效果。

5. 个人史　有无吸烟和饮酒的习惯，有无酒精中毒史。

6. 其他　家族史、遗传史、传染病史、女性病人月经史和婚育史等。

（二）身体状况

1. 年龄状况　婴幼儿及老年人对手术的耐受力较成年人差。因此，婴幼儿术前应重点评估生命体征、出入液量和体重的变化等。老年人术前应全面评估生理状态，包括呼吸、循环、消化、内分泌、泌尿等各个系统。

2. 营养状态 根据病人身高、体重、肱三头肌皮褶厚度、上臂肌肉周径及食欲、精神面貌、劳动能力等，结合病情和实验室检查结果，如血浆蛋白含量及氮平衡等，评判病人的营养状况。

3. 体液平衡情况 术前应全面评估病人有无脱水及脱水程度、类型，有无电解质代谢紊乱和酸碱平衡失调。常规监测血电解质水平有助于及时发现并纠正水、电解质和酸碱失衡。

4. 感染情况 评估病人是否有上呼吸道感染，观察皮肤尤其是手术区域的皮肤有无损伤和感染现象。

5. 睡眠型态 术前正确评估病人睡眠型态、时间及质量。

6. 重要器官功能

（1）心血管功能 评估病人的血压、脉搏、心率、心律及四肢末梢循环状况，如有无水肿、皮肤的颜色和温度等。术前常规做心电图检查，必要时监测动态心电图及心脏超声检查。

（2）呼吸功能 评估病人的呼吸频率、节律、深度和形态（胸式/腹式呼吸）；呼吸运动是否对称；有无呼吸困难、发绀、咳嗽、咳痰、哮鸣音、胸痛等；有无肺炎、肺结核、支气管扩张、慢性阻塞性肺疾病或长期吸烟史。术前常规做胸部 X 线检查，必要时应行肺功能检查，以协助评估手术和麻醉的耐受性。

（3）神经系统功能 评估有无头晕、头痛、眩晕、耳鸣、瞳孔不对等或步态不稳；有无意识障碍或颅内高压。

（4）泌尿系统 评估有无排尿困难、尿频、尿急；尿液的量、颜色、透明度及比重；有无肾功能不全、前列腺增生或急性肾炎。

（5）肝功能 评估病人有无酒精中毒、黄疸、腹水、呕血、黑便、肝掌、蜘蛛痣等表现。对既往有肝炎、肝硬化、血吸虫病或长期饮酒者，更应注意监测其肝功能情况。人血白蛋白 < 30g/L 的病人，术后发生并发症的可能性明显提高且预后差，术前应予纠正。

（6）血液系统 评估病人有无出血和血栓栓塞史；是否曾输血，有无牙龈出血、皮下紫癜或外伤后出血不止。

（7）内分泌系统 有无甲状腺功能亢进、糖尿病及肾上腺皮质功能不全。

7. 手术耐受性 评估病人的手术耐受力。①耐受良好：全身情况较好、无重要内脏器官功能损害、疾病对全身影响较小者；②耐受不良：全身情况不良、重要内脏器官功能损害较严重、疾病对全身影响明显、手术损害大者。

（三）辅助检查

了解实验室各项检查结果，如血、尿、大便三大常规和血生化检查结果，了解 X 线、超声、CT 及 MRI 等影像学检查结果，以及心电图、内镜检查报告和特殊检查结果。

（四）心理和社会支持状况

病人手术前难免有紧张、恐惧等情绪，或对手术及预后有多种顾虑，医护人员应给予鼓励和关怀，耐心解释手术的必要性及可能取得的效果、手术的危险性及可能发生的并发症，以及清醒状态下施行手术因体位造成的不适等，使病人以积极的心态配合手术和术后治疗与护理。另外，还要了解家庭成员、单位同事对病人的关心及支持程度；了解家庭的经济承受能力等。

【常见护理诊断/问题】

1. 焦虑/恐惧 与不适应住院环境，不了解疾病性质及手术必要性，缺乏手术和麻醉的相关知识，担忧疾病预后、术后并发症及经济负担等有关。

2. 营养失调：低于机体需要量 与进食环境改变、长期禁食或进食不足、饮食结构不合理、胃肠功能障碍或紊乱、分解代谢增加及厌食或忧郁等有关。

3. 体液不足 与长期呕吐、腹泻和出血及液体摄取不足有关。

4. 疼痛 与外科疾病有关。

5. 睡眠型态紊乱 与身体不适、不适应住院环境、担忧手术及疾病预后有关。

6. 知识缺乏 缺乏有关术前准备方面的知识。

【护理目标】

1. 病人焦虑、恐惧减轻或缓解。

2. 病人获得足够营养，体重稳定。

3. 病人体液能维持平稳。

4. 病人疼痛减轻或缓解。

5. 病人能够得到充足的休息。

6. 病人具备有关术前准备方面的相关知识。

【护理措施】

（一）心理准备

1. 建立良好的护患关系 了解病人病情及需要，给予解释和安慰。通过适当的沟通技巧，取得病人信任，对待病人态度礼貌温和，尊重病人的权利和人格，为病人营造一个安全舒适的术前环境。

2. 心理支持和疏导 鼓励病人表达感受，倾听其诉说，帮助病人宣泄恐惧、焦虑等不良情绪；耐心解释手术的必要性，介绍医院技术水平及手术成功病例，增强病人对治疗成功的信心；动员病人的社会支持系统，使其感受到被关心和重视。

3. 认知干预 帮助病人正确认识病情，指导病人提高认知和应对能力，积极配合治疗和护理。

4. 健康教育 帮助病人了解有关疾病、手术的知识及术后用药的注意事项，向病人解释术前准备的必要性，介绍术前、术中、术后的注意事项，对术前的各种辅助检查及术后可能留置的各种管道的必要性和重要性作详细介绍，指导病人术前各项检查及术中的配合方法，讲解术后可能出现的不适和并发症，并指导病人可采取的预防和应对方法。

（二）一般准备与护理

1. 呼吸道准备 目的是控制呼吸道的炎症，预防围术期肺部感染等并发症。根据病人不同的手术部位，进行深呼吸和有效排痰法的训练，如胸部手术者训练腹式呼吸、腹部手术者训练胸式呼吸。深呼吸训练：先从鼻慢慢深吸气，使腹部隆起，呼气时腹肌收缩，由口慢慢呼出。有效排痰法训练：病人可取坐位或半坐卧位，上身微向前倾，如为胸腹部手术，咳嗽时须双手放在切口两侧，向切口方向按压，以减轻切口张力和振动，使疼痛减轻；在排痰之前，先轻轻咳嗽几次，使痰液松动，然后深吸气后用力咳嗽，使痰液顺利排出。有吸烟嗜好者，术前2周戒烟，以免呼吸道黏膜受刺激分泌物增多而阻塞气道。已有肺部感染者，术前3～5天开始应用抗生素，指导体位引流；一般情况下，待感染控制后再考虑安排手术。痰液黏稠者，可用抗生素加糜蛋白酶雾化吸入，每天2～3次，使痰液稀薄，易于排出。哮喘发作者，术前1天地塞米松雾化吸入，每天2～3次，以减轻支气管黏膜水肿，促进痰液排出。

2. 胃肠道准备

（1）饮食管理 根据手术种类、部位和范围不同，术前给予不同的饮食。择期手术病人术前8～12小时开始禁食，术前4小时开始禁水，以防在麻醉或手术过程中因呕吐物误吸而引起窒息或吸入性肺炎，如为急症手术，可予插胃管以抽吸胃内容物。胃肠道手术病人术前1～2天开始进流质饮食。

（2）置胃管或洗胃 消化道手术病人术前常规放置胃管，以减少术后胃潴留引起腹胀。幽门梗阻病人术前3天每晚以生理盐水洗胃，以减轻胃黏膜充血水肿，便于手术缝合。

（3）灌肠或导泻 除急症手术病人严禁灌肠外，择期手术病人于术前晚常规用0.5%～1%肥皂水灌肠或使用开塞露排空肠腔内粪便，以防术中因麻醉使病人肛门括约肌松弛，大便排出污染手术区，增加手术污染的机会；腹部手术病人灌肠还可防止术后发生腹胀。直肠、结肠手术病人术前3天开始口服肠道抑菌药，以减少术后感染；补充维生素 K，以防凝血功能异常；术前 3 天开始服缓泻剂，术前晚及手术日晨行清洁灌肠。

3. 手术区皮肤准备 手术区皮肤准备简称备皮，是预防切口感染的重要措施，重点是清洁手术野皮肤和剃除毛发。若切口不涉及头、面部、腋毛、阴毛，且切口周围毛发比较短少，不影响手术操作，无须剃除毛发。因剃毛可造成肉眼看不到的表皮损伤，而形成细菌生长繁殖的基础和感染源。皮肤准备时间应越接近手术开始时间越好。此外，手术前 1 天协助病人沐浴、洗头、理发、剪指（趾）甲及更换清洁衣服。

（1）一般皮肤准备范围 一般包括切口周围至少 15cm 的区域，不同手术部位的皮肤准备范围可见表 6-1 和图 6-1。

表 6-1 手术区备皮范围

手术部位	备皮范围
颅脑手术	全部头皮，包括前额，两鬓及颈后皮肤
颈部手术	上起下唇，下至乳头连线，两侧至斜方肌前缘
胸部手术	上起锁骨上部，下至脐水平，前后胸范围均应超过正中线 5cm
上腹部手术	上起乳头连线，下至耻骨联合，两侧至腋后线，剃除阴毛
下腹部手术	上起剑突，下至大腿上 1/3 前内侧及外阴部，两侧至腋后线，剃除阴毛
腹股沟手术	上起脐平线，下至大腿 1/3 内侧，两侧至腋后线，包括会阴部，剃除阴毛
肾区手术	上起乳头连线，下至耻骨联合，前后均过正中线
会阴及肛周手术	自髂前上棘连线至大腿上 1/3，包括会阴及臀部
四肢手术	以切口为中心上下 20cm 以上，一般超过远、近端关节或为整个肢体

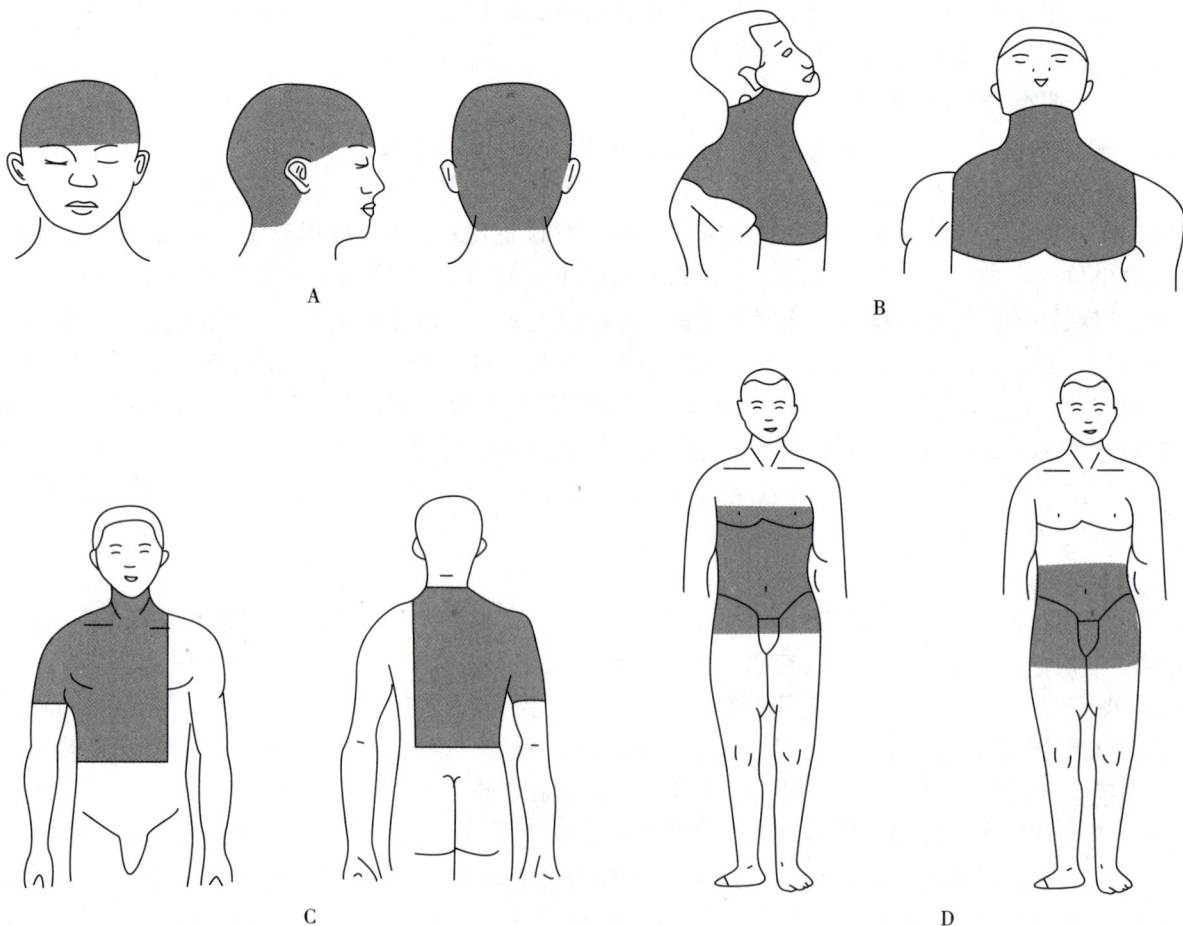

A

B

C

D

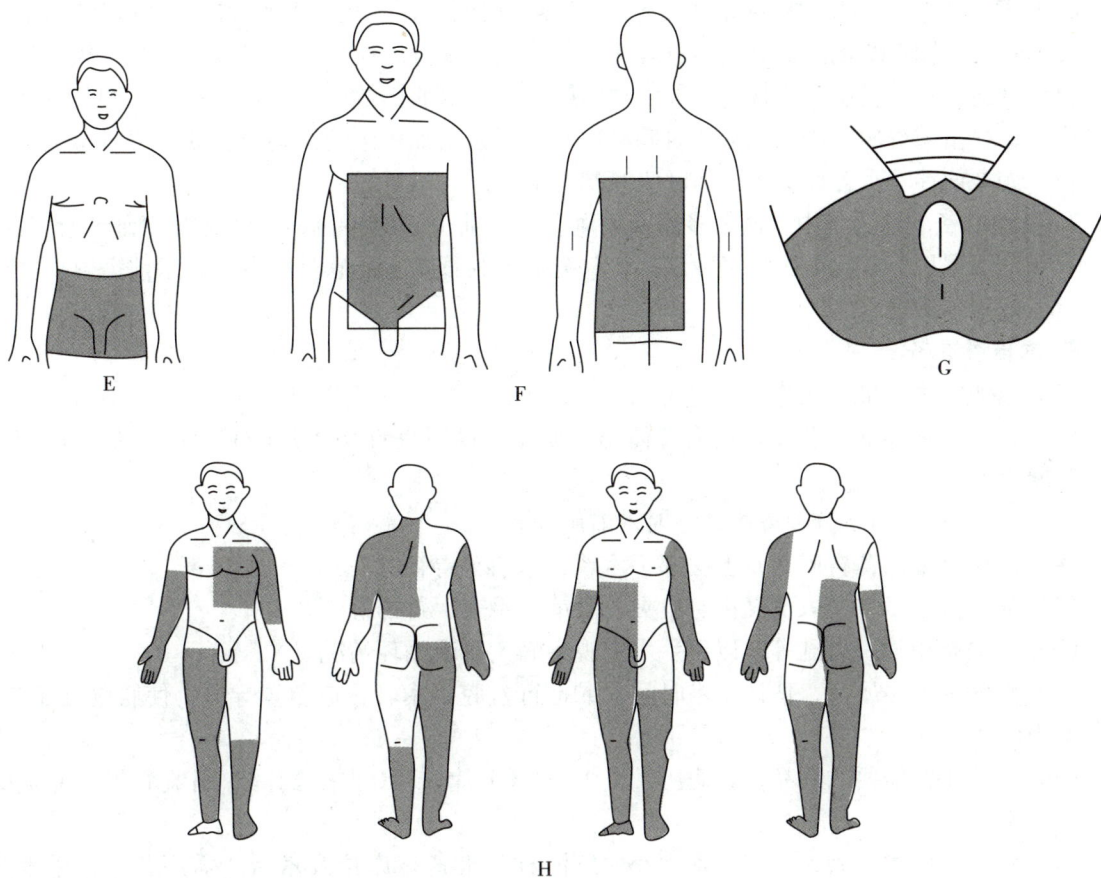

图 6 - 1　各部位手术皮肤准备范围

A. 颅脑手术；B. 颈部手术；C. 胸部手术（右）；D. 腹部手术；
E. 腹股沟手术；F. 肾手术；G. 会阴及肛周手术；H. 四肢手术

（2）皮肤准备的方法

1）用物准备　托盘内放置一次性备皮包（内含备皮刀、刷子、皂液、纱布等）、弯盘、治疗碗内盛皂球数只、持物钳、橡胶单及治疗巾、毛巾、棉签、手电筒、脸盆（内盛热水）。骨科手术还应准备软毛刷、75% 乙醇、无菌巾、绷带。

2）操作步骤　①做好解释工作，将病人接到治疗室（如在病室内备皮应用屏风遮挡），注意保暖及照明；②铺橡胶单及治疗巾以保护床单，暴露备皮部位；③用持物钳夹取皂球涂擦备皮区域，一手用纱布绷紧皮肤，一手持剃毛刀，分区剃净毛发；④剃毕用手电筒照射，仔细检查是否剃净毛发及有无刮伤皮肤；⑤用毛巾浸热水洗去局部毛发和皂液；⑥腹部手术者需清除脐部污垢和油脂，用松节油或 75% 乙醇擦净；⑦备皮完毕，整理用物，妥善安置病人。

3）注意事项　①剃毛刀片应锐利；②剃毛前将皂球蘸取少量热水后再涂于病人皮肤；③剃毛时，应绷紧皮肤，不能逆行剃除毛发，以免损伤毛囊；④剃毛后须检查皮肤有无割痕或裂缝及发红等异常状况，一旦发现应详细记录并通知医生；⑤操作过程中应具有爱伤观念，动作轻柔、熟练，注意病人保暖，避免受凉感冒。

4. 饮食和补液　术前根据手术和疾病的要求，指导合理饮食，保证营养摄入。及时纠正水、电解质及酸碱平衡失调，维持体液平衡。

5. 适应性训练　对某些部位手术病人，为适应术中体位要求，术前指导其练习术中体位，如甲状腺手术病人术中要求颈仰卧位，术前给病人进行肩部垫枕、头后仰卧位练习。指导病人床上使用便盆，以适应术后床上排尿和排便。教会病人自行调整卧位和床上翻身，以适应术后体位的变化。

6. 休息 充足的休息对病人的康复起着不容忽视的作用。促进睡眠的有效措施包括：①消除引起不良睡眠的诱因；②创造良好的休息环境，保持病室安静、避免强光刺激，定时通风，保持空气新鲜，温湿度适宜；③提供放松技术，如缓慢深呼吸、全身肌肉放松、听音乐等自我调节方法；④在病情允许下，尽量减少病人白天睡眠的时间和次数，适当增加白天的活动量；⑤必要时遵医嘱使用镇静安眠药，如地西泮、水合氯醛等，但呼吸衰竭者应慎用。

7. 其他准备 预测术中出血较多需要输血者，术前1天应验血型、做交叉配血试验，并备足血。术前1天，根据用药方案做药物过敏试验。部分病人为预防术后感染的发生，术前需要预防性应用抗生素，做好用药护理。

8. 术日晨准备

（1）检查手术前准备工作是否完善。

（2）测量生命体征，若发现病人有体温、血压升高或女性病人月经来潮时，及时通知医师，必要时延期手术。

（3）手术前30~60分钟遵医嘱注射术前用药。

（4）遵医嘱灌肠，胃肠道及上腹部手术者，术前置胃管。

（5）病人入手术室前取下义齿、发夹、眼镜、手表、首饰等。

（6）擦去指甲油、口红等，以便手术中观察病人血液循环情况。

（7）嘱病人排尽尿液，估计手术时间长或拟行盆腔手术者，应留置导尿，使膀胱处于空虚状态，以免术中误伤。

（8）准备手术需要的物品，如病历、X线片、CT片、MRI片、药品、引流瓶等，并随病人一同带入手术室。

（9）病人去手术室后，应按手术大小、麻醉种类准备好床位及术后所需用药。大手术及全身麻醉病人应集中到术后恢复室或监护病室，以便观察、监护和抢救。

（三）特殊准备与护理

1. 急症手术术前准备 急症手术须争取时间，根据病情在做好必要的急救和处理，如输液、输血、抗休克、尽快处理伤口等，同时进行必要的术前准备，如立即禁食、备皮、皮试、交叉配血，做心电图，进行血常规、出凝血时间检测等。

2. 营养不良 营养不良可使术后感染率和死亡率增加。营养不良病人常伴有低蛋白血症，多同时合并贫血、血容量减少，导致病人对失血、低血容量的耐受力下降。低蛋白血症可影响组织愈合。术前应鼓励多摄取碳水化合物、蛋白质和维生素B族、C、K丰富的饮食，不能经口进食者，给予鼻饲或静脉营养支持，以改善病人的营养状况，最好能达到正氮平衡。低蛋白血症或贫血病人可通过少量多次输血来纠正。

3. 高血压 若病人血压在160/100mmHg以下，可不必做特殊准备。血压过高者，诱导麻醉和手术应激可并发脑血管意外和充血性心力衰竭等危险，在术前应适当用降压药物，使血压控制在180/100mmHg以下，并不要求降至正常后才手术，注意密切观察病人血压变化。

4. 心脏病 病人在疾病没有得到良好控制或病情已进入失代偿状态下，手术和麻醉的刺激可能导致术中发生严重的心律失常、心力衰竭甚至心搏骤停等严重后果。严重心律失常病人，用药物治疗尽可能使心律恢复正常方可手术。急性心肌梗死病人发病后6个月内不施行择期手术，6个月以上，如果没有心绞痛发作，在监护条件下可施行手术。心力衰竭病人，最好在心力衰竭控制3~4周后，再施行手术。

5. 脑血管病 术后脑卒中多因低血压、心房纤颤导致的心源性栓塞所致，老龄、高血压、冠状动脉疾病、糖尿病、吸烟等都是危险因素。短期内有短暂性脑缺血发作的病人，应进一步检查和治疗。近期脑卒中史者，2周内不宜手术，择期手术最好安排在6周以后。

6. 呼吸功能障碍 易导致术后肺炎、肺不张及低氧血症的发生，术前应积极治疗。吸烟、慢性阻塞性肺疾病、肥胖、老年、急性感染及胸部大手术者也易发生术后肺部并发症。常见导致呼吸功能障碍的疾病为肺气肿和哮喘，术前需常规进行血气分析和肺功能检查，以评估病人对手术的耐受性。

7. 肝脏疾病　肝功能不全病人受到麻醉、手术刺激可能出现肝功能衰竭而危及生命，因此，术前应常规监测肝功能状态，及时纠正肝功能不全，还应注意避免应用损肝药物。轻度肝功能损害不影响手术耐受性；肝功能损害较严重或濒临失代偿者，必须经长时间严格准备，必要时静脉输注葡萄糖以增加肝糖原储备；输注人体白蛋白，以改善全身营养状况；少量多次输注新鲜血液，或直接输注凝血酶原复合物，以改善凝血功能；有胸水、腹水者，在限制钠盐基础上，使用利尿剂。

8. 肾脏疾病　手术及麻醉药物的刺激会加重肾脏负担，术前血肌酐和尿素氮升高、充血性心力衰竭、低血压、脓毒症、老龄、使用肾毒性药物等都是急性肾衰竭的危险因素。术前应常规进行肾功能检查，对肾功能不全者应最大限度地改善肾功能。依据24小时内肌酐清除率和血尿素氮测定值可将肾功能损害分为轻度、中度、重度3度。轻、中度肾功能损害者，经过适当的内科处理多能较好地耐受手术；重度损害者需在有效透析治疗后才可耐受手术，但手术前应最大限度地改善肾功能。

9. 糖尿病　糖尿病病人易发生感染，术前应积极控制血糖及相关并发症（如心血管和肾病变）。手术前应密切监测血糖变化，一般实施大手术前将血糖水平控制在正常或轻度升高状态（5.6～11.2mmol/L）、尿糖为＋～＋＋为宜，纠正水、电解质代谢失调和酸中毒，改善营养情况。凡是施行有感染可能的手术，术前都应使用抗生素。一般术前口服降糖药或注射长效胰岛素治疗的病人，术前一律改为常规胰岛素治疗。术前尽量缩短禁食时间，避免引起酮症酸中毒。术中可根据血糖监测结果，静脉滴注胰岛素来控制血糖。

10. 凝血障碍　术前常规询问病人有无出血或血栓栓塞病史，观察病人有无出血症状或体征，是否长期应用抗凝药物。长期用药者术前应停药，术前7天停用阿司匹林，术前10天停用抗血小板药氯吡格雷和噻氯匹定，术前2～3天停用非甾体抗炎药。凝血功能或血小板检查异常者，术前遵医嘱做相应治疗处理，以防术中大出血。

11. 妊娠　妊娠病人患外科疾病需行手术治疗时，须将外科疾病对母体及胎儿的影响放在首位。如果手术时机可以选择，妊娠中期相对安全。如果时间允许，术前应尽可能全面检查各系统、器官功能，特别是心、肾、肝、肺等功能，发现异常，术前应尽量纠正。需禁食时，从静脉补充营养，尤其是氨基酸和糖类，以保证胎儿的正常发育。确有必要时，允许行放射线检查，但必须加强必要的保护性措施。为治疗外科疾病而必须使用药物时，尽量选择对孕妇、胎儿安全性较高的药物，如镇痛药吗啡对胎儿呼吸有持久的抑制作用，可用哌替啶代替，但应控制剂量，且分娩前2～4小时内不用。

（四）健康教育

告知病人疾病相关的知识，使之理解手术的必要性；介绍麻醉、手术的相关知识，使之掌握术前准备的具体内容；术前加强营养，注意休息和活动，提高抗感染能力；注意保暖，预防上呼吸道感染；戒烟，早晚刷牙，饭后漱口，保持口腔卫生；指导病人进行术前适应性锻炼，包括呼吸功能锻炼、床上活动、床上使用便盆等。

第三节　手术中病人的护理

手术室担负着外科手术治疗和抢救病人的重要任务，是医院的重要技术部门，要求建筑位置、结构和布局合理，仪器设备先进、齐全，同时手术室还应建立严格的管理制度，以保证外科手术的高效率和高质量。手术室护理工作是医院护理工作的重要组成部分，重点是保证病人安全，严格无菌操作和术中配合，以确保麻醉和手术得以顺利完成。

白求恩精神

白求恩，加拿大共产党员，国际主义战士，著名胸外科医师。1938 年 3 月，白求恩率领一个由加拿大人和美国人组成的医疗队来到中国延安支援中国人民的抗日战争。1938 年 11 月至 1939 年 2 月，率医疗队到山西雁北和冀中前线进行战地救治，4 个月里，行程 750 千米，做手术 300 余次，建立手术室和包扎所 13 处，救治大批伤员。1938 年 7 月初，回到冀西山地参加军区卫生机关的组织领导工作。创办卫生学校，培养了大批医务干部，编写了多种战地医疗教材。1939 年 11 月 12 日，因在战斗中抢救伤员时左手中指被手术刀割破感染转为败血症逝世。白求恩同志无私奉献、救死扶伤的职业精神就像是一座灯塔，为无数医务工作者指明了方向。《纪念白求恩》一文中指出，白求恩精神就是伟大的国际主义、共产主义精神，就是毫不利己、专门利人无私奉献的精神，就是对工作极端热忱、精益求精的精神。

一、手术室环境和管理

（一）手术室环境

1. 手术室位置　手术室在建筑上应当成为一个独立的单元，应建在医院内安静、清洁、干燥、无污染的位置，靠近手术科室，以方便接送病人；与监护室、中心检验室、血库、监护室等相关科室相邻，最好有直接的通道和通讯联系设备。低层建筑一般选择在中上层或顶层，高层建筑则尽可能避免设在首层或顶层。

2. 手术室布局　手术室设计强调平面布局和人流、物流的合理、顺畅，以充分发挥手术室的功能，尽可能降低交叉感染的风险，全过程控制感染。设有病人出入口、工作人员出入口、无菌物品出入口及污物出口。内分洁净走廊和清洁走廊，洁净走廊供医护人员、病人和无菌物品供应使用；清洁走廊供术后手术器械、敷料等污物的运送。手术间、洗手间和无菌物品间等都设置在洁净走廊的周围。手术室按照洁净程度分 3 个区。

（1）洁净区　包括手术间、洗手间、手术间洁净走廊（内走廊）、无菌物品间、药品室、麻醉准备室等。洁净区要求严格，设在内侧。非手术人员或非在岗人员禁止入内，此区内的一切人员及其活动都必须严格遵守无菌原则。

（2）准洁净区　包括器械室、敷料室、消毒室、手术间清洁走廊（外走廊）、恢复室、石膏室等，设在中间。该区是非洁净区进入洁净区的过渡区域，进入者不得大声谈笑和高声喊叫，凡已行手臂消毒或已穿无菌手术衣者，不可进入此区。

（3）非洁净区　包括办公室、会议室、实验室、标本室、污物室、资料室、电视教学室、值班室、更衣室、更鞋室、医护人员休息室、手术病人家属等候室等，设在最外侧。交接病人处应保持安静，病人在此换乘手术室平车进入手术间。

3. 建筑要求　按照不同用途设计大小，一般大手术间面积 40～50m²，中小手术间面积 20～40m²。心脏手术、器官移植手术等需要的辅助仪器多则需要大手术间，面积 60m²。手术室内净高 2.8～3.0m，走廊宽 22～25m。门窗结构应考虑紧密性能，一般为封闭式无窗手术间，以防止尘埃或飞虫进入。门净宽不小于 1.4m，便于平车进出，最好采用感应自动开启门。天花板、墙壁、地面应选用坚实、光滑、无孔隙、耐湿、防火、不着色、易清洁、不易受化学消毒剂侵蚀的材料制成。墙面最好用整体或装配式壁板，地面有微小倾斜度，可采用水磨石材料，不应设地漏。墙面、地面、天花板交界处呈弧形，不易蓄积尘埃。手术间应有隔音、空气过滤净化装置，以防手术间相互干扰，保持空气清洁。

（二）手术间的设置

1. 手术间的装备与设施 手术间的数量与手术科室床位比一般为 1:（20~25）。手术间内只允许放置必需的器具和物品，各种物品应有固定的放置地点。手术间的基本配备包括多功能手术床、大小器械桌、升降台、麻醉机、无影灯、器械药品柜、观片灯、输液轨、脚踏凳、各种扶托及固定病人的用品。现代化的手术室有中心供氧、中心负压吸引和中心压缩空气等设施，配备心电监护仪、X 线摄影、显微外科设备及多功能控制面板（包括空调、无影灯、手术台电源、照明、观片灯、呼叫系统、计时器、温湿度显示器及调节开关等），还有观摩设施供教学和参观使用。

2. 辅助工作间设置和要求 麻醉准备间供病人进入手术间前进行麻醉诱导用，麻醉复苏室供全身麻醉病人术后苏醒用，均应备有必要的仪器设备和急救药品。物品准备用房包括器械清洗间、器械准备间、敷料间、无菌间等，应符合洁污流程，以防止物品污染。手术室应有单独的快速灭菌装置，以便进行紧急物品灭菌；同时设有无菌物品贮藏室以存放无菌敷料、器械等；还配有一定空间存放必要的药品、器材和仪器。洗手间设备包括感应式或脚踏式水龙头、无菌刷、外科消毒洗手液、无菌擦手巾及计时钟等。

（三）洁净手术室

洁净手术室是指采用空气净化技术，使手术室内细菌浓度控制在一定范围，空气洁净度达到一定级别。手术室内温度应保持在 21~25℃，相对湿度 40%~60%。手术间内设有净化空调系统，通过控制室内的温、湿度和尘埃含量，创造理想的手术环境。

1. 空气净化技术 是指选用不同的气流方式和换气次数，过滤进入手术室的空气以控制尘埃含量，使空气达到净化的一定级别。

（1）空气过滤器 空气在进入手术室之前要经过初、中、高效 3 级过滤器。初效过滤器对空气中 ≥5μm 微粒的滤除率在 50% 以上；中效过滤器对空气中 1~10μm 微粒的滤除率在 50%~90%；高效过滤器对空气中 ≥0.5μm 微粒的滤除率在 95% 以上。由于细菌多附着在 1μm 左右的尘埃上，高效过滤器过滤细菌的有效率可达 99.95% 以上。

（2）净化空气的气流方式 ①乱流式气流：气流不平行、方向不单一、流速不均匀，且有交叉回旋的气流。此方式除尘率较低，适用于万级以下的手术室，如污染手术间和急诊手术间；②垂直层流：将高效过滤器装在手术室顶棚内，垂直向下送风，两侧墙下部回风；③水平层流：在一个送风面上布满过滤器，空气经高效过滤，水平流经室内。采用后两种层流方式的洁净手术室又称为单向流洁净室，其气流分布均匀，不产生涡流，除尘率高，适用于百级至万级的手术室。

2. 手术室净化级别 根据空气的清洁度和细菌浓度可将手术间分为 4 个级别（表 6-2）。

（1）特别洁净手术间（Ⅰ级） 适用于关节置换手术、器官移植手术及心脏外科、脑外科和眼科等无菌手术。

（2）标准洁净手术间（Ⅱ级） 适用于胸外科、整形外科、泌尿外科、肝胆胰外科、骨科和普外科（Ⅰ类切口手术）。

（3）一般洁净手术间（Ⅲ级） 适用于普外科（非Ⅰ类切口手术）、妇产科等手术。

（4）准洁净手术间（Ⅳ级） 适用于肛肠外科、污染类手术。

表 6-2 洁净手术室分级

等级	手术室名称	沉降法细菌最大平均浓度（个/30min 90 皿）手术区	周边区	表面最大污染菌浓（个/cm²）	空气洁净级别（级）手术区	周边区	适用范围
Ⅰ	特别洁净手术室	0.2	0.4	5	100	1000	关节置换、器官移植、脑外、心脏外科及眼科等无菌手术

续表

等级	手术室名称	沉降法细菌最大平均浓度（个/30min 90 皿）		表面最大污染菌浓（个/cm²）	空气洁净级别（级）		适用范围
		手术区	周边区		手术区	周边区	
Ⅱ	标准洁净手术室	0.75	1.5	5	1000	10000	胸、整形、泌尿、肝胆胰、骨外科和普外科的一类切口无菌手术
Ⅲ	一般洁净手术室	2	4	5	10000	100000	普外（除一类手术）、妇产科等手术
Ⅳ	准洁净手术室	5		5	300000		肛肠外科及污染类等手术

（四）手术室的环境管理

1. 清洁和消毒　每日手术前 1 小时开启净化空调系统持续净化运行，当日手术结束后净化空调系统继续运行，直至恢复该手术间的洁净级别。禁止物品遮挡各手术间回风口，以免影响空气回流。每日清洁处理回风口，每周清洗 1 次过滤网、至少 1 次彻底大扫除。每月做 1 次空气洁净度和生物微粒检测。每日手术结束后应及时对手术间进行清洁及消毒。采用湿式打扫，用消毒液擦拭溅到地面、墙面的血液、药液，用 500mg/L 有效氯消毒液擦拭手术间内的设备、物品，消毒后再清洁。特殊感染如肝炎病毒、艾滋病病毒、梅毒阳性病人，手术时使用一次性物品，手术后用 1000mg/L 有效氯消毒液擦拭地面及房间物品进行消毒后，再清洁。

2. 人员管理　手术室各级人员应分工明确，认真执行清点、查对及交接班制度，做好清洁、消毒工作。除手术室人员和当日手术者外，其他人员不得擅自进入；上呼吸道感染者，如必须参加手术，则应戴双层口罩。工作人员进入洁净区必须更换手术室的清洁鞋帽、衣裤、口罩，中途离开需穿外出服、换外出鞋。手术开始后，应尽量减少开门次数，减少走动和不必要的活动，不可在无菌区中间穿行，或在无菌区内大声叫喊、咳嗽。手术间内的人数应根据手术间的大小决定。无菌手术与有菌手术严格分开，若在同一手术间内接台，应先安排无菌手术，后做污染或感染手术。

二、常用手术物品的准备和无菌处理

手术物品包括布单类、敷料类、手术用缝合针及缝合线、特殊物品及手术器械等。手术过程中使用的所有器械和物品都必须经过严格灭菌处理，以防伤口感染。灭菌的方法很多，最常用的是高压蒸汽灭菌法，多用于耐高温、耐湿的物品。其他方法有环氧乙烷灭菌法、过氧化氢低温等离子灭菌法、低温甲醛蒸汽灭菌法、干热灭菌法等。

（一）布单类

手术室的布类用品包括手术衣和各种手术单。一般应选择质地细柔且厚实的棉布，颜色以深绿色或深蓝色为宜。现在临床上也使用无纺布制成并经灭菌处理的一次性手术衣和手术单。

1. 手术衣　分大、中、小号，用于遮盖手术人员未经消毒的衣着和手臂。穿上后应能遮至膝下；手术衣前襟至腰部应双层，以防手术时被血、水浸透；袖口制成松紧口，便于手套腕部盖于袖口上。折叠时衣面向里，领子在最外侧，避免取用时污染无菌面。

2. 手术单　有大单、中单、无菌巾、各部位手术孔单及各种包布等，均有各自的规格尺寸和一定的折叠方法。各种布单也可根据不同的手术需要，包成各种手术包，以提高工作效率。

布单类均采用高压蒸汽灭菌，保存时间在夏季为 7 天，冬季为 10~14 天，过期应重新灭菌。经环氧乙烷低温灭菌的密封包装纸及塑料袋，灭菌后的有效期可保持半年到 1 年。用过的布单类若污染严重，尤其是 HBeAg 阳性病人使用过的布单类，需先放入专用污物池，用 1000~2000mg/L 有效氯溶液浸泡 30 分钟后，再洗涤、灭菌。一次性无纺布的手术衣帽和布单类可直接使用，免去了清洗、折叠、包装及再消毒所需的人力、物力和时间，但不能完全替代棉质布单。

（二）敷料类

敷料类包括吸水性强的脱脂纱布和脱脂棉花。前者包括不同大小、尺寸的纱布垫、纱布块、纱布球及纱布条；后者包括棉垫、带线棉片、棉球及棉签。用于术中止血、拭血及压迫、包扎等，有不同规格及制作方法。

各种敷料制作后包成小包，经高压蒸汽灭菌或根据临床需要制作成小包后用纸塑双层包装，采用射线灭菌。特殊敷料，如消毒止血用的碘仿纱条，因碘仿遇高温易升华而失效，故严禁高压灭菌，必须在无菌的条件下制作，保存在消毒、密闭容器内或由厂家使用射线灭菌后一次性包装。使用过的敷料按医疗垃圾处理。感染性手术用过的敷料用大塑料袋集中包好，袋外注明"特异性感染"，及时送指定处焚烧。

（三）器械类

手术器械是外科手术操作必备物品，分为基本器械和特殊器械两大类。其更新与发展对手术质量和速度的提高起了很大作用，但最常用的还是刀、剪、钳、针、镊和拉钩等。

1. 常用手术基本器械　外科手术器械是手术必须工具，此处介绍一般外科手术的基本器械及使用和传递方法。

（1）手术刀　主要用来切开和分离组织。手术刀有固定、可拆卸刀柄两种，根据手术需要选择不同的型号。后者较为常用，分刀片和刀柄两部分（图 6-2）。使用时，用持针钳夹持刀片的背侧前端，置于刀柄上，取下刀片时夹持刀片尾端向前推（图 6-3）。传递手术刀时，传递者左手握持刀片与刀柄衔接处背侧，将刀柄尾端送于操作者右手中。同理，用右手也可操作（图 6-4）。执刀法有执弓式、执笔式、握持式、反挑式四种（图 6-5）。目前临床对高频电刀的使用已超过了机械手术刀，既可对组织进行切割分离，也可进行凝固止血。

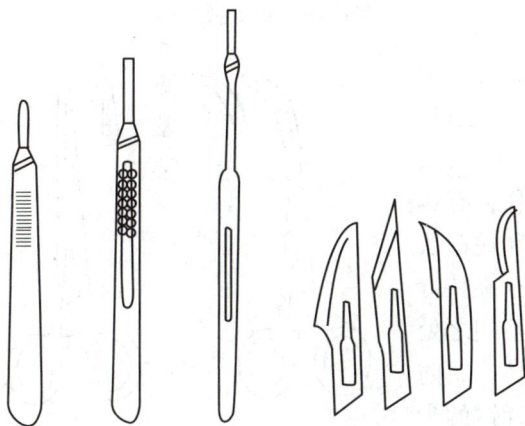

图 6-2　手术刀柄和刀片　　　　　　　　　　图 6-3　安取刀片法

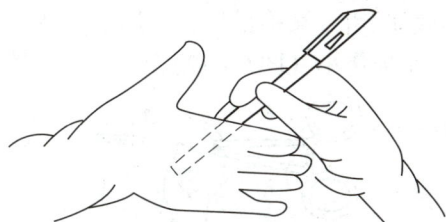

图 6-4　手术刀传递法　　　　　　　　　图 6-5　各种执刀法

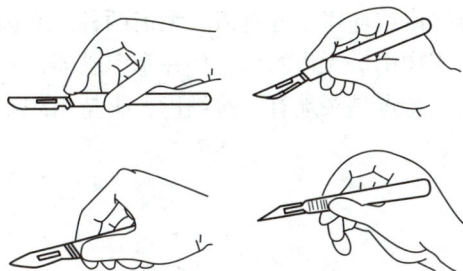

（2）手术剪　分组织剪和线剪，有直、弯两种，分别用于浅、深部手术。组织剪头圆、刃薄、锐利，用于组织的剪断、分离与解剖，深部操作应用长弯剪，浅部操作应用短直剪。线剪头尖或一叶尖头一叶圆头，用于剪断缝线、敷料、引流物等（图 6-6）。使用时线剪和组织剪不可混用。持剪时拇指

与无名指分别扣入剪刀柄环内，中指放于无名指侧柄部，示指按于轴节处固定剪刀（图6-7）。传递方法为传递者握持手术剪的中部，弯剪应将弯头向上，然后将剪刀柄尾端递给操作者（图6-8）。

图6-6　手术剪

图6-7　执剪法

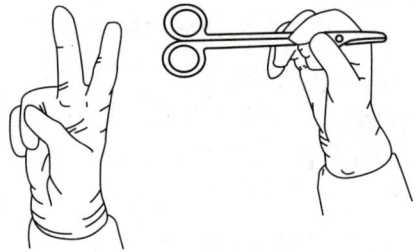

图6-8　剪刀传递法

（3）钳类　①血管钳：又称止血钳。主要用于止血、分离组织、夹持组织等。根据手术操作的需要有直、弯、直角不同规格。根据手术野深浅有大、中、小及蚊式钳。直血管钳用于皮下止血；弯血管钳用于深部止血和分离组织；蚊式钳用于精细操作；有钩直钳用于钳夹较厚而易滑脱的组织（图6-9）。持钳法和递钳法与手术剪相同（图6-10）。②持针钳：又称持针器，用于夹持缝针、装卸刀片及持钳打结操作。其外形与血管钳相似，不同之处在于前端齿槽部分短粗，内侧有网格状齿纹，可增大摩擦力，防止缝针或刀片滑脱。分大、中、小型号；缝合时应以持针钳的尖端夹持缝针的中、后1/3交界处。持针钳执法和传递法如图6-11所示。③布巾钳：用于钳夹固定手术野的手术巾单。④卵圆钳：

图6-9　血管钳

又称海绵钳或环钳，分有齿、无齿两种。有齿的用于夹持敷料，用于皮肤消毒或作持物钳夹持器械、敷料、引流物用。无齿的可夹持并牵引脏器，不会损伤组织。⑤组织钳：又称鼠齿钳，用于夹持组织，以便牵引。特点是头端有一排细齿，夹持组织不易滑脱，而且组织损伤小（图6-12）。

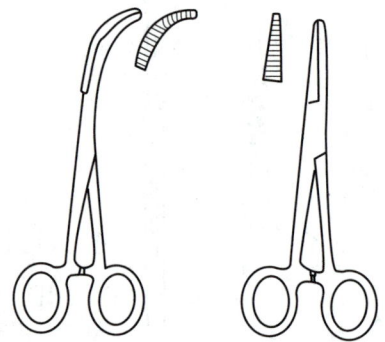

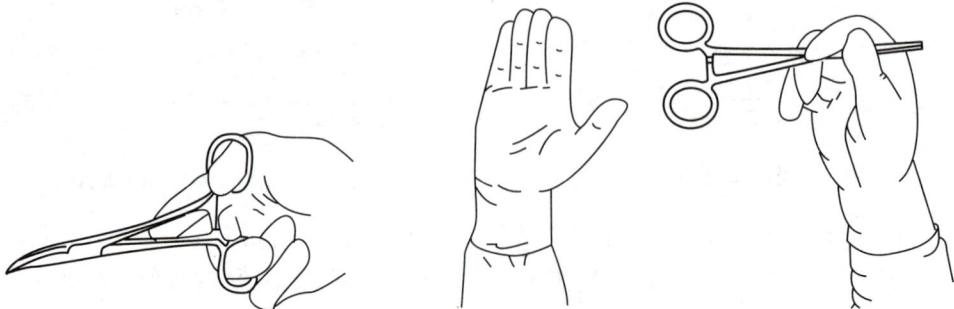

图6-10　持钳法和递钳法

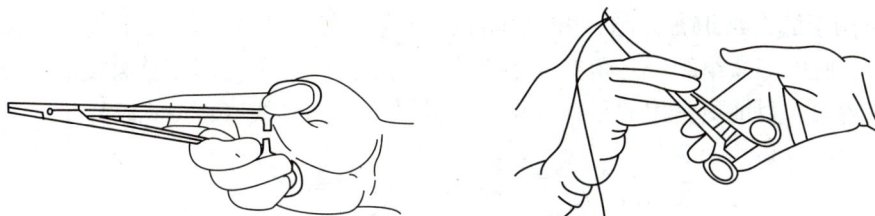

图 6 - 11　执持针钳法和递持针钳法

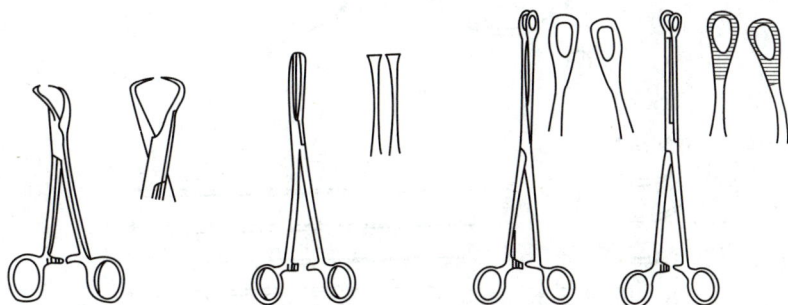

图 6 - 12　布巾钳、卵圆钳、组织钳

（4）手术镊　用于夹持组织或物品，分有齿和无齿两种，长度不一（图 6 - 13）。有齿镊对组织损伤大，用于夹持皮肤、肌腱、筋膜等韧厚组织。无齿镊对组织损伤小，用于夹持黏膜、血管神经等较脆弱的组织。正确使用即以拇指相对示指和中指捏持（图 6 - 14）。

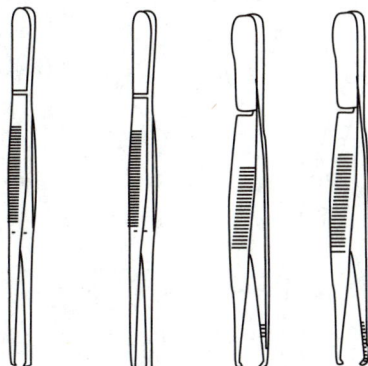

图 6 - 13　手术镊

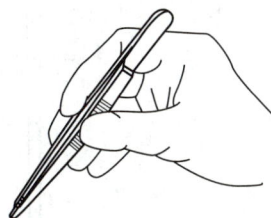

图 6 - 14　执镊法

（5）拉钩　又称牵开器。用于牵开手术野的组织或器官，分为人力拉钩和自动拉钩。直角拉钩用于牵开腹壁，S 形拉钩用于牵开腹腔脏器，自动拉钩用于显露胸、腹腔（图 6 - 15，图 6 - 16）。

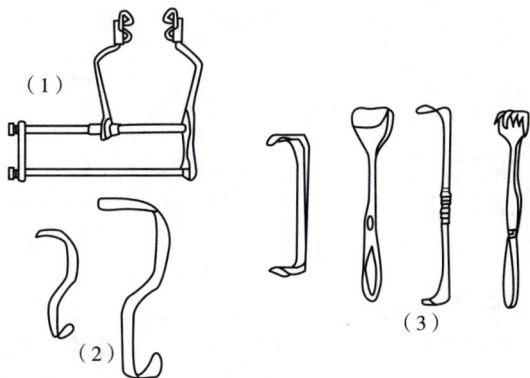

图 6 - 15　拉钩

图 6 - 16　执拉钩法

（6）缝针　用于缝合组织，分圆针和三角针，有直、弯两种及不同大小型号。圆针用于缝合脏器、血管、神经、肌肉等软组织。三角针前半部为三棱形，较锋利，用于缝合皮肤、软骨、韧带等坚韧组织，损伤性较大。目前更常用的是针线融为一体的无损伤针线（图6-17）。

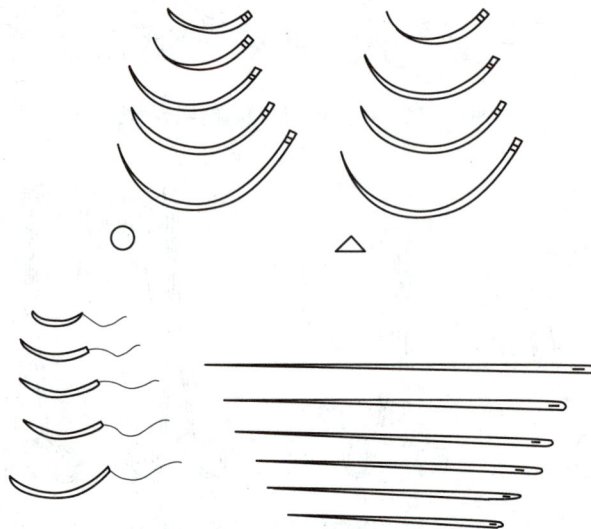

图6-17　缝针

（7）吸引器头　用于吸出手术野中的渗血、积液及空腔器官切开时漏出的内容物等，便于显露手术野及减少污染，使用时需连接在吸引器导管上（图6-18）。

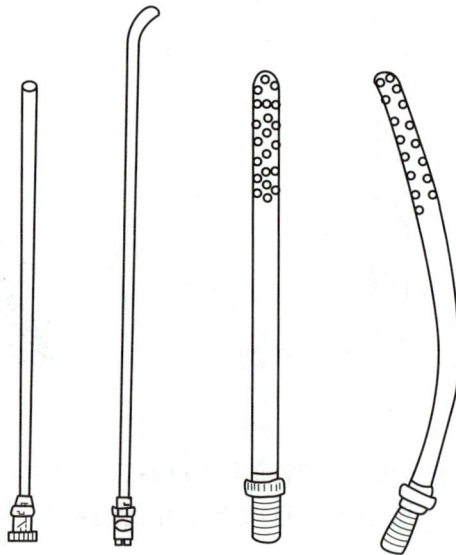

图6-18　吸引器头

（8）探查及扩张类器械　包括各种探针、探条等，用于探查及扩大腔隙。

（9）刮匙　有直、弯两型，用于刮除感染肉芽组织及死骨。

2. 其他专科特殊器械　如骨科手术器械、脑科手术器械、显微外科手术器械等。

（四）手术缝合线

用于缝合组织和结扎血管，分可吸收性缝线和不可吸收性缝线。

1. 可吸收性缝线　分为天然可吸收性缝线与合成可吸收性缝线两种，主要用于缝合胃肠、胆道、膀胱、子宫和腹膜等组织。前者又称羊肠线，是由羊肠道的黏膜下层或牛肠道的浆膜层加工制成。合成吸收缝线没有天然缝线的抗原性，组织反应性小，抗张力度大，可以制成 10 ~0 的极细缝线，适用于眼科、神经和血管等组织的缝合。

2. 不可吸收性缝线　大致可分为三类。

（1）丝线　目前临床使用最多的仍是丝线，因其组织反应较小，质软不滑，拉力较强，便于打结，价廉且容易获得；但其不能被吸收而形成永久性异物，故应尽量选用细丝线。其粗细分号依次为 10、7、4、1、0 0000 号，0 越多，线越细。

（2）尼龙线　尼龙缝线是一种化学合成的聚酰胺聚合物，Ethilon 尼龙缝线是经挤压形成无表面张力的单股纤维缝线，抗张强度大，组织反应特别轻微，在体内以每年 15% ~20% 的速度水解，常用于眼科和显微外科手术。

（3）外科不锈钢缝线　分单纤维和捻搓型多股纤维两类，具有无毒、易弯、纤细、抗张强度大、组织反应小、打结便利的特点。

（五）手术常用引流物

引流的目的是将创口内、体腔内或器官内不同病变腔隙中的分泌物、渗出物、血液、脓液等通过引流物及时引出体外，以达到治疗或减压要求。

1. 橡皮引流片　用于皮下层或浅表伤口的引流，一般术后 1 ~2 天拔除，可用橡胶手套制成条状。

2. 烟卷式引流条　用于腹腔局部渗血、渗液等引流。用废橡胶手套片卷入纱布而制成，形似香烟，使用时需将插入端管壁四周剪数个孔，以便引流，一般于术后 3 天左右拔除。

3. 空心引流管　以乳胶管或硅胶管制成。常用于胸、腹腔，以及深部组织的引流。T 形管用于胆总管的引流，蕈状引流管用于膀胱或胆囊手术引流。

4. 套管式引流管　由粗细不同的 2 ~3 根乳胶管或硅胶管相套制成，主要用于腹腔或盆腔的负压吸引引流。外管下端有数个孔，内管用于负压吸引、输入冲洗液或药液。

5. 纱布引流条　包括干纱条、凡士林纱条、盐水纱条、抗生素纱条等，用于深部脓肿的压迫止血、浅部创口引流或植皮术。

（六）手术后物品和器械的处理

手术后器械用洗涤剂溶液浸泡擦洗，去除器械上的血渍、油垢，再用流水冲净。对有关节、齿槽和缝隙的器械和物品，应尽量张开或拆卸后进行彻底洗刷。洗净的器械烘干后涂上液状石蜡保护，特别是轴节部位，然后分类存放于器械柜内。锐利手术器械、不耐热手术用品或各类导管可采用化学灭菌法，如采用 2% 戊二醛浸泡 1 ~2 小时，用灭菌水冲净后方能使用。

感染手术如铜绿假单胞菌、乙型肝炎抗原阳性，特异性感染如破伤风和气性坏疽，以及恶性肿瘤等术后的器械，应用消毒液浸泡 1 小时或煮沸半小时至 1 小时后用清水冲净，然后清洁包布包好送高压蒸汽灭菌，然后按普通器械处理。布类物品应注明"特殊感染"字样，送供应室灭菌；敷料应集中焚烧处理。

三、手术人员准备

为避免手术病人伤口感染，手术人员的无菌准备是确保手术成功的必要条件之一。手术进行前，手术人员应进行外科手消毒，穿无菌手术衣，戴无菌手套，防止细菌污染手术切口。

（一）一般准备

手术人员应保持身体清洁，进入手术室时，先要换穿手术衣裤和手术室专用鞋，自身衣服不得外露。戴好口罩、手术帽，头发、口鼻不外露。剪短指甲，并去除甲缘下的积垢。手臂皮肤有破损或化脓性感染时，不能参加手术。

（二）外科手消毒

位居皮肤的细菌可分为暂驻菌和常驻菌 2 类。暂驻菌分布于皮肤表面，易被清除；常驻菌则深居毛囊、汗腺及皮脂腺等处，不易清除，并且可在手术过程中逐渐移至皮肤表面。故手臂清洗消毒后还要穿无菌手术衣、戴无菌手套，以防止细菌进入手术切口。

手臂的消毒包括清洁和消毒 2 个步骤。先用肥皂液或洗手液，按"七步洗手法"彻底清洁双手、前臂和上臂下 1/3，去除表面各种污渍，然后用消毒剂进行皮肤消毒。外科手消毒是指手术人员通过机械刷洗和化学消毒方法清除并杀灭双手和前臂的暂驻菌和部分常驻菌，达到消毒皮肤的目的。目前常用的消毒剂有乙醇、异丙醇、氯己定、碘伏等。消毒方法有刷洗法、冲洗法和免冲洗法。具体使用方法应遵循产品的使用说明。

1. 刷洗法　目前不建议常规使用。操作方法：①用肥皂或洗手液清洗双手及手臂，流动水冲净；②用无菌刷接取适量洗手液或外科手消毒液，自手指开始向上刷至肘关节 $10cm^2$，顺序为从指尖至手腕、从手腕至肘部、从肘部至肘上部依次刷洗，左、右手臂交替进行，时间约 3 分钟（根据洗手液说明）。刷手时要注意甲缘、甲沟、指蹼等处的刷洗；③用流动水自指尖至肘部冲洗。用无菌巾从手至肘上依次擦干，不能超过刷手范围区域，不能回擦；④保持双手拱手姿势，自然干燥。此后双手不得下垂，不能接触未经消毒的物品。

2. 冲洗法　取适量的手消毒剂揉搓双手的每个部位、前臂和上臂下 1/3，并认真揉搓 2～6 分钟，用流动水冲净双手、前臂和上臂下 1/3，无菌巾彻底擦干。手消毒剂的取液量、揉搓时间及使用方法应遵循产品使用说明书。

3. 免冲洗法　取适量的手消毒剂涂抹至双手的每个部位、前臂和上臂下 1/3，并认真揉搓直至消毒剂干燥。手消毒剂的取液量、揉搓时间及使用方法应遵循产品使用说明。若无菌性手术完毕，手套未破，需进行另一台手术时，可不重新刷手，仅需取适量消毒剂涂抹双手和前臂，揉搓至干燥后再穿无菌手术衣、戴手套。若前一台为污染手术，接连施行下一台手术前应重新洗手。

（三）穿无菌手术衣

1. 传统对开式手术衣穿法　①取手术衣，在较宽敞的地方双手持衣领打开手术衣。双手提住衣领两角，衣袖向前位将衣展开，衣内面朝向自己；②向上轻抛手术衣，顺势将双手插入袖中，两臂平行前伸，不可高举过肩；③巡回护士在穿衣者背后抓住衣领内面，协助拉袖口，并系住衣领后带；④穿衣者双手交叉，身体略向前倾，用手指夹住腰带递向后方，由巡回护士接住并系好；⑤穿好无菌手术衣后，双手应保持在腰以上、胸前及视线范围内（图 6 - 19）。

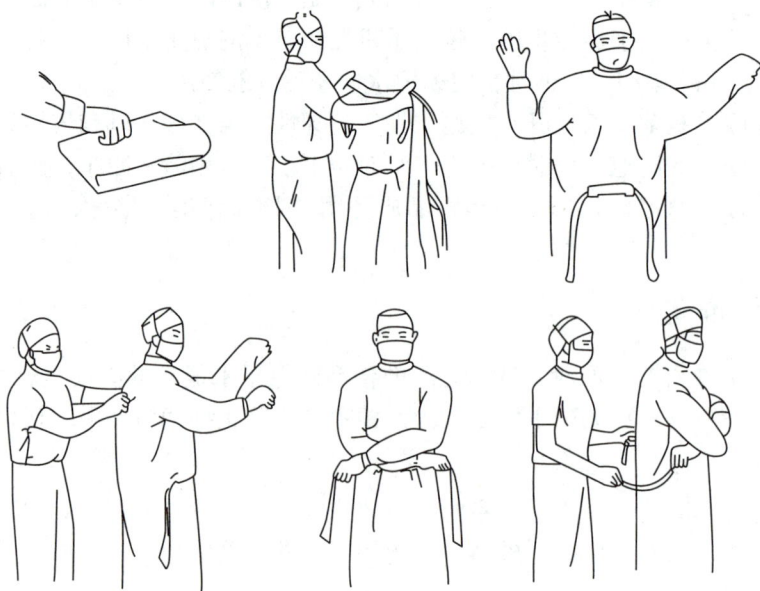

图 6 - 19　穿无菌手术衣

2. 全遮盖式手术衣穿法　①取手术衣，在较宽敞的地方双手持衣领打开手术衣。双手提住衣领两角，衣袖向前将衣展开，衣内面朝向自己；②向上轻抛手术衣，顺势将双手插入袖中，两臂平行前伸；③巡回护士在穿衣者背后抓住衣领内面，协助拉袖口，并系住衣服后带；④穿衣者戴好无菌手套；⑤解开腰间系带，将腰带递给已戴好手套的手术人员或由巡回护士用无菌持物钳夹持腰带绕穿衣者一周后交穿衣者自行系于腰间（图6-20）。穿好手术衣后，双手保持在腰以上、胸前及视线范围内，并注意双手不能触摸衣服外面或其他物品。

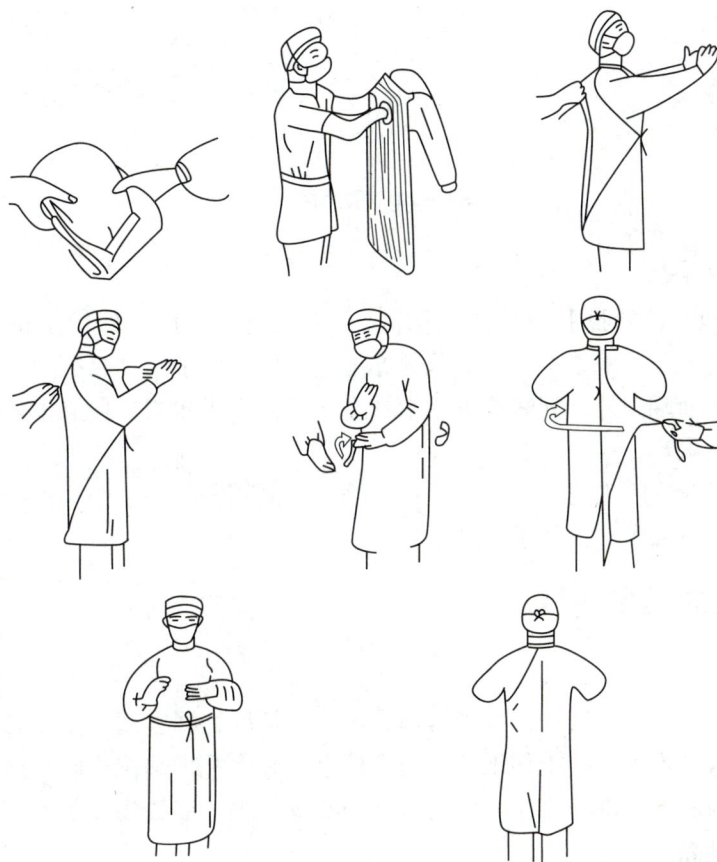

图 6-20　穿遮背式手术衣

（四）戴无菌手套

1. 闭合式　①双手伸入袖管后，不要伸出袖口，在袖筒内将无菌手套包装打开平放于无菌台面上；②左手隔着衣袖将左手手套的大拇指与袖筒内的左手大拇指对正，右手将手套边反翻向左手背，左手五指张开伸进手套。同法戴右手套。

2. 开放式　①掀开手套袋，捏住手套口向外翻折部分（即手套内面）取出手套，分清左、右侧；②左手捏住并显露右侧手套口，将右手插入手套内，戴好手套，注意未戴手套的手不可接触手套外面（无菌面）；③用已戴好手套的右手指插入左手手套口翻折部的内面（即手套的外面），帮助左手插入手套并戴好；④分别将左、右手套的翻折部翻回，并盖住手术衣的袖口，注意已戴手套的手只能接触手套的外面（无菌面）（图6-21）。

3. 协助他人戴手套　被戴者的手自然下垂，由器械护士用双手撑开一手套，拇指对准被戴者，协助其将手伸入手套并包裹于袖口上。

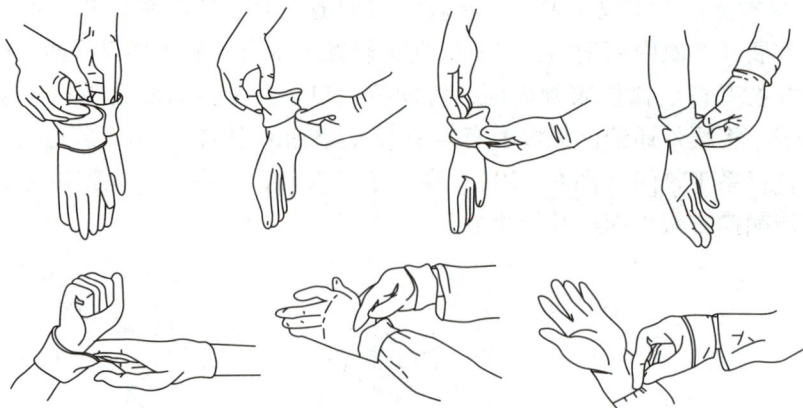

图 6-21　戴无菌手套

（五）脱手术衣及手套

1. 脱手术衣　①他人帮助脱手术衣法：手术人员双手抱肘，由巡回护士将手术衣肩部向肘部翻转，再向手的方向拉扯脱下手术衣，手套的腕部亦随之翻转于手上；②自行脱手术衣法：左手抓住手术衣右肩并拉下，使衣袖翻向外，同法拉下手术衣左肩，脱下手术衣，使衣里外翻，保护手臂及洗手衣裤不被手术衣外面污染。

2. 脱手套　用戴手套的手抓取另一手的手套外面，翻转脱下；用已脱手套的拇指伸入另一手套的里面，翻转脱下。注意保护清洁的手不被手套外面污染。

四、手术病人的准备 <svg>e</svg>微课

（一）一般准备

护士在术前应对手术病人进行访视，了解病人的一般情况，回答病人及家属有关手术的问题。病人应在手术前提前送入手术室，护士仔细核对病人信息，确保手术部位正确，携带药品和各项物品无误，做好麻醉和手术前的各项准备工作。同时，加强心理护理，减轻病人焦虑与恐惧。

（二）手术体位准备

巡回护士根据病人的手术部位，调整手术床或利用体位垫、体位架、固定带等物品安置合适的手术体位。其要求是：①最大限度保证病人的舒适与安全；②充分暴露手术野，避免不必要的裸露；③不影响呼吸、循环功能，不影响麻醉医师观察和监测；④妥善固定，避免血管及神经受压、肌肉扭伤、压疮等并发症。常用的手术体位有以下几种（图 6-22）。

1. 仰卧位

（1）水平仰卧位　适用于胸部、腹部、下肢等手术。方法：病人仰卧于手术台上，头部垫软枕；双上肢自然放于身体两侧，中单固定双臂；膝下放一软枕，膝部上方或下方 5cm 用宽约束带固定；足跟用软垫保护。

（2）垂头仰卧位　适用于颈部手术。方法：双肩下垫一肩垫，抬高肩部 20°，头后仰；颈下垫一圆枕以防颈部悬空；头两侧用沙袋固定；将手术床背板抬高 10°~20°，以利头颈部静脉血回流，余同"水平仰卧位"。

（3）上肢外展仰卧位　适用于上肢、乳房手术。方法：患侧上肢外展置于托手器械台上，外展不超过 90°，余同"水平仰卧位"。

2. 侧卧位

（1）一般侧卧位　适用于肺、食管、侧胸壁、侧腰部（肾及输尿管中上段）等手术。方法：病人健侧卧 90°，双臂向前伸展于托手架上，束臂带固定双上肢；头、侧胸部垫软垫；胸背部两侧各垫

一个长沙袋，置于中单下固定；上腿屈曲90°，下腿伸直，两腿间垫以软枕；约束带固定髋部。肾及输尿管中上段手术时，患侧肾区应对准手术台腰桥，使腰部平直舒展，大腿上1/3用约束带固定，铺无菌巾后，升高腰桥。

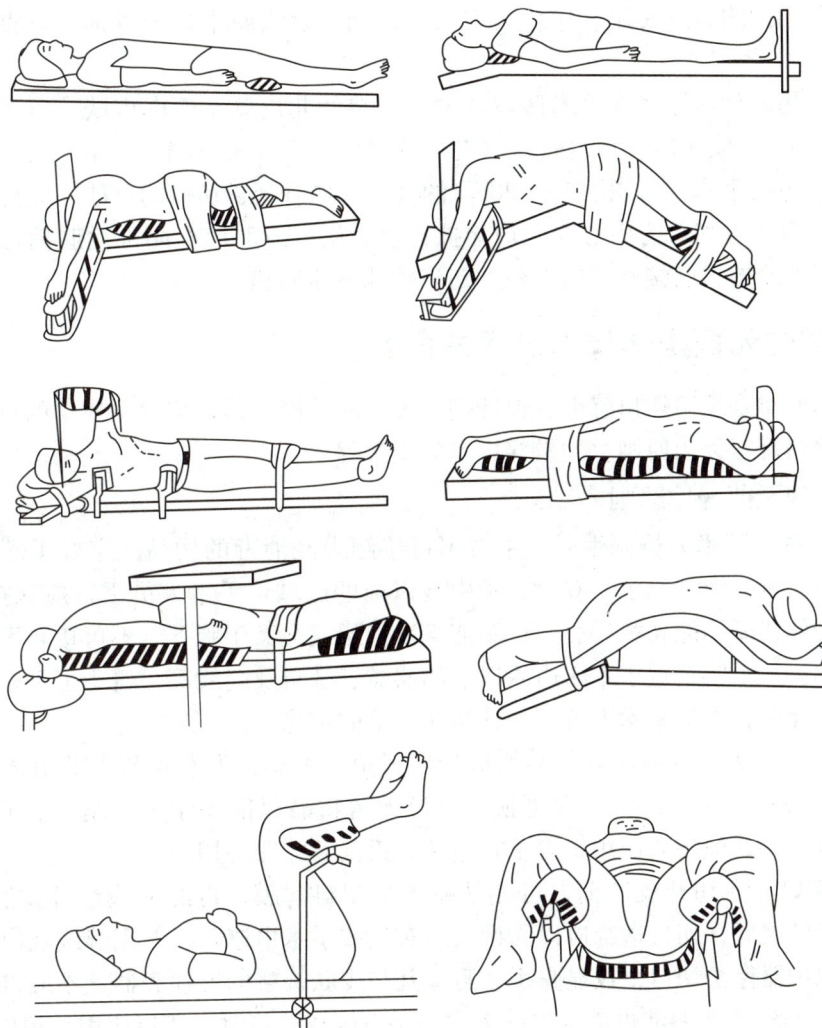

图6-22 常用手术体位

（2）脑科侧卧位 适用于颞部、颅后窝、枕大孔区等手术。方法：病人侧卧90°，头下垫头圈或置于头架上，下耳郭置于圈中防止受压，上耳孔塞棉花球以防进水；侧胸部垫软垫，束臂带固定双上肢于支架上；于背部、髋部、耻骨联合部各上一挡板或用宽约束带固定肩部、髋部以固定身体；下腿屈曲上腿伸直，以放松腹部，两腿间垫软枕，约束带固定髋部。

3. 俯卧位 适用于颅后窝、颈椎后路、脊柱后入路、背部、骶尾部等手术。方法：病人俯卧于手术台，头放于头托或支撑于头架上（颅后窝、颈椎后路手术）；双肘稍屈曲，置于头旁；胸部、髋部各垫一软枕，使腹肌放松；膝部用约束带固定；足背下垫小枕，防止足背过伸。

4. 膀胱截石位 适用于阴道、肛门、尿道、会阴部等手术。方法：病人仰卧，臀部齐手术床沿，臀下垫一中方枕；两腿屈髋、双膝置于腿架上，两腿间角度为60°~90°，双腿高度以病人腘窝的自然屈曲下垂为准；腘窝部垫一软枕，并用约束带固定；膝关节摆正，不压迫腓骨小头，以免损伤腓总神经。

5. 半坐卧位 适用于鼻咽部手术。方法：将手术床头端摇高75°，床尾摇低45°，使病人屈膝半坐在手术床上；整个手术床后仰15°，双臂用中单固定于体侧。

（三）手术区皮肤消毒

病人体位摆好后，需对手术区域皮肤进行消毒，以杀灭手术切口及其周围皮肤上的病原微生物。消毒前先检查手术区域皮肤的清洁程度、有无破损及感染。

1. 消毒剂   目前国内普遍使用碘伏作为皮肤消毒剂。碘伏属中效消毒剂，可直接用于皮肤、黏膜和切口消毒。

2. 消毒方法   用碘伏涂擦病人手术区域 2 遍。对婴幼儿皮肤、面部皮肤、口鼻腔黏膜、会阴部手术消毒一般采用 0.5% 安尔碘。植皮时，供皮区用 75% 乙醇消毒 3 遍。

3. 消毒范围   包括手术切口周围 15~20cm 的区域，如有延长切口的可能，应扩大消毒范围。

4. 消毒原则   以手术切口为中心向四周涂擦；感染伤口或肛门会阴部皮肤消毒，应从外周向感染伤口或会阴肛门处涂擦；已接触污染部位的药液纱球不能回擦。

五、手术室的无菌操作技术及手术配合

手术中的无菌操作是预防切口感染、保证病人安全的关键，是影响手术成功的重要因素。所有参加手术的人员需严格遵守无菌原则，并贯穿手术的全过程。

（一）手术中的无菌操作原则

1. 明确无菌范围   手术人员刷手后，手臂不可接触未经消毒的物品。穿好手术衣后，手术衣的无菌范围为肩以下、腰以上、双手、双臂、腋中线以前的区域。手术人员手臂应保持在腰水平以上，肘部内收，靠近身体，既不能高举过肩，也不能下垂过腰或交叉于腋下。不可接触手术床边缘及无菌桌桌缘以下的布单。凡下坠超过手术床边缘以下的器械、敷料及缝线等一概不可再取回使用。无菌桌仅桌缘平面以上属无菌，参加手术人员不得扶持无菌桌的边缘。

2. 保持物品无菌   无菌区内所有物品均应严格灭菌。手套、手术衣及手术用物（如无菌巾、布单）如疑有污染、破损、潮湿，应立即更换。一份无菌物品只能用于一个病人，打开到手术台后，即使未用，也不能留给其他病人使用，需重新包装、灭菌后才能使用。

3. 保护皮肤切口   在切开皮肤前，可先粘贴无菌塑料薄膜，再经薄膜切开皮肤，以保护切口。切开皮肤及皮下脂肪层后，切口边缘应以无菌大纱布垫或手术巾遮盖，并用缝线及巾钳固定，或进入体腔后使用切口保护器保护切口，仅显露手术野。凡与皮肤接触的刀片和器械不应再用，若需延长切口或缝合前，需用 75% 乙醇溶液再消毒皮肤 1 次。手术因故暂停时，切口应用无菌巾覆盖。

4. 正确传递物品和调换位置   手术时不可在手术人员背后或头顶方向传递器械及手术用品，应由器械护士从器械升降台侧正面方向递给。手术人员应面向无菌区，在规定区域内活动。同侧手术人员如需交换位置，一人应先退后一步，背对背转身到达另一位置，以防接触对方背部非无菌区。对侧手术人员如需交换位置，需经器械台侧交换。

5. 沾染手术的隔离技术   进行胃肠道、呼吸道或宫颈等沾染手术时，切开空腔脏器前，先用纱布垫保护周围组织，并随时吸除外流的内容物，被污染的器械和其他物品应放在污染器械盘内，避免与其他器械接触，污染的缝针及持针器应在等渗盐水中刷洗。完成全部沾染步骤后，手术人员应用灭菌用水冲洗或更换无菌手套，尽量减少污染机会。

6. 减少空气污染   手术进行时不应开窗通风或用风扇，室内空调机风口也不能吹向手术台，尽量减少人员走动，以免扬起尘埃，污染手术室内空气。手术过程中保持安静，不可高声说话嬉笑，尽量避免咳嗽、打喷嚏，不得已时须将头转离无菌区。请他人擦汗时，头应转向一侧。口罩若潮湿，应更换。每个手术间参观人数不超过 2 人，参观手术人员不可过于靠近手术人员或站得太高，也不可在室内频繁走动。

（二）手术配合

每台手术的人员配备包括手术医师、麻醉师、护士等，也称为手术小组。手术中护士一般分为器

械护士和巡回护士。

1. 器械护士职责　器械护士又称为洗手护士，主要职责是负责手术全过程中所需器械、物品和敷料的供给，配合手术医师完成手术。手术中其工作范围只限于无菌区内，站在手术者对侧器械桌旁。其工作内容如下。

（1）术前访视　术前一天访视病人，了解病情、手术方式、部位和病人的需求，根据手术种类和范围准备手术器械和敷料。估计手术中可能出现的问题及应对措施。

（2）术前准备　术前 15～20 分钟洗手、穿无菌手术衣和戴无菌手套，做好无菌桌（器械桌）的整理和准备工作。协助医师做手术区皮肤消毒和铺手术单。

（3）清点、核对用物　分别于术前和术中关闭体腔前后及缝合伤口前，与巡回护士共同准确清点各种器械、敷料、缝针等数目，核对后登记。术中增减的用物须反复核对清楚并及时记录。

（4）传递用物　手术过程中按常规及术中情况向手术医师传递器械、纱布、纱垫和缝针等手术用物，做到主动迅速、准确无误。传递时，均以器械柄端轻击手术者伸出的手掌，注意手术刀的刀锋朝上；弯钳、弯剪之类应将弯曲部向上；弯针应以持针器夹住中后 1/3 交界处；缝线用无菌巾保护好。传递针线时，应事先将线头拉出 1/3，防止线脱出。

（5）保持器械和用物整洁　保持手术野、器械托盘及器械桌的整洁、干燥和无菌物品的无菌状态。器械用毕后及时取回擦净，摆放整齐，做到"快递、快收"。吸引器头每次用完用生理盐水冲洗，以防堵塞。用于污染部位如肠道的器械要分开放置，以防污染扩散。暂时不用的器械应放置在器械台一角，如估计手术时间超过 4 小时，应将备用器械用无菌巾遮盖，以防暴露在空气中时间过长，造成污染。

（6）留取标本　妥善保存手术中采集的各种标本，术后及时送检。

（7）包扎和固定　术毕协助医师处理、包扎伤口，固定好各种引流物。

（8）整理用物　术后处理手术器械、用物并协助整理手术间。

2. 巡回护士职责　主要任务是在台下负责手术全过程中物品、器械、布类和敷料的准备和供给，完成输液、输血及手术台上特殊物品、药品的供给，与相关科室联系等。对病人实施整体护理。

（1）术前物品准备　检查手术间内各种药物、物品是否备齐，电源、吸引装置和供氧系统等固定设备是否安全有效，仪器工作是否正常。调节好适宜的室温及光线，准备无菌桌，创造最佳的手术环境及条件。

（2）接收病人　按手术通知单仔细核对病人床号、姓名、性别、年龄、住院号、手术名称、手术部位、术前用药、手术同意书和手术间，为病人戴上清洁帽子。接收随病人带至手术室的病历、X线片和药品等。检查病人术前准备情况，核对病人血型、交叉试验结果，做好输血准备，为病人开通静脉并输液。

（3）安置体位　根据麻醉要求安置病人体位并注意看护，必要时用约束带固定，以防坠床。麻醉后，再按照手术要求摆放合适体位，妥善固定，确保病人舒适安全。

（4）协助手术准备　帮助手术人员穿手术衣，安排各类人员就位。暴露病人手术区、协助手术者消毒。调整好照明光源，接好电刀、电凝及吸引器等。

（5）清点核对　分别于术前和术中关闭体腔前后及缝合伤口前，与洗手护士共同清点、核对后登记，术中及时清点并登记添加物品的数量。严格执行核对制度，避免异物遗留于体内。

（6）手术中的配合　手术过程中应注意手术进展情况，随时调整灯光，供应术中所需物品。密切观察病人病情变化，保证输血、输液通畅，如术中病人突发意外情况应积极配合抢救。术中用药、输血应 2 人核对，用有可能导致过敏的药物前应核对病历，紧急情况下执行口头医嘱时要复述一遍。用过的各种药物安瓿、储血袋，应保留在指定位置，待手术后处理。

（7）保持手术间整洁安静　根据手术需要及时补充不足的物品。严格执行手术室管理制度，监督各类手术人员的无菌操作，若有违反，及时予以纠正。

（8）手术毕安置病人和整理手术间　手术完毕，协助手术者包扎伤口和妥善固定各种引流管道，并注意病人的保暖。向护送人员清点病人携带的物品，如与麻醉师一同送病人回病房或麻醉恢复室，应注意与值班护士交接。整理手术间，物归原处，进行日常的清扫和空气消毒等。

（三）无菌器械桌的准备

无菌器械桌用于术中放置器械，应根据手术的性质、范围进行大小选择。由巡回护士和器械护士共同准备。

1. 巡回护士　将手术包、敷料包放于桌上，用手打开第一层包布（双层），注意只能接触包布的外面，由里向外展开，手臂不可跨越无菌区。用无菌持物钳打开第二层包布，先对侧后近侧。

2. 器械护士　穿好无菌手术衣和戴好无菌手套后，用手打开第三层包布。铺在台面上的无菌巾共6层，无菌单应下垂至少30cm。将器械按使用先后分类，并有序地摆于器械桌上。放置在无菌桌内的物品不能伸至桌缘外。若无菌桌单被水或血浸湿，则失去无菌隔离作用，应加盖干的无菌巾或更换。若为备用无菌桌（连台手术），应用双层无菌巾盖好，有效期4小时。

（四）手术区铺单法

铺盖无菌布单的目的是显露手术切口所必需的皮肤区，遮盖住其他部位，以避免和尽量减少手术中的污染。也可在手术区的皮肤上粘贴无菌塑料薄膜，切开后薄膜仍黏附在伤口边缘，可防止皮肤常存细菌在术中进入伤口。铺盖手术单的原则：手术医师外科洗手后铺第一层切口单，然后需重新消毒手臂，穿手术衣、戴手套后再铺盖其他无菌单；洗手护士传递手术单时应手持两端，医生接时应手持中间。无菌手术单不能接触工作人员腰以下的无菌衣或其他部位，一经污染必须立即更换；铺大孔单展开时，应把手卷在手术单内，以免手被污染；无菌手术单铺盖后则不宜移动，如果必须移动，只能由手术区向外移，而不能向内移；严格遵循铺单顺序和方法，通常第一层手术单是按照从相对清洁到清洁、由远至近的方向铺盖；无菌手术单一般距离切口中心2~3cm，悬垂于手术台边缘下至少30cm；一般要求术区周围应有4~6层无菌单，外周至少2层；接触皮肤的第一层无菌单可以用巾钳或皮肤保护膜固定，最后一层无菌单应用组织钳固定，以免无菌单移动后造成污染；术中手术单如被水或血浸湿，应加盖另一无菌单，以隔离无菌区。以腹部手术为例。

1. 铺无菌巾　又称切口巾，即用4块无菌巾遮盖切口周围。①器械护士持无菌巾折边的1/3，第1、2、3块无菌巾的折边朝向第一助手，第4块的折边朝向器械护士自己，按顺序传递给第一助手；②第一助手接过折边的无菌巾，分别铺于切口下方、上方及对侧，最后铺自身侧。每块巾的内侧缘距切口线3cm以内。已铺好的无菌巾不可随意移动，如需移动只能向切口外移；③手术巾的4个交角处分别用布巾钳夹住。铺巾完成后，第一助手应再次消毒手臂并穿无菌手术衣，戴无菌手套后再铺其他层的无菌单。

2. 铺手术中单　将2块无菌中单分别铺于切口的上、下方。铺巾者需注意避免自己的手触及未消毒物品。

3. 铺手术洞单　将有孔洞的剖腹大单正对切口，短端向头部、长端向下肢，先向上方再向下方，分别展开。展开时手卷在剖腹单里面，以免污染。要求短端盖住麻醉架，长端盖住器械托盘，两侧和足端应垂下超过手术台边缘30cm。已铺下的无菌单只能由手术区向外移动，不可向内移动。

第四节　手术后病人的护理

手术损伤可导致病人防御能力下降，术后伤口疼痛、禁食及应激反应等均可加重病人的生理、心理负担，不仅可能影响创伤愈合和康复过程，而且可能导致多种并发症的发生。手术后病人的护理重点是防治并发症，减少痛苦与不适，尽快恢复生理功能，促进康复。

【护理评估】

（一）健康史

了解手术和麻醉情况，手术进程及术中出血、输血、补液、用药情况，判断手术创伤大小及对机体的影响。

（二）身体状况

1. 生命体征 评估病人的体温、脉搏、呼吸、血压，同时观察意识状态。

2. 切口情况 了解切口部位及敷料包扎情况，观察切口有无渗血、渗液、感染等，评估切口愈合情况。

3. 引流情况 了解引流管种类、数量、位置及作用，引流是否通畅，引流液的颜色、性状和量等。

4. 出入量 评估术后病人尿量、各种引流的丢失量、失血量及术后补液量和种类等。

5. 营养状态 评估术后病人每日摄入营养素的种类、量和途径，了解术后体重变化。

6. 术后不适 了解有无伤口疼痛、恶心、呕吐、腹胀、呃逆、尿潴留等术后不适及不适的程度。

7. 术后并发症 评估有无术后出血、感染、伤口裂开、深静脉血栓形成等并发症及危险因素。

8. 肢体功能 了解术后肢体感知觉恢复情况及四肢活动度。

（三）辅助检查

了解术后血常规、生化检查结果，尤其注意血清电解质水平的变化。

（四）心理和社会支持状况

手术后病人虽然不再担心手术，但切口疼痛等不适对病人的折磨，以及对术后并发症的担忧，也容易引起紧张、焦虑。评估术后病人及家属对手术的认识和看法，了解病人术后的心理感受，进一步评估有无引起术后心理变化的原因：①担心不良的病理检查结果、预后差或危及生命；②手术致正常生理结构和功能改变，担忧手术对今后生活、工作及社交带来不利影响，如截肢、结肠造口等；③术后出现伤口疼痛等各种不适；④身体恢复缓慢，出现并发症；⑤担忧住院费用昂贵，经济能力难以维持后续治疗。

【常见护理诊断/问题】

1. 疼痛 与手术创伤、特殊体位等因素有关。

2. 低效性呼吸型态 与术后卧床、活动量少、伤口疼痛、呼吸运动受限等有关。

3. 舒适的改变 与术后疼痛、恶心、呕吐、腹胀、尿潴留等有关。

4. 有体液不足的危险 与手术创伤、术后禁食和摄入不足有关。

5. 营养失调：低于机体需要量 与术后禁食、创伤后机体代谢率增高有关。

6. 潜在并发症 术后出血、切口感染、切口裂开、肺部感染、泌尿系统感染或深静脉血栓形成等。

【护理目标】

1. 病人疼痛减轻或消失。
2. 病人术后呼吸功能改善，血氧饱和度维持在正常范围。
3. 病人术后不适程度减轻。
4. 病人体液平衡得以维持，循环系统功能稳定。
5. 病人术后营养状况得以维持或改善。
6. 病人术后并发症得以预防或及时发现和治疗。

【护理措施】

（一）一般护理

1. 安置病人　与麻醉师和手术室护士做好床旁交接。搬动病人时动作轻稳，注意保护头部及各引流管和输液管道。正确连接各引流装置，检查静脉输液是否通畅。注意保暖，遵医嘱给予吸氧。

2. 体位　根据麻醉类型及手术方式安置病人体位。全麻未清醒者，取平卧位，头偏向一侧，使口腔分泌物或呕吐物易于流出，避免误吸；蛛网膜下隙阻滞麻醉者，应平卧或头低卧 6～8 小时，防止脑脊液外渗而致头痛；硬脊膜外阻滞麻醉者，平卧 6 小时。局部麻醉及全身麻醉清醒者，可根据手术部位及病人状况调整体位：①颅脑手术者，如无休克或昏迷，可 15°～30° 头高脚低斜坡卧位，促进静脉回流，减轻脑水肿；②颈、胸部手术者，取高半坐卧位，以利于呼吸和引流；③腹部手术者，取低半坐卧位或斜坡卧位，以减轻腹壁张力，减轻切口疼痛，且便于引流，使腹腔渗血渗液流入盆腔，避免形成膈下脓肿；④脊柱或臀部手术者，取俯卧或仰卧位；⑤休克病人，取中凹卧位或平卧位；⑥肥胖病人取侧卧位，以利于呼吸和静脉回流。

3. 病情观察

（1）生命体征及意识　中、小型手术病人，手术当日每小时测量 1 次脉搏、呼吸、血压，监测 6～8 小时至生命体征平稳。对大手术、全麻及危重病人，须密切观察，每 15～30 分钟测量 1 次脉搏、呼吸、血压及瞳孔、神志，直至病情稳定，随后可改为每小时测量 1 次或遵医嘱定时测量，并做好记录。

（2）中心静脉压　如果手术中有大量血液、体液丢失，在术后早期应监测中心静脉压。

（3）出入量　对于中等及较大手术，术后继续详细记录 24 小时出入量；对于病情复杂的危重病人，留置尿管，观察并记录每小时尿量。

（4）其他　特殊监测项目需根据原发病及手术情况而定。呼吸功能或心脏功能不全者可采用 Swan - Ganz 导管以监测肺动脉压、肺动脉楔压及混合静脉血氧分压等；颅脑手术后病人监测颅内压及苏醒程度；血管疾病病人术后定时监测指（趾）端末梢循环状况等。

4. 静脉补液　由于手术野的不显性液体丢失、手术创伤及术后禁食等原因，术后病人多需静脉输液直至恢复进食。术后输液的量、成分和输注速度，取决于手术的大小、器官功能状态和疾病严重程度。必要时遵医嘱输注血浆、浓缩红细胞等，以维持有效循环血量。

5. 饮食护理

（1）非腹部手术　视手术大小、麻醉方法及病人的全身反应而定。体表或肢体的手术，全身反应较轻者，术后即可进食；手术范围较大，全身反应明显者，待反应消失后方可进食。局部麻醉者，若无任何不适，术后即可进食。椎管内麻醉者，若无恶心、呕吐，术后 3～6 小时可进食；全身麻醉者，待麻醉清醒，无恶心、呕吐后方可进食。一般先给予流质，以后逐步过渡到半流质或普食。

（2）腹部手术　尤其消化道手术后，一般需禁食 24～48 小时，待肠道蠕动恢复、肛门排气后开始进食少量流质，逐步递增至全量流质，至第 5～6 日进食半流质，第 7～9 日可过渡到软食，第 10～12 日开始普食。术后留置空肠营养管者，可在术后第 2 日自营养管输注肠内营养液。

6. 休息与活动　早期活动有利于增加肺活量、减少肺部并发症、改善血液循环、促进伤口愈合、预防深静脉血栓形成、促进肠蠕动恢复及减少尿潴留的发生。原则上应早期床上活动，争取在短期内下床活动。病人麻醉清醒后即可鼓励病人在床上做深呼吸、间歇翻身、四肢主动与被动活动等。大部分病人术后 24～48 小时后可试行下床活动，一般应先坐在床沿上，然后扶床或搀扶站立，稍作走动，然后离床活动，逐步扩大活动范围，增加活动时间或活动量。活动量以病人不感到疲劳为度，不可过度活动。活动时，固定好各导管，防跌倒，并予以协助。有特殊制动要求（如脊柱手术后）、休克、心力衰竭、严重感染、出血及极度衰弱的手术病人则不宜早期活动。

7. 切口护理　注意观察切口有无出血和渗液，切口及周围皮肤有无发红，观察切口愈合情况，及时发现切口感染、切口裂开等异常。如渗出较多，应增加观察次数，及时换药，保持切口敷料清洁干燥。注意观察术后切口包扎是否限制了胸、腹部呼吸运动或肢端血液循环。

（1）外科手术切口的分类 根据外科手术切口微生物污染情况，手术切口分为清洁切口、清洁 - 污染切口、污染切口、感染切口。

1）清洁切口（Ⅰ类切口） 手术未进入感染炎症区，未进入呼吸道、消化道、泌尿生殖道及口咽部位。

2）清洁 - 污染切口（Ⅱ类切口） 手术进入呼吸道、消化道、泌尿生殖道及口咽部位，但不伴有明显污染。

3）污染切口（Ⅲ类切口） 手术进入急性炎症但未化脓区域；开放性创伤手术；胃肠道、尿路、胆道内容物及体液有大量溢出污染；术中有明显污染（如开胸心脏按压）。

4）感染切口 有失活组织的陈旧创伤手术；已有临床感染或脏器穿孔的手术。

（2）切口愈合等级 分为三级，分别用"甲、乙、丙"表示。甲级愈合指愈合良好，无不良反应；乙级愈合指愈合处有炎症反应，如红肿、硬结、血肿、积液等，但未化脓；丙级愈合指切口化脓，需要做切开引流等处理。

按照上述分类、分级方法记录切口的愈合。如"Ⅰ/甲"（即清洁切口甲级愈合）或"Ⅱ/乙"等；当切口处理不当时，Ⅰ类切口亦可成为丙级愈合，相反，Ⅲ类切口处理恰当，也可能得到甲级愈合，记为"Ⅲ/甲"。

（3）缝线拆除时间 根据切口部位、局部血液供应情况和病人年龄、营养状况决定。一般头、面、颈部为术后 4~5 日拆除，下腹部、会阴部为术后 6~7 日拆除，胸部、上腹部、背部和臀部为术后 7~9 日拆除，四肢为术后 10~12 日（近关节处可适当延长）拆除，减张缝线为术后 14 日拆除。青少年病人拆线时间可以适当缩短，年老、营养不良者拆线时间适当延迟，切口较长者先间隔拆线，1~2 日后再将剩余缝线拆除。用可吸收缝线行美容缝合者可不拆线。

8. 引流管护理 引流的目的是排出渗出物，防止渗液积聚，观察体腔内出血，减轻腹胀，促进切口愈合。对于术后留置多根引流管的病人，应熟知各引流管的部位和作用，做好标记以便区分。

（1）妥善固定，以防滑入体腔或脱出。

（2）保持通畅，定时挤压，检查管道有无堵塞、折叠、受压或扭曲，保持引流通畅。

（3）观察并记录引流液的量、颜色及性状变化。

（4）每天更换引流袋，注意无菌操作，保持引流装置的无菌状态，避免污染。引流袋固定位置不得高于引流管出口，防止引流液逆流入体腔引起逆行感染。

（5）根据引流量和病情决定拔除时间。一般切口橡皮引流片在术后 1~2 日拔除，烟卷式引流条大多在术后 3~5 日拔除。胃肠减压管在肠功能恢复、肛门排气后拔除，其他引流管则视具体情况而定。

9. 其他 做好口腔、皮肤等基础护理，保持口腔、皮肤的清洁，预防感染。

（二）术后常见不适的护理

1. 疼痛

（1）原因 麻醉作用消失后，病人开始感觉切口疼痛，在术后 24 小时内最剧烈，2~3 日后逐渐减轻。此外，病人术后咳嗽、深呼吸、下床行走和关节功能锻炼时可引起术后活动性疼痛，剧烈疼痛可影响各器官的正常生理功能和病人休息。

（2）护理 ①观察病人疼痛的时间、部位、性质和规律；②鼓励病人表达疼痛的感受，解释切口疼痛的规律；③尽可能满足病人对舒适的需要，如协助变换体位、减少压迫等；④安置舒适体位，有利于减轻疼痛，指导病人在咳嗽、翻身时用手按扶切口部位，减少对切口的张力性刺激。⑤指导病人正确运用非药物镇痛方法，减轻机体对疼痛的敏感性，如分散注意力等；⑥大手术后 1~2 日内，可持续使用病人自控镇痛泵进行镇痛。病人自控镇痛（patient controlled analgesia，PCA）是指病人感觉疼痛时，通过按压计算机控制的微量泵按钮，向体内注射事先设定的药物剂量进行镇痛，给药途径以静脉、硬膜外最为常见，常用药物有吗啡、芬太尼、曲马朵或合用非甾体抗炎药等；⑦遵医嘱给予镇静、镇痛药，如地西泮、布桂嗪（强痛定）、哌替啶等。

2. 发热　是术后病人最常见的症状。由于手术创伤的反应，术后病人的体温可略升高 $0.1\sim1℃$，一般不超过 $38℃$，称之为外科手术热或吸收热，术后 $1\sim2$ 日逐渐恢复正常。

（1）原因　术后 24 小时内的体温过高（$>39℃$），常为代谢性或内分泌异常、低血压、肺不张或输血反应等。术后 $3\sim6$ 日的发热或体温降至正常后再度发热，应警惕继发感染的可能，如手术切口、肺部及尿路感染等。如果发热持续不退，要密切注意是否因更为严重的并发症所引起，如体腔内术后残余脓肿等。

（2）护理　①监测体温及伴随症状；②及时检查切口部位有无红、肿、热、痛或波动感；③遵医嘱应用退热药物或（和）物理降温；④结合病史进行胸部 X 线、超声、CT、切口分泌物涂片和培养、血培养、尿液检查等，寻找病因并针对性治疗。

3. 恶心、呕吐

（1）原因　①最常见的原因是麻醉反应，待麻醉作用消失后症状常可消失；②开腹手术对胃肠道的刺激或引起幽门痉挛；③药物影响，常见的如环丙沙星类抗生素、单独静脉使用复方氨基酸、脂肪乳剂等；④严重腹胀；⑤水、电解质及酸碱平衡失调等。

（2）护理　①呕吐时，头偏向一侧，及时清除呕吐物；②使用镇痛泵者，暂停使用；③行针灸治疗或遵医嘱给予止吐药物、镇静药物及解痉药物；④持续性呕吐者，应查明原因并处理。

4. 腹胀

（1）原因　术后早期腹胀是由于胃肠蠕动受抑制所致，随胃肠蠕动恢复即可自行缓解。若术后数日仍未排气且兼有腹胀，可能是腹膜炎或其他原因所致的肠麻痹。若腹胀伴有阵发性绞痛、肠鸣音亢进，可能是早期肠粘连或其他原因所引起的机械性肠梗阻，应做进一步检查。

（2）护理　①胃肠减压、肛管排气或高渗溶液低压灌肠等；②协助病人多翻身，下床活动；③遵医嘱使用促进肠蠕动的药物，如新斯的明肌内注射；④若是因腹腔内感染，或机械性肠梗阻导致的腹胀，非手术治疗不能改善者，做好再次手术的准备。

5. 呃逆

（1）原因　可能是神经中枢或膈肌直接受刺激所致，多为暂时性。

（2）护理　①术后早期发生者，压迫眶上缘，抽吸胃内积气、积液；②遵医嘱给予镇静或解痉药物；③上腹部手术后出现顽固性呃逆者，要警惕吻合口漏或十二指肠残端漏、膈下积液或感染的可能，行超声检查可明确病因。

6. 尿潴留　对术后 $6\sim8$ 小时尚未排尿或虽排尿但尿量较少者，应在耻骨上区叩诊检查，明确有无尿潴留。

（1）原因　①合并有前列腺增生的老年病人；②蛛网膜下隙麻醉后或全身麻醉后，排尿反射受抑制；③切口疼痛引起后尿道括约肌和膀胱反射性痉挛，尤其是骨盆及会阴部手术后；④手术对膀胱神经的刺激；⑤病人不习惯床上排尿；⑥镇静药物用量过大或低钾血症等。

（2）护理　①稳定病人情绪，采用诱导排尿法，如变换体位、下腹部热敷或听流水声等；②遵医嘱采用药物、针灸治疗；③上述措施无效时在无菌操作下导尿，一次导尿不超过 1000ml，尿潴留时间过长或导尿时尿量超过 500ml 者，留置导尿管 $1\sim2$ 日。

（三）术后并发症的护理

术后并发症可分为 2 类，一类是各种手术都可能发生的并发症，将在本节重点介绍，另一类是与手术方式相关的特殊并发症，将在相应章节予以介绍。

1. 术后出血　可发生于手术切口、空腔脏器及体腔内。病人出现心动过速、血压下降、尿量减少等休克或休克代偿期的表现，引流液量多且颜色鲜红。

（1）原因　术中止血不完善、创面渗血未完全控制、原先痉挛的小动脉断端舒张、结扎线脱落、凝血功能障碍等是术后出血的常见原因。

（2）护理　①严密观察病人生命体征、手术切口，若切口敷料被血液渗湿，怀疑为手术切口出血，应打开敷料检查切口以明确出血状况和原因；②注意观察引流液的性状、量和颜色变化。如胸腔手术后，若胸腔引流血性液体持续超100ml/h，提示有内出血；③未放置引流管者，可通过密切的临床观察，评估有无低血容量性休克的早期表现，如烦躁、心率增快（常先于血压下降）、尿量少、中心静脉压低于5cmH$_2$O（0.49kPa）等，特别是在输入足够的液体和血液后，休克征象仍未改善或加重，或好转后又恶化，都提示有术后出血；④腹部手术后腹腔内出血，早期临床表现不明显，只有通过密切的临床观察，必要时行腹腔穿刺，才能明确诊断；⑤少量出血时，一般经更换切口敷料、加压包扎或全身使用止血剂即可止血；出血量大时，应加快输液速度，遵医嘱输血或血浆，做好再次手术止血准备。

2. 切口感染　若术后3～4日，切口疼痛加重，切口局部有红、肿、热、痛或波动感等，伴有体温升高、脉率加快和白细胞计数升高，可怀疑为切口感染。

（1）原因　切口内留有无效腔、血肿、异物或局部组织供血不良，合并有贫血、糖尿病、营养不良或肥胖等。

（2）护理　①预防：术中严格遵守无菌原则、严密止血，防止残留无效腔、血肿或异物等；保持伤口清洁、敷料干燥；加强营养支持，增强病人抗感染能力；遵医嘱合理使用抗生素；术后密切观察手术切口情况。②处理：感染早期给予局部理疗，使用有效抗生素；化脓切口需拆除部分缝线，充分敞开切口，清理切口后，放置凡士林油纱条（布）引流脓液，定期更换敷料，争取二期愈合。

3. 切口裂开　多见于腹部及肢体邻近关节部位。常发生于术后1周左右或拆除皮肤缝线后24小时内。病人在突然用力或有切口的关节伸屈幅度较大时，自觉切口剧痛，随即有淡红色液体自切口流出，浸湿敷料。切口裂开可分为全层裂开和部分裂开。腹部切口全层裂开可有内脏脱出。

（1）原因　营养不良者组织愈合能力差、缝合不当、切口感染或腹内压突然增高，如剧烈咳嗽、喷嚏、呕吐或严重腹胀等。

（2）护理　①预防：对年老体弱、营养状况差、估计切口愈合不良者，术前加强营养支持；对估计发生此并发症可能性大者，在逐层缝合腹壁切口的基础上，加用全层腹壁减张缝线，术后用腹带适当加压包扎切口，减轻局部张力，延迟拆线时间；及时处理和消除慢性腹内压增高的因素；手术切口位于肢体关节部位者，拆线后避免大幅度动作。②处理：一旦发生大出血，立即平卧，稳定病人情绪，避免惊慌，告知病人勿咳嗽和进食进饮；凡肠管脱出者，切勿将其直接回纳至腹腔，以免引起腹腔感染，用无菌生理盐水纱布覆盖切口，用腹带轻轻包扎，应通知医师，立即送往手术室重新缝合。

4. 肺炎、肺不张　常发生在胸部、腹部大手术后，特别是高龄、有长期吸烟史、术前合并呼吸道感染者。

（1）原因　术后呼吸运动受限、呼吸道分泌物积聚及排出不畅是引起术后肺部感染的主要原因。

（2）护理　①保持病室适宜温度（18～22℃）、湿度（50%～60%），维持每日液体摄入量在2000～3000ml；②术后卧床期间鼓励病人做深呼吸，协助其翻身、叩背，促进气道内分泌物排出；③教会病人保护切口和有效咳嗽、咳痰的方法，即用双手按住季肋部或切口两侧以限制咳嗽时胸部或腹部活动幅度，保护手术切口并减轻因咳嗽震动引起的切口疼痛，在数次短暂的轻微咳嗽后，再深吸气用力咳痰，并作间断深呼吸；④协助病人取半卧位，病情许可尽早下床活动；⑤痰液黏稠者予以雾化吸入；⑥遵医嘱应用抗生素及祛痰药物。

5. 泌尿系统感染　感染常起自膀胱，若上行感染可引起肾盂肾炎。急性膀胱炎主要表现为尿频、尿急、尿痛，伴或不伴有排尿困难，一般无全身症状。急性肾盂肾炎多见于女性，表现为畏寒、发热、肾区疼痛等。

（1）原因　因长期留置导尿管或反复多次导尿、身体抵抗力差等所致。

(2) 护理 ①留置导尿管者，严格遵守无菌原则；②鼓励病人多饮水，保持尿量在1500ml/d以上；③观察尿液，留取尿标本并及时送检，根据尿培养及药物敏感试验结果选用有效抗生素控制感染。

6. 深静脉血栓 多见于下肢。起初病人常感腓肠肌疼痛和紧束，或腹股沟区出现疼痛和压痛，继而出现下肢凹陷性水肿，沿静脉走行有触痛，可扪及条索变硬的静脉。一旦血栓脱落可引起肺栓塞，导致死亡。

（1）原因 ①术后腹胀、长时间制动、卧床等引起下腔及髂静脉回流受阻（特别是老年及肥胖病人）、血流缓慢；②手术、外伤、反复穿刺置管或输注高渗性液体、刺激性药物等致血管壁和血管内膜损伤；③手术导致组织破坏、癌细胞的分解及体液的大量丢失致血液凝集性增加等。

（2）护理 ①预防：鼓励病人术后早期下床活动；卧床期间进行肢体的主动和被动运动；按摩下肢促进血液循环；术后穿弹力袜以促进下肢静脉回流；对于血液处于高凝状态者，可预防性口服小剂量阿司匹林或复方丹参片。②处理：严禁经患肢静脉输液及局部按摩，以防血栓脱落；抬高患肢、制动，局部50%硫酸镁湿敷，配合理疗和全身性抗生素治疗；遵医嘱静脉输注低分子右旋糖酐和复方丹参溶液，以降低血液黏滞度，改善微循环；血栓形成3日内，遵医嘱使用溶栓剂及抗凝剂治疗。

（四）心理护理

鼓励病人说出自身想法，明确其心理状态，给予适当的解释和安慰；满足其合理需求，提供有关术后康复、疾病方面的知识，告知其配合治疗与护理的要点，帮助病人缓解术后不适；鼓励病人加强生活自理能力，指导病人正确面对疾病及预后。

（五）健康教育

1. 休息与活动 保证充足的睡眠，活动量按照循序渐进的原则，由少到多、由轻到重。

2. 康复锻炼 告知病人康复锻炼的知识，指导术后康复锻炼的方法。

3. 饮食与营养 恢复期病人合理摄入均衡饮食，避免辛辣刺激食物。

4. 用药指导 需继续治疗者，遵医嘱按时、按量服药，定期复查肝、肾功能。

5. 切口处理 伤口拆线后用无菌纱布覆盖1~2日，以保护局部皮肤。开放性伤口遵医嘱定期到医院换药。

6. 就诊和复诊 告知病人恢复期可能出现的症状，有异常立即返院检查。一般手术后1~3个月门诊随访1次，以评估和了解康复过程及伤口愈合情况。

目标检测

答案解析

一、选择题

【A1/A2型题】

1. 为防止全麻时呕吐和术后腹胀。手术前禁食、禁水的时间是（ ）

A. 4小时禁食，2小时禁水　　B. 6小时禁食、4小时时禁水

C. 8小时禁食，6小时禁水　　D. 10小时禁食，4小时禁水

E. 8~12小时禁食，4~6小时禁水

2. 腹部手术切口裂开时，以下处理不正确的是（ ）

A. 安慰病人，稳定情绪

B. 切口部分裂开时，蝶形胶布固定，腹带包扎

C. 全层裂开时，无菌纱布覆盖切口，腹带包扎

D. 与医师联系，送往手术室

E. 凡肠管脱出时应立即还纳腹腔，腹带包扎

3. 女性病人，35岁，拟行腹腔镜下子宫肌瘤剔除术，术前皮肤清洁应特别注意（ ）

    A. 会阴部   B. 大腿部   C. 腹股沟

    D. 腹部   E. 脐部

4. 女性病人，42岁。患慢性胆囊炎，反复发作，住院后拟行胆囊切除术。近日感冒后心慌、胸闷，端坐呼吸，诊断心力衰竭。以下方案正确的是（ ）

    A. 放弃手术，药物治疗为主

    B. 本周内可手术，做好心肺监护

    C. 心力衰竭控制后1~2周后，再考虑施行手术

    D. 心力衰竭控制后3~4周后，再考虑施行手术

    E. 心力衰竭控制后6个月后，再考虑施行手术

【A3/A4型题】

(5~6题共用题干)

男性病人，72岁，因胃癌在全麻下行胃大部切除术。

5. 术后病人未清醒时应采取的体位是（ ）

    A. 去枕平卧位，头应偏向一侧

    B. 仰卧位

    C. 头高脚低位

    D. 侧卧位

    E. 半坐卧位

6. 术后第4天，腹部的缝合伤口出现红肿、疼痛、压痛，触之有波动感，监测体温38.5℃，应考虑为（ ）

    A. 吸收热   B. 切口感染   C. 腹腔感染

    D. 肺部感染   E. 膈下脓肿

二、思考题

男性病人，30岁，因"转移性右下腹痛5小时伴发热"入院。体格检查：体温38.5℃，脉搏102次/分，呼吸23次/分，血压130/83mmHg，右下腹压痛、反跳痛、肌紧张，肝肾区无叩痛，拟诊为急性阑尾炎穿孔并发局限性右下腹腹膜炎，拟在蛛网膜下隙阻滞麻醉下行急诊手术。

请思考：1. 急诊手术前护士应为病人做哪些护理准备工作？

        2. 病人术后回到病房，护士应该为病人安置何种体位？采取哪些护理措施？

（李　津）

书网融合……

重点小结   微课   习题

第七章 外科感染病人的护理

PPT

学习目标

素质目标： 树立以病人为中心的服务理念，具备严谨细致、善于观察和乐于探究的科学精神，提高沟通、应变及评判性思维能力。

知识目标： 掌握外科感染的特点、临床表现和处理原则以及破伤风的临床表现和处理原则；熟悉常见浅部软组织化脓性感染、手部急性化脓性感染、全身性感染的临床表现和处理原则；了解常见浅部软组织化脓性感染、手部急性化脓性感染、全身性感染、破伤风的病因和病理生理。

能力目标： 具备对常见外科感染病人进行护理评估的能力，提出护理问题，并能根据病人情况实施整体护理。

情境导入

情境： 男性病人，55岁，因"全身肌肉阵发性痉挛伴头痛、头晕2天"入院。病人5天前在工地工作时右脚被铁钉刺伤，自行用酒精消毒后纱布包扎处理。2天前出现乏力、头晕、头痛、咀嚼无力，背部、胸部肌肉僵硬，全身肌肉强直性收缩、阵发性痉挛，今晨出现呼吸急促，呼吸道分泌物多。既往身体健康，无药物过敏史，无外伤史。体格检查：T 38.2℃，P 90次/分，R 22次/分，BP 124/80mmHg，神志清楚，苦笑面容，颈项强直，腹肌紧张，无压痛和反跳痛。右足底可见一伤口，直径约0.5cm，伤口周围皮肤红肿，挤压时有少量脓液流出。辅助检查：血常规示WBC 13.5×10^9/L，中性粒细胞比值84%。

思考： 1. 该病人患有哪种疾病？发生的原因是什么？

2. 该病人目前最主要的护理诊断/问题是什么？应采取哪些护理措施？

3. 如何预防该疾病的发生？

第一节 概 述

感染（infection）是指病原体侵入机体引起的局部或全身炎症反应。外科感染（surgical infection）是指需要外科治疗的感染，包括组织损伤、手术、空腔脏器梗阻、器械检查、留置导管等并发的感染。外科感染具有以下特点：①感染多数与创伤或手术有关；②感染常为多种细菌引起的混合感染；③感染的局部症状和体征明显而突出，严重时可有全身表现；④易引起组织坏死、化脓，组织结构破坏，常需手术或换药处理。

【病因与分类】

（一）病因

外科感染发生的原因包括2个方面，即病原菌的致病因素和机体的易感因素。

1. 致病因素 外科感染的发生与病原菌的数量和毒力有关。所谓毒力是指病原菌形成毒素或胞外酶的能力及入侵、穿透和繁殖的能力。

（1）黏附因子 病原菌侵入人体后产生的黏附因子有利于其附着于组织细胞并入侵。有些病原菌有荚膜或微荚膜，能抵抗吞噬细胞吞噬或杀菌作用而在组织内生长繁殖，并导致组织细胞损伤。

（2）病菌毒素　多种病菌可释放胞外酶、外毒素、内毒素，统称病菌毒素。这些毒素可导致感染扩散、组织结构破坏、细胞功能损害和代谢障碍等，是引起临床症状和体征的重要因素。

（3）数量与增殖速率　侵入人体组织的病原菌数量越多，增殖速度越快，导致感染的概率越高。

2. 易感因素　正常情况下，人体天然免疫和获得性免疫共同参与抗感染的防御机制，当某些局部因素或全身因素导致这些防御机制受损时，就可能引起感染。

（1）局部因素　①皮肤或黏膜破损，如开放性创伤、烧伤、胃肠穿孔、手术、穿刺等使屏障破坏，病原菌易于入侵；②管腔阻塞，使内容物淤积，细菌大量繁殖而侵入组织，如阑尾腔阻塞、肠梗阻、胆道梗阻等；③留置于血管或体腔内的导管处理不当，如静脉导管、脑室引流管等，为病原菌入侵开放了通道；④异物或坏死组织的存在，可抑制吞噬细胞功能，如假体植入、内固定物、外伤性异物等；⑤局部组织血供障碍或水肿、积液，降低了组织防御和修复的能力，局部组织缺氧不仅抑制吞噬细胞的功能，还有助于致病菌的生长，如血栓闭塞性脉管炎、大隐静脉曲张、压疮等。

（2）全身因素　凡能引起全身抗感染能力下降的因素均可促使感染的发生：①严重损伤或休克；②糖尿病、尿毒症、肝硬化等慢性消耗性疾病；③长期使用肾上腺皮质激素、免疫抑制剂、抗肿瘤化学药物和放射治疗；④严重营养不良、贫血、低蛋白血症、白血病或白细胞过少等；⑤先天性或获得性免疫缺陷，如艾滋病；⑥高龄老人与婴幼儿抵抗力差，属于易感人群。

（二）分类

1. 按致病菌种类和感染性质分类

（1）非特异性感染　又称化脓性感染或一般感染，大多数外科感染属于此类，如疖、痈、丹毒、急性乳腺炎、急性阑尾炎、急性腹膜炎等。常见的致病菌如葡萄球菌、链球菌、大肠埃希菌、变形杆菌、铜绿假单胞菌、拟杆菌等。感染可由单一病原菌引起，也可由几种病原菌共同作用形成混合感染。病变通常先有急性炎症反应，如红、肿、热、痛和功能障碍，继而出现局部化脓。

（2）特异性感染　是由结核分枝杆菌、破伤风梭菌、产气荚膜梭菌、炭疽杆菌、白色念珠菌等特异性病原菌引起的感染。其特点是同一种病由相同的病原菌引起，其病理过程、临床表现、防治措施各有其特点。

2. 按病程分类

（1）急性感染　病变以急性炎症为主，进展较快，一般病程在3周以内。

（2）慢性感染　病程超过2个月或更久的感染。

（3）亚急性感染　病程介于3周与2个月之间的感染。

3. 按病原菌的入侵时间分类

（1）原发性感染　伤口直接污染造成的感染。

（2）继发性感染　在伤口愈合过程中发生的感染。

4. 按病原菌的来源分类

（1）外源性感染　致病菌由体表或外环境侵入人体造成的感染。

（2）内源性感染　由原存体内（如肠道、胆道、肺或阑尾等）的病原菌造成的感染。

5. 按感染发生的条件分类

（1）条件性（机会性）感染　指平常为非致病菌或致病力低的病原菌由于数量增多和毒力增大或人体抵抗力下降，乘机侵入人体内引起的感染。

（2）二重感染（菌群交替症）　使用大量抗生素造成人体菌群失调，敏感菌株被消灭，剩下的耐药菌株如金黄色葡萄球菌、真菌等大量繁殖引起新的感染。

（3）医院内感染　指病人在医院内因致病菌侵入人体所引起的感染。

【病理生理】

（一）炎症反应

致病菌侵入组织并繁殖，产生多种酶与毒素，并激活凝血、补体、激肽系统以及血小板和巨噬细胞等，产生大量炎症介质，引起血管扩张与通透性增加；白细胞和巨噬细胞进入感染部位发挥吞噬作用，单核－巨噬细胞通过释放促炎细胞因子协助炎症及吞噬过程，渗出液中的抗体与细菌表面抗原结合，激活补体，参与炎症反应。炎症反应使入侵的微生物局限化，最终被清除，同时局部出现红、肿、热、痛等炎症的特征性表现。部分炎症介质、细胞因子和病菌毒素等也可进入血流，引起全身炎症反应，导致全身血管扩张，血流增加（高血流动力学状态）以及全身水肿。全身炎症反应介导的组织特异性破坏是多器官功能障碍发生发展的直接机制。

（二）感染的转归

感染的演变与转归取决于致病菌的种类、数量和毒性、机体抵抗力、感染的部位以及治疗护理措施是否得当等，可能出现以下结局。

1. 炎症消退　当机体抵抗力较强、治疗及时和有效时，吞噬细胞和免疫成分能较快地抑制病原菌，清除组织细胞崩解产物与死菌，使炎症消退，感染痊愈。

2. 炎症局限　当机体抵抗力占优势时，感染可被局限化，组织细胞崩解物和渗液可形成脓性物质，积聚于创面和组织间隙，形成脓肿。经有效治疗，小的脓肿可以吸收消退；较大的脓肿破溃或经手术引流后感染好转，感染部位长出肉芽组织，形成瘢痕而痊愈。

3. 炎症扩散　当致病菌毒性大、数量多和（或）机体抵抗力较差时，感染难以控制并向感染灶周围或经淋巴、血液途径迅速扩散，引起全身性感染，如菌血症或脓毒症，严重者可危及生命。

4. 转为慢性炎症　致病菌大部分被消灭，但尚有少量残存，在机体抵抗力与致病菌毒力相持的情况下，组织炎症持续存在，局部中性粒细胞浸润减少、成纤维细胞和纤维细胞增加，变为慢性炎症。一旦机体抵抗力降低，致病菌可再次繁殖，感染可重新急性发作。

【护理评估】

（一）健康史

了解病人有无皮肤损伤，有无足癣、口腔溃疡、鼻窦炎、糖尿病等相关疾病以及就诊前的处理情况。

（二）身体状况

1. 局部表现　急性炎症的典型表现为局部红、肿、热、痛和功能障碍。体表或较表浅化脓性感染均有较明显的局部疼痛和触痛，皮肤肿胀、发红、温度升高，还可出现肿块、硬结或脓肿。体表脓肿形成后，触之有波动感。深部脓肿穿刺可抽出脓液。慢性感染可出现局部肿胀或硬结，但疼痛多不明显。

2. 全身表现　随感染轻重而表现不一。感染轻者可无全身症状，感染重者常有发热、呼吸心率加快、头痛、乏力、全身不适、食欲减退等表现。严重感染导致脓毒症时可出现神志不清、尿少、乳酸血症等器官灌注不足的表现，甚至出现感染性休克和多器官功能障碍等。

3. 器官系统功能障碍　感染侵及某一器官时，该器官或系统出现功能异常，可出现相应表现。如泌尿系统感染时有尿频、尿急、尿痛；胆道感染或肝脓肿时，出现腹痛和黄疸；急性阑尾炎时常有恶心、呕吐等。

4. 特殊表现　特异性感染者可出现特殊的临床表现，如破伤风有肌强直性痉挛，气性坏疽和其他产气菌感染局部出现皮下捻发音等。

（三）辅助检查

1. 实验室检查　白细胞计数及分类测定是最常用的检查，白细胞计数大于 $12 \times 10^9/L$ 或小于 $4 \times 10^9/L$ 或出现未成熟的白细胞，常提示感染严重；病程较长的重症病人可有红细胞计数和血红蛋白减少。血、尿、痰、分泌物、渗出物、脓液或穿刺液做涂片、细菌培养及药物敏感试验，可明确致病菌种类。

2. 影像学检查　B超检查用于探测肝、胆、胰、肾、阑尾、乳腺等的病变及胸腔、腹腔、关节腔内有无积液。X 线检查适用于检测胸腹部或骨关节病变，如肺部感染、胸腔积液或积脓等。CT 和 MRI 有助于诊断实质性器官的病变，如肝脓肿等。

（四）治疗评估

局部治疗与全身治疗并重。消除感染病因，去除脓液和坏死组织，增强抗感染能力和促进组织修复。

1. 局部治疗

（1）保护感染部位　局部制动，避免受压，抬高患处，必要时可用夹板或石膏夹板固定，以免感染扩散。

（2）物理疗法　可局部热敷、超短波或红外线照射治疗等，改善局部血液循环，促进炎症局限、吸收或消退。

（3）局部用药　浅表的急性感染在未形成脓肿阶段可选用鱼石脂软膏、金黄散等外敷，组织肿胀明显者可予 50% 硫酸镁溶液湿热敷，以促进局部血液循环，加速肿胀消退和感染局限。

（4）手术治疗　感染形成脓肿时，需手术切开引流，深部脓肿可在超声引导下穿刺引流。脏器感染或已发展为全身性感染时应积极处理感染病灶或切除感染组织。

2. 全身治疗

（1）应用抗生素　小范围或较轻的局部感染，可不用或仅口服抗生素，较重或有扩散趋势的感染，需全身用药。早期可根据感染部位、临床表现及脓液性状估计致病菌的种类，选用适当的抗生素。获得细菌培养和药物敏感试验结果后，根据检查结果选用敏感抗生素。

（2）支持疗法　①保证病人有充足的休息和睡眠；②及时补液，维持体液平衡；③加强营养，给予高热量、高蛋白、高维生素、易消化的饮食。对不能进食、明显摄入不足或高分解代谢者，酌情提供肠内或肠外营养支持。严重感染者可输注血浆、白蛋白、丙种球蛋白或少量多次输注新鲜血液等，提高机体免疫防御能力。

（3）对症治疗　全身中毒症状严重者，在大量应用抗生素的同时，可短期使用糖皮质激素，以改善一般状况，减轻中毒症状；出现感染性休克者，应给予抗休克治疗；高热病人给予物理或药物降温，减少身体的消耗；体温过低时注意保暖；疼痛剧烈者，给予镇痛药物；抽搐者给予镇静解痉药物；合并糖尿病者，给予降糖药物控制血糖。

思政导学

中国抗生素之父——樊庆笙

青霉素是人类发现的第一种抗生素，它的研制成功极大增强了人类抵抗细菌性感染的能力。青霉素于 1928 年由英国细菌学家弗莱明首先发现，1944 年中国第一批国产青霉素诞生，使中国成为当时世界上率先研发出盘尼西林的七个国家之一，而这要归功于我国的青霉素之父——樊庆笙。1944 年樊庆笙辞去美国研究所优厚待遇的工作，带着珍贵的菌株和设备踏上了回国之路，一路上躲过了日本军舰和飞机的堵截轰炸，飞跃了有"死亡航线"之称的驼峰航线，历经 5 个月的时间回到祖国，与我国一众生物学家不分昼夜地进行盘尼西林的研制，终于在 1944 年底研制成功。樊庆笙在炮火中带菌种回国，为当时的中国带来了希望，他曾说菌株比他的生命更加珍贵。其高尚的家国情怀和不畏艰难的钻研精神激励着一代又一代青年人投入到健康医疗事业中，诠释着生命至上的坚定信念。

（五）心理和社会支持状况

局部肿痛、发热症状可影响病人的工作和生活，应评估病人有无焦虑和恐惧等心理反应，以及病人及家属对外科感染有无防治知识及了解程度。

【常见护理诊断/问题】

1. 疼痛　与炎症刺激有关。

2. 体温过高 与感染有关。

【护理目标】

1. 病人疼痛缓解或消失。

2. 病人体温恢复正常。

【护理措施】

1. 疼痛护理

（1）保护感染部位 局部制动，避免受压，肢体感染者，抬高患肢。

（2）药物镇痛 疼痛严重者，遵医嘱给予镇痛剂。

2. 控制感染

（1）创面护理 早期局部热敷、超短波或红外线照射；对切开引流者，每日更换敷料，保持创口清洁。对厌氧菌感染者，予以3%过氧化氢溶液冲洗创面和湿敷。

（2）合理应用抗菌药 遵医嘱合理应用抗菌药，协助进行细菌培养及药物敏感试验，注意观察药物的不良反应。

3. 高热护理 当体温超过38.5℃时应采取物理或药物降温，鼓励病人多饮水，必要时可静脉输液，补充机体所需的液体量和热量，纠正水、电解质和酸碱失衡，并监测24小时出入量。

4. 心理护理 向病人及家属耐心解释外科感染的治疗方法、护理措施，争取病人及家属积极配合治疗；理解、关心、体贴病人，消除病人的焦虑情绪。

5. 健康教育

（1）感染预防 注意个人卫生，保持皮肤清洁，暑天或炎热环境中生活、工作，要勤洗澡，及时更换衣服，婴幼儿、糖尿病病人尤应注意。

（2）疾病知识指导 向病人及家属讲解外科感染的病因、临床特点、治疗方法及护理措施，减轻病人的焦虑；有感染病灶存在时应及时就医，防止感染进一步发展。

第二节　浅部软组织化脓性感染病人的护理

浅部软组织化脓性感染是指发生在皮肤、皮下组织、淋巴管、淋巴结、肌间隙及其周围疏松结缔组织等处的由化脓性致病菌引起的各种感染。常见的有疖（furuncle）、痈（carbuncle）、急性蜂窝织炎（acute cellulitis）、丹毒（erysipelas）、急性淋巴管炎（acute lymphangitis）和急性淋巴结炎（acute lymphadenitis）、脓肿（abscess）。

一、疖

疖（furuncle）是单个毛囊及其周围组织的化脓性感染。致病菌以金黄色葡萄球菌或表皮葡萄球菌为主。常发生于毛囊和皮脂腺丰富的部位，如头面部、颈部、背部、腋部及会阴部等。多个疖同时或反复发生在身体各部，称为疖病。

疖常与皮肤不洁、局部擦伤、皮下毛囊及皮脂腺分泌物排泄不畅或机体抵抗力降低有关。因金黄色葡萄球菌多能产生血浆凝固酶，可使感染部位的纤维蛋白原转变为纤维蛋白，从而限制细菌的扩散，炎症多表现为局限性、有脓栓形成。

二、痈

痈（carbuncle）是指相邻的多个毛囊及其周围组织的急性化脓性感染，也可由多个疖融合而成。好发于颈部、背部等皮肤厚韧的部位，也可见于上唇、腹壁的软组织。致病菌主要为金黄色葡萄球菌。常见于成年人尤其是糖尿病病人及免疫力低下者。

痈的发生与皮肤不洁、擦伤、机体抵抗力低下有关。感染常从一个毛囊底部开始，沿阻力较小的皮下组织蔓延，再沿深筋膜向四周扩散，并向上侵及毛囊群而形成多个"脓头"。痈的急性炎症浸润范围大，感染可累及深层皮下结缔组织，使其表面发生血运障碍甚至坏死。痈自行破溃较慢，全身反应较重。

三、急性蜂窝织炎

急性蜂窝织炎（acute cellulitis）是指发生在皮下、筋膜下、肌间隙或深部疏松结缔组织的急性弥漫性化脓性感染。致病菌主要是溶血性链球菌，其次为金黄色葡萄球菌及大肠埃希菌，也可为厌氧菌。

常因皮肤、黏膜损伤或皮下疏松结缔组织受感染引起。由于溶血性链球菌感染后可释放毒性较强的溶血素、透明质酸酶和链激酶等，加之受侵组织较疏松，病变发展迅速，炎症不易局限，与周围正常组织界限不清，常累及附近淋巴结，可致明显的毒血症。

四、丹毒

丹毒（erysipelas）是由 β - 溶血性链球菌引起的皮肤及其网状淋巴管的急性炎症。好发于下肢和面部。常因皮肤损伤、足癣、鼻窦炎、口腔溃疡等皮肤黏膜破损而引起。其特点为起病急、蔓延快、不化脓、易传染和易反复。

五、急性淋巴管炎和淋巴结炎

急性淋巴管炎（acute lymphangitis）是指致病菌经破损的皮肤、黏膜，或其他感染灶侵入淋巴管，引起淋巴管及其周围组织的急性炎症。浅部急性淋巴管炎发生在皮下结缔组织层内，沿集合淋巴管蔓延，很少发生局部组织坏死或化脓。急性淋巴管炎波及所属淋巴结时，即为急性淋巴结炎（acute lymphadenitis）。浅部急性淋巴结炎好发于颈部、腋窝和腹股沟，也可见于肘内侧或腘窝等处。致病菌主要有乙型溶血性链球菌、金黄色葡萄球菌等。浅部急性淋巴结炎可化脓形成脓肿。

致病菌可来源于口咽部炎症、足癣、皮肤损伤以及各种皮肤、皮下化脓性感染灶。淋巴管炎可引起管内淋巴液回流障碍，并使感染向周围组织扩散。淋巴结炎为急性化脓性感染，病情加重可向周围组织扩散，其毒性代谢产物可引起全身性炎症反应。若大量组织细胞崩解液化，可集聚成为脓肿。

六、脓肿

脓肿（abscess）是急性感染后，组织或器官的病变组织发生坏死、液化后形成局限性脓液积聚，并有一完整的脓壁者，称为脓肿。致病菌以金黄色葡萄球菌为主。脓肿常继发于各种化脓性感染，如急性蜂窝织炎、急性淋巴结炎及疖、痈等，或经血液循环或淋巴播散而致，少数可发生于软组织损伤后的感染。

【护理评估】

（一）健康史

参见本章第一节。

（二）身体状况

1. 疖　初起时，局部皮肤出现红、肿、热、痛的小硬结。数日后肿痛范围扩大，小硬结中央组织坏死、软化，出现黄白色的脓栓，触之稍有波动感，继而脓栓脱落、破溃，脓液排出后炎症逐渐消退。鼻、上唇及周围称为"危险三角区"，该部位的疖如被挤压或处理不当，致病菌可沿内眦静脉和眼静脉向颅内扩散，引起化脓性海绵状静脉窦炎，出现颜面部进行性肿胀，伴寒战、高热、头痛、呕吐甚至昏迷等症状，病情严重，可危及生命。

2. 痈　早期局部呈现小片皮肤肿硬、色暗红，略隆起，质地坚韧，界限不清，在中央部的表面有多个脓栓，随着病情进展，皮肤硬、肿范围增大，中心处破溃流脓，形成"火山口"样的蜂窝状溃疡，同时伴有区域淋巴结肿大和疼痛，局部皮肤因组织坏死可呈现紫褐色。病人多伴有寒战、发热、头痛、食欲不振、乏力等全身症状。发生在唇部的痈称为唇痈，唇痈易引起颅内化脓性海绵状静脉窦炎。

3. 急性蜂窝织炎　表浅者初起时局部红、肿、热、痛，继之炎症向四周迅速扩散，肿痛加剧，并出现大小不同的水疱。局部皮肤发红，指压后稍褪色，红肿边缘界限不清。病变中央常因缺血而发生坏死。深部感染者，表皮的症状多不明显，可有局部水肿和深部压痛，常有寒战、高热、头痛、乏力等全身症状。由于致病菌的种类与毒性、病人的状况、感染原因和部位不同，可有以下几种特殊类型。

（1）产气性皮下蜂窝织炎　致病菌以厌氧菌为主。多发生在会阴部或下腹部，常因皮肤受损处严重污染而发生。病变主要局限于皮下结缔组织，不侵犯肌层。早期表现类似一般性蜂窝织炎，但病变进展快，局部可触及皮下捻发感，蜂窝组织和筋膜出现坏死，且伴进行性皮肤坏死，脓液恶臭，全身症状严重。

（2）新生儿皮下坏疽　多发生在背部、臀部等经常受压的部位。初起时皮肤发红，触之稍硬，随后病变范围扩大，中心部分变暗变软，皮肤与皮下组织分离，可有皮肤漂浮感或波动感，甚至皮肤坏死，呈灰褐色或黑色，可破溃流脓。患儿出现发热、拒奶、哭闹不安或嗜睡等症状。

（3）颌下急性蜂窝织炎　感染起自口腔或面部。除红、肿、热、痛等局部症状和高热、乏力、精神萎靡等全身症状外，还可发生喉头水肿和气管受压，引起呼吸困难，甚至窒息。

4. 丹毒　好发于下肢和面部。起病急，开始即有畏寒、发热、头痛、全身不适等。表现为片状皮肤红疹、微隆起、色鲜红、中间稍淡、边界较清楚。局部有烧灼样疼痛，病变范围向外周扩展时，中央红肿消退而转变为棕黄。有的可起水疱，附近淋巴结常肿大、有触痛，但皮肤和淋巴结少见化脓破溃。下肢丹毒反复发作导致淋巴水肿，在含高蛋白淋巴液刺激下局部皮肤粗厚，肢体肿胀，甚至发展成"象皮肿"。

5. 急性淋巴管炎及淋巴结炎

（1）急性淋巴管炎　分为网状淋巴管炎（丹毒）和管状淋巴管炎。管状淋巴管炎分为浅、深两种，浅层急性淋巴管炎表现为病灶表面出现一条或多条"红线"，质硬有压痛；深层淋巴管炎无"红线"表现，但可出现患肢肿胀，有条形压痛区。两种淋巴管炎均可引起畏寒、发热、头痛、乏力、全身不适、食欲减退等全身症状。

（2）急性淋巴结炎　轻者仅有局部淋巴结肿大、触痛，与周围组织分界清楚，多能自愈。重者可有多个淋巴结肿大，可融合形成肿块，疼痛加重，表面皮肤发红、发热，并伴有全身症状。淋巴结炎可发展为脓肿，脓肿形成时有波动感，少数可破溃流脓。

6. 脓肿　分为深、浅两种。浅表脓肿，局部隆起，有红、肿、热、痛等典型表现，与正常组织分界较清，压之剧痛，有波动感；深部脓肿，局部红肿和波动感多不明显，但局部有疼痛和压痛。在压痛最明显处，用粗针穿刺，抽出脓液，即可确诊。小而浅的脓肿，多无明显的全身表现。大而深的脓肿，常出现明显的全身表现，如发热、头痛、乏力、食欲不振和白细胞计数升高等。

（三）辅助检查

参见本章第一节。

（四）治疗评估

主要针对原发病灶的处理。应用抗菌药，休息和抬高患肢。形成脓肿或痈已破溃及颌下急性蜂窝织炎，应及早切开引流，但唇痈不宜切开。可参见本章第一节。

（五）心理和社会支持状况

参见本章第一节。

【常见护理诊断/问题】

1. 疼痛　与炎症刺激有关。

2. 体温过高　与感染有关。

3. 潜在并发症　颅内化脓性海绵状静脉窦炎、脓毒症、窒息等。

【护理目标】

1. 病人疼痛缓解或消失。

2. 病人体温维持在正常范围。

3. 病人未发生并发症，或并发症得到及时发现和处理。

【护理措施】

1. 疼痛护理　见本章第一节。

2. 控制感染　见本章第一节。

3. 高热护理　见本章第一节。

4. 并发症预防及处理　📱微课

（1）颅内感染　避免对"危险三角区"的疖进行挤压。观察病人有无寒战、高热、头晕、头痛等症状，尽早发现并控制颅内化脓性感染等严重并发症。

（2）窒息　特殊部位如口底、颌下、颈部等的蜂窝织炎可影响病人呼吸。应严密观察病人有无呼吸费力、呼吸困难甚至窒息等症状，以便及时发现和处理，警惕突发喉头水肿或痉挛，做好气管插管或气管切开等急救准备。

（3）脓毒症　监测病人生命体征的变化，注意病人有无突发寒战、高热、头痛、意识障碍等，警惕脓毒症的发生。发现异常及时报告医生并配合救治。

5. 心理护理　见本章第一节。

6. 健康教育　避免挤压未成熟的疖，尤其是"危险三角区"的疖，以免感染扩散引起颅内化脓性海绵状静脉窦炎；丹毒病人要进行接触性隔离，接触病人后要洗手，防止传染；积极治疗与丹毒相关的足癣、溃疡、鼻窦炎等疾病以避免复发。

第三节　手部急性化脓性感染

临床常见的手部急性化脓性感染包括甲沟炎（paronychia）、脓性指头炎（felon）、急性化脓性腱鞘炎（suppurative tenovaginitis）、滑囊炎（bursitis）和掌深间隙感染（palm deepspace infection）。前两种在临床上较多见。致病菌主要是常存在于皮肤表面的金黄色葡萄球菌。感染多因手部微小擦伤、刺伤、小切割伤、剪指甲过深、逆剥新皮倒刺而引起。

手部感染的临床表现，与其解剖生理功能密切相关。

1. 手掌皮肤厚且角化明显　掌面皮下感染化脓后不易向掌面穿破，而易向手背蔓延形成"哑铃状脓肿"。

2. 组织结构致密　手的掌面真皮层内有致密的垂直纤维束，将皮下组织分隔成多个相对封闭的腔隙，发生感染时不易向周围扩散，而向深部蔓延，引起骨髓炎、腱鞘炎、滑囊炎及掌深间隙感染等。

3. 感觉神经末梢丰富　感染后局部组织内张力较高，神经末梢受压，疼痛剧烈。

4. 手部腱鞘与滑液囊相通　手指的 5 条屈指肌腱各被同名的腱鞘所包绕。拇指与小指的腱鞘分别与桡侧、尺侧滑液囊相通，故拇指和小指的腱鞘炎可蔓延至两滑液囊。桡侧、尺侧滑液囊在腕部经一孔隙相通，感染可互相扩散。其他 3 指的腱鞘不与滑液囊相通，感染常局限在各自的腱鞘内。

5. 手部腱鞘与掌深间隙相通 手掌深部间隙的外侧和内侧为大、小鱼际肌。掌腱膜与第三掌骨相连的纤维结构将该间隙分隔为尺侧的掌中间隙和桡侧的鱼际间隙；示指腱鞘炎可蔓延至鱼际间隙；中指和环指腱鞘炎可蔓延至掌中间隙（图 7 – 1）。

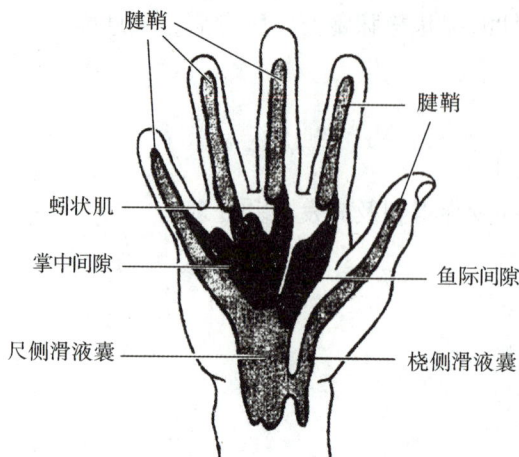

图 7 – 1 手指屈肌腱鞘、滑液囊和手掌深部间隙解剖图

【护理评估】

（一）健康史

了解病人有无手部受伤史，如刺伤、擦伤、小的切割伤、剪指甲过深、逆剥倒刺等，伤后的病情变化和就诊前的处理情况。

（二）身体状况

1. 甲沟炎 是甲沟及其周围组织的化脓性感染。甲沟炎常先发生在一侧甲沟皮下，出现红、肿、热、痛。若病变发展，可蔓延至甲根或对侧甲沟，形成半环形脓肿。若未及时切开排脓，感染向深层蔓延可形成指头炎或甲下脓肿。

2. 脓性指头炎 是手指末节掌面皮下组织的化脓性感染。早期患指有针刺样疼痛，轻度肿胀。因末节手指软组织分隔为密闭的腔隙，内压增高，疼痛剧烈；当指动脉受压时，出现搏动性跳痛，患指下垂时加重，夜间尤甚。可有发热、全身不适等。感染进一步加重时，局部组织缺血坏死，神经末梢因受压和营养障碍而麻痹，指头疼痛反而减轻，皮肤颜色由红转白。若不及时处理，可发生末节指骨缺血性坏死，形成慢性骨髓炎。

3. 急性化脓性腱鞘炎 是手指屈肌腱鞘的急性化脓性感染。患指除末节外，呈明显的均匀性肿胀；指关节仅能轻微弯曲，被动伸指时疼痛加剧；皮肤高度紧张，整个腱鞘均有压痛。若治疗不及时，鞘内脓液积聚，压力将迅速增高，导致肌腱坏死而丧失手指功能。

4. 急性化脓性滑囊炎 桡侧化脓性滑囊炎常继发于拇指腱鞘炎，表现为大鱼际和拇指腱鞘区肿胀、压痛；拇指肿胀、微屈，不能外展和伸直。尺侧滑囊炎多继发于小指腱鞘炎，表现为小鱼际和小指腱鞘区肿胀、压痛；小指和无名指呈半屈曲状，被动伸指可引起剧痛。

5. 掌深间隙感染 包括掌中间隙感染和鱼际间隙感染。掌中间隙感染时，掌心凹陷消失，呈肿胀、隆起状。皮肤紧张、发白，压痛明显，手背肿胀严重；中指、无名指和小指呈半屈状，被动伸指可引起剧痛。鱼际间隙感染多因示指腱鞘感染后引起，掌心凹陷存在，鱼际和拇指指蹼处肿胀并有压痛；示指半屈，拇指外展略屈，活动受限不能做对掌运动，被动伸指可致剧痛。

（三）辅助检查

1. 实验室检查 参见本章第一节。

2. 影像学检查

（1）超声检查　可显示肿胀的腱鞘和积存的液体。

（2）X线检查　患指X线摄片检查，可明确有无指骨坏死和骨髓炎。

（四）治疗评估

1. 体位　平置或抬高患侧前臂和手以减轻疼痛。

2. 物理疗法　早期局部理疗，外敷鱼石脂软膏、金黄散等，亦可用热盐水多次浸泡，每次约20分钟。

3. 切开减压　如治疗无明显好转或出现搏动性跳痛时，应及早切开减压引流，减轻指端压力，不可等待波动感出现才手术，以免发生末节指骨缺血坏死；甲下脓肿应给予拔甲。

4. 全身治疗　感染加重或伴有全身症状者，给予青霉素、磺胺药等抗生素，注意休息，对症处理。

（五）心理和社会支持状况

由于手的重要功能及手部感染出现难以忍受的患指疼痛，病人常有焦虑等表现，注意评估病人对疾病及拟采取的治疗方案和预后的认知程度。

【常见护理诊断/问题】

1. 疼痛　与炎症刺激、局部肿胀致神经纤维受压有关。

2. 体温过高　与感染有关。

3. 潜在并发症　指骨坏死。

【护理目标】

1. 病人疼痛缓解或消失。

2. 病人体温维持在正常范围。

3. 病人未发生并发症，或并发症得到及时发现和处理。

【护理措施】

1. 缓解疼痛　患处制动，抬高患肢，以缓解疼痛；指头炎疼痛严重者，给予止痛药。

2. 病情观察　密切观察患手的局部肿胀、疼痛和肤色。警惕腱鞘组织坏死或感染扩散的发生。脓性指头炎时，应密切观察有无指骨坏死或骨髓炎等并发症。

3. 控制感染　遵医嘱给予理疗、热敷、外用药物、全身应用抗菌药等。拔甲或切开引流后，应观察伤口渗出情况和引流液体的量、性状，及时更换敷料，保持敷料清洁干燥。

4. 心理护理　由于手部感染可出现难以忍受的患指疼痛，向病人及家属耐心解释疼痛的原因及缓解疼痛的方法；理解、关心、体贴病人，消除病人的焦虑和恐惧。

5. 健康教育

（1）宣传教育　保持手部清洁，加强劳动保护，预防手损伤；剪指甲不宜过短，重视手部任何微小的损伤，伤后应用碘伏消毒，无菌纱布包扎，以防发生感染。

（2）康复指导　炎症消退后指导手部功能锻炼或理疗，以防止肌腱粘连、关节僵硬等手功能的失用性改变，促进手功能尽早恢复。

第四节　全身性感染病人的护理

全身性感染（systemic infection）是指致病菌侵入人体血液循环，并在体内生长繁殖或产生毒素而引起的严重的全身性感染中毒症状。主要包括脓毒症（sepsis）和菌血症（bacteremia）。脓毒症是指因致病菌因素引起的全身性炎症反应，体温、循环、呼吸、神志有明显的改变者。细菌侵入血液循环，血培养检出病原菌者，称为菌血症。

【病因及发病机制】

全身性外科感染常继发于严重创伤后的感染或各种化脓性感染，如大面积烧伤创面感染、急性弥漫性腹膜炎、绞窄性肠梗阻等。感染的发生与致病菌数量多、毒力强和（或）机体抗感染能力低下有关。常见致病菌包括革兰阴性杆菌、革兰阳性球菌、无芽孢厌氧菌和真菌。

导致脓毒症的危险因素有：①机体抵抗力低下，如老人、婴幼儿、营养不良者；合并糖尿病、尿毒症、长期应用糖皮质激素或抗癌药者；②局部病灶处理不当，脓肿未及时引流，清创不彻底，伤口存有异物、死腔、引流不畅等；③长期中心静脉置管引起的静脉导管感染；④使用广谱抗生素改变了原有共生菌状态，非致病菌或条件致病菌得以大量繁殖，转为致病菌引发感染。

【护理评估】

（一）健康史

了解病人是否有严重创伤、局部感染，感染发生的时间、经过及发病后的治疗情况等；病人有无静脉内留置导管、留置的时间等；病人有无免疫缺陷、营养不良、糖尿病等全身性疾病；有无长期应用广谱抗菌药、免疫抑制剂、糖皮质激素或抗肿瘤药等。

（二）身体状况

全身性感染的表现包括原发感染病灶、全身炎症反应和器官灌注不足3个方面。其共性表现如下。

1. 骤起寒战，继之高热，体温可达40~41℃，老年人及体质弱者可出现体温不升（低于36℃）。

2. 头痛、头晕、恶心、呕吐、腹胀、腹泻、面色苍白或潮红、出冷汗、神志淡漠、谵妄甚至昏迷。

3. 心率加快，脉搏细速，呼吸急促或困难。

4. 肝脾可肿大，严重者出现黄疸或皮下出血瘀斑等。

如病情发展，病人出现意识模糊、体温不升、面色苍白或发绀、四肢冰凉、血压降低、白细胞计数减少，常提示为革兰阴性菌引起的感染性休克。感染如未能控制，可发展为多器官功能不全乃至衰竭。

（三）辅助检查

1. 实验室检查 ①血常规：白细胞计数明显升高或降低，中性粒细胞核左移、幼稚型粒细胞增多，出现中毒颗粒。多数病人有贫血征象，且进行性加重。②尿常规：可见蛋白、血细胞、酮体和管型等。③血生化：可有不同程度的酸中毒、代谢失衡和肝、肾功能受损征象。④细菌学检查：病人寒战、发热时采血进行细菌培养，较易发现致病菌。

2. 影像学检查 X线、超声、CT等检查有助于原发感染灶的情况作出判断。

（四）治疗评估

1. 处理原发感染灶 及时彻底清除坏死组织和异物、消灭无效腔、充分引流脓肿。对暂时不明确原发感染灶者，应全面检查。

2. 应用抗生素 在未获得细菌培养结果之前，可先根据原发感染灶的性质，尽早、足量、联合应用抗生素，之后再根据细菌培养及药物敏感试验结果予以调整。对真菌性脓毒症，应停用广谱抗生素，改用必需的窄谱抗生素，并全身应用抗真菌药物。

3. 支持疗法 补充血容量，纠正低蛋白血症；控制高热，纠正水电解质紊乱和酸碱平衡失调；治疗原有的全身性疾病，如糖尿病等。

（五）社会心理状态评估

多数全身性感染病人起病急、病情重、发展快，病人和家属常有焦虑和恐惧等情绪。应评估病人和家属的心理状态，以及对疾病、拟采取治疗方案和预后的认知程度。

【常见护理诊断/问题】

1. 体温过高或过低　与严重感染有关。

2. 焦虑　与感染引起痛苦和担忧有关。

3. 营养失调：低于机体需要量　与高代谢状态和营养摄入不足有关。

4. 潜在并发症　感染性休克、多器官功能障碍综合征等。

【护理目标】

1. 病人体温维持在正常范围。

2. 病人情绪稳定。

3. 病人营养状态较好。

4. 病人未发生并发症，或并发症得到及时发现和处理。

【护理措施】

1. 一般护理　做好口腔、皮肤护理及一般生活护理。保持病室良好通风，及时更换病服、床单及被套，以避免医院内感染。

2. 病情观察　严密观察病人的神志、监测生命体征等，及时发现病情变化。

3. 用药护理　先根据原发病症的性质，早期、足量、联合应用有效抗生素。之后根据血细菌培养及药敏试验的结果选择抗生素。

4. 全身支持治疗的护理

（1）保证病人充分的休息与睡眠，维持良好的精神状态。

（2）维持体液平衡，避免水、电解质与酸碱平衡失调；加强营养支持，补足足够的热量、维生素、蛋白质等，优先采用肠内营养方式，对于不能进食、高分解代谢的病人可采用肠外营养支持，以弥补体内的能量不足和蛋白质过多消耗。

（3）如有贫血、白细胞减少或低蛋白血症，需适当予以成分输血。

（4）体温过高时，用物理降温疗法或解热的中、西药；体温过低时需保暖。疼痛明显者，遵医嘱给予止痛药物。

（5）治疗感染发生前的原有病症，如纠正糖尿病病人的高糖血症与酮症、肾功能不全病人的氮质血症等。

（6）并发感染性休克或多器官功能障碍者应加强监护、治疗。

（7）对于感染引起过度炎症反应的重症病人，可考虑短程使用皮质激素或炎症介质抑制剂。严重感染时也可根据情况给予胸腺素、丙种球蛋白、干扰素等免疫制剂促进康复。

5. 心理护理　关心、体贴病人，减轻病人焦虑与恐惧，给病人及家属心理安慰和支持。

6. 健康教育　注意劳动保护，避免损伤；注意饮食卫生，避免肠源性感染；加强营养、体育锻炼，提高机体抵抗力；有感染病灶存在时应及时就医，防止感染进一步发展，尽早查明并适当处理隐匿的病灶。

第五节　特异性感染病人的护理

一、破伤风病人的护理

破伤风（tetanus）是由破伤风梭菌侵入人体伤口并生长繁殖、产生毒素所引起的一种以肌肉强直性收缩和阵发性痉挛为特征的急性特异性感染。常继发于各种创伤后，亦可发生于不洁条件下分娩的产妇和新生儿。

【病因】

破伤风梭菌为革兰染色阳性厌氧芽孢杆菌，广泛存在于泥土及人畜的粪便中，其菌体易被杀灭，但芽孢的抵抗能力强，需煮沸30分钟或高压蒸汽灭菌10分钟才可将其杀灭。破伤风梭菌及其毒素不能侵入正常的皮肤和黏膜，一旦发生开放性损伤，可通过伤口直接侵入人体发生感染，尤其是伤口窄而深、局部缺血、异物存留、组织坏死、填塞过紧、引流不畅或同时混有其他需氧菌感染等导致伤口缺氧，当机体抵抗力低下时，更利于破伤风的发生。

【病理生理】

破伤风梭菌只在伤口的局部生长繁殖，其产生的外毒素是引起破伤风病理生理改变的主要原因。破伤风梭菌产生的外毒素有痉挛毒素和溶血毒素两种。痉挛毒素是引起破伤风症状的主要毒素，它与神经组织有特殊亲和力，可经血液循环和淋巴系统作用于脊髓前角细胞和脑干运动神经核，抑制突触释放抑制性传递介质。运动神经元因失去中枢抑制而兴奋性增强，致使随意肌紧张与痉挛；同时可阻断脊髓对交感神经的抑制，导致交感神经过度兴奋，引起血压升高、心率加快、体温升高、大汗等症状。溶血毒素可引起局部组织坏死和心肌损害。

【护理评估】

（一）健康史

询问病人有无开放性损伤史，了解伤口污染程度、深度、开口大小及伤口处理情况。了解近期有无人工流产、产后感染或新生儿脐带是否严格消毒等病史。

（二）身体状况

根据临床表现分为潜伏期、前驱期和发作期3期。

1. 潜伏期　通常为7~8日，最短24小时，最长可达数月。潜伏期越短，预后越差。新生儿破伤风常在断脐后7日左右发病，故俗称"七日风"。

2. 前驱期　表现为乏力、头晕、头痛、咀嚼无力、张口不便、烦躁不安、打呵欠，局部肌肉发紧、酸痛、反射亢进等。以张口不便为主要特征。前驱症状一般持续1~2日。

3. 发作期　典型症状是在肌肉紧张性收缩（肌强直、发硬）的基础上，呈阵发性强烈痉挛，通常最先受影响的肌群是咀嚼肌，出现咀嚼不便、张口困难，甚至牙关紧闭；病情进一步加重，依次影响面肌、颈项肌、背腹肌、四肢肌、膈肌和肋间肌，病人可出现苦笑面容、颈项强直、角弓反张、屈膝、弯肘、半握拳等痉挛状态；呼吸肌和膈肌受影响时表现为呼吸困难，甚至呼吸暂停。在肌肉紧张性收缩的基础上，任何轻微的刺激，如光线、声音、接触、饮水等，均可诱发全身肌群强烈的阵发性痉挛。发作时，病人口吐白沫、大汗淋漓、呼吸急促、口唇发绀、流涎、牙关紧闭、磨牙、头颈频频后仰，手足抽搐不止。每次发作持续数秒或数分钟不等，间歇时间长短不一。发作时病人意识清楚，十分痛苦。强烈肌痉挛可致肌肉断裂，甚至骨折。膀胱括约肌痉挛可引起尿潴留。持续呼吸肌群和膈肌痉挛可致呼吸骤停，甚至窒息。肌痉挛及大量出汗可导致水、电解质、酸碱平衡失调，严重者可发生心力衰竭。病人死亡的主要原因为窒息、心力衰竭或肺部感染。

病程一般为3~4周，自第2周起症状缓解，肌紧张和反射亢进可持续一段时间。

（三）辅助检查

伤口渗出物中，涂片检查可发现破伤风梭菌。破伤风发作期因水分摄入不足，大汗和抽搐而出现水、电解质及酸碱平衡紊乱。

（四）治疗评估

采取积极的综合治疗措施，包括消除毒素来源、中和游离毒素、控制和解除肌痉挛，防治并发症。

1. 消除毒素来源　在良好麻醉、控制痉挛的基础上进行彻底清创。清除伤口的异物、坏死组织或脓液，敞开伤口充分引流，并用3%过氧化氢溶液冲洗。

2. 中和游离毒素 早期使用破伤风抗毒素（tetanus antitoxin，TAT），常规用量2万~5万U，肌内注射或加入5%葡萄糖溶液500~1000ml中缓慢静脉滴注，剂量不宜过大，用药前应作皮内过敏试验，以免引起过敏反应或血清病。破伤风免疫球蛋白（tetanus immunoglobulin，TIG）早期应用有效，用法为3000~6000U肌内注射，一般只用1次。

3. 控制和解除肌痉挛 是治疗的重要环节。目的是使病人镇静，降低其对外界刺激的敏感性，控制或减轻痉挛。可根据病情交替使用镇静、解痉药物，如10%水合氯醛20~40ml，口服或灌肠；苯巴比妥钠0.1~0.2g，肌内注射；地西泮10mg肌内注射或静脉滴注，1次/日。病情较重者，可用冬眠1号合剂（由氯丙嗪、异丙嗪各50mg，哌替啶100mg加入5%葡萄糖250ml配成静脉缓慢滴入，但低血容量时忌用。

4. 防治并发症 是降低破伤风病人病死率的重要措施。①肺部并发症：对于抽搐频繁，药物不易控制的严重病人，尽早行气管切开术、吸痰，必要时行呼吸机辅助呼吸，做好呼吸道管理，保持呼吸道通畅，避免发生窒息、肺不张、肺部感染等。已发生肺感染者，根据菌种选用抗生素；②水、电解质紊乱：及时补充水、电解质；③营养不良：加强营养支持，必要时输注血浆、人血白蛋白或新鲜全血；④继发感染：选用合适的抗菌药，预防其他继发感染。

（五）心理和社会支持状况

反复发生的痉挛、呼吸困难或窒息使病人产生恐惧感、濒死感。由于需要隔离治疗，病人常感到孤独无助和悲伤感。

【常见护理诊断/问题】

1. 有窒息的危险 与持续性呼吸肌痉挛、误吸、痰液堵塞气道有关。

2. 有受伤的危险 与强烈的肌痉挛有关。

3. 有体液不足的危险 与反复肌痉挛消耗、大量出汗有关。

4. 潜在并发症 肺不张、肺部感染、尿潴留、心力衰竭等。

【护理目标】

1. 病人呼吸道通畅，呼吸平稳。

2. 病人未发生坠床、舌咬伤及骨折等意外伤害。

3. 病人体液得以维持平衡，生命体征及尿量正常。

4. 病人潜在并发症得以预防，或得到及时发现和处理。

【护理措施】

1. 保持呼吸道通畅 病室内备气管切开包及氧气吸入装置，急救药品和物品准备齐全。病人如频繁抽搐药物不易控制，无法咳痰或有窒息危险，应尽早行气管切开，以便改善通气，清除呼吸道分泌物，必要时进行人工辅助呼吸。

2. 防止病人受伤 使用带护栏的病床，必要时加用约束带固定病人，防止痉挛发作时病人坠床和自我伤害；关节部位放置软垫保护，防止肌腱断裂和骨折；抽搐时，应用合适的牙垫，防止舌咬伤。

3. 维持体液平衡 遵医嘱补液，保持静脉输液通路通畅，在每次抽搐发作后检查静脉通路，防止因抽搐致静脉通路堵塞、脱落而影响治疗。

4. 加强营养 协助病人进食高热量、高蛋白、多种维生素的饮食，进食应少量多次，以免引起呛咳、误吸；病情严重不能经口进食者，予以鼻饲或静脉输液，必要时予以全肠外营养，以维持人体正常需要。

5. 病情观察 设专人护理，每4小时测量体温、脉搏、呼吸1次，根据需要测血压。病人抽搐发作时，观察并记录抽搐的次数、时间、症状。注意病人意识、尿量的变化，加强心肺功能的监护，密切观察有无并发症发生。

6. 人工冬眠的护理 应用人工冬眠过程中，应密切观察病情变化，做好各项监测，随时调整冬眠药物剂量，使病人处理于浅睡状态。

7. 一般护理

（1）安置休养环境 将病人安置于单人隔离病室，温湿度适宜，保持安静，遮光。避免各类干扰，减少探视，医护人员说话、走路要低声、轻巧；使用器具时避免发出噪音。治疗、护理等各项操作尽量集中，可在使用镇静剂30分钟内进行，以免刺激病人而引起抽搐。

（2）用药护理 遵医嘱及时、准确使用TAT、破伤风免疫球蛋白、镇静解痉药物、抗生素、降温药等，并观察记录用药后的效果。

（3）隔离消毒 破伤风梭菌具有传染性，应严格执行接触隔离制度。护士接触病人应穿隔离衣、戴帽子、口罩、手套等，身体有伤口者不能参与护理。所有器械、敷料专用，使用后予以灭菌处理，用后的敷料须焚烧。病人用过的碗、筷、药杯等用0.1%～0.2%过氧乙酸溶液浸泡后，再煮沸消毒30分钟。病人换下的被服包好送环氧乙烷室灭菌后，再送洗衣房清洗、消毒。病人排泄物需经消毒后再处理。病室内空气、地面、用物等需定时消毒。

8. 健康教育

（1）疾病预防 加强自我保护意识，避免皮肤受伤。及时正确地处理伤口。避免不洁接产，以防止发生新生儿及产妇破伤风等。儿童应定期注射破伤风类毒素或百白破三联疫苗，以获得主动免疫。

（2）就诊指导 出现下列情况应及时到医院就诊，注射破伤风抗毒素：①任何较深而窄的外伤切口，如木刺、锈钉刺伤；②伤口虽浅，但沾染人畜粪便；③医院外未经消毒处理的急产或流产；④陈旧性异物摘除术前。

二、气性坏疽病人的护理

气性坏疽（gas gangrene）是由梭状芽孢杆菌所引起的一种以肌坏死或肌炎为特征的急性特异性感染。此类感染发展急剧，如不及时处理，病人常丧失肢体，甚至危及生命。

【病因】

致病菌为革兰阳性的厌氧梭状芽孢杆菌，引起本病的主要有产气荚膜杆菌、水肿梭菌、腐败杆菌和溶组织杆菌等，常为多种致病菌的混合感染。梭状芽孢杆菌广泛存在于人畜粪便和泥土中，故伤后污染此菌机会较多，但发生感染者不多。人体是否致病取决于机体抵抗力和伤口的缺氧环境。在人体抵抗力低下，同时存在开放性骨折伴血管损伤、挤压伤伴深部肌肉损伤、长时间使用止血带、石膏包扎过紧、肛门或会阴部的严重创伤等易继发气性坏疽。

【病理生理】

梭状芽孢杆菌的致病因素主要是外毒素和酶。部分酶能通过脱氮、脱氨、发酵作用，产生大量不溶性气体如硫化氢、氮气等，积聚在组织间；某些酶能使组织蛋白溶解，造成组织细胞坏死、渗出，产生恶性水肿。因水、气夹杂，组织急剧膨胀，局部张力迅速增高，从而压迫微血管，进一步加重组织的缺血、缺氧和失活，更有利于细菌生长繁殖，形成恶性循环。此外，这类细菌还可产生卵磷脂酶、透明质酸酶等使细菌易于穿透组织间隙而加速扩散。病变一旦开始，可沿肌束或肌群向上、下扩展，肌肉转为砖红色，外观似熟肉，失去弹性。如侵犯皮下组织，气肿、水肿与组织坏死可迅速沿筋膜扩散。活体组织检查可见肌纤维间有大量气泡和革兰阳性粗短杆菌。

【护理评估】

（一）健康史

询问病人有无开放性损伤史，评估伤口有无引起局部缺氧因素，如局部肌肉组织广泛严重挤压伤、重要血管操作、长时间使用止血带或石膏包扎过紧等；受伤史及损伤的部位、深度和面积等。了解伤口的污染程度、深度、大小，是否及时彻底清创、引流是否通畅等。

（二）身体状况

气性坏疽的临床特点是病情发展迅速，病人全身情况可在 12～24 小时内全面迅速恶化。潜伏期一般为 1～4 天，最短 8～10 小时。

1. 局部表现　早期，病人自觉伤肢沉重，有包扎过紧感或疼痛感。随病变发展，伤处出现"胀裂样"剧痛，常为最早的症状，一般镇痛药不能缓解。患部肿胀明显，呈进行性加重，压痛剧烈。伤口周围皮肤肿胀、苍白、发亮，很快变为紫红色，进而变为紫黑色，并出现大小不等的水疱。轻压伤口周围可有捻发感，常有气泡从伤口溢出，并有稀薄、恶臭的浆液样血性分泌物流出。伤口内肌肉坏死，呈暗红色或土灰色，失去弹性，刀割时不收缩，也不出血。

2. 全身表现　病人出现头晕、头痛、表情淡漠或烦躁不安、高热、脉速，呼吸急促、大汗和进行性贫血。晚期病人可出现感染性休克、外周循环障碍和多器官功能衰竭等。

（三）辅助检查

1. 实验室检查　伤口渗出物涂片可检出粗大的革兰阳性梭菌，同时可行渗出物细菌培养；红细胞计数和血红蛋白降低，白细胞计数增加；血生化检查可协助了解各脏器功能状态。

2. 影像学检查　X 线、CT 检查常显示伤口肌群有气体。

（四）治疗评估

一经诊断，立即开始积极治疗，以挽救病人的生命，减少组织的坏死，降低截肢率。

1. 彻底清创　在积极抗休克和防治严重并发症的同时施行彻底清创术。病变区广泛、多处切开，清创范围达正常组织，切口敞开、不予缝合。若整个肢体已广泛感染、病变不能控制时，应果断进行截肢以挽救生命，残端不予缝合。术中、术后采用氧化剂冲洗和湿敷伤口，术后及时更换敷料，必要时再次清创。

2. 应用抗生素　大剂量青霉素静脉滴注，每日 1000 万～2000 万单位。大环内酯类（如琥乙红霉素、麦迪霉素）和硝基咪唑类（如甲硝唑、替硝唑）也有一定疗效。

3. 高压氧治疗　提高组织间的含氧量，造成不适合细菌生长繁殖的环境。

4. 全身支持疗法　包括输血、纠正水电解质紊乱、营养支持和对症处理（解热、镇痛）等，以改善机体抵抗力。

（五）心理和社会支持状况

因病情严重、疼痛剧烈、发展迅速，且要面临广泛切开和组织切除甚至截肢等治疗，病人和家属容易出现焦虑、恐惧等心理反应。

【常见护理诊断/问题】

1. 疼痛　与创伤、感染及局部肿胀有关。

2. 组织完整性受损　与组织感染坏死有关。

3. 自我形象紊乱　与失去部分组织和肢体而致形体改变有关。

【护理目标】

1. 病人疼痛缓解或消失。

2. 病人未发生感染。

3. 病人情绪稳定，能配合治疗及护理，敢于面对伤后的自我形象。

【护理措施】

1. 疼痛护理　疼痛剧烈者，遵医嘱给予麻醉镇痛剂或采用自控镇痛泵。观察局部疼痛的性质、程度和特点。对截肢后出现幻觉疼痛者，应给予耐心解释，解除病人忧虑和恐惧。

2. 控制感染，维持正常体温 动态观察和记录体温、脉搏等变化；高热者予以物理降温或药物降温；遵医嘱及时、准确、合理应用抗生素。给予营养支持，提高病人抗感染能力。

3. 伤口护理 观察伤口周围皮肤的色泽、局部肿胀程度和伤口分泌物性质；对切开或截肢后的敞开伤口，应用3%过氧化氢溶液冲洗、湿敷，及时更换伤口敷料。对接受高压氧治疗者，注意观察氧疗后的伤口变化，做好记录。

4. 病情观察 对高热、烦躁、昏迷病人应密切观察其病情变化，若发现病人出现意识障碍、体温降低或升高、脉搏和心率加快、呼吸急促、面色苍白或发绀、尿量减少、血白细胞计数明显增多等感染性休克表现时，及时报告医师，并积极配合治疗和护理。

5. 心理护理 解释手术的必要性和重要性，帮助其正确理解并接受截肢术，鼓励病人正确看待肢体残障，加强社会支持，增强其逐渐适应自身形体和日常生活变化的信心。

6. 消毒隔离 严格执行接触隔离制度，具体参见本节"破伤风"的护理。

7. 健康教育 加强预防气性坏疽的知识普及和宣教，加强劳动保护，避免损伤；伤后及时到医院正确处理伤口；指导截肢病人安装和使用假肢，进行截肢后的适应性训练，教会病人自我护理的技巧，使其逐渐达到生活自理。

目标检测

答案解析

一、选择题

【A1/A2 型题】

1. 口底蜂窝织炎最严重的并发症是（　　）

　　A. 败血症　　　　　　　　B. 窒息　　　　　　　　C. 吞咽困难

　　D. 脓血症　　　　　　　　E. 感染性休克

2. 需要尽早切开引流的急性软组织感染是（　　）

　　A. 痈　　　　　　　　　　B. 疖　　　　　　　　　C. 脓性指头炎

　　D. 急性淋巴管炎　　　　　E. 急性淋巴结炎

3. 破伤风病人痉挛抽搐发作最先累及的肌肉是（　　）

　　A. 咀嚼肌　　　　　　　　B. 四肢肌　　　　　　　C. 背腹肌

　　D. 膈肌　　　　　　　　　E. 肋间肌

4. 女性病人，42 岁，右手拇指明显肿胀，半屈曲状，轻微被动伸指或触及腱鞘处即剧痛，局部无波动，伴有体温升高，乏力。该病人最可能出现了（　　）

　　A. 脓性指头炎　　　　　　B. 化脓性腱鞘炎　　　　C. 桡侧滑囊炎

　　D. 鱼际间隙感染　　　　　E. 掌中间隙感染

5. 男性病人，45 岁，外伤致破伤风，在对该病人的护理措施中正确的是（　　）

　　A. 播放音乐以缓解其紧张情绪

　　B. 病室阳光充足

　　C. 家属勤探视

　　D. 伤口敷料用后直接丢弃

　　E. 各种护理操作应在使用镇静剂后 30 分钟内完成

二、思考题

女性病人，40 岁，因"左手无名指疼痛、肿胀 1 天"入院。病人 2 天前在家处理海鲜时不小心刺破左手无名指，伤后用清水简单冲洗后用创可贴包扎。今晨出现手指头疼痛、红肿，尤其手下垂时疼痛加重，伴有全身乏力不适。体格检查：T 38.3℃，P 95 次/分，R 21 次/分，BP 100/83mmHg。左手无名指末端明显红肿，有触痛。神志清楚，心、肺、腹检查未见异常。辅助检查：血常规示 WBC 11.8×10^9/L，中性粒细胞比值80%。

　　请思考：1. 该病人手部出现了什么问题？

　　　　　　2. 目前主要的护理诊断/问题有哪些？应采取哪些护理措施？

　　　　　　3. 如病情进一步发展，会产生什么严重后果？

（李　津）

书网融合……

重点小结　　　　微课　　　　习题

第八章 创伤病人的护理 📱微课

>>> 学习目标 ///

素质目标： 培养敏锐的病情观察能力、精益求精的职业追求和大爱无疆人文关怀能力。

知识目标： 掌握烧伤的病理分期；熟悉创伤、烧伤、冻伤、毒蛇咬伤的临床表现及处理原则；了解创伤、烧伤、冻伤、毒蛇咬伤的病理生理变化。

能力目标： 能应用所学知识对烧伤、冻伤、毒蛇咬伤等创伤患者实施急救；对不同创伤类型病人进行分类；能运用护理程序对创伤病人实施整体护理。

>>> 情境导入 ///

情境： 男性病人，50岁，因"在建筑工地从5m高处坠落致全身多处疼痛10小时"被送进急诊科。坠落时右侧肢体着地，当即感胸部、左肩、腰部和骨盆部疼痛，左肩关节活动受限，并感头痛及胸闷，被工友送入医院，无意识丧失，无恶心呕吐，无大小便失禁。T 36.8℃，P 90次/分，R 19次/分，BP 130/70mmHg。全身多处软组织挫伤，双侧瞳孔等大等圆，对光反射灵敏；左侧胸壁压痛明显，左屈腕、伸腕肌力5级，左上肢较对侧短缩约1cm，左上肢感觉与对侧对称；左桡动脉搏动有力，毛细血管充盈时间1秒；骨盆部压痛明显，左下肢感觉麻木，左侧屈膝肌力4级，左足背动脉搏动有力。

思考： 1. 多发伤查体方法有哪些？
　　　　 2. 多发伤救治时效性要求，以及救治模式有哪些？
　　　　 3. 创伤急救的原则是什么？

第一节　概　述

创伤（tauma）有广义和狭义之分。广义的创伤，也称为损伤（injury），指外界的某些物理性（如机械性、高热、电击等）、化学性（如强酸、强碱、农药及毒剂等）或生物性（虫、蛇等动物）致伤因素作用于机体后所出现的组织结构的破坏和（或）功能障碍。狭义的创伤是指机械性致伤因素作用于机体，造成组织结构完整性的破坏和（或）功能障碍。临床工作中常根据致伤因素、受伤部位、皮肤完整性以及伤情轻重来确定创伤类型。严重创伤是指危及生命或肢体的创伤，常为多部位、多脏器的多发伤，病情危重，伤情变化迅速，死亡率高。严重创伤可引起全身反应，局部表现有伤区疼痛、肿胀、压痛；骨折或关节脱位时有畸形及功能障碍，还可能导致致命性大出血、休克、窒息及意识障碍。急救时应先维持生命体征，防止休克，对伤口进行止血、包扎、固定伤肢，再将伤员安全、迅速地转送到医院进一步治疗。创伤护理是指在各类创伤急救中全面配合医院内和创伤中心的伤员进行护理评估、诊断、计划、实施干预措施和评价。

【创伤分类】

1. 按致伤因素分类　可分为烧伤、冷伤、挤压伤、刃器伤、火器伤、冲击伤、爆震伤、毒剂伤、核放射伤及多种因素所致的复合伤等。

2. 按受伤部位分类　一般分为颅脑伤、颌面部伤、颈部伤、胸（背）部伤、腹（腰）部伤、骨盆伤、脊柱脊髓伤和四肢伤等。

3. 按伤后皮肤或黏膜完整性分类　按皮肤、黏膜完整性是否受损分为闭合性损伤和开放性损伤。

（1）闭合性损伤　是指皮肤、黏膜完整无开放性伤口者，如挫伤、挤压伤、扭伤、爆震伤、关节脱位和半脱位、闭合性骨折和闭合性内脏伤等。

（2）开放性损伤　是指有皮肤或黏膜破损者，如擦伤、刺伤、切割伤、裂伤、撕脱伤和火器伤等。在开放性损伤中，又根据伤道类型分为贯通伤（既有入口又有出口）、非贯通伤（只有入口没有出口）、切线伤（致伤物沿体面切线方向擦过所致的沟槽状损伤）、反跳伤（入口和出口在同一点）。

4. 按伤情轻重分类　一般分为轻度、中度、重度伤。轻度伤是指组织器官结构轻度损害或部分功能障碍，无生命危险，预后良好；中度伤是指组织器官结构损害较重或有较严重的功能障碍，有一定生命危险，预后对健康有一定伤害；重度伤是指组织器官结构严重损伤和功能障碍往往危及生命，预后对健康有较大伤害。

【病理生理】

创伤后机体局部和全身两方面可发生一系列病理生理变化，目的是维持机体自身内环境的稳定。

1. 局部反应　创伤的局部反应是由于组织结构破坏，细胞变性坏死、微循环障碍或病原微生物入侵及异物存留等所致，主要表现为局部炎症反应，局部充血、渗出，表现为红、肿、热、痛。渗出过程中，纤维蛋白原转变为纤维蛋白，可充填组织损伤的裂隙和作为细胞增生的网架；中性粒细胞经过趋化，发挥吞噬作用，可清除组织内的细菌，单核细胞转变为巨噬细胞后吞噬坏死组织碎片、异物颗粒。

2. 全身反应　致伤因素作用于人体引起一系列神经内分泌活动增强，并由此而引发各种功能和代谢的改变，是一种全身性非特异性应激反应。其表现呈综合性的复杂过程，不仅包括神经内分泌系统和物质能量代谢，还涉及凝血系统、免疫系统、重要器官和一些炎症介质及细胞因子等。

3. 组织修复和创伤愈合

（1）组织修复的基本过程　①局部炎症反应阶段：在创伤后立即发生，常可持续 3～5 天。主要是血管和细胞反应、免疫应答、血液凝固和纤维蛋白的溶解，目的在于清除坏死组织，为组织再生和修复奠定基础。②细胞增生和肉芽组织形成阶段：局部炎症发生后，即可有新生细胞增生。成纤维细胞、内皮细胞等增殖、分化、迁移，分别合成、分泌胶原等基质和形成新生毛细血管，并共同构成肉芽组织。浅表的损伤一般通过上皮细胞的增殖、迁移，可覆盖创面而修复，但大多数软组织损伤则需要通过肉芽组织生长的形式来完成。此期可持续 1～2 周。③组织塑型阶段：经过细胞增殖和基质沉积，伤处组织可得到初步修复，但新生组织如纤维组织，在数量和质量方面并不一定能达到结构和功能的要求，故需进一步改造和塑型。主要包括胶原纤维交联增加、强度增加；多余的胶原纤维被胶原酶降解；过度丰富的毛细血管网消退和伤口的黏蛋白及水分减少等。此期持续 1 年左右。

（2）创伤愈合的类型　①一期愈合：组织修复以原来的细胞为主，仅含少量纤维组织，局部无感染、血肿或坏死组织，修复过程迅速，结构和功能修复良好。多见于损伤程度轻、范围小、无感染的伤口或创面。②二期愈合：以纤维组织修复为主，不同程度地影响结构和功能，多见于损伤程度重、范围大、坏死组织多，且常伴有感染而未经合理的早期外科处理的伤口。

（3）影响创伤愈合的因素　①局部因素：伤口感染是最常见的原因，其他如损伤范围大、异物存留、坏死组织多、局部血液循环障碍、伤口引流不畅、局部制动不足、包扎或缝合过紧等也不利于伤口愈合。②全身因素：主要有高龄，营养不良（如低蛋白血症、贫血、维生素及微量元素缺乏），大量使用细胞增生抑制剂（如糖皮质激素等），免疫功能低下（如糖尿病、恶性肿瘤、艾滋病、结核）及全身性严重并发症（如多器官功能不全）等。

【护理评估】

（一）健康史

详细了解受伤史对损伤原因和估计伤情发展有重要价值，若伤者因昏迷等原因不能自述，应在救治的同时向现场目击者、护送人员或家属了解，并详细记录。主要应了解受伤的经过、症状及既往疾病情况等。

1. 受伤情况 首先了解致伤原因、致伤物的种类，可明确创伤类型、性质和程度。如刺伤，虽伤口较小，但可伤及深部血管、神经或内脏器官；坠落伤不仅可造成软组织伤，还可导致一处或多处骨折，甚至内脏损伤。还应了解受伤的时间和地点，对暴力作用致伤，还应了解暴力的大小、着力部位、作用方式（直接或间接）及作用持续时间等。

2. 伤后表现及其演变过程 不同部位创伤，伤后表现不尽相同。如神经系统损伤，应了解是否有意识丧失、持续时间以及有无肢体瘫痪等；胸部损伤了解是否有呼吸困难、咳嗽及咯血等；对腹部创伤应了解疼痛的部位、程度、性质及疼痛范围扩散情况等。如四肢出血使用止血带者，应详细记录使用时间。

3. 伤前情况 询问伤员是否饮酒、服药，有利于判断意识状态。了解有无其他相关疾病，若病人原有糖尿病、肝硬化、慢性尿毒症、血液病，或长期使用皮质激素类、细胞毒性类药物，伤后易并发感染或延迟愈合等。对药物过敏史也应了解。

（二）身体状况

1. 疼痛 其程度与创伤部位、性质、范围、炎症反应强弱等有关。疼痛一般在伤后 2～3 天逐渐缓解，如疼痛持续时间长，有并发感染的可能。

2. 肿胀 创伤导致组织出血、渗出而引起肿胀，常伴局部瘀斑或血肿。

3. 组织损伤 开放性损伤者应了解伤口的形状、大小、深度，有无异物存留，出血情况，失血的速度及口渴情况等；合并深部组织器官损伤者（如神经内脏血管等），注意相应的症状和体征。

4. 功能障碍 疼痛可限制活动功能，组织结构破坏可直接造成功能障碍。如骨折可出现肢体异常活动；脑损伤出现神志不清；腹部损伤如空腹器官损伤出现腹痛、腹胀、全腹压痛及反跳痛；胸部损伤如张力性气胸可引起呼吸困难等。

5. 体温 中度、重度创伤患者常有发热，体温一般不超过 38.5℃，是由于创伤出血、渗出及组织坏死分解产物吸收引起的吸收热。如并发感染可出现高热。

6. 并发症 ①感染：开放性创伤一般都有污染，如果污染严重处理不及时或不当，加之免疫功能降低，很容易感染。闭合性创伤也可引起感染。②休克：严重创伤、失血过多、并发严重感染，因有效循环血量锐减，微循环障碍可导致休克发生。③挤压伤：四肢或躯干肌肉丰富的部位受到重物长时间挤压，可造成肌肉组织缺血坏死，出现以伤处严重肿胀，肌红蛋白尿、高钾血症和急性肾衰竭为特征的病理过程，临床上称挤压综合征。其病势凶猛，死亡率较高。④多器官功能障碍：为严重创伤的全身反应或休克的严重并发症，容易并发急性肾衰竭、急性呼吸窘迫综合征、应激性溃疡、中枢神经系统衰竭等，其病死率高，应积极采取措施预防。

（三）辅助检查

1. 实验室检查 血常规和血细胞比容可了解失血或感染情况；尿常规异常可提示泌尿系统损伤；血电解质检查和血气分析有助于判断有无呼吸功能障碍和水、电解质、酸碱平衡失调；尿量、尿比重、肌酐和尿素氮测定可了解肾功能情况；肝功能检查可了解肝功能状态。

2. 穿刺和导管术检查 胸、腹腔穿刺可明确体腔内有无气体和出血等；腹腔内留置导管可动态观察腹腔内出血和渗液情况；留置导尿可了解尿道或膀胱损伤情况。

3. 影像学检查 X 线检查可了解有无骨折、胸腹腔有无积液和积气等情况；超声检查可了解胸、腹腔有无积液和腹腔实质脏器损伤情况；选择性血管造影可用于确定有无血管损伤和某些隐蔽的器官损伤；CT 可诊断有无颅脑损伤和腹腔实质器官损伤；MRI 有助于诊断颅脑、脊柱、脊髓等处的损伤。

（四）治疗评估

1. 急救 目的是挽救生命，应遵循优先处理危及生命和其他紧急情况的原则。①解除窒息和呼吸功能障碍。②立即有效止血和维持循环功能。③严密包扎伤口和保护脱出的脏器；④固定骨折，防止继发性损伤。

2. 损伤处理　单纯软组织损伤者，予以局部制动，患肢抬高，早期冷敷，12 小时后改用热敷或红外线治疗，服用云南白药等。如有血肿形成时，可加压包扎。闭合性骨折和脱位需进行复位、固定。合并重要脏器、组织损伤者，应仔细检查诊断，采取相应的治疗措施。擦伤、表浅的小刺伤和小切割伤，可用非手术疗法，其他的开放性创伤应尽早手术治疗。

3. 其他治疗　包括纠正水、电解质、酸碱平衡失调，输液输血，营养支持，抗感染治疗和对症治疗等。

（五）心理和社会支持状况

意外性伤害发生后，病人缺乏心理准备，产生复杂的心理反应。肢体的伤残、面容的损害、个人前途及社交活动受影响等，病人可能出现焦虑不安、情绪抑郁、意志低沉，甚至绝望。

【**常见护理诊断/问题**】

1. 体液不足　与伤后失血、失液有关。

2. 疼痛　与创伤及局部炎症反应有关。

3. 组织完整性受损　与组织器官受损、结构破坏有关。

4. 潜在并发症　出血、休克、挤压综合征、多器官功能障碍综合征、感染等。

【**护理目标**】

1. 病人有效循环血量恢复，生命体征平稳。

2. 病人自述疼痛缓解。

3. 病人的伤口得以妥善处理，受损组织逐渐修复。

4. 病人未发生并发症，或并发症得到及时发现和处理。

【**护理措施**】

（一）急救

急救的目的是挽救病人的生命，应配合医生做好各项抢救工作。

1. 抢救生命　必须优先抢救的急症主要包括心搏或呼吸骤停、窒息、活动性大出血、张力性或开放性气胸、休克、腹腔内脏脱出、骨折等，常用的急救技术主要有复苏、通气、出血、包扎、固定和搬运等。

2. 通气　创伤病人的口鼻腔、气管可能被血块、呕吐物、泥土等堵塞，应及时清除，必要时行气管插管或气管切开；昏迷后舌根后坠，应立即采取有效方法纠正，以维持呼吸道畅通。

3. 止血　有出血者，应迅速有效止血，预防休克的发生。可采取指压法、加压包扎止血法或填塞法止血，对四肢大血管出血可使用止血带止血。使用止血带时，要注意正确的缚扎部位、方法及持续时间，一般每隔 1 小时放松 1~2 分钟，且使用时间一般不超过 4 小时，以免引起肢体缺血坏死。

4. 包扎　其目的是保护伤口，减少污染，压迫止血，固定骨折、关节、敷料并止痛。

最常用的材料是绷带、三角巾和四头带，也可就地取材用干净毛巾、手绢、衣服等替代。进行伤口包扎时，动作要轻巧，松紧要适宜，既要保证敷料固定和压迫止血，又不影响肢体血液、循环。

5. 固定　对骨折或关节损伤病人进行临时固定，可以减轻疼痛，避免搬运过程中再损伤。如有条件，可用夹板、绷带或三角巾等物品；也可就地取材，利用竹竿、树枝、木板、躯干或健肢等进行固定。

6. 搬运　急救处理后，待伤情稳定、休克基本控制、生命体征相对平稳后，迅速、安全、平稳地转运病人。搬运时注意保持伤处，以免加重损伤。脊柱损伤者搬运时勿弯曲或扭动，以免引起继发损伤。搬运昏迷病人时，应将头偏向一侧，或采用半卧位或侧卧位，以保持呼吸道通畅。

（二）闭合性损伤病人的护理

对于闭合性损伤病人，应密切观察生命体征变化，注意有无深部组织和器官损伤，对挤压伤病人应观察尿量、尿比重和尿色，注意是否发生急性肾衰竭。局部制动，抬高患肢 15°～30°，以利于血液回流，减轻肿胀和疼痛。早期给予局部冷敷，以减少渗出和肿胀，12 小时后改用热敷、理疗、药物外敷等，以促进血肿吸收和炎症消退。对血肿较大者，应在无菌操作下穿刺抽吸，并加压包扎。

（三）开放性损伤病人的护理

1. 术前准备　根据伤口情况选择不同处理方法。对开放性损伤合并大出血者，应迅速建立通畅的输液通路，抗休克治疗，并准备血源。有活动性出血者，应在抗休克同时积极准备手术止血。

2. 配合医生进行清创术　开放性伤口常有污染，应行清创术。清创术又称扩创术，是在无菌操作下，彻底地清理污染伤口，使之变为清洁伤口，以减少感染机会，促进伤口一期愈合的方法。包括清除伤口内异物，切除失去活力和污染严重的组织，彻底止血，修整创缘和缝合伤口等步骤。

（1）清创时机　开放性损伤形成的污染伤口，在伤后 6～8 小时内，细菌仅存在于伤口表面，此时是清创的最佳时机。但污染较轻、位于头面部血供较丰富部位及早期应用抗生素的伤口，清创缝合的时限可延长至伤后 12 小时甚至更长时间。对关节腔、大血管、神经及内脏等重要组织和器官暴露的伤口，如无明显感染现象，虽时间较长，原则上也应清创并缝合伤口。

（2）清创、缝合步骤　①清创前准备：根据损伤部位和程度选择适当的麻醉方法。用无菌敷料覆盖伤口，剃除伤口周围毛发，清除油污等。②清洗：用软毛刷沾肥皂液刷洗伤口周围皮肤，然后用无菌生理盐水冲洗 2～3 遍。去除伤口敷料，用生理盐水反复冲洗伤口，以无菌敷料拭干伤口及周围皮肤。术者常规消毒后铺无菌巾，更换无菌手套后清理伤口。③清创：详细检查伤口，去除伤口内异物及血凝块，切除污染重、已失活的组织，修剪创缘皮肤 1～2mm，使创缘整齐。术中注意彻底止血。清创后，再次冲洗伤口及消毒皮肤，重铺无菌巾，更换手术器械及手套，修复损伤的肌腱、神经、重要血管等深部组织。④缝合：根据损伤部位和伤情决定缝合方式。对清创彻底的新鲜伤口，可按组织层次立即将伤口缝合，称一期缝合。对伤后时间较长、污染重、清创不彻底的伤口，因感染危险性大，清创后不予缝合或只缝合深层组织，观察 1～2 天，无感染征象后再缝合伤口，称延期缝合（图 8-1）。

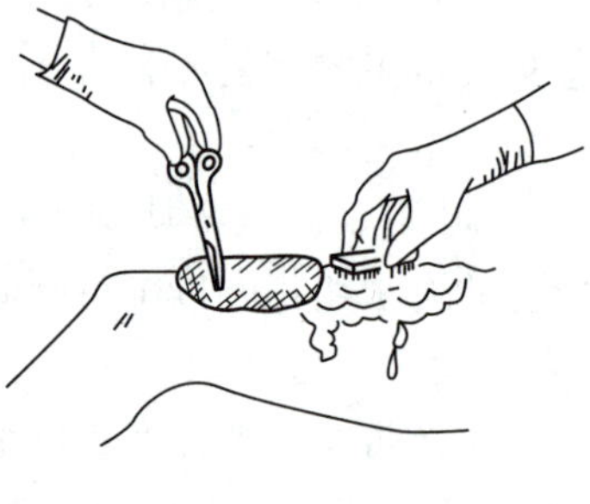

(1) 清洗伤口周围皮肤 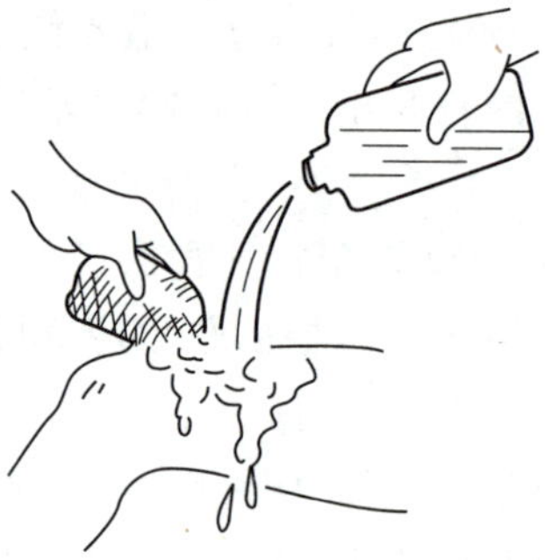　　(2) 灭菌盐水清洗伤口

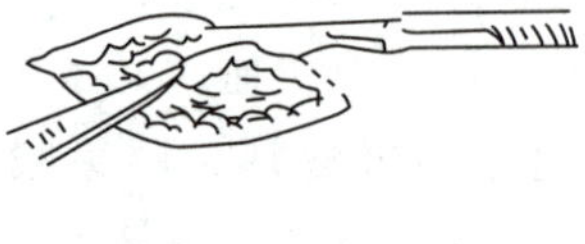

(3) 扩创切除皮肤 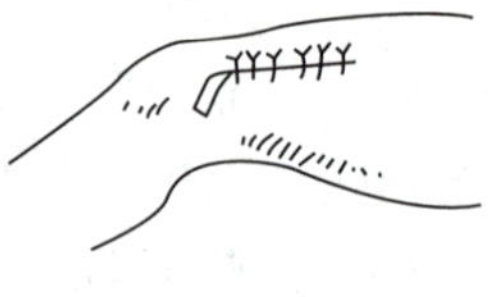　　(4) 缝合并引流伤口

图 8-1　清创缝合步骤

3. 并发症的护理　观察受伤部位的出血、疼痛、伤口修复等情况，肢体损伤严重者，应定时测

量肢体周径，注意末梢循环、肤色和温度。

（1）伤口感染　多见开放性损伤病人。若伤口出现红、肿、热、痛或已减轻的疼痛加重，体温升高、脉速，白细胞计数增高等，表明伤口已发生感染。遵医嘱使用抗生素，加强换药。

（2）挤压综合征　凡四肢或躯干肌肉丰富的部位受到重物长时间挤压致肌肉组织缺血性坏死，继而引起肌红蛋白血症、肌红蛋白尿、高钾血症和急性肾衰竭为特点的全身性改变，称为挤压综合征（crush syndrome），又称为 Bywaters 综合征。当局部压力解除后，出现肢体肿胀、压痛、肢体主动活动及被动牵拉活动引起疼痛、皮肤温度下降、感觉异常、弹性减弱，在 24 小时内出现茶褐色尿或血尿等改变时，提示可能发生挤压综合征，应及时报告医师配合处理：①早期患肢禁止抬高、按摩及热敷；②协助医师切开减压，清除坏死组织；③遵医嘱应用碳酸氢钠及利尿药，防止肌红蛋白阻塞肾小管；④对行腹膜透析或血液透析治疗的肾衰竭病人做好相应护理。

4. 心理护理　创伤往往突发，不仅对病人造成身体上的伤害，同时也对其心理造成一定的创伤，尤其是一些严重创伤影响到病人的外观和功能，伤者会出现焦虑和恐惧心理，为病人提供细致的生活照顾和社会支持，有助于减轻焦虑和恐惧，帮助病人树立信心。

5. 健康教育　①普及安全知识，加强安全防护意识，避免受伤。一旦受伤，都要及时到医院就诊，接受正确的处理，以免延误抢救。②伤后恢复期加强功能锻炼，促进机体功能恢复，防止肌肉萎缩和关节僵硬等并发症的发生。

第二节　烧伤病人的护理

烧伤（burn）是指由热力、电流、放射线、化学物质等所引起的组织损伤。其中由热力所引起的烧伤最常见，称热力烧伤。热力烧伤是指由火焰、热液、蒸汽、热固体等引起的组织损伤，为通常所称的或狭义的烧伤。本节主要介绍热力烧伤。

【病理生理】

1. 局部变化　由于局部热损伤产生的炎性反应，毛细血管扩张及通透性增高，血浆样液体渗至细胞间、皮质间或体外，形成水肿、水疱或创面渗液；深度烧伤可致皮肤脱水、凝固，甚至炭化形成焦痂。

2. 全身变化　较大面积烧伤后，可引起全身性的烧伤反应，机体释放出多种血管活性物质，如组胺、5-HT、激肽、前列腺素类、儿茶酚胺、氧自由基、肿瘤坏死因子、血小板活化因子、溶酶体酶等，引起烧伤后微循环变化和毛细血管通透性增加，导致血容量减少、红细胞丢失、负氮平衡和免疫功能降低等，从而诱发休克，继发肺部感染、急性呼吸衰竭、急性肾衰竭、烧伤脓毒症、应激性溃疡等并发症，使病情更加恶化。

【临床分期】

根据烧伤病理生理特点，病程大致分为 4 期，各期之间往往互相重叠和互相影响，分期的目的是突出各阶段临床处理的重点。

1. 体液渗出期　组织烧伤后立即发生的反应是体液渗出，一般以伤后 6~12 小时内最快，持续24~48 小时，以后渐趋稳定并开始回吸收。此期由于体液的大量渗出和血管活性物质的释放，容易发生低血容量休克，临床上又称为休克期。

2. 急性感染期　从烧伤渗出液回吸收开始，感染的危险即已存在并将持续至创面完全愈合。烧伤后早期因为皮肤生理屏障被破坏，致病菌在创面中的坏死组织和渗出液中大量繁殖；严重烧伤后的应激反应及休克的打击，全身免疫功能低下，对病原菌的易感性增加，通常在休克的同时即可并发局部和全身性感染。深度烧伤形成的凝固性坏死及焦痂，在伤后 2~3 周可进入广泛组织溶解阶段，此期细菌极易通过创面侵入机体引起感染，此阶段为烧伤并发全身性感染的又一高峰期。烧伤感染可来自创面、肠道、呼吸道或静脉导管等，在严重烧伤时，内源性感染是早期全身性感染的重要来源，细菌可通过呼吸道、肠道等进入血液循环，播散至各脏器，严重者可引起多器官功能障碍综合征。

3. 创面修复期 烧伤后组织修复在炎症反应的同时即已开始。创面的修复与烧伤的深度、面积及感染的程度密切相关。浅度烧伤多能自行修复，无瘢痕形成；深Ⅱ度烧伤靠残存的上皮岛融合修复，如无感染，3～4周逐渐修复，留有瘢痕；Ⅲ度烧伤形成瘢痕或挛缩，可导致肢体畸形和功能障碍，需要皮肤移植修复。

4. 康复期 深度创面愈合后，可形成瘢痕，严重者影响外观和功能，需要锻炼、工疗、体疗和整形以期恢复；某些器官功能损害及心理异常也需要一个恢复过程；深Ⅱ度和Ⅲ度创面愈合后，常有瘙痒或疼痛、反复出现水疱，甚至破溃，并发感染，形成残余创面，这种现象的终止往往需要较长时间；严重大面积深度烧伤愈合后，由于大部分汗腺被毁，机体热调节体温能力下降，在夏季，这类伤员多感全身不适，常需2～3年的调整适应过程。

临床上，肠内营养的可行性取决于病人胃肠道是否具有吸收各种营养素的能力，以及是否耐受肠内营养制剂，只要具备上述2个条件，在病人因原发疾病或治疗需要而不能或不愿经口摄食，或摄食量不足以满足机体合成代谢需要时，均可采用肠内营养；在胃肠功能严重障碍时，肠外营养是营养支持的主要途径。有时兼用这2种方式，达到互补作用，此时肠内营养所提供的药理作用和保护黏膜屏障的治疗作用可能大于其营养支持作用。

对于术后肠内营养的开始时机，强调尽早开始，早期肠内营养能降低应激性高代谢、提高免疫功能，改善内脏血液循环，在水电解质平衡、循环和呼吸功能稳定状态下，一般在术后24～48小时开始肠内营养支持较稳妥。近年来在加速康复外科理念倡导下，早期肠内营养、早期进食得以进一步推广应用。

【护理评估】

（一）健康史

接触火焰、热液、高温气体、电流、激光、炽热金属液体或固体等均可导致烧伤。注意评估致伤原因、致伤物的性质、受伤时间、与热力接触的温度和现场环境等。

（二）身体状况

伤情判断最基本的要素是评估烧伤面积和深度，此外，还应了解病人有无吸入性损伤等并发症。

1. 烧伤面积的估算 根据我国人体体表面积的特点，估算烧伤面积有2种方法。①手掌法：用于小面积烧伤估算，病人自己五指并拢的1个手掌面积为1%；②中国新九分法：用于大面积烧伤估算，小儿头部比例大，下肢所占比例小，计算值需要修正（表8-1）。

表8-1 中国新九分法

部位		占成人体表面积（%）		占儿童体表面积（%）
头颈	发部	3	9×1	9＋（12－年龄）
	面部	3		
	颈部	3		
双上肢	双上臂	7	9×2	9×2
	双前臂	6		
	双手	5		
躯干	躯干前	13	9×3	9×3
	躯干后	13		
	会阴	1		

续表

部位		占成人体表面积（%）		占儿童体表面积（%）
双下肢	双臀	5	9×5＋1	46－（12－年龄）
	双大腿	21		
	双小腿	13		
	双足	7		

2. 烧伤深度的评估　采用三度四分法，即Ⅰ度、浅Ⅱ度、深Ⅱ度和Ⅲ度烧伤（表8－2）。

表8－2　各度烧伤的局部临床特点

烧伤深度		损伤部位	表皮特征	创面外观	感觉	温度	预后
Ⅰ度（红斑）		表皮浅层	无水疱，完整、红、肿	红斑、干燥	灼痛，敏感	稍高	3～7天愈合，脱屑，无瘢痕
Ⅱ度（水疱）	浅Ⅱ度	表皮全层、真皮浅层	有大小不一的水疱，疱壁薄易剥脱	渗液多，创面基底潮红，红肿明显	剧痛，痛觉敏感	增高	若无感染，1～2周内愈合，不留瘢痕，短期色素沉着
	深Ⅱ度	真皮深层，有皮肤附件残留	水疱小，疱壁厚，不易剥脱	渗液少，创底苍白或红白相间，网状血管	痛觉迟钝，拔毛痛	稍低	无感染，3～4周愈合，常有瘢痕形成和色素沉着
Ⅲ度（焦痂）		皮肤全层，皮下、肌肉、骨骼	不易剥脱，坏死或炭化	呈蜡白或焦黄色，甚至炭化，形成焦痂，干燥如皮革样坚硬，痂下可见树枝状血管栓塞	痛觉消失	凉	3～4周焦痂脱落呈现肉芽创面，难愈合，愈合后多留有瘢痕或畸形

3. 烧伤严重性分度　为了对烧伤严重程度有一基本估计，作为设计治疗方案的参考，我国常用下列分度法。

（1）轻度烧伤　Ⅱ度烧伤总面积10%以下。

（2）中度烧伤　Ⅱ度烧伤面积11%～30%，或Ⅲ度烧伤面积不足10%。

（3）重度烧伤　烧伤总面积31%～50%；或Ⅲ度烧伤面积11%～20%；或总面积、Ⅲ度烧伤面积虽不到上述百分比，但已发生休克、合并较重的吸入性损伤和复合伤等。

（4）特重烧伤　烧伤总面积50%以上；或Ⅲ度烧伤面积20%以上。

4. 吸入性损伤　又称"呼吸道烧伤"，是较危重部位的烧伤。改称为"吸入性损伤"是因其致伤因素不仅是热力本身，还包括燃烧时烟雾中含有的大量化学物质，如一氧化碳、氰化物等，可被吸入深达肺泡，有局部腐蚀和全身中毒的作用，所以在相对封闭的火灾现场，死于吸入性损伤导致的窒息者多于烧伤。合并严重吸入性损伤仍为烧伤救治中的突出难题。

吸入性损伤的诊断：①燃烧环境相对密闭；②呼吸道刺激症状，咳出炭末样痰；③呼吸困难，肺部可有哮鸣音；④面、颈、口鼻周围常有深度烧焦，鼻毛烧焦，声音嘶哑。

（三）辅助检查

1. 一般检查　血、尿常规检查，电解质和血气分析检查等。

2. 尿量　了解全身血容量及肾功能情况。

3. 创面分泌物　细菌培养及药敏试验，了解细菌对药物的敏感情况，以及有无脓毒症。

（四）治疗评估

小面积浅表烧伤按外科治疗原则，清创、保护创面，大多能自然愈合。大面积深度烧伤全身性反应重,处理原则是:早期及时补液,防治低血容量休克,维持呼吸道通畅;深度烧伤组织是全身性感染的主要来源,应早期切除,进行自体、异体皮移植覆盖,促进创面修复;控制感染,防治多器官功能障碍;重视形态、功能的恢复,减少伤残。

(五)心理和社会支持状况

烧伤是意外事故,病人及家属无心理准备,易造成严重的心理压力。病人可能由于瘢痕增生、外表形象紊乱、畸形甚至致残、生活不能自理,以及植皮手术等引起烦躁、焦虑、恐惧,甚至绝望、自杀等心理反应,应充分评估病人及家属的心理反应、对疾病的认知程度、心理承受能力及经济承受能力等。

【常见护理诊断/问题】

1. 有窒息的危险　与头面部、呼吸道或胸部等部位烧伤有关。

2. 体液不足　与烧伤创面渗出液过多、血容量减少有关。

3. 皮肤完整性受损　与烧伤导致组织破坏有关。

4. 悲伤　与烧伤后毁容、肢残及躯体活动障碍有关。

5. 潜在并发症　感染、肺部并发症、心功能不全、肾功能不全、应激性溃疡等。

【护理目标】

1. 病人呼吸道通畅,呼吸平稳。
2. 病人生命体征平稳,平稳度过休克期。
3. 病人烧伤创面逐渐愈合。
4. 病人情绪稳定,能配合治疗及护理,敢于面对伤后的自我形象。
5. 病人未发生并发症,或并发症得到及时发现和处理。

【护理措施】

(一)现场急救

1. 迅速消除致伤原因　指导和协助伤者尽快脱离热源,对火焰伤应尽快扑灭火焰,迅速离开密闭和通风不良的现场,脱去着火衣物,也可就地卧倒滚压,或用水浇淋,切忌用手扑打火焰、来回奔跑、大声呼叫,防止吸入性损伤及手烧伤。若被热液等烫伤,应立即脱去或剪开浸湿的衣服;面积较小的四肢烧伤,可将烧伤创面在自来水下淋洗或浸入水中(水温一般 15～20℃),或用冷水浸湿的毛巾、纱垫等敷于创面,以降低局部温度,减轻疼痛和热力的损害。对酸、碱等化学物质烧伤,立即脱去或剪开沾有酸、碱的衣服,以大量清水冲洗为首选措施,冲洗时间应不少于 20 分钟。如为生石灰烧伤,应先除去石灰粉粒,再用清水长时间的冲洗,以避免石灰遇水产热加重损伤。磷烧伤时立即拭出磷颗粒,将烧伤部位浸入水中或用大量清水冲洗,不可将创面暴露在空气中,避免剩余磷继续燃烧,忌用油质敷料,以免磷在油中溶解而被吸收中毒。

2. 抢救生命　去除致伤原因后,要配合医生首先处理窒息、心搏骤停、大出血、开放性气胸等危急情况。对头颈部烧伤或疑有吸入性损伤时,应备齐氧气及气管切开包等抢救用品,保持呼吸道通畅,必要时行气管切开术。

3. 预防休克　遵医嘱给予镇静止痛药,以缓解疼痛。但合并呼吸道烧伤或颅脑损伤者忌用吗啡。伤后应尽快补充液体,口渴者可口服烧伤饮料,但不能饮用白开水,以防水中毒。中度以上烧伤需远途转送者,须建立静脉输液通道,必要时遵医嘱快速输入平衡盐溶液及右旋糖酐,转送途中需保持输液通畅。

4. 保护创面　用无菌敷料或清洁布类包扎创面,避免进一步污染和损伤。避免用有色药物涂抹,以免影响对烧伤深度的判定。

5. 快速转送　有休克者,最好就地抗休克,待休克基本控制,病情平稳后再转送,转送途中必须保持呼吸道通畅；转送前和转送中避免使用冬眠药物和抑制呼吸的药物。抬病人上下楼时，头朝下方；用汽车转送时，病人应横卧或取头在后、足在前的卧位，以防脑缺血。详细记录病情和处理内容，以供医生后续诊治。

（二）休克期护理

烧伤后48小时内，因创面大量渗出而致体液不足，可引起低血容量性休克。此阶段护理重点是遵医嘱尽快补液，防治烧伤休克。安排和调节补液的量和速度，严密观察病情变化，协助医生及时修订和完成补液计划。

1. 轻度烧伤　可口服淡盐水或烧伤饮料，烧伤饮料的配方是100ml液体中含食盐0.3g，碳酸氢钠0.15g，糖适量。

2. 中度及以上烧伤　遵医嘱及时补足血容量是防治休克的首要措施。伤后应迅速建立2~3条静脉通路，必要时行静脉切开插管输液。为做好补液工作，应了解补液的量和补液的种类。

（1）补液量估计　伤后第1个24小时补液量（ml）=烧伤面积（Ⅱ度+Ⅲ度）×体重（kg）×1.5（儿童1.8、婴儿2.0）+2000（儿童60~80ml/kg、婴儿100ml/kg）。其含义是烧伤后第1个24小时补液量，为成人每1%的烧伤面积（Ⅱ度+Ⅲ度），每公斤体重需补充电解质和胶体溶液总量1.5ml，再加上每日生理需要量2000ml。电解质和胶体溶液的比例一般为2:1，特重度烧伤为1:1。

如某烧伤病人，年龄30岁，体重50kg，Ⅱ、Ⅲ度烧伤总面积为60%，伤后第1个24小时补液量（ml）=50×60×1.5+2000=6500ml。因该病人是特重度烧伤，其中电解质与胶体溶液的比例为1:1，各为2250ml，日需量为2000ml。伤后第2个24小时的体液渗出减少，电解质和胶体的补液量为第1个24小时的一半，日需量不变，该病人伤后第2个24小时补液量为50×60×1.5÷2+2000=4250ml。

（2）液体的种类与补液方法　电解质溶液首选平衡盐溶液，并适当补充碳酸氢钠溶液。胶体溶液首选血浆，紧急时也可选用低分子量的血浆代用品，但用量不超过1000ml。日需量用5%~10%葡萄糖溶液补充。因为烧伤后第1个8小时内渗出最快，所以应在第1个8小时内输入补液总量的1/2，其余1/2在第2和第3个8小时内输入。案例中该病人的液体分配方案见表8-3。

表8-3　案例病人伤后24小时内补液方案（ml）

液体种类	第1个8小时	第2个8小时	第3个8小时
电解质溶液	1125	562.5	562.5
胶体溶液	1125	562.5	562.5
5%葡萄糖溶液	1000	500	500

补液一般遵循的原则是"先晶后胶、先盐后糖、先快后慢、液种交替"，特别注意不能在一段时间内集中输入单一种类液体，如长时间大量输入水分，可引起水中毒。

（3）调节输液量和速度的指标　①尿量：是反映血容量是否充足简便而有效的指标，对重度以上烧伤病人应留置尿管，观察尿量以及有无血红蛋白尿，一般要求成人每小时尿量为30~50ml，小儿每公斤体重每小时尿量不少于1ml，若低于上述水平表示补液量不足，应加快输液；但老年人、心血管疾病病人、吸入性损伤或合并颅脑损伤者，输液速度不能太快，要求每小时尿量20ml即可；有血红蛋白尿时要维持在50ml/h以上。②其他指标：如血压、脉搏、末梢循环情况、精神状态、中心静脉压等，应维持基本正常。如病人安静，无烦躁不安；无明显口渴；脉搏、心搏有力，成人脉率120次/分以下，儿童在140次/分以下；收缩压在90mmHg以上，脉压在20mmHg以上，中心静脉压正常；呼吸平稳说明血容量已基本恢复。

（三）创面的护理

1. 初期清创的护理　病人入院后，在休克得到基本控制，全身情况允许时，协助医生在良好的止痛和无菌条件下尽早进行清创。创面可用 1∶1000 苯扎溴铵或 1∶2000 氯己定清洗、移除异物。Ⅰ度烧伤无须特殊处理，可自行愈合。对浅Ⅱ度小水疱可不予处理，大水疱可用无菌注射器抽吸。水疱已破损、撕脱者，应剪除疱皮，可以用无菌油性敷料包扎。对于深Ⅱ度及Ⅲ度创面的坏死表皮也应去除，以利创面清洁与干燥。清创后根据烧伤的部位、面积、深度及医疗条件采用包扎或暴露疗法。清创术后应及早使用抗生素及破伤风抗毒素。

2. 包扎疗法

（1）对于四肢浅Ⅱ度烧伤、病室条件较差或门诊处理的小面积烧伤，宜采用包扎疗法。包扎疗法有利于保护创面、减少污染，便于护理和移动病人，对病室环境要求也较低。

（2）包扎疗法不利于观察创面，有利于细菌繁殖，换药时病人较痛苦，也不适用头面颈、会阴等处创面处理。

（3）创面清创后，用油性纱布或药液纱布覆盖创面，再覆盖 2～3cm 厚、吸水性强的干纱布垫，用绷带自肢体远端向近心端包扎，注意露出指（趾）末端以观察血液循环。包扎范围应超过创面边缘 5cm。包扎松紧适宜，压力均匀。指（趾）间应用敷料隔开，避免形成并指（趾）畸形。

（4）包扎后抬高患肢，保持肢体功能位置；保持敷料清洁干燥，敷料浸湿后，须及时更换；观察肢端感觉、运动、颜色、温度和动脉搏动情况，若发现指（趾）末端皮肤发凉、青紫、麻木等情况，需及时放松包扎；观察创面有无感染，若创面浸湿多、有恶臭，疼痛加剧，伴高热，血白细胞计数增高，说明创面有感染，须及时报告医生，检查创面，勤换敷料，必要时改为暴露疗法；若脓液呈鲜绿色、有霉腥味，提示铜绿假单胞菌感染，应改为暴露疗法，污染敷料焚烧处理。

3. 暴露疗法　是指创面经清创处理后，创面完全暴露在清洁、干燥和温暖的空气中。

（1）适用于Ⅲ度烧伤，头面部、颈部、会阴部烧伤，以及大面积烧伤或创面严重感染（如铜绿假单胞菌、真菌）者。

（2）其优点是便于直接观察创面，处理创面和外用药物，避免换药带来的痛苦，节约敷料，使创面的渗液及坏死组织干燥成痂，不利于铜绿假单胞菌生长。

（3）暴露疗法的病房应具备以下条件：①室内清洁，有必要的消毒与隔离条件；②室温保持在 30～32℃，相对湿度 40% 左右；③便于抢救治疗。

（4）应用暴露疗法时，应注意隔离，防止交叉感染，接触创面的所有用物，如床单、治疗巾均需灭菌处理，同时保持创面干燥。可用烤灯或红外线照射促进创面结痂，用无菌敷料将创面渗出液定时吸净。保护创面，适当约束肢体，防止无意抓伤。创面可涂磺胺嘧啶银霜、碘附等收敛、抗菌药物。定时翻身或使用翻身床，交替暴露创面，避免创面长时间受压而影响愈合。

4. 去痂和植皮　烧伤组织由开始的凝固性坏死经液化到与健康组织分离，需要 2～3 周，在这一过程中，随时都有感染的可能，因此Ⅲ度烧伤创面多主张采取积极的手术治疗，常需早期采取切痂（切除烧伤组织达深筋膜平面）或削痂（消除坏死组织到健康平面），并进行植皮，因此，需做好植皮手术前后护理工作。

5. 感染创面的处理　感染创面采用湿敷、浸浴等方法去除脓液和坏死组织，痂下感染时应立即去痂引流，清除坏死组织。护理时须加强换药，根据创面感染程度和脓液量，决定每日换药次数，根据感染特征或细菌培养及药敏试验选择外用药物。

6. 吸入性损伤

（1）保持呼吸道通畅。鼓励病人深呼吸、有效咳嗽咳痰，定时协助翻身拍背，及时清除呼吸道分泌物。雾化吸入含有抗生素、α-糜蛋白酶的液体，以控制炎症及稀化痰液。对衰弱无力、咳痰困难，气道内分泌物多，有坏死组织脱落者，应及时吸痰，必要时行气管插管或气管切开以及机械辅助通气。床旁备急救物品，如气管切开包、吸痰器、气管镜等。

（2）给氧。一般用鼻导管或面罩给氧，氧浓度 40% 左右，合并一氧化碳中毒者给高浓度氧或纯氧吸入。

（3）严格控制输液量及速度，少输库存血，预防急性肺水肿及肺部感染。

7. 其他特殊部位烧伤护理

（1）头面颈部烧伤 病人多采用暴露疗法，病人取半卧位，观察有无吸入性损伤。做好五官护理，及时用棉签清除眼、鼻、耳分泌物，保持其清洁干燥；双眼使用抗生素眼药水或眼膏，避免角膜干燥而发生溃疡；耳周部烧伤应用无菌纱布铺垫，尽量避免侧卧，防止耳郭受压。做好口腔护理，防止口腔黏膜溃疡及感染。

（2）会阴部烧伤 多采用暴露疗法，保持创面清洁、干燥，及时清理创面分泌物。在严格无菌操作下留置导尿管，便后用生理盐水清洗肛门及会阴部，避免大、小便污染。

（四）防治感染

烧伤创面是细菌繁殖良好的培养基，只要有创面存在，随时都有创面感染以及全身性感染的危险。

1. 密切观察生命体征、意识状况、胃肠道反应，观察有无有脓毒症的表现。若患者出现寒战、高热、脉搏加快、呼吸急促、兴奋、烦躁不安、神志淡漠、白细胞计数骤升或骤降，应警惕全身性感染的发生。

2. 协助医生正确处理创面，促进创面愈合。遵医嘱合理应用抗生素，注意药物的不良反应及二重感染的发生。

3. 做好消毒隔离工作，防止交叉感染。病房用具应专用；工作人员出入病室应更换隔离衣、口罩、鞋帽；接触病人前后要洗手，做好病房的终末消毒工作。

（五）改善营养状况

烧伤后病人呈高代谢状态，蛋白质丢失多，应加强营养，予以高热量、高蛋白以及丰富维生素、清淡、易消化饮食。根据不同病情给予口服、鼻饲、胃肠外营养等多种途径补充营养，促进创面修复及身体功能的康复。对大面积烧伤病人，遵医嘱输入适量血浆、全血或人体血清蛋白以增强抵抗力。

（六）心理护理

护士需耐心倾听病人的感受，给予真诚的安慰和关心，取得病人的信任；耐心解释病情，向病人介绍各项治疗的目的和意义，消除顾虑，使其积极配合治疗及护理；充分利用社会支持系统的力量，帮助病人面对现实，鼓励其树立信心，积极参加社交活动，增强自信心，减轻心理压力，促进身心康复。

（七）健康教育

1. 告知病人在创面愈合过程中，可能出现皮肤干燥、痛痒、全身闷热等不适，应避免使用刺激性肥皂和接触过热的水，不能搔抓初愈的皮肤。

2. 可在愈合的创面涂擦润滑剂，穿纯棉内衣；一年内烧伤部位避免太阳暴晒，避免紫外线、红外线对皮肤的损害。

3. 烧伤肢体维持并固定于功能位，如颈部烧伤应取后伸位，四肢烧伤取伸直位，手部固定在半握拳的姿势。

4. 为减轻瘢痕挛缩、肌肉萎缩等造成躯体功能障碍，应指导病人进行康复锻炼，最大限度恢复机体的功能，必要时为病人编制体操疗法或作业疗法计划。

5. 宣传防火、灭火、自救等安全常识，预防烧伤事件的发生。

6. 鼓励病人参与家庭及社会活动，指导生活自理能力训练，使其重返社会。

思政导学

仁心仁术，铸就护理职业的忠诚与担当

烧伤病人的护理是一项复杂而艰巨的任务。烧伤不仅给患者带来巨大的身体痛苦，还可能导致严重的心理创伤。护理人员需要具备高度的专业知识和操作技能，同时还要有超强的心理素质和爱心。一个成功的护理过程，不仅在于治疗伤口，更在于帮助患者重建信心，重新融入社会。

著名的美国医生埃尔斯沃斯·巴特尔斯（Ellsworth Wareham），是烧伤治疗领域的先驱，发明了许多现代烧伤治疗方法。巴特尔斯医生和他的团队在如何处理烧伤创面、预防感染和促进愈合方面进行了大量研究和实践，极大地提高了烧伤病人的生存率和生活质量。巴特尔斯医生不仅在技术上有着卓越的贡献，他对病人的关怀和尊重也使他成为医护人员的楷模。

我们要以那些在烧伤治疗领域做出卓越贡献的前辈们为榜样，发扬他们的坚韧精神和无私奉献的品质，为更多的病人带去希望和温暖。希望大家在学习和工作中，始终不忘初心，牢记使命，做一名有温度、有责任感的护士。

第三节　冻伤病人的护理

冻伤或称冷伤（cold injury）是机体遭受低温侵袭所引起的局部或全身性损伤，分为非冻结性冻伤和冻结性冻伤两类。非冻结性冻伤是人体接触 10℃ 以下至冰点以上的低温，加上潮湿条件所造成的损伤，包括冻疮、战壕足、水浸足（手）等。冻结性冻伤是由冰点以下的低温所造成，包括局部冻伤和全身冻伤（又称冻僵）两种。

1. 非冻结性冻伤　最常见的是冻疮。当人体局部皮肤暴露于冰点以上低温时，因寒冷刺激可致血管长时间收缩或痉挛，血流缓慢，导致血管功能障碍；待局部恢复至常温后，血管扩张、充血，血液淤滞，体液渗出，严重时可发生水疱，甚至皮肤坏死。

2. 冻结性冻伤　当局部皮肤接触冰点以上低温时，可发生强烈的血管收缩反应，严重时细胞内外液可形成冰晶。组织内的冰晶不仅使细胞外液渗透压增高，导致细胞脱水、蛋白变性、酶活性降低，还可机械性破坏组织细胞的结构，冰晶融化后引起组织坏死及炎症反应。当全身受低温长时间侵袭时，首先发生外周血管强烈收缩和寒战反应，继而体温由表及里逐渐降低，当核心体温下降至32℃ 以下时，则心、脑、肾等内脏器官均受损；降至 28℃ 以下时，则危险性加大，如不及时抢救，危及生命。

【病理生理】

1. 非冻结性冻伤　最常见的是冻疮，在我国常发生在冬季与早春，长江流域因湿度较高比寒冷的北方多见。好发部位是肢体末端和暴露部位，如耳郭、面部、手背、足趾等处，主要是因冷刺激引起血管长时间的收缩或痉挛，导致血管功能障碍；继而发生血管持续扩张、血液淤滞和体液渗出，重者形成水疱，皮肤坏死。

2. 冻结性冻伤　当局部接触冰点以下低温时，发生强烈的血管收缩反应，严重者可在细胞内外液形成冰晶。组织内冰晶不仅可使细胞外液渗透压增高，致细胞脱水、蛋白变性、酶活性降低以致坏死，还可机械性破坏组织细胞结构，冻融后发生坏死及炎症反应。全身受低温侵袭时，外周血管发生强烈收缩和寒战反应，体温由表及里降低，使心血管、脑和其他器官均受害。如不及时抢救，可直接致死。

【护理评估】

（一）健康史

寒冷、潮湿、刮风均可加速身体散热；衣物过紧，在寒冷环境中长时间静止不动，可使局部血液循环障碍；疲劳、饥饿、失血、创伤、休克、营养不良等可使全身抗寒能力降低，易导致冻伤。

（二）身体状况

1. 非冻结性冻伤

（1）冻疮　多发生于末梢循环较差及暴露部位，如手、足、耳郭、面颊等处。表现为局部红、肿、灼热、发痒或胀痛，皮肤呈紫红色斑，随病情进展，可出现水疱、糜烂或溃疡，如无继发感染可自愈，但易复发。

（2）战壕足和水浸足（手）　是手足的非冻结性损伤，战壕足是长时间站立在 1~10℃ 的壕沟所引起；水浸足（手）是长时间手足浸于湿冷环境中所致。

2. 冻结性冻伤

（1）局部冻伤　局部皮肤苍白、发凉、疼痛，继而出现麻木、知觉丧失，肿胀一般不明显。复温解冻后，局部变化明显，按其损伤的程度分为四度。

1）Ⅰ度冻伤（红斑性冻伤）　伤及表皮层。局部红、肿，自觉发热、瘙痒、刺痛。数日后症状消失，表皮逐渐脱落、水肿消退，愈合后不留瘢痕。

2）Ⅱ度冻伤（水疱性冻伤）　伤及真皮层。局部充血、水肿疼痛较明显，伴有水疱形成，疱液呈血清样。如无继发感染，2~3 周后干燥结痂，以后脱痂愈合，可有轻度瘢痕形成。

3）Ⅲ度冻伤（坏死性冻伤）　伤及全层皮肤或皮下组织、创面由苍白变为黑褐色，感觉消失，创面周围红、肿、疼痛，可出现血性水疱。若无感染，坏死组织干燥成痂，4~6 周后脱落，形成肉芽创面，愈合甚慢且留有瘢痕。

4）Ⅳ度冻伤（深部坏死性冻伤）　损伤深达肌肉、骨骼，甚至整个肢体坏死。局部表现类似Ⅲ度冻伤，伤处发生坏死，呈暗灰色，坏死组织与健康组织分界明显，通常呈干性坏死，若并发感染而形成湿性坏疽。治愈后多留有功能障碍或致残。

（2）全身冻伤　首先表现为冷应激反应，如心搏和呼吸加快、血压升高、外周血管收缩、寒战等，随着核心体温下降，逐渐出现意识模糊甚至丧失，脉搏及呼吸减弱，心律失常，最终因多器官功能衰竭而死亡。

（三）辅助检查

并发感染时，可引起白细胞及中性粒细胞增多，当机体重要脏器功能受累时，可出现相关检查异常改变。

（四）治疗评估

1. 急救　目的是尽快使病人脱离寒冷环境和冰冻物体，快速复温。迅速复温是急救的关键，但勿用火炉烘烤。将冻僵部位置于 40~42℃ 的温水中复温，一般 20~30 分钟。对呼吸、心搏骤停者实施胸外心脏按压和人工呼吸。

2. 局部冻伤治疗　主要是促进创面组织修复。Ⅰ度、Ⅱ度冻伤以保护创面，预防创面感染为主；Ⅲ度、Ⅳ度冻伤多采用暴露疗法，保持创面清洁干燥，待坏死组织与健康组织分界清楚后予以手术切除。

3. 全身治疗　复温后重点是防治休克、维持呼吸功能、预防多器官功能衰竭，给予支持疗法，应用抗生素预防感染等。

（五）心理和社会支持状况

冻伤后常出现肢体的不适感和皮肤损害，创面经久不愈，严重者可能出现患肢致残甚至危及生命，病人可产生忧虑、悲伤、恐惧等心理。

【常见护理诊断/问题】

1. 体温过低　与低温侵袭有关。

2. 皮肤完整性受损　与低温所致组织坏死有关。

3. 潜在并发症　休克、多器官功能衰竭。

【护理目标】

1. 病人体温逐渐恢复正常。

2. 病人创面逐步愈合。

3. 病人未发生并发症，或并发症得到及时发现与处理。

【护理措施】

（一）复温护理

尽快使病人脱离寒冷环境和冰冻物体。去除潮湿的衣服和鞋袜，尽早进行局部和全身复温。应用温水（40～42℃）浸泡伤肢或全身，浸泡时可轻轻按摩未受损部位，改善局部血液循环，但浸泡水温不能太高，时间不能太长，以免增加组织代谢。复温后，轻度冻伤者置于室温下，加盖被服保暖；较严重的冻伤病人应置于温室内。可给病人进食热饮料，但不能饮酒，以免增加散热。复温过程中须密切观察血压、脉搏、呼吸、体温、尿量的变化，注意有无休克和器官功能衰竭发生。

（二）创面护理

Ⅰ度冻伤创面应保持清洁干燥；Ⅱ度冻伤未感染创面，要注意保护水疱的疱皮，消毒后用无菌干纱布包扎，有大水疱者，用注射器抽出疱内液体后包扎；Ⅲ度、Ⅳ度冻伤创面须预防创面感染，若继发感染，则充分引流，并发湿性坏疽者常需截肢。

（三）用药护理

1. 保持呼吸道通畅，氧气吸入，给予营养支持治疗。

2. 遵医嘱使用低分子右旋糖酐、肝素钠等改善血液循环，避免血栓形成；使用血管活性药物和利尿剂防治休克和急性肾功能衰竭；应用有效抗生素预防感染。

（四）健康教育

1. 宣传防冻的基本知识，加强耐寒锻炼，提高抵抗力。

2. 在寒冷环境下，要做好防寒、防湿、防静工作，进食高热量饮食，避免冻伤。

3. 一旦发生冻伤，尽快脱离寒冷环境，积极采取复温措施，避免进一步损伤。

第四节 毒蛇咬伤病人的护理

毒蛇咬伤多见于我国南方的农村和山区，主要发生在夏、秋两季。蛇毒是含有多种毒性蛋白质、溶组织酶以及多肽的复合物。按照蛇毒的毒性可分为三类：神经毒、血液毒及混合毒。神经毒对中枢神经系统和神经－肌肉节点有选择性抑制作用，能使呼吸麻痹、神经肌肉瘫痪，常见于金环蛇、银环蛇咬伤。血液毒对血细胞、血管内皮细胞及组织有破坏使用，可引起出血、溶血、休克、心力衰竭等，常见于竹叶青、五步蛇咬伤。混合毒兼有神经毒、血液毒特点，以蝮蛇、眼镜蛇为代表。

【病因与病理】

蛇毒含有多种毒性蛋白质、多肽以及酶类。按蛇毒的性质及其对机体的作用可分为3类。①神经毒素：主要作用于神经系统，对中枢神经和神经－肌肉节点有选择性毒性作用，引起肌肉麻痹和呼吸麻痹，常见于金环蛇、银环蛇咬伤；②血液毒素：主要影响血液及循环系统，对血细胞、血管内皮细胞及组织有破坏作用，可引起出血、溶血、休克或心力衰竭等，见于竹叶青、五步蛇咬伤；③混合毒素：兼有神经毒素和血液毒素的作用，如蝮蛇、眼镜蛇的毒素。

【临床表现】

1. 局部表现 局部伤处疼痛，肿胀蔓延迅速，淋巴结肿大，皮肤出现血疱、瘀斑，甚至局部组织坏死。

2. 全身表现 全身虚弱、口周感觉异常、肌肉震颤，或发热恶寒、烦躁不安、头晕目眩、言语不清、恶心呕吐、吞咽困难、肢体软瘫、腱反射消失、呼吸抑制，最后导致循环呼吸衰竭。部分病人伤后可因广泛的毛细血管渗漏引起肺水肿、低血压、心律失常；皮肤黏膜及伤口出血，血尿、尿少，出现肾功能不全以及多器官功能衰竭。

【护理评估】

（一）健康史

询问蛇咬伤的时间、部位，蛇的形态、颜色、蛇头的形状及咬伤后的处理情况，查看咬伤处牙痕特点，判断被何种蛇咬伤以及咬伤的蛇是否有毒。毒蛇与无毒蛇的区别如下（表8-4）。

表8-4　毒蛇与无毒蛇的区别

	毒蛇	无毒蛇
头部	多呈三角形	多呈椭圆形
毒牙	多有一对较大的毒牙	仅有锯齿状细牙
蛇身	色彩斑纹鲜艳，较粗而短	色彩斑纹一般不鲜艳，较细长
从肛门到尾部	突然变细，尾短而钝或呈侧变扁	逐渐变细，尾长而尖
动态	静息时常蟠团，多蜒行较缓慢	静息时不蟠团，蜒行较敏捷

（二）身体状况

1. 神经毒中毒　伤处疼痛、肿胀、麻木。全身虚弱、口周感觉异常、肌肉震颤，发热恶寒、烦躁不安，头晕目眩、言语不清，恶心、呕吐、吞咽困难，肢体软瘫、腱反射消失、呼吸抑制，最后导致循环、呼吸衰竭。

2. 血液毒中毒　局部症状早而重，伤处出血不止，剧烈疼痛，随即肿胀，并迅速向上蔓延。伤口周围出现血疱、瘀斑甚至局部组织坏死。全身出血倾向，可有眼结膜下出血、咯血、呕血、便血和血尿等，严重时因休克、心力衰竭、急性肾功能衰竭或多器官功能衰竭而死亡。

3. 混合毒中毒　兼有上述两种毒素的表现，对神经和血液系统均有损害。

（三）辅助检查

根据明确的蛇咬伤病史和典型表现可做出诊断。实验室检查可见血小板、纤维蛋白原减少，凝血酶原时间延长，血肌酐、尿素氮增高，肌酐磷酸激酶增加，肌红蛋白尿等异常改变。

（四）治疗评估

1. 局部处理　伤口上方绑扎，阻断毒素吸收；伤口局部抽吸、冲洗、清创，促进毒素排出；伤口周围用胰蛋白酶局部封闭，破坏蛇毒。

2. 全身治疗

（1）解蛇毒中成药　常用南通蛇药、上海蛇药或广州蛇药等，可口服亦可局部敷贴。一些新鲜草药，如半边莲、七叶一枝花、白花蛇舌草等也有解蛇毒作用。

（2）抗蛇毒血清　有单价和多价2种，应尽早使用。对已明确毒蛇种类的咬伤首选针对性强的单价血清，如不能确定毒蛇的种类，则可选用多价抗蛇毒血清。用前需作过敏试验，阳性者采用脱敏注射法。

（3）其他治疗　①使用破伤风抗毒素和抗生素防治感染；②快速、大量静脉输液，或用呋塞米或甘露醇等利尿药，加快蛇毒排出，减轻中毒症状；③积极抗休克、改善出血倾向，或治疗心、肺、肾等功能障碍。

（五）心理和社会支持状况

病人被蛇咬伤后出现精神紧张、极度恐惧，希望迅速得到救治，缓解病情。

【常见护理诊断/问题】

1. 恐惧　与被毒蛇咬伤后担忧预后有关。

2. 皮肤完整性受损　与蛇毒咬伤、组织结构破坏有关。

3. 潜在并发症　休克、急性肾衰竭、呼吸衰竭、循环衰竭等。

【护理目标】

1. 病人恐惧心理缓解。

2. 病人伤口逐渐愈合。

3. 病人未发生并发症，或并发症得到及时发现与处理。

【护理措施】

1. 急救护理

（1）伤肢绑扎　蛇咬伤后忌奔跑，伤肢制动、放置低位，立即用布带或止血带等在伤肢的近心端伤口上方绑扎，以阻断淋巴、静脉回流为度。每 15～30 分钟要松开 1～2 分钟，以免发生肢体循环障碍。

（2）伤口排毒　现场用大量清水或肥皂水冲洗伤口及其周围皮肤；挤出毒液。入院后用 0.05% 高锰酸钾溶液或 3% 过氧化氢溶液反复冲洗伤口，清除残留的毒牙及污物。伤口较深者，可切开或以三棱针扎刺伤口周围皮肤（若伤口流血不止，则不宜切开），再以拔火罐、吸乳器等抽吸促使毒液流出，并将肢体放在低位，以利于伤口渗液引流。

（3）局部冷敷　可以减轻疼痛，减慢毒素吸收，降低毒素中酶的活性。将伤肢浸入 4～7℃ 冷水中，3～4 小时后改用冰袋冷敷，持续 24～36 小时。

（4）破坏毒素　根据伤口局部反应大小，用胰蛋白酶 2000～5000U 加入 0.05% 普鲁卡因或注射用水 20ml 做局部环形封闭，能够降解蛇毒。也可给予抗蛇毒药物外敷。

2. 伤口护理　将伤肢置于低垂位并制动，保持创面清洁和伤口引流通畅。注意观察伤口渗血、渗液情况，有无继续坏死或脓性分泌物等。经彻底清创后，伤口可用 1：5000 高锰酸钾或高渗盐水溶液湿敷，有利于引流毒液和消肿。

3. 抗毒排毒　迅速建立静脉通道，遵医嘱尽早使用抗蛇毒血清、利尿药、快速大量输液等以中和毒素、促进毒素排出。若病人出现血红蛋白尿，遵医嘱予 5% 碳酸氢钠静脉输入，以碱化尿液。补液时注意观察心肺功能，以防快速、大量输液导致肺水肿。使用抗蛇毒血清时，密切观察病人有无畏寒、发热、胸闷、气促、腹痛不适、皮疹等过敏症状。

4. 营养支持　给予高能量、高蛋白、高维生素、易消化饮食，鼓励病人多饮水，忌饮酒、浓茶、咖啡等刺激性饮料，以免促进血液循环而加快毒素吸收。对于不能进食者可予营养支持并做好相应的护理。

5. 病情观察　密切监测生命体征、意识、面色、尿量及伤肢温度的变化等。

6. 心理护理　安慰病人，告知毒蛇咬伤的治疗方法及治疗效果，帮助病人树立战胜疾病的信心，以减轻恐惧，保持情绪稳定，积极配合治疗和护理。

7. 健康教育　宣传毒蛇咬伤的有关知识，强化自我防范意识。在野外作业时，做好自我防护，如戴帽子、穿长衣长裤、穿雨靴、戴橡胶手套等，随身携带解蛇毒药片，以备急用。勿轻易尝试抓蛇或玩蛇。露营时选择空旷干燥地面，晚上在营帐周围点燃火焰。

•••• 目标检测

答案解析

一、选择题

【A1/A2 型题】

1. 挤压综合征最常引起（　）

　　A. 急性肾功能衰竭　　　　B. 心力衰竭　　　　C. 呼吸困难

　　D. 昏迷　　　　　　　　　E. 不能确定

2. 按中国九分法，成人一侧大腿体表面积为（　）

　　A. 5.25%　　　　　　　　B. 10.50%　　　　　C. 21%

　　D. 23%　　　　　　　　　E. 46%

3. 下列哪项符合深Ⅱ度烧伤的特点（　　）

    A. 伤及真皮浅层　　　　　B. 剧痛、感觉过敏　　　　　C. 需植皮后愈合

    D. 一般3~4周愈合　　　　E. 愈后不留瘢痕

4. 烧伤暴发性脓毒血症发生于（　　）

    A. 休克期　　　　　　　　B. 水肿吸收期　　　　　　　C. 慢性衰竭期

    D. 康复期　　　　　　　　E. 伤后2周内

5. 男性病人，25岁。全身烧伤59%总面积，无Ⅲ度烧伤，抗休克补液额外，丧失晶体与胶体的比例应是（　　）

    A. 2:1　　　　　　　　　B. 3:2　　　　　　　　　　C. 1:1

    D. 3:1　　　　　　　　　E. 4:3

二、思考题

男性病人，45岁，农民。在上山劳动时被蛇咬伤，未看清蛇的形状，感伤口疼痛不剧烈，步行回家。2小时后自觉全身无力，眼睑下垂，视物模糊，吞咽困难，言语不清，被送往医院诊治。

请思考：1. 该病人可能是被哪一类毒蛇咬伤？

       2. 作为现场目击者应采取哪些急救措施？

（郭清华）

书网融合⋯⋯

重点小结　　　　微课　　　　习题

第九章 器官移植病人的护理 ▣微课

学习目标

素质目标：具有关心器官移植病人心理和尊重病人隐私的态度和行为，以同理心对待器官移植病人。

知识目标：掌握器官移植、同种异体移植术、活体移植、移植免疫、排斥反应的概念；熟悉常用免疫抑制剂及其不良反应、免疫治疗原则。

能力目标：能应用所学知识比较不同类型排斥反应的特点；归纳肾移植和肝移植的手术适应证与禁忌证；概括肾移植和肝移植术后并发症的防治和护理；结合实际病例进行器官移植前受者的准备工作及供者的选择；运用护理程序对肾移植、肝移植病人实施整体护理。

情境导入

情境：男性病人，42岁，因"少尿、贫血5年"入院。既往史：原发性肾小球肾炎5年，目前靠血液透析维持生命。生活史：与妻子同住，育有一儿一女，儿子20岁，女儿13岁。有一位异卵孪生的妹妹。体格检查：T 36.3℃，P 89次/分，R 20次/分，BP 176/93mmHg，口唇发绀，贫血貌。辅助检查：血肌酐572mmol/L。临床诊断为慢性肾衰竭（尿毒症期），医师建议病人行肾移植手术，目前正等待由亲属供肾做肾移植手术。病人担心手术效果。

思考：1. 该病人做肾移植手术，最佳供者是谁？会发生排斥反应吗？

2. 移植前要为病人及病人的亲属供者做哪些准备工作？

3. 病人在术前主要存在哪些护理诊断/问题？

第一节　概　述

器官移植（organ transplantation）是指通过手术的方法将某一个体的活性器官移植到另一个体的体内，使之恢复原有的功能，以代偿受者相应器官因终末性疾病而丧失的功能。被移植的器官或组织称为移植物（graft）；提供移植物的个体称为供者或供体（donor），分为活体供体和尸体供体；接受移植物的个体称为受者或受体（recipient）。

器官移植是20世纪医学发展的伟大成就。20世纪初，血管吻合技术的创立为移植外科奠定了基础；1954年，Murray等在同卵双生的兄弟间进行肾移植获得成功，标志着器官移植进入临床应用阶段。20世纪70年代，免疫抑制剂环孢素A的问世与应用显著提高了器官移植的成功率。80年代初，新型器官保存液的应用延长了供体器官的保存时间，提高了手术安全性。目前器官移植已被公认为治疗各类终末期内脏器官功能衰竭的有效治疗方法。我国的年均器官移植数量位居世界第二；移植病人的1年和5年生存率已达国际领先水平。

【分类】

1. 按供者和受者的遗传学关系分类

（1）自体移植术（autotransplantation）　指献出和接受器官的供、受者是同一个体，移植后不会引起排斥反应。如断肢（指）再植、自体皮肤移植等。

（2）同质移植术（syngeneic transplantation）　指供者与受者虽非同一个体，但供、受者有完全相同的遗传素质（基因），移植后不会发生排斥反应。如同卵双生同胞之间的器官移植。

（3）同种异体移植术（allotransplantation）　指供、受者属于同一种族，但遗传基因不同的个体之间的移植，如人与人之间的器官移植，是目前临床应用最广泛的移植方法。由于供、受者的抗原结构不同，移植后即使采用了免疫抑制措施，也仍然有可能会发生不同程度的排斥反应。

（4）异种移植术（xenotransplantation）　指不同种族之间的组织或器官移植，移植后可引起强烈的排斥反应。目前，除异种皮片移植用于烧伤创面的暂时性生物敷料外，其他领域尚处于动物实验研究阶段。

2. 按移植物植入的部位分类

（1）原位移植术（orthotopic transplantation）　先将受者的病变器官切除，再将移植物植入该器官的原解剖位置。

（2）异位移植术（heterotopic transplantation）　又称为辅助移植，指将移植物植入受者该器官原解剖位置以外的部位，可以切除或者不切除原来的器官。例如将肾脏移植到髂窝内、将肝脏移植到脾窝内。

（3）原位旁移植术（paratopic transplantation）　移植物植入受者该器官原解剖位置旁，不切除原来的器官。例如原位旁胰腺移植。

【排斥反应及其治疗】

（一）排斥反应的分类和机制

移植免疫是特异性免疫应答过程，包括 T 淋巴细胞介导的细胞免疫和抗体类物质介导的体液免疫。由于人体存在免疫应答机制，器官移植术后常发生排斥反应。排斥反应（rejection）是受体免疫系统对具有抗原特异性的供体器官抗原的特异性免疫应答反应。根据发生时间、免疫机制及组织形态学的不同，分为 5 类。

1. 超急性排斥反应（hyperacute rejection）　是以抗体介导为主的体液免疫反应。主要由受者体内存在针对供者特异性抗原的预存抗体引起的免疫应答，多发生在移植器官恢复血流后数分钟至数小时内。常见于供受者 ABO 血型不符、再次移植、多次妊娠、反复输血及长期血液透析的受体。

2. 加速性急性排斥反应（accelerated vascular rejection）　亦称血管排斥反应或延迟性超急性排斥反应，是以体液免疫为主的排斥反应，有免疫球蛋白、补体和纤维蛋白沉积。由于受者体内预存有抗供者人类白细胞抗原（HLA）或血管内皮细胞的低浓度抗体，是较弱的超急性排斥反应。通常发生在移植术后 3~5 日内，病程进展快，移植物功能迅速减退、逐渐恶化并最终发生衰竭。

3. 急性排斥反应（acute rejection）　由 T、B 淋巴细胞介导，以特异性细胞免疫为主并有体液免疫参与的免疫应答，多发生于术后第 5 日至 6 个月内，是最常见的一种排斥反应。

4. 慢性排斥反应（chronic rejection）　可发生在手术后数月甚至数年，病程进展慢，以移植物慢性缺血并纤维化萎缩为病理特征，临床以移植器官功能逐渐减退为主要表现。

5. 移植物抗宿主反应（graft versus host reaction，GVHR）　是移植物中的特异性淋巴细胞识别宿主抗原所致，可导致移植失败，其引起的移植物抗宿主病可导致多器官功能衰竭、受体死亡。

（二）免疫抑制剂与免疫抑制治疗

为预防排斥反应必须使用免疫抑制剂（immunosuppressant），但其对肝、肾、骨髓的毒性及导致新生肿瘤、机会感染、肝炎病毒复发等毒副作用不容忽视。

1. 常用免疫抑制剂

（1）皮质类固醇激素　是预防和治疗同种异体移植排斥反应的一线药物，常与其他免疫抑制剂联合应用。可能是通过抑制淋巴细胞的增殖、对外源性抗原反应的作用以及非特异性免疫作用来实现。临床上最常用的是泼尼松和甲基泼尼松龙。

（2）增殖抑制药物　①硫唑嘌呤：是免疫抑制治疗的经典药物，主要作用是抑制所有分裂活跃细胞尤其是 T 细胞 DNA 的合成。②霉酚酸酯：亦称麦考酚酸吗乙酯，特异性抑制 T、B 淋巴细胞的增殖。

（3）钙调磷酸酶抑制剂　①环孢素 A：是目前免疫抑制维持治疗的最基本药物之一。CsA 可与 T 细胞胞质中的环孢亲合素结合，从而阻止 L–2 等早期 T 细胞激活因子的转录，抑制 T 细胞的活化、增殖。②他克莫司：又名普乐可复，通过阻止 L–2 受体的表达抑制 T 细胞的活化、增殖。

（4）哺乳类雷帕霉素靶分子抑制剂　西罗莫司，又名雷帕霉素，是通过阻断 L–2 启动的 T 细胞增殖而选择性抑制 T 细胞。

（5）抗淋巴细胞制剂　主要是一些免疫球蛋白制剂。

（6）新型免疫抑制剂　如来氟米特及其衍生物。

2. 免疫抑制治疗

（1）分类　①基础治疗：即应用免疫抑制剂有效预防排斥反应的发生。移植物血流开通后即开始了免疫应答过程，故术后早期免疫抑制剂用量较大，这一阶段称为诱导阶段。随后可逐渐减量，最终达到维持量，以预防急性排斥反应的发生，称为维持阶段。一般情况下免疫抑制治疗需终身维持。②挽救治疗：指当发生急性排斥反应时，需加大免疫抑制剂用量或调整免疫抑制方案，以逆转排斥反应。

（2）原则　理想的免疫抑制治疗方案要求既能保证移植物不被排斥，同时对受者免疫系统影响最小，药物的毒副作用最少。免疫抑制治疗的基本原则是联合用药，利用药物的协同作用增强其免疫抑制效果，同时减少各种药物的剂量而降低其毒性作用。

【移植前准备】

（一）供者的选择

1. 供者免疫学选择的意义和方法　目前同种异体移植成功的最大障碍是移植后供、受体之间的免疫排斥反应。选择供者时，除考虑年龄、生理、病理等因素外，还必须进行相关的免疫学检测，减少术后排斥反应的发生以提高移植效果。供受者的免疫学选择通常称为组织配型（tissue matching），是指器官移植中检查供受者之间组织相容性抗原是否相配的一系列措施。组织配型的目的：①测定供–受者间 HLA、ABO 血型的匹配程度；②分析受者血清中抗供者特异性抗体的反应性。临床常用的检测方法有以下几种。

（1）ABO 血型相容试验　检测供者与受者的红细胞血型抗原是否相同或相容。同种异体移植时要求供、受者血型相同或相容，至少要符合输血的原则。若供、受者 ABO 血型不合，移植后可发生超急性排斥反应而导致移植失败。

（2）预存抗体的检测　①淋巴细胞毒交叉配合试验：指受体的血清与供体淋巴细胞之间的配合试验，是移植前必查的项目。若淋巴细胞毒交叉配合试验阳性（>10%），提示移植后有发生超急性排斥反应或加速急性排斥反应的风险。②群体反应性抗体（PRA）检测：是通过检测受者体内同种异体抗体对随机细胞群体反应的细胞筛查试验来测定其被致敏的程度，用 PRA 百分率表示。

（3）人类白细胞抗原（HLA）配型　HLA 抗原系统通过血清学分型、细胞学分型、DNA 分型来检测。

2. 供者的非免疫学要求　移植器官功能正常，供者无血液病、结核病、恶性肿瘤、严重全身性感染和人类免疫缺陷病毒（human immunodefciency virus，HIV）感染等疾病。供者年龄以小于 50 岁为佳，但随着移植技术的提高和经验的积累，年龄界限已放宽，如供肺、胰者不超过 55 岁，供心、肾、肝者分别不超过 60 岁、65 岁、70 岁。活体移植以同卵孪生间最佳，然后依次是异卵孪生、同胞兄弟姐妹、父母子女、血缘相关的亲属及无血缘者之间。

（二）器官保存

1. 保存原则　器官保存应遵循低温、预防细胞肿胀和避免生化损伤的原则，从而延长供体器官的存活时间，保持移植器官的最大活力。控制热缺血与冷缺血时间、配合安全有效的器官保存是器官移植成功的先决条件。热缺血（warm ischemia）是指器官从供体血液循环停止或者局部血供中止到冷灌注开始的间隔时间。热缺血时期对离体器官的损害最为严重，热缺血阶段的离体器官在 35～37℃下短时间内即趋于失去活力。为保证供体器官的功能和移植后的存活率，热缺血时间不宜超过 10 分钟。冷缺血（cold ischemia）是指从供体器官冷灌注到移植后血供开放之前所间隔的时间，包括器官保存阶段。过长的冷缺血时间对移植器官的功能恢复和长期存活有不良影响。临床推荐离体器官冷缺血的保存时限为：心脏 5 小时、肝脏 6～12 小时、胰腺 10～20 小时、肾脏 40～50 小时以内。

2. 保存方法 从器官切取时即开始保存器官的低温状态。主要有单纯低温保存法、持续低温机械灌流法和冷冻保存法等。目前临床大多采用单纯低温保存法，用特制的 0～4℃器官灌注液经血管系统对供者器官进行冷灌洗，使供者器官的中心温度迅速均匀降温，然后将其置于软性容器中，浸没并保存于 0～4℃保存液中直至移植。单纯低温保存法方便实用，便于器官转运，大多数器官保存效果满意。

3. 器官灌洗液与保存液

（1）器官灌洗液 指用于器官灌洗的特制成分液体。目前多采用细胞外液型液体，如乳酸林格液。多器官快速原位联合灌洗多采用保存液进行灌洗。

（2）器官保存液 指用于器官保存的特制成分液体，分为 3 类：仿细胞内液型、仿细胞外液型和非细胞内液非细胞外液型。临床常用 0～4℃的 UW、HTK、Hartmann 等保存液，对器官有显著的保护作用。UW 保存液属于仿细胞内液型，其阳离子浓度与细胞内液相似，多用于器官灌洗与保存。UW 保存液理论上可以保存肝脏达 24～30 小时，肾脏和胰腺可达 72 小时。Hartmann 保存液属于仿细胞外液型，由乳酸林格液与血浆白蛋白组成，多用于器官切取冷灌洗。HTK 保存液为非细胞内液非细胞外液型，多用于器官灌洗与保存。

（三）受者的准备

1. 心理准备 在等待供体期间，即开始为病人提供术前指导，让病人了解器官移植的相关知识，解除思想顾虑，减轻对移植的恐惧和不安，增强对移植手术的信心，以良好的心理状态接受手术。

2. 完善相关检查 除一般术前常规检查外，还要检查肝、肾、心、肺和神经系统功能；肝炎病毒相关指标、HIV 及电解质水平；尿及咽拭子细菌培养。此外，根据不同的移植器官进行相关的免疫学检测，如血型、HLA 配型等。

3. 应用免疫抑制药物 手术前或术中即开始用药，具体药物及其剂量、用法及用药时间可根据移植器官的种类和受者情况决定。

4. 预防感染 及时治疗咽喉部和泌尿道等潜伏感染病灶；遵医嘱预防性应用抗生素。

5. 其他准备 ①保持皮肤清洁，预防皮肤感染；②注意防寒保暖，防止呼吸道感染；③饮食和肠道准备：术前 8 小时禁食、4～6 小时禁饮，必要时遵医嘱术前一日晚给予灌肠；④保证足够的睡眠：术前晚遵医嘱服用镇静剂，如地西泮或阿普唑仑；⑤术晨测量体重；⑥营养支持：保证足够的热量及氮量，以增强抵抗力；必要时给予要素饮食或者全静脉高营养；⑦纠正水、电解质及酸碱平衡失调。

（四）病室准备

1. 病室设施 光线充足，通风良好。室内配备空调、中心供氧及负压吸引、空气层流设备或其他空气消毒设施，可配置闭路电视监视系统、生活电器等。

2. 物品准备 ①灭菌物品：被套、枕套、大单、中单、病人衣裤和腹带等；②仪器：体温计、血压计、听诊器、吸引器、输液泵、微量泵、监护仪、急救车等；③其他：精密度尿袋、体外引流袋、量杯、便器和磅秤等。在隔离病房的外间准备隔离衣、口罩、帽、鞋、鞋套等，以备医护人员进入隔离病房时更换。

3. 专用药柜 根据移植器官的种类准备相关的药品，如止血药、维生素、免疫抑制剂、降压药、利尿药、白蛋白及急救药等。

4. 消毒与隔离　①消毒：术前1日和手术当日用0.5%过氧乙酸或其他消毒液擦拭病室内的一切物品和门窗等，并用乳酸熏蒸、臭氧机或其他方法进行病房空气消毒。有条件的医院可将术后病人安置在有空气层流设备的单间洁净病室。②隔离：实施保护性隔离，病室门口张贴隔离提示；医护人员或病人家属进入移植隔离病房前应洗手，穿戴隔离衣、口罩、帽和鞋套等。

第二节　肾移植病人的护理

肾移植（renal transplantation）是利用亲属肾或者尸体肾移植于不可逆性肾衰竭病人的手术治疗，是治疗终末期肾脏疾病的有效方法。在各类器官移植中，肾移植开展较早，目前我国已成功开展腹腔镜活体取肾肾移植术。2008年中国肾移植科学登记系统（CSRKT）建立，至2013年我国共有123家医院被授权开展肾移植手术，实施肾脏移植手术须在72小时之内上报CSRKT数据中心，被授权的医院可共享CSRKT的器官移植资料和数据。2015年我国肾移植例数已超过7000例。

一、肾移植分类、适应证、禁忌证

（一）分类

根据病肾情况，分为保留病肾的手术和切除病肾的手术。一般情况下无须切除受者病肾，但在某些特殊情况下则必须切除，如病肾为肾肿瘤、严重肾结核、巨大多囊肾、多发性肾结石合并感染等。保留病肾的手术方式为移植肾放在髂窝，肾动脉与髂内动脉端端吻合，肾静脉与髂外静脉端侧吻合，输尿管经过一段膀胱浆肌层形成的短隧道与膀胱吻合，以防止尿液回流。

（二）适应证和禁忌证

1. 适应证　肾移植适用于经其他治疗无效、须靠透析治疗才能维持生命的终末期肾病病人，如慢性肾小球肾炎、肾盂肾炎、多囊肾、高血压性肾硬化、糖尿病性肾病等疾病所致的不可逆的慢性肾衰竭尿毒症期。受者年龄以12~50岁为宜；高龄病人，如心、肺等重要脏器功能正常、血压平稳、精神状态良好者，也可以考虑肾移植。

2. 禁忌证　以下情况者不适合肾移植，或移植前需做特殊准备：①恶性肿瘤或转移性恶性肿瘤；②慢性呼吸功能衰竭；③严重心脑血管疾病；④泌尿系统严重的先天性畸形；⑤精神病和精神状态不稳定者；⑥肝功能明显异常者；⑦活动性感染，如活动性肺结核和肝炎等；⑧活动性消化道溃疡；⑨淋巴细胞毒交叉配合试验或PRA强阳性者。

二、肾移植供者和受者的选择、移植前检查

（一）供者选择

1. 免疫学方面的选择　为了预防超急性排斥反应，移植术前必须做下列检查。

（1）ABO血型测定　ABO血型抗原除在红细胞上表达之外，还表达在血管内皮上。因此，同种异体间的移植必须血型相同。不同血型的肾移植易引起超急性排斥反应。

（2）人类白细胞抗原的血清学测定（HLA配型）　国际标准要求检测供体与受体Ⅰ类抗原HLA A、B位点，Ⅱ类抗原HLA DR位点。HLA A、B和DR完全符合，一年移植肾存活率最高；而HLA DR相符，HLA A、B有一个位点相符，一年肾移植存活率下降；而HLA A、B有两个位点相符，HLA DR不符，一年肾移植存活率进一步下降。随着新型免疫抑制药物在临床应用，这种差异在逐渐减小。

（3）淋巴细胞毒交叉配合试验　指受体的血清与供体淋巴细胞之间的配合试验，是临床肾移植前必须检查的项目。淋巴细胞毒交叉配合试验<10%或为阴性才能施行肾移植。如果受体以前曾经接受过输血、有过妊娠或接受过同种异体移植，很可能在其血清内已产生抗淋巴细胞的抗体，对人类白

细胞抗原（HLA）敏感。此时淋巴细胞毒交叉配型试验可呈阳性，肾移植术后将可能发生超急性排斥反应。

（4）混合淋巴细胞培养 可以用于评估供、受体 HLA 的匹配情况，将供体与受体的淋巴细胞共同培养并观察其转化率，是目前组织配型试验中较可靠的一种方法。当淋巴细胞转化率超过 20% ~ 30% 时，说明供、受体的 HLA 抗原不相配的程度高，移植应予放弃。因培养需 5 ~ 7 天，故仅适用于活体肾移植。

2. 非免疫学方面的选择 年龄在 60 岁以下、18 岁以上的健康者；心、肝、肺功能良好；没有血管性疾病、高血压、血液病、肝炎或恶性肿瘤；有全身感染和局部化脓性疾病者不宜选用；体重与身体应与受者相仿，供移植用的肾脏体积，要和切除的患者的肾脏体积相等或略小，不宜过大。

（二）受者选择

应严格遵守手术适应证，年龄不宜超过 55 ~ 60 岁；除肾脏病变外，其他重要器官功能应良好；一般情况应能耐受大手术；没有感染性疾病。

【护理评估】

（一）健康史

1. 一般情况 包括年龄、性别、婚姻和职业；女性病人月经史、生育史和哺乳史等。

2. 既往史 评估病人肾脏的病因、病程及诊疗情况，尿毒症发生的时间和治疗经过，血液或腹膜透析治疗的频率和效果等；心、肝、肺、脑等其他器官功能是否良好；有无心、肺、泌尿系统、糖尿病、精神病等病史；有无手术及过敏史等。

（二）身体状况

1. 全身表现 患者的生命体征是否平稳，营养状况，有无水肿、贫血或皮肤溃疡等；患者是否有排尿及尿量，有无排尿困难及排尿疼痛等；有无其他合并症或伴随症状。

2. 局部 肾区有无疼痛、压痛、叩击痛及疼痛的性质、范围、程度。

（三）辅助检查

除术前常规实验室检查、各种培养（尿、咽拭子和血液等）及影像学检查外，还应评估供、受者之间相关的免疫学检查情况，如供受者血型是否相符、HLA 配型相容程度、淋巴细胞毒交叉配合试验及 PRA 检测结果。

（四）心理和社会支持状况

与其他肾手术相比，肾移植手术及术后治疗复杂、并发症多，费用高昂，患者常表现出不同心理反应。①迫切型：由于病情迁延不愈甚至危及生命，长期忍受疾病折磨，对手术期望值过高，对手术可能出现的问题考虑较少；②迟疑型：因担心手术安全性及效果、术后治疗及终身服药等问题，患者常表现为犹豫不决、精神萎靡不振、不安和失眠；③恐惧型：恐惧手术、担心手术失败及移植后与供者的性格、意志和思维的相关性。

【常见护理诊断/问题】

1. 焦虑/恐惧 与担心手术效果及移植后治疗与康复有关。

2. 营养失调：低于机体需要量 与食欲减退、胃肠道吸收不良及低蛋白饮食等有关。

3. 有体液失衡的危险 与术前透析过度或不足、摄入水分过多或不足、术后多尿期尿液过多等有关。

4. 潜在并发症 出血、感染、急性排斥反应、泌尿系统并发症等。

5. 知识缺乏 缺乏移植手术、抗排斥药物、术后护理等知识。

【护理目标】

1. 病人情绪稳定，焦虑减轻或消失。

2. 病人营养状况得到改善，体重增加。

3. 病人未发生体液失衡或发生后得以及时发现并纠正。

4. 病人术后未发生并发症，或并发症得到及时发现与处理。

5. 病人对移植手术、抗排斥药物和术后护理有所了解，能复述简单的要点。

【护理措施】

（一）术前护理

1. 心理护理 肾移植病人在术前普遍存在复杂的心理反应，可归纳为 3 类：迫切型、迟疑型、恐惧型。术前可向病人介绍手术和术后可能出现的并发症，讲述肾移植成功案例，增强病人手术信心。

2. 皮肤准备 保持皮肤清洁卫生，预防皮肤感染；皮肤准备范围为上起自肋弓，下至大腿上 1/3，两侧至腋后线；术前淋浴或手术日前晚用消毒液擦身。

3. 营养支持 根据病人的营养状况指导并鼓励其进食低钠、优质蛋白、高碳水化合物、富含维生素饮食，必要时遵医嘱通过肠内、外途径补充营养，以改善病人的营养状况和纠正低蛋白血症，提高手术耐受性。

（二）术后护理

1. 病情观察

（1）监测生命体征 开始时每小时测量 1 次，待平稳后逐渐减少测量次数。术后如体温 >38℃，评估是否发生排斥反应或感染。

（2）监测尿量 保持尿管引流通畅，防止扭曲受压；监测并记录每小时尿液的量、颜色、性状；术后 3 ~ 4 天内，尿量维持在 200 ~ 500ml/h 为宜；尿毒症病人由于术前存在不同程度的水钠潴留和术后早期移植肾功能不全，多数病人肾移植术后 3 ~ 4 天内出现多尿，每小时尿量可达 1000ml/h 以上，每日尿量达到 5000 ~ 10000ml 时，称为多尿期；当尿量 <100ml/h 时，应及时向医师报告，警惕移植肾发生急性肾小管坏死或急性排斥反应。

（3）观察伤口 有无红、肿、热、痛及分泌物，视伤口渗出情况及时换药；观察并记录髂窝引流管引出液的色、质、量，引出血性液体 >100ml/h，提示有活动性出血；观察移植肾局部有无压痛。

2. 合理补液

（1）静脉选择 原则上不在手术侧下肢和动静脉造瘘侧的肢体建立静脉通道；术后早期应建立两条静脉通道。

（2）输液原则 记录 24 小时出入水量，遵循"量出为入"的原则，多出多入、少出少入。根据尿量和中心静脉压（CVP）及时调整补液速度与量，保持出入量平衡；后 1 小时的补液量与速度依照前 1 小时排出的尿量而定。一般当尿量 <200ml/h、200 ~ 500ml/h、500 ~ 1000ml/h 和 >1000ml/h 时，补液量分别为等于尿量、尿量的 4/5、2/3 和 1/2；24 小时出入水量差额一般不能超过 1500 ~ 2000ml；当血容量不足时需加速扩容。

（3）输液种类 除治疗用药外，以糖和盐交替或用 0.45% 氯化钠溶液补液；当尿量 >300ml/h 时，应加强盐的补充，盐与糖的比例为 2∶1；术后需重点维持水电解质及酸碱平衡，早期不缺钾时一般不补钾；出现低钙血症时应适当补钙。

3. 免疫抑制剂的应用与监测 是移植护理有别于其他护理的重要内容。

（1）免疫抑制剂的应用常规 常用的肾移植三联免疫抑制治疗方案为：环孢素 A + 吗替麦考酚酯/西罗莫司/硫唑嘌呤 + 激素；他克莫司 + 吗替麦考酚酯/西罗莫司/硫唑嘌呤 + 激素。

（2）术前使用抗体诱导者 继续按疗程使用抗淋巴细胞球蛋白（ALG）等。

（3）免疫抑制剂浓度监测 定期测定血药浓度，以预防因血药浓度过低或过高而引起排斥反应或药物中毒；监测血药浓度谷值在服药前 30 分钟，监测血药浓度峰值在服药后 2 小时，抽血剂量要准确。

4. 饮食指导和营养支持　术后第 2 日如果胃肠道功能恢复，待肛门排气后可先进食少量流质，如无不适可改为半流质，再逐渐加量并过渡到普食；移植术后机体消耗较大而抵抗力低，所以对肾功能恢复较好者给予高蛋白、高热量、高维生素、低脂、易消化的饮食，以保证营养，提高机体免疫力；必要时可给予要素饮食或者静脉高营养；记录饮食和饮水量。

5. 并发症的护理

（1）出血　肾移植病人术后可发生移植肾的血管出血和创面出血，常于术后 72 小时内发生。护理要点包括：①观察：监测病人神志、生命体征、外周循环、伤口和各引流管引流情况；记录 24 小时出入水量，观察尿液的颜色、性状和量。②预防血管吻合口破裂：术后平卧 24 小时，与移植肾同侧的下肢髋膝关节水平屈曲 $15° \sim 25°$；禁忌突然改变体位；不宜过早活动下肢，根据病情术后第 2 日方可进行床上活动、术后第 3 日可下床活动，适度逐渐增大活动量；保持大便通畅，避免腹压增高。③处理：发现出血征象，遵医嘱及时加快补液速度，给予止血药、升压药或输血；协助医师做好手术探查止血的术前准备。

（2）感染　是器官移植后最常见的致命并发症。肾移植术后并发肺部感染和败血症的病死率较高。感染部位有切口、肺部、尿道、口腔和皮肤等。若病人出现体温逐渐升高，无尿量减少但血肌酐上升等改变，常提示存在感染。护理以预防为主，包括：①遵医嘱合理预防性使用抗生素，做好保护性隔离，监测体温、密切观察病情变化，及时发现感染先兆。②严格执行无菌操作，做好病室消毒隔离工作，确保病室符合器官移植病房的感染控制规范要求。③做好各项基础护理，包括口腔、会阴部、皮肤、伤口和引流管护理，及时更换敷料。鼓励病人床上活动，按时翻身叩背，预防肺部感染。④预防交叉感染：医护人员进入病室前应洗手并穿戴隔离衣、帽、口罩和鞋。术后早期，病人不宜外出；若必须外出检查或治疗时，注意保暖，并戴好口罩、帽子。⑤定期检查血、尿、大便、痰、咽拭子、引流液的培养及药敏，以早期发现感染病灶。⑥一旦出现疑似感染的症状，遵医嘱应用敏感抗生素或抗病毒药物，及时有效控制感染。

（3）急性排斥反应　体温突然升高且持续高热，伴有血压升高、尿量减少、血清肌酐上升、移植肾区闷胀感、压痛等。护理要点包括：①观察病人的生命体征、尿量、肾功能及移植肾区局部情况，及早发现排斥反应。②发生排斥反应时，遵医嘱正确、及时执行抗排斥反应的冲击治疗，如甲基泼尼松龙（MP）、莫罗莫那 CD_3（OKT_3）等，及时观察用药效果。MP 冲击治疗期间应注意观察病人腹部及大便色泽等情况，警惕应激性消化道溃疡的发生。③排斥逆转的判断：抗排斥治疗后，如果体温下降至正常，尿量增多，体重稳定，移植肾肿胀消退、质变软、无压痛，全身症状缓解或消失，血肌酐、尿素氮下降，提示排斥逆转。

（4）泌尿系统并发症　肾移植术后早期应观察有无尿瘘、移植肾输尿管梗阻、肾动脉血栓形成或栓塞和移植肾自发性破裂等并发症发生。应观察并记录伤口引流液的颜色、性状和量；若引流出尿液样液体并超过 $100ml/24h$，引流液做肌酐检测符合尿肌酐水平，提示尿瘘的可能；若引流出乳糜样液则提示淋巴漏；发现异常及时报告医师，协助进行超声检查，并做好再次手术前准备。

（三）健康教育

1. 合理安排生活与活动　保持愉悦心情，做力所能及的事，术后半年可恢复正常工作，工作和运动时注意保护移植肾不被硬物挤压和碰撞。

2. 正确服药　指导患者严格遵医嘱服用免疫抑制剂及其他药物，不能自行增减和使用替代药物，不能服用对免疫抑制剂有拮抗作用的药物和食物。

3. 自我监测　指导患者自我监测体温、血压和尿量等指标，以随时判断自身的健康状况，为进一步检查和治疗提供依据。

4. 预防感染　术后 1 个月内出门时应戴口罩，尽量不到公共场所和人多的环境，避免交叉感染；注意保暖，避免感冒；注意个人卫生和饮食安全。

5. 定时复查　一般出院后第 1 个月每周复查 2 次；第 2 个月每周复查 1 次；第 3 个月起每 2 周复查 1 次；半年后每月复查 1 次。如有病情变化，应及时就诊。

第三节 肝移植病人的护理

1963 年 Starzl 完成世界上首例原位肝移植手术，至 2010 年底全世界肝移植总数已超过 19 万例，且以每年 1 万例左右的速度递增。肝移植术后 1 年、5 年存活率分别为 80% ~95%、70% ~80%。肝移植已成为国际公认的治疗各种终末期肝病的最有效手段。我国于 1977 年开展首例肝移植手术，发展至今我国的肝脏移植技术仅排在美国和欧洲之后，年肝移植例数达 2500 例以上。一些条件较好的肝移植中心 1 年、5 年存活率已达国际水平。

【适应证与禁忌证】

1. 适应证 各种终末期肝病，包括：①肝实质疾病，如终末期肝硬化、肝衰竭、难复性肝外伤、先天性肝纤维疾病等；②先天性肝代谢障碍性疾病，如 α_1 - 抗胰蛋白酶缺乏症、肝豆状核变性、肝糖原累积综合征、酪氨酸血症等；③终末期胆道疾病，如先天性胆道闭锁、胆汁性肝硬化、肝内胆管闭锁等；④肝脏肿瘤不能手术切除者，如多发性肝腺瘤病、巨大肝血管瘤等良性肿瘤；肝细胞癌、胆管细胞癌等恶性肿瘤或同时合并肝硬化。

2. 禁忌证 ①绝对禁忌证：HIV 阳性、恶性肿瘤有肝外转移或者侵犯；肝胆管以外的全身性感染；器官功能衰竭（脑、心、肺、肾）；既往有严重精神病史者。②相对禁忌证：门静脉血栓或栓塞；胆道感染所致的败血症；年龄大于 60 岁者。

【移植方式】

目前临床上开展肝移植术式很多，最常用术式是经典原位肝移植、（改良）背驮式肝移植和活体部分肝移植。

1. 经典原位肝移植（orthotopic liver transplantation） 指切除病肝时连同肝后下腔静脉一并切除，供肝植入时依次吻合肝上下腔静脉、肝下下腔静脉及门静脉、肝动脉和胆管。

2. 背驮式肝移植（piggyback liver transplantation） 指保留受体肝后下腔静脉，将受体肝静脉共干与供肝的肝上下腔静脉吻合，而供肝的肝下下腔静脉则予以结扎。由于背驮式肝移植容易造成流出道梗阻，目前采用较多的是改良背驮式肝移植，两者均只用于良性终末期肝病，一般不适宜于肝癌病人。

3. 减体积式肝移植（reduced – size liver transplantation） 以 Couinaud 肝段解剖为基础，根据供、受者身材体重比，取部分肝做移植，常用于儿童及供、受者体积差别较大的肝移植。常用于移植的有左外叶肝段、左半肝和右半肝。

4. 活体部分肝移植（living related liver transplantation） 是一种来自活体供肝的减体积式肝移植，供者多为受者的亲属，但必须以保持供体肝的管道结构和保证供体的生命安全为前提。供肝可以是右半肝（带或不带肝中静脉）、左半肝、左外叶（供儿童移植）。

5. 其他术式 如劈裂式肝移植、辅助性或异位肝移植、肝的联合移植等。

【护理评估】

（一）健康史

1. 一般情况 包括病人年龄、性别、婚姻和职业；女性病人月经史、生育史和哺乳史等。

2. 既往史 评估病人肝病的病因、病程及诊疗情况，肝衰竭发生的时间和治疗经过，人工肝治疗的频率和效果等；心、肺、脑等其他器官功能是否良好；有无心、肺、泌尿系统、糖尿病、精神病等病史；有无手术及过敏史等。

（二）身体状况

1. 全身表现 评估病人的生命体征、营养状况，有无水肿、高血压、贫血或皮肤溃疡等；有无其他并发症或伴随症状。

2. 局部　估肝区有无疼痛、压痛、叩击痛；疼痛的性质、范围和程度；有无腹水。

（三）辅助检查

除术前常规实验室检查、各种培养（尿、咽拭子和血液等）及影像学检查外，还应评估供、受者之间相关的免疫学检查情况。

（四）心理和社会支持状况

与其他手术相比，肝移植手术及术后治疗复杂、并发症多，费用高昂，患者常表现出不同心理反应。常使病人感到紧张、焦虑、恐惧，对预后的担心会加重其不良心理反应。

【常见护理诊断/问题】

1. 焦虑/恐惧　与担心手术效果及移植后治疗与康复有关。

2. 营养失调：低于机体需要量　与食欲减退、胃肠道吸收不良及低蛋白饮食等有关。

3. 潜在并发症　出血、感染、急性排斥反应并发症等。

4. 知识缺乏　缺乏移植手术、抗排斥药物、术后护理等知识。

【护理目标】

1. 病人呼吸情况改善，腹内压降低，情绪稳定、焦虑减轻或缓解。

2. 病人营养状况得到改善、体重增加。

3. 病人未发生体液失衡或发生后得以及时发现并纠正。

4. 病人对移植手术、抗排斥药物和预后有所了解，能复述简单的要点。

【护理措施】

（一）术前护理

除与肾移植病人类似的术前准备外，还需做好以下特殊准备。

1. 合理补液　包括输血浆、白蛋白、利尿药、补充维生素 K_1、凝血酶原复合物等以纠正体液失衡、贫血、低蛋白血症、凝血异常等，维持血红蛋白 $>90g/L$，白蛋白 $>30g/L$。

2. 备血　肝移植手术因创伤大、病人凝血功能差、门静脉高压等可致术中出血较多，术前常规备同型浓缩红细胞 4000ml 以上，血浆 3000~4000ml，以及一定数量的凝血因子、白蛋白、血小板等。

3. 肠道准备　术前 2~3 日开始口服抗生素和肠道清洁剂，如庆大霉素/链霉素＋甲硝唑，术前 1日清洁灌肠。

4. 皮肤准备　皮肤准备范围自锁骨水平至大腿上 1/3 前内侧及外阴部，两侧到腋后线。毛发多影响术野者须备皮剃除毛发。

5. 其他　术前戒烟、戒酒；乙型肝炎病毒阳性者应用抗病毒药物；有消化道溃疡者尽早治疗；肝性脑病或严重黄疸者常需人工肝治疗以争取时间过渡到肝移植；腹水继发感染时积极抗感染治疗。

（二）术后护理

1. 病情观察

（1）监测呼吸功能，维持有效呼吸　①绝大多数肝移植病人术后早期仍需呼吸机辅助呼吸，以保证足够的氧合。根据病情调整呼吸机的各项参数；保持呼吸道通畅，定时湿化，及时吸痰；动态监测动脉血气分析指标。②呼吸机脱机指标：脱机和拔除气管插管指征同一般腹部大手术。拔管后注意观察呼吸情况，监测血氧饱和度及动脉血气分析等；并指导病人进行呼吸功能锻炼。

（2）监测血流动力学　持续、动态监测病人心率、血压、血氧饱和度、中心静脉压、肺毛细血管楔压等，术后早期 15~30 分钟记录 1 次，稳定后改为每小时 1 次，以掌握病人血容量情况。

（3）监测水、电解质及酸碱平衡　监测每小时尿量、引流量、补液量等并准确记录出入量，定时监测动脉血气分析及血电解质等，以了解体液平衡情况。

（4）**监测肝功能** 监测病人意识、凝血功能、胆汁和肝功能生化指标，了解移植肝的功能恢复情况。术后 T 管引出金黄色黏性胆汁、胃管引出含胆汁液、凝血功能好转、黄疸减退等均是移植肝功能良好的表现。

（5）**监测肾功能** 监测术后尿量和肾功能生化指标；肝移植术后易并发肾功能不全，应注意保护肾功能，慎用肾毒性药物。

2. 维持体液平衡 维持静脉通路通畅；遵医嘱补充晶体和胶体溶液、血浆、白蛋白；根据血流动力学、水电解质监测结果合理安排各类液体的输注顺序与速度。

3. 管道护理

（1）**动脉测压管、漂浮导管和深静脉导管护理** 参见重症护理学相关内容。

（2）**胃管护理** 同一般胃管护理；注意观察引流液内是否含有胆汁，以了解移植肝的功能恢复情况；无 T 管者观察胃管引流液性状，若引流出血性液体超过 100ml/h，提示有活动性出血，及时报告医师。

（3）**T 管护理** ①T 管的常规护理同一般胆道手术后；②观察胆汁量：一般最初每日为 100ml 左右，之后每日 300～500ml；胆汁过少怀疑肝功能障碍，胆汁过多可能是胆总管下段不通畅所致；③观察并记录胆汁的量、色泽，有无混浊、泥沙或絮状物等；正常胆汁为深绿色或金黄色，较稠厚，清而无渣。

（4）**腹腔引流管护理** 通常留置 3 根引流管，分别放置在左肝上、右肝上、右肝下；应严密观察并准确记录引流液的颜色、性状、量。若 1 小时内引流血性液体超过 100ml，提示有活动性出血；若引流出胆汁样液体，提示有胆瘘，均应及时向医师报告。

4. 用药护理 ①终身服用免疫抑制剂，提高药物治疗依从性以提高抗排斥反应的效果。②观察免疫抑制剂的副作用：钙调磷酸酶抑制剂（CNIs），如他克莫司、环孢素 A 等有肝肾毒性、高血压、神经毒性、牙龈增生、多毛症等副作用；西罗莫司有致畸作用，孕期应避免使用。③定期监测血药浓度：服用免疫抑制剂 3 个月后的目标浓度（全血谷浓度）：他克莫司（FKS06）5～10ng/ml，环孢素 A（CsA）100～150ng/ml；哺乳类雷帕霉素靶分子（mTOR）抑制剂的西罗莫司（SRL）5ng/ml；根据目标浓度调整免疫抑制剂的治疗剂量。

5. 饮食指导和营养支持 术后待肠蠕动恢复、肛门排气后即可拔除胃管；其他护理同肾移植术后护理。

6. 并发症的护理

（1）**出血** 包括术后腹腔内出血和消化道出血。腹腔内出血：常见于术后即刻至术后 72 小时内。病人出现腹胀、心率增快、血压迅速下降、伤口处引流管瞬间有大量鲜血涌出，血常规示红细胞数量及血细胞比容明显下降。消化道出血：常见于术后出血性胃炎、胆道出血、食管胃底静脉曲张破裂出血，表现为呕血和黑便，胃管常引流出较多的血性液体。护理要点包括：①观察：包括神志、生命体征和中心静脉压；伤口渗血、各引流管引流情况（包括尿量）；24 小时出入水量；血常规、凝血功能等。②处理：发现出血征象及时报告医师；遵医嘱快速输液、输血，应用止血药物、升压药；做好手术探查止血的术前准备。

（2）**感染** 是肝移植术后最常见的致命性并发症，以肺部感染和败血症的病死率最高。术后持续应用免疫抑制剂会增加细菌、病毒、真菌感染的风险。巨细胞病毒（CMV）是机会感染的主要病原体。术后预防感染的一般护理措施同肾移植术后；其他特殊护理措施包括：①遵医嘱预防性应用抗 CMV 感染的药物，并在防排斥治疗结束后继续应用 1～3 个月；②术后预防性使用抗菌药，使用甲氧苄啶、磺胺甲基异噁唑，单强度剂量每日或双强度剂量每周 3 次，至少 6～12 个月；③如不能耐受阿托伐醌和氨苯砜，可选择甲氧苄啶磺胺甲噁唑，提高病人治疗依从性；④肝移植受体应避免接种活病毒疫苗，建议每年接种流感疫苗，每 3～5 年接种一次肺炎球菌疫苗。

（3）**排斥反应** 肝移植术后排斥反应发生率较低（10%～30%）、程度较轻，以急性排斥反应为主。术后 4 周是急性排斥反应的高危期，常发生于术后 7～14 日。有些病人手术 90 日后发生晚期排斥反应、术后 1 年发生胆道消融综合征。护理要点包括：①观察：监测生命体征、精神状态、T 管引流液量、肝功能及肝区胀痛和腹胀等情况，及早发现排斥反应；使用免疫抑制剂期间，监测血药浓度、观察治疗效果和副作用，密切观察治疗效果。②预防：遵医嘱使用免疫抑制剂。③处理：发生急性排斥反应时，遵医嘱应用抗排斥反应药物，如大剂量甲基泼尼松龙（MP）250～1000mg/d 冲击治疗，连续 3 日；发生晚期排斥反应时遵医嘱增加免疫抑制剂的用量。

（4）胆道系统并发症　胆道梗阻、感染或胆瘘等并发症较为多见。肝动脉血栓和劈裂式肝移植物可导致肝移植术后发生胆道铸型综合征，是一种严重的肝内胆管缺血再灌注损伤，可出现肝功能异常。病人发生胆瘘，胆道感染时出现腹痛、腹胀、发热、寒战，黄疸逐步加深等胆道梗阻症状；白细胞升高、ALP 和转氨酶升高等肝功能异常；腹腔引流管引出胆汁。应监测体温；保持各引流管通畅，观察并记录各引流液的颜色、性状和量；发现异常立即报告医师，遵医嘱协助完成磁共振、ERCP、超声等检查。

（5）血管并发症　肝移植术后 3 个月后可发生肝动脉血栓（hepaticartery thrombosis，HAT）、肝动脉狭窄、门静脉狭窄等并发症。发生并发症的原因包括肝内狭窄、肝内积液（无菌或者有菌）、胆汁淤积；缺血性胆管疾病；胆道铸型综合征。病人出现腹痛、恶心、呕吐、血浆白蛋白降低、肝功能异常等。护理时应监测肝功能；遵医嘱准备行多普勒超声检查以评估肝动脉血栓和狭窄情况、准备血管造影以确诊和介入治疗，或者准备再次肝移植手术。

（6）慢性肾病　肾衰竭是肝移植术后发生死亡和并发症的主要非肝性因素之一。慢性肾病多发生于肝移植术后 6 个月。病人出现蛋白尿、少尿，血清肌酐升高。护理时要监测肾小球滤过率、肾功能、血清肌酐、白蛋白与肌酐的浓度比值（白蛋白/肌酐 >0.3）；遵医嘱逐渐减少钙调磷酸酶抑制剂，以改善肾功能；遵医嘱使用保护肾脏的药物如西罗莫司、依维莫司，与麦考酚酯联合使用防治急性排斥反应；准备透析治疗或者肾移植。

（7）高血压　持续应用免疫抑制剂可增加高血压、心血管疾病的发生风险。钙调磷酸酶抑制剂引起水钠潴留，类固醇激素引起高血压。护理时应观察免疫抑制剂的副作用；减轻体重、减少食盐摄入量；监测控制血压在 130/80mmHg 以下；血压控制不理想者，遵医嘱口服降压药，钙离子通道阻滞药如氨氯地平和硝苯地平可对抗钙调磷酸酶抑制剂的收缩血管作用；当降压药与钙调磷酸酶抑制剂如他克莫司联合使用时，要监测病人血钾水平；使用利尿药减轻水钠潴留时要监测尿量。

（三）健康教育

1. 引流管护理　带 T 管出院者，指导病人 T 管的自我护理。术后 3～6 个月复诊，如无胆道、胃肠道不适症状医师可考虑拔 T 管。

2. 定期复诊　检查肝肾功能、免疫抑制剂血药浓度、移植肝情况。至少每 6 个月找医师讨论和修改 1 次免疫治疗方案。术前为慢性乙型肝炎者，术后必须坚持抗病毒治疗。

第四节　断肢（指）再植病人的护理

【概述】

断肢（指）再植是指对完全离断或不完全离断的肢体，采用清创、血管吻合、骨骼固定、修复肌腱和神经等一系列手术，将肢体重新缝合回原位，使其完全存活并恢复大部分功能。它是一种自体器官再植，手术不存在排斥反应。但术后的血管痉挛、血栓形成和感染等问题与手术成败有密切关系，因此，注重术后护理十分必要。我国在断肢（指）再植方面一直处于国际领先地位，1963 年首先报道国际首例断肢再植成功病例，1965 年又成功开展了断指再植。

【护理评估】

（一）健康史

了解断肢（指）原因；受伤时间、经过；现场急救情况；离断肢（指）的保存方法；病人全身情况及既往病史。

（二）身体情况

1. 全身情况 单个手指或脚趾离断多无明显的全身改变，而大的肢体离断往往由于出血和剧烈疼痛可引起创伤性休克。同时还应了解其他重要脏器有无损伤。

2. 局部情况 完全断离时肢体远近端没有任何组织相连或只有少量已严重损伤的组织相连；不完全离断时，伤肢软组织大部分离断，断面有骨折或脱位，肢体远端已无血液循环。故需要了解离断部位近端伤口的出、渗血、污染或感染情况；评估离断处血管、神经、肌腱、肌肉、骨关节及周围软组织和皮肤的损伤情况。

（三）治疗评估

肢（指）断离均属意外发生，处理要从现场急救开始。现场急救包括止血、包扎、保存断肢（指）及迅速搬运等方面。在纠正全身紊乱的同时，争取对有再植适应者进行断肢（指）再植术。

对完全离断或不完全离断的肢体应争分夺秒进行断肢（指）再植手术，但下列情况者不宜再植：①患全身慢性疾病，不能耐受长时间手术，或有出血倾向者。②断肢（指）多发骨折及严重软组织挫伤，血管床严重破坏，血管、神经、肌腱高位撕脱者。③断肢（指）在刺激性液体或其他消毒液浸泡；在高温环境，离断时间过长，没有冷藏保存。④病人精神不正常、无再植要求或不能合作者。

（四）心理和社会支持状况

意外事故导致的断指常使病人感到紧张、焦虑、恐惧，对预后的担心会加重其不良心理反应。需评估病人及家属对术后功能锻炼知识了解程度。

【主要护理诊断/问题】

1. 有外周组织灌注无效的危险 与血管痉挛、血管栓塞有关。

2. 有失用综合征的危险 与不能进行有效的功能锻炼有关。

3. 潜在并发症 休克、急性肾衰竭、血管危象、感染等。

【护理目标】

1. 病人再植肢体组织灌流正常，无血管痉挛或栓塞现象。

2. 病人能主动进行功能锻炼，未出现失用综合征。

3. 病人未发生并发症，或并发症得到及时发现和处理。

【护理措施】

（一）现场急救护理

1. 抢救生命 注意病人生命体征，有休克者积极抗休克。对昏迷者要保持呼吸道通畅。

2. 残肢处理 迅速用无菌敷料加压包扎残端，如有搏动性出血，需用止血带，注意定时放松止血带并压迫肢体残端血管，减少创口出血。保护好残肢，不完全性断肢可用夹板固定制动，避免继发损伤。

3. 断肢保存 对断离的肢体现场不作任何处理，严禁冲洗、浸泡、涂药。尽快用无菌敷料或清洁布类包裹离断的肢体，保持干燥，放入塑料袋中，再放入有盖的容器中，外周加冰块冷藏保存

（4℃左右）。注意断肢不能直接与冰块接触，以防冻伤，也不能用任何液体浸泡。如断肢仍卡在机器中，要停机，将机器拆开取出断肢，严禁强行拉出断肢或将机器倒转，以免加重损伤。

4. 快速转运　离断的肢体缺血时间过长将发生坏死，因此要快速将离断的肢体与病人同时转送到有条件的医院进行再植，力争6小时内进行手术。转送过程中，应严密观察病人的全身情况及离断肢体的低温保存。到达医院后，立即检查断肢，迅速送往手术室并用肝素盐水灌注，冲洗后以无菌湿纱布包好，外用干纱布包好放在无菌容器中，再放入2～4℃冰箱内冷藏，严禁冷冻。如为多指离断，应分别包好并做好标记，以便按手术进程逐个取出，减少热缺血时间。

（二）手术前护理

了解病人的损伤及急救情况、肢体缺血时间、有无合并伤及休克等；严密观察生命体征，给予全身支持；迅速完成相关检查、备血、备皮、麻醉前用药等术前准备工作。

（三）手术后护理

1. 一般护理　术后病人应住安静、舒适、空气新鲜的单人病房，室温保持在20～25℃，湿度50%～60%，局部用60W落地灯照射，以利观察血循环并可局部加温，照射距离30～40cm，避免灼伤。注意保暖，严防寒冷刺激。严禁吸烟及他人在室内吸烟，防止血管痉挛发生。术后应安排专人护理，定时测量病人生命体征变化及尿量，记24小时液体出入量。

2. 再植肢体的护理

（1）患肢抬高及制动　术后卧床休息10～14天，适当限制肢体的活动，抬高患肢略高于心脏水平，有利于静脉回流，但不宜过高以免影响血供。

（2）观察再植肢体血液循环　手术后10天内，每1～2小时测量再植肢体皮温1次，并做记录，注意测量时应在同一部位。再植肢（指）皮温应高于正常侧1～2℃，如皮温突然下降3℃以上，提示静脉栓塞。血管危象易发生于手术后48小时内，如皮肤由红润变为苍白、皮温降低、指腹塌陷、毛细血管充盈时间延长超过2秒、动脉搏动减弱或消失，提示动脉痉挛或栓塞，即动脉危象；若皮色暗紫、皮温下降、指腹肿胀及毛细血管充盈时间缩短（＜1秒）、动脉搏动存在，提示静脉回流受阻，即静脉危象；一旦发生，应立即通知医生及时处理。对肢体肿胀的病人应定时测量肢体的周径，以便对比观察，其中肢体肿胀和毛细血管充盈时间受外界干扰小，可更准确地反映肢体血供情况，所以要求手术后2日内每1～2小时观察1次。

3. 预防感染　限制探视，遵医嘱使用抗生素预防感染。

4. 抗凝止痛　遵医嘱及时应用抗凝剂及血管扩张药，如低分子右旋糖酐、复方丹参注射液和山莨菪碱等，一般不用肝素。同时应用镇静止痛药，减轻疼痛。

5. 功能锻炼　术后功能锻炼遵循循序渐进和主动锻炼为主的原则。手术后3周内为软组织愈合阶段，护理重点是预防感染，此期可进行理疗、按摩，改善血行及消除肿胀；术后4～6周，由于骨折愈合尚不牢靠，可进行无负荷功能锻炼，即只做患肢屈伸、握拳活动，防止关节僵直、肌肉萎缩和粘连；术后6～8周，骨折已愈合，此时护理重点以促进神经功能的恢复和瘢痕软化为主，加强肢体活动和感觉训练，同时配合理疗与药物治疗。

（四）健康教育

1. 加强安全宣教，注意安全生产，提高自我劳动保护意识。

2. 教育引导病人及家属了解再植术知识，积极配合治疗和护理。

3. 介绍功能锻炼的重要性，为病人制订功能锻炼计划，告知病人定期复查。

目标检测

答案解析

一、选择题

【A1/A2 型题】

1. 哪项不属于移植前组织配型检查（　　）

    A. 混合淋巴细胞培养　　B. ABO 血型相容试验　　　　C. HLA 配型

    D. 检测 PrA 抗体水平　　E. 术前各种生化检查

2. 男性病人，30 岁。肾移植术，供者为孪生兄弟，手术后 10 天来情况良好，但近 3 天尿量较少，每日约 800ml，病人可能是（　　）

    A. 超急排斥反应　　　　B. 加速性排斥反应　　　　C. 急性排斥反应

    D. 慢性排斥反应　　　　E. 液体入量不足

3. 对于拟行肾移植患者，术前正确的护理措施为（　　）

    A. 补充营养，进高蛋白、高碳水化合物、高维生素、低盐饮食

    B. 术前一周将患者移至隔离房间，避免交叉感染

    C. 术前晚清洁灌肠数次，每次 1000ml

    D. 协助做好术前检查，仅需 ABO 血型配型

    E. 术日晨置导尿管，以便观察尿量

4. 肾移植术后最常见的造成患者死亡最主要的并发症是（　　）

    A. 感染　　　　　　　　B. 术后出血　　　　　　　C. 血肿

    D. 尿瘘　　　　　　　　E. 消化道出血

5. 下列哪种移植不会发生排斥反应（　　）

    A. 心脏移植　　　　　　B. 断肢再植　　　　　　　C. 同种异体肾移植

    D. 异体肝移植　　　　　E. 库存骨移植

二、思考题

男性病人，51 岁，肝炎后肝硬化终末期，在全麻下行背驮式肝移植手术，手术历时 6 小时，术后安置在有相应监护设备的肝移植隔离病房，常规应用免疫抑制剂治疗。术后第 5 日病人痰多、黏稠，不易咳出；体温逐渐升高。胆汁呈金黄色、黏性液，每日 350ml。体格检查：T 39.2℃，P 108 次/分，R 22 次/分，BP 112/88mmHg；皮肤、巩膜黄染消退。辅助检查：血常规示 WBC1.1×10^9/L，肝功能示血清胆红素及肝功能其他指标逐步恢复正常；胸部 X 线示肺纹理增粗。

请思考：1. 病人目前最主要的护理诊断/问题是什么？

        2. 应采取哪些针对性的护理措施？

（郭清华　唐　艳）

书网融合……

重点小结　　　　微课　　　　习题

第十章 肿瘤病人的护理

PPT

学习目标

素质目标：能够尊重病人的隐私，培养责任心、同情心和爱心，具备应变能力。

知识目标：掌握恶性肿瘤病人的心理变化过程，手术、化疗和放疗病人的护理措施及健康教育的内容；熟悉肿瘤的分类、常见的临床表现、TNM 分期概念和治疗原则；了解肿瘤的概念、病因及病理改变。

能力目标：能运用所学知识，对肿瘤病人进行评估，为手术治疗、化疗、放疗病人实施护理；能分析恶性肿瘤病人不同的心理反应，并提供护理措施。

情境导入

情境：男性病人，60 岁。主诉咳嗽，痰中带血丝半年余，加重 2 个月。病人于半年前无明显诱因下出现咳嗽，不甚剧烈，痰少，痰中带血丝，无畏寒、高热，无胸痛，无午后潮热。近 2 个月来，咳嗽、咳痰症状加重，痰中带血。发病以来食欲稍差，睡眠较差，大、小便正常。平素体健，否认肝炎、肺结核史，否认高血压病、糖尿病病史。吸烟，15 支/天×25 年。体格检查：神清，精神可，全身体表淋巴结未及肿大，气管居中，胸廓无畸形，两肺呼吸音清，未闻及干、湿啰音。心界正常，心律齐，各瓣膜区未闻及杂音。辅助检查：胸部 CT 示右下肺恶性肿瘤。局部活检组织病理示：鳞癌。头颅 MRI 检查未见异常。放射性核素骨扫描检查，全身骨显像未见骨转移征象。肺功能检查提示能耐受肺切除术。

思考：1. 恶性肿瘤的治疗原则是什么？该病人最有效的治疗方法是什么？

2. 恶性肿瘤病人的心理反应的一般规律是怎样的？

第一节 概　述

肿瘤（tumor）是机体正常细胞在不同的始动与促进因素长期作用下，发生过度增殖及异常分化所形成的新生物，通常以形成肿块为主要的临床特征，可发生在任何年龄和身体任何部位。随着疾病谱的改变，恶性肿瘤已经成为人类常见的死亡原因之一。同时，肿瘤的发病也呈现地域化特点。我国最常见的恶性肿瘤在城市依次为肺癌、胃癌、肝癌、肠癌、乳腺癌；在农村为胃癌、肝癌、肺癌、食管癌、肠癌。

【分类】

按肿瘤细胞形态的特征和肿瘤对人体器官结构和功能的影响不同，一般将肿瘤分为良性、恶性及交界性肿瘤。良性肿瘤一般称为"瘤"。恶性肿瘤，源于上皮组织者称为"癌"，如胃癌、食管癌等；源于间叶组织者称为"肉瘤"；胚胎性肿瘤称为母细胞瘤，如神经母细胞瘤、肾母细胞瘤等。但某些恶性肿瘤仍沿用传统名称"瘤"或"病"，如黑色素瘤、白血病等。交界性肿瘤是在组织形态和生物学行为上介于良性和恶性之间的肿瘤，如唾液腺多形性腺瘤（混合瘤）。

【病理生理】

1. 恶性肿瘤的发生发展过程　包括癌前期、原位癌及浸润癌 3 个阶段。从病理形态上看癌前期上皮增生明显，并伴有不典型增生，如萎缩性胃炎、慢性胃溃疡等；原位癌通常指癌变细胞限于上皮层内（未突破基底膜）的早期癌，常发生于子宫颈、皮肤和乳腺等处；浸润癌是指原位癌突破基底膜向周围组织发展、浸润、破坏侵蚀周围组织的正常结构，如浸润性乳腺癌，已穿破乳腺导管或小叶腺泡的基底膜等。

2. 良性、恶性肿瘤的病理特点 良性、恶性肿瘤在形态学和生物学行为等方面存在着较大区别（表 10 - 1）。

表 10 - 1　良性肿瘤与恶性肿瘤病理的区别

特征	良性肿瘤	恶性肿瘤
包膜	有包膜，易完整切除	无包膜，不易完整切除
生长方式	膨胀性生长	浸润性生长
生长速度	生长缓慢，病程长，偶尔会停止生长或发生退化，也可因出血、感染突然增大	生长迅速，病程短
细胞特征	细胞较成熟，与正常细胞相似，细胞排列较整齐且分化较好	细胞不成熟、异型性明显，细胞排列不规则、大小形态不一
转移	无转移	易转移
肿瘤的伤害	一般不危及生命	对机体危害极大，常危及生命
预后	手术切除后，预后良好	依据细胞的恶性程度、是否早期诊断和治疗而有所不同。若恶性程度高且已发生转移，则预后差；若恶性程度较低且没有转移，则预后较好

3. 转移 良性肿瘤无转移。恶性肿瘤可引起转移，转移途径如下。

（1）直接蔓延　肿瘤细胞向邻近组织转移，如胃癌侵犯横结肠、宫颈癌侵及骨盆壁。

（2）淋巴转移　原发癌的细胞随淋巴引流，由近及远转移到各级淋巴结，也可能越级转移；或因癌阻碍顺行的淋巴引流而发生逆向转移。转移癌在淋巴结发展时，淋巴结肿大且变硬，起初尚可活动，癌侵越包膜后趋向固定，转移癌阻碍局部组织淋巴引流，可能引起皮肤、皮下或肢体的淋巴水肿。

（3）血行转移　脱落的癌细胞进入血管，随血流转移至远处，如肺、肝、骨、脑等，形成继发性肿瘤。

（4）种植转移　瘤细胞脱落后种植到体腔或空腔脏器表面，如内脏的癌播种到腹膜或胸膜上，并可产生癌性胸水、腹水（多为血性）。如胃癌侵犯浆膜后，癌细胞掉入盆腔，在膀胱（或子宫）直肠窝形成种植性转移癌。

4. 恶性肿瘤分期 有助于了解疾病的严重程度，制订合理的治疗方案，正确地评价治疗效果，判断预后。常用有以下两种方法。

（1）国际抗癌联盟（UICC）提出了 TNM 分期法。T 是指原发肿瘤（tumor），N 指区域淋巴结（node），M 指远处转移（metastasis）。再根据肿块程度在字母后标以 0 ~ 4 的数字，表示肿瘤发展程度。1 代表小，4 代表大，0 代表无；M_1 代表有远处转移，M_0 代表无远处转移。临床无法判断肿瘤体积时则以 Tx 表示。根据 TNM 的不同组合，临床将之分为 Ⅰ、Ⅱ、Ⅲ、Ⅳ 期。Ⅰ 期的肿瘤通常是相对早期的肿瘤，有相对较好的预后，分期越高意味着肿瘤进展程度越高。

（2）临床上常将恶性肿瘤分为早、中、晚 3 期。早期：肿瘤体积小，一般直径 <3cm，局限于原发部位，无粘连，无转移，病人无明显症状。中期：肿瘤体积较大，直径 >5cm，邻近组织器官被侵犯，常与周围组织有不同程度粘连，有区域淋巴结转移，有不同程度的症状和体征。晚期：肿瘤常广泛侵及周围组织或邻近器官，常与周围组织粘连固定，有区域淋巴结转移或伴有远处转移，有严重的临床症状和体征，甚至出现恶病质表现。

第二节　肿瘤病人的护理

【护理评估】

（一）健康史

1. 外源性因素　①物理因素：如电离辐射、紫外线照射、长期局部物理刺激、慢性炎症刺激等。②化学因素：长期接触化学致癌物质，如亚硝胺类、黄曲霉素、烷化剂（有机磷、硫芥等）、多环芳香烃类化合物（煤焦油、沥青等）、氨基偶氮类染料等。③生物因素：主要为病毒，如乙型肝炎病毒、单纯疱疹病毒、EB病毒等。另外，少数寄生虫和细菌也可引起肿瘤，如华支睾吸虫、幽门螺杆菌等。

2. 内源性因素　①遗传因素：与癌症的关系虽无直接证据，但有遗传倾向性，如家族性结肠腺瘤病、乳腺癌、胃癌、食管癌、肝癌、鼻咽癌等。②内分泌因素：某些激素与肿瘤发生有关，如雌激素和催乳素与乳腺癌、子宫内膜癌有关。青少年的恶性肿瘤生长快，转移早，与生长激素有关。③免疫因素：先天或后天免疫缺陷者易患恶性肿瘤，如获得性自身免疫性疾病（AIDS）等。器官移植后长期使用免疫抑制剂的病人，肿瘤发病率也较高。④其他：如精神因素、营养、微量元素等。调查发现，人的性格、情绪、婚姻家庭、工作压力及环境变化等，可使免疫、内分泌系统的功能改变易诱发肿瘤。流行病学研究发现，近期经历重大精神刺激、情绪波动或压抑者较其他人群更易患恶性肿瘤。

（二）身体状况

肿瘤的临床表现取决于肿瘤的性质、组织、所在部位以及发展程度。一般良性肿瘤和恶性肿瘤早期多无明显症状。当出现症状时，虽各不相同，但也存在着共性。

1. 局部表现

（1）肿块　常为肿瘤病人就诊的主要原因。位于体表、浅表或可行双合诊检查的部位（如直肠、子宫和附件）的肿块容易触及，位于深部或内脏的肿块不易触及，但可出现周围组织受压或空腔脏器梗阻的表现。良性肿瘤肿块增长较慢，与周围组织的界限清楚，表面光滑，易于推动，常有包膜；恶性肿瘤增长快，与周围组织的界限不清楚，表面凹凸不平，不易推移，一般无包膜。

（2）疼痛　良性和早期恶性肿瘤一般无疼痛。恶性肿瘤中、晚期由于肿瘤快速生长、破溃或感染等使末梢神经或神经干受到刺激或压迫，可出现明显疼痛，甚至呈难以忍受的持续性顽固性疼痛。空腔脏器肿瘤引起梗阻时可致平滑肌痉挛而产生阵发性绞痛。

（3）溃疡　体表或空腔内脏器官的恶性肿瘤因生长迅速、血供不足而继发坏死或感染可致溃烂。恶性肿瘤常呈菜花状或肿瘤表面有溃疡，可有恶臭及血性分泌物。

（4）出血　恶性肿瘤生长过程中发生破溃或侵蚀血管可致出血。上消化道肿瘤可有呕血或黑便；下消化道肿瘤可有血便或黏液血便；泌尿道肿瘤，除见血尿外，常伴局部绞痛；肺癌可发生咯血或血痰；肝癌破裂可致腹腔内出血；子宫颈癌可有血性白带或阴道出血。

（5）梗阻　肿瘤生长及浸润可导致空腔脏器受压或阻塞，随部位不同出现不同症状。如食管癌阻塞可出现吞咽困难；胰头癌、胆管癌可压迫胆总管出现黄疸；胃癌伴幽门梗阻可致呕吐；肠癌可致肠梗阻；肺癌可致肺不张。梗阻的程度有不完全或完全之分。

（6）转移症状　恶性肿瘤通过直接蔓延、血行转移、淋巴转移和种植性转移途径转移。当肿瘤转移至淋巴结，可有区域淋巴结肿大，肿大的淋巴结通常较硬而无触痛，相应部位可出现淋巴回流受阻致肢体水肿、静脉曲张等；若发生其他器官转移可有相应表现，如骨转移可有疼痛、病理性骨折等；肺转移可有咳嗽、胸痛等。

2. 全身症状　良性或早期恶性肿瘤，多无明显的全身症状。恶性肿瘤发展到中、晚期时才会出现一些症状，如贫血、低热、消瘦、乏力等。晚期恶性肿瘤的病人全身衰竭可表现为恶病质（cachexia）。

不同部位的肿瘤，恶病质出现迟早不一，消化道肿瘤病人出现较早。某些肿瘤可呈现相应器官的功能改变和全身表现，如颅内肿瘤引起颅内压增高和定位症状等。

（三）辅助检查

1. 实验室检查

（1）常规检查　包括血、尿、粪便常规检查。阳性结果不一定是恶性肿瘤特异的标志，但可提供诊断线索。根据临床初步诊断选择有关的化验。如胃肠道肿瘤可伴贫血及大便隐血试验阳性；白血病血象明显改变；泌尿系统肿瘤可见血尿等。

（2）血清肿瘤标记物检查　是用生化方法测定人体中由肿瘤细胞产生的分布在血液、分泌物、排泄物中的肿瘤标记物质，如某些肿瘤胚胎性抗原、酶、激素、糖蛋白和代谢产物。大多数肿瘤标志物并非特异，在一些良性肿瘤、炎症反应等也会升高，多用于辅助诊断。具有特异性与灵敏性的免疫学检测指标对于恶性肿瘤的筛查、诊断、预后判断均有重要意义，如结肠癌、胃癌、肺癌、乳腺癌病人的癌胚抗原（CEA）均可增高；肝癌及恶性畸胎瘤病人的甲胎蛋白（AFP）可增高；骨肉瘤病人碱性磷酸酶可升高；绒毛膜上皮细胞癌病人的绒毛膜促性腺激素可增高。由于细胞或分子水平的变化常早于临床症状出现，故近年建立的用于了解细胞分化的流式细胞分析技术以及基因诊断技术，因其敏感和特异而有助于诊断和估计预后。

2. 影像学检查　X线、超声波、各种造影、放射性核素、电子计算机断层扫描（CT）、磁共振成像（MRI）等各种检查方法可明确有无肿块、肿块部位、形态、大小等性状，有助于肿瘤的诊断及其性质的判断。

3. 内镜检查　应用金属或光导纤维的内镜直接观察空腔器官、胸腔、腹腔及纵隔等部位病变，并取细胞或组织做病理学检查，对于肿瘤的诊断具有重要价值，还能对小的病变如息肉行摘除治疗，又可向输尿管、胆总管或胰管插入导管做X线造影检查。常用有食管镜、胃镜、结肠镜、直肠镜、支气管镜、腹腔镜、膀胱镜、阴道镜及子宫镜等。

4. 病理学检查　为目前确定肿瘤的直接而可靠依据。包括细胞学检查与组织学检查。

（1）细胞学检查　此法取材方便、易被接受，被临床广泛应用。①体液自然脱落细胞：肿瘤细胞易于脱落，包括胸水、腹水、尿液沉渣及痰液与阴道涂片；②黏膜细胞：包括食管拉网、胃黏膜洗脱液、宫颈刮片及内镜下肿瘤表面刷脱细胞检查；③细针穿刺涂片或超声导向穿刺涂片。在临床中发现有假阳性或阳性率不高的问题，尚不能完全代替病理组织切片检查。

（2）组织学检查　根据肿瘤所在部位、大小及性质等，通过钳取活检、经手术完整切除肿瘤，然后进行石蜡切片或术中冷冻切片检查。它是决定肿瘤诊断及病理类型最准确的方法，适用于一切用其他方法不能确定性质的肿块；或已怀疑呈恶性变的良性肿瘤。该检查有可能致使肿瘤扩散，因此，需要时宜在术前短期内或手术中施行。

（四）治疗评估

良性肿瘤和交界性肿瘤以手术切除为主，尤其交界性肿瘤必须彻底切除，否则极易复发或恶变。恶性肿瘤常伴浸润与转移，仅局部治疗不易根治，处理原则是以手术为主的综合治疗。治疗方式有手术治疗、化学药物治疗、放射治疗、生物治疗及中医中药治疗等。应根据肿瘤性质、临床分期和病人的全身状态而选择。Ⅰ期以手术治疗为主；Ⅱ期以局部治疗为主，如原发肿瘤切除或放疗，必须包括转移灶的治疗，辅以全身化疗；Ⅲ期采取综合治疗，手术前、后及术中放疗或化疗。Ⅳ期以全身治疗为主，辅以局部对症治疗。

1. 手术治疗　手术切除恶性肿瘤是实体肿瘤最主要、最有效的治疗方法。

（1）根治性手术　切除范围包括原发癌肿所在器官的部分或全部，连同周围正常组织和区域淋巴结整块切除。如经典的乳腺癌根治术应切除全乳腺、腋下、锁骨下淋巴结，胸大肌和胸小肌及乳房邻近的软组织。在原根治范围基础上进一步扩大手术范围，适当切除附近器官及区域淋巴结为扩大根治术。如乳癌扩大根治包括内乳区淋巴清扫。在原根治范围基础上适当保留部分组织为改良根治术。

（2）姑息性手术 为缓解晚期癌症或远处转移者症状而采用的手术方式，如晚期胃癌伴幽门梗阻者行胃空肠吻合术，大肠癌伴肠梗阻行肠造口术，主要是减轻痛苦，延长生命。

（3）其他 如激光手术切割、激光气化、超声手术切割、液氮冷冻等。

2. 化学药物治疗 简称化疗，是一种全身性的治疗，配合手术及放疗，可防止肿瘤复发和转移；用于晚期肿瘤病人可控制肿瘤发展，某些肿瘤可因此获长期缓解。目前已能单独应用化疗治愈的有绒毛膜上皮癌、睾丸精原细胞瘤、Burkitt 淋巴瘤、急性淋巴细胞白血病等。化疗药物种类很多，应根据肿瘤特性、病理类型选用敏感的药物并制订联合化疗方案。

（1）药物分类 按作用机制分为：①细胞毒素类药物。烷化剂类，由其氮芥基因作用于 DNA 和 RNA、酶、蛋白质，导致细胞死亡。如环磷酰胺、氮芥、卡莫司汀（卡氮芥）、白消安等。②抗代谢类药物。此类药物对核酸代谢物与酶结合反应有相互竞争作用，影响与阻断核酸的合成。如氟尿嘧啶、甲氨蝶呤、阿糖胞苷等。③抗生素类。可干扰 DNA、RNA、蛋白质合成，或损伤细胞。如放线菌素 D（更生霉素）、丝裂霉素、阿霉素、博莱霉素等。④生物碱类。主要为干扰细胞内纺锤体形成，使细胞停留在有丝分裂中期。常用的有长春新碱、长春碱、羟基树碱等。⑤激素类。能改变内环境而影响肿瘤生长，有的能增强机体对肿瘤侵害的抵抗力。常用他莫昔芬（三苯氧胺）、己烯雌酚、黄体酮、丙酸睾丸酮、泼尼松及地塞米松等。⑥分子靶向药物。常用单抗类药物有曲妥珠单抗、利妥昔单抗等，常用小分子化合物如伊马替尼、吉非替尼等。⑦其他。不属于以上诸类如甲基苄肼、羟基脲、L－门冬酰胺酶、顺铂、卡铂等。

（2）给药方式 一般有静脉滴注或注射、口服、肌内注射、肿瘤内注射、腔内注射、动脉内注入或者局部灌注等途径。由于大多数化疗药物在抑制或杀伤肿瘤细胞的同时，对机体正常组织或细胞，特别是代谢增殖旺盛的器官组织或细胞有不同程度损害，并在出现疗效的同时常伴有不同程度的毒性反应，在给药途径方面不断进行探索。近年来开展的介入治疗为动脉插管灌注或栓塞化疗，也可经皮下留置微泵长期灌注、栓塞化疗，提高肿瘤局部的药物浓度，减少全身毒性反应。

3. 放射治疗 简称放疗，是利用 X 射线、γ 射线、电子线、中子束等放射线的电离辐射作用，对增殖状态的肿瘤细胞进行抑制和杀伤，是治疗恶性肿瘤主要手段之一。可单独使用，也可作为手术前后的配合治疗。各种肿瘤对放射线敏感度不一，分化程度越低、代谢越旺盛的癌细胞对放射线越敏感，治疗效果也越好。反之，则治疗效果差，不宜选用。恶性肿瘤对放射性的敏感性可分为 3 类：①高度敏感，如淋巴及造血系统肿瘤、性腺肿瘤、多发性骨髓瘤等。②中度敏感，如鼻咽癌、食管癌、乳腺癌、肺癌、宫颈癌等。③低度敏感，如胃肠道腺癌、软组织及骨肉瘤等。

4. 生物治疗 应用生物学技术改善个体对肿瘤的应答反应及直接效应的治疗，包括免疫治疗和基因治疗。

（1）免疫治疗 通过激发或调动人体防御系统、提高免疫功能，达到抗肿瘤的目的。如接种卡介苗、麻疹疫苗、短棒状杆菌（主动免疫），接种自身或异体瘤苗、肿瘤免疫核糖核酸等。

（2）基因治疗 是应用基因工程技术，干预存在于靶细胞的相关基因的表达水平以达到治疗目的，但大部分仍处于临床实验研究阶段。

5. 中医中药治疗 应用中医扶正祛邪、通经活络、化瘀散结、清热解毒等原理，以中药补益气血、调理脏腑，配合手术及放、化疗，可减轻毒副作用，改善机体全身情况，提高生存率和生活质量，促进肿瘤病人康复。

6. 内分泌治疗 某些肿瘤的发生发展与体内激素水平密切相关，可采用内分泌治疗，包括激素治疗和内分泌腺切除治疗，常见于乳腺癌、前列腺癌、子宫内膜腺癌、甲状腺癌等肿瘤的治疗。

（五）心理和社会支持状况

了解病人的性格及其对告知诊断的心理承受能力；掌握病人及家属对疾病诊断、检查、治疗及预后的情绪反应等；观察病人与家属的沟通情况、家庭关系和社会关系；了解病人的家庭经济承受力、其社会支持系统能否为其提供足够的身心支持；了解病人及家属对疾病相关知识的了解程度等。

【常见护理诊断/问题】

1. 焦虑、恐惧 与担忧疾病性质、预后、各种治疗及不良反应、家庭和社会地位以及经济状况改变有关。

2. 营养失调：低于机体需要量 与肿瘤所致高代谢状态及摄入减少、吸收障碍、治疗及疾病引起厌食、恶心、呕吐等有关。

3. 疼痛 与肿瘤生长侵及神经、肿瘤压迫及手术创伤有关。

4. 自我形象紊乱 与手术致器官缺失、功能障碍和化疗引起脱发有关。

5. 知识缺乏 缺乏有关肿瘤防治、放疗、化疗及术后康复的知识。

6. 潜在并发症 骨髓抑制、感染、出血、皮肤黏膜受损、静脉炎、器官功能障碍等。

【护理目标】

1. 病人的焦虑、恐惧程度减轻。

2. 病人营养状况得以维持或改善。

3. 病人疼痛减轻或消失。

4. 病人能正确认识并接受形体改变、残废等。

5. 病人了解肿瘤防治、手术、放疗、化疗及康复等方面的知识。

6. 病人未发生感染、出血、皮肤和黏膜受损、静脉炎、器官功能障碍等并发症，或及时发现和处理并发症。

【护理措施】 微课

（一）心理护理

肿瘤病人因各自的文化背景、心理特征、病情性质及对疾病的认知不同，心理反应不同。可通过血压、脉搏、出汗、睡眠、注意力、对周围事物的反应、眼神、言语态度、行为态度、与他人交往、配合治疗表现等来分析病人不同时期的心理改变，有助于进行心理疏导，增强病人战胜疾病的信心。肿瘤病人可经历一系列心理变化。

1. 震惊否认期 明确诊断后，病人震惊，表现为不言不语、淡漠、眼神呆滞甚至晕厥，继之极力否认，希望诊断有误，要求复查甚至辗转多家医院就诊，企图否定诊断。这是病人面对疾病应激所产生的保护性心理。对此期病人最佳的护理是非语言陪伴，协助满足生理需要。鼓励病人家属给予其情感上支持，生活上关心，使之有安全感。允许其有一定时间接受现实。医护人员态度要保持一致，肯定回答病人疑问，减少病人怀疑及逃避现实机会。

2. 愤怒期 当病人不得不接受自己患癌现实后，表现出恐慌、哭泣、愤怒、烦躁的情绪。部分病人为了发泄内心痛苦而拒绝治疗或迁怒于家人和医务人员，甚至百般挑剔、无理取闹、出现冲动性行为。此期虽属适应性心理反应，但若长期存在，将导致心理障碍。在病人面前应表现出严肃且关心的态度，切忌谈笑风生。做任何检查和治疗前，应详细解说。并请其他病友介绍成功治疗的经验，教育和引导病人正视现实。

3. 磋商期 此期病人求生欲最强，常心存幻想，遍访名医、寻求偏方，希望奇迹出现。病人易接受他人劝慰，有良好的遵医行为。因此，护士应加强对病人及家属的健康教育，维护病人的自尊、尊重病人的隐私，减少病人病急乱投医的不良后果。

4. 抑郁期 当治疗效果不理想、病情恶化、疼痛难忍时，病人往往感到绝望无助，对治疗失去信心。表现为悲伤抑郁、沉默寡言、黯然泣下、不听劝告、不遵医嘱，甚至有自杀倾向。对此期病人应给予更多关爱和抚慰，鼓励其发泄情绪，减轻心理压力。鼓励其家人陪伴，满足其各种需求，预防意外事故发生。

5. 接受期 有些病人经过激烈的内心挣扎，能够正确认识到生命终点的到来，接受事实，心境变得平和，通常不愿多说话，处于平静、无望的心理状态。在此期，护士应尊重其意愿，尽量满足需要，尽可能提高其生活质量。

（二）营养支持

充分的营养支持是保证放疗、化疗及手术顺利进行的前提，增加治疗的效果，促进康复。应了解病人的食欲、食量和食谱，定时测量体重以便判断病人营养不良的原因和程度。向病人说明营养对肿瘤治疗和康复的重要性，鼓励病人进食高蛋白、高热量、维生素丰富、清淡、易消化饮食，注意避免粗糙、辛辣食物。病人出现食欲减退、恶心、呕吐等消化道反应，可餐前适当用药物控制症状。严重呕吐、腹泻者，给予静脉补液，必要时遵医嘱给予肠内、肠外营养支持。指导术后康复期病人少量多餐、循序渐进恢复饮食，做好饮食指导。

（三）疼痛护理

疼痛影响病人的精神、食欲和睡眠，特别是晚期肿瘤常有难以忍受的疼痛，严重影响病人的生活质量。对疼痛的治疗，世界卫生组织提出了三级阶梯止痛方案。一级止痛法：疼痛较轻者，可用非麻醉性镇痛类药，如阿司匹林、对乙酰氨基酚等。二级止痛法：适用于中度持续性疼痛者，可用弱麻醉剂类药，如可卡因、布桂嗪、曲马朵等。三级止痛法：疼痛进一步加剧、上述药物无效者，改用强麻醉剂类药，如吗啡、哌替啶、芬太尼透皮贴剂等。用药原则是按阶梯治疗、口服给药为主、按时给药（非按需）、个体化给药。除药物镇痛措施外，护士还可以通过提供安静舒适的环境、安置病人舒适体位、护理操作轻柔等以减轻疼痛。鼓励病人适当参与娱乐活动以分散注意力，并指导使用松弛疗法、音乐疗法等控制疼痛。

（四）手术治疗病人的护理

1. 术前护理　加强心理护理和生活护理，遵医嘱做好常规术前准备，根据不同的肿瘤做好特殊术前准备。

2. 术后护理　与围术期病人的护理相同，但肿瘤病人应注意以下特点：①术后病人常可出现悲观失望、情绪恶劣，这时应耐心地做好心理护理，稳定其情绪，树立战胜疾病和伤残的信心。②在饮食方面，鼓励病人摄取易消化、高蛋白、维生素丰富的食物，避免烟酒、过热、过冷或辛辣刺激的食物；发生恶心、呕吐时给予止吐药物。③循序渐进行手术损伤部位的功能锻炼，鼓励病人尽可能生活自理。

（五）放疗病人的护理

由于肿瘤组织崩解、毒素被吸收，在放射线照射数小时或 1~2 天后，病人多可出现全身和局部反应，表现为虚弱、乏力、头晕、头痛、厌食，个别有恶心、呕吐等，特别是腹部照射和大面积照射时，反应较重。因此，在放疗前应做好心理护理，使病人对放疗有所了解，避免紧张、恐惧情绪，加强营养支持，改善局部情况，避免感染，在病人身体状况能耐受后，才开始放疗。告知病人放疗前不宜进食，以免形成条件反射性厌食。放疗后静卧 30 分钟，防止头晕、乏力引起受伤。鼓励病人多饮水，促进毒素排出。保持照射区皮肤清洁干燥，防止破损。

1. 全身反应的护理

（1）骨髓抑制　一般在放疗后第 2 周开始出现，主要表现为白细胞、血小板降低。因此，每周查血象一次，如白细胞低于 $3.5×10^9/L$，血小板低于 $80×10^9/L$ 时，应暂停放疗，并遵医嘱给予升白细胞药物，必要时输入新鲜血液或成分输血。同时注意防止感染和出血，如保持口腔清洁，注意安全避免外伤；及时发现有无皮肤黏膜及消化道、泌尿道出血；鼓励病人做深呼吸，协助翻身、拍背，有效咳嗽，预防肺部感染。

（2）胃肠道反应　病人常表现为食欲不振、恶心、呕吐、腹泻、腹痛等。因此，应注意调理饮食，以清淡少油的流食或软食为主，进食困难者可采取少量多餐，保证营养摄入，严重者配合药物治疗，如适当应用止吐剂和胃黏膜保护剂。

2. 局部反应的护理

（1）皮肤反应　大剂量放射线治疗可出现照射部位皮肤损害，根据损害程度不同分为三度。①一度：皮肤出现红斑，有烧灼感或刺痒感，继续照射由鲜红渐变为暗红，以后脱屑，称干反应，一般不做治疗，可自然消退。②二度：皮肤高度充血、水肿，有水泡形成、渗出液，甚至糜烂，称湿反应。③三度：皮肤有溃疡形成或坏死，侵犯真皮造成放射性损伤，难以愈合。临床常见一度反应，少见二度反应，忌出现三度反应。

护理上应告知病人：①穿着宽松、柔软、吸湿性强的棉质内衣。照射野皮肤避免阳光直射、摩擦等物理性刺激。局部皮肤应保持清洁、干燥，用软毛巾擦洗，禁用肥皂清洗、粗毛巾搓擦、涂抹任何化妆品或护肤品。②放疗中应取下手表、钢笔、项链、耳环、义齿、钥匙等，以免增加射线吸收，加重皮肤损伤。③局部皮肤如出现红斑、瘙痒时禁搔抓，禁用酒精等刺激性药物外涂；皮肤有脱屑者应让其自然脱落，禁忌撕揭。④积极促使损伤皮肤修复，皮肤干性反应时可用冰片或薄荷淀粉、炉甘石洗剂、羊毛脂止痒；湿反应应采取暴露方法，避免合并感染，可涂抗生素油膏、冰片、蛋清、硼酸软膏等。

（2）黏膜反应　头面部放射性治疗可导致口腔黏膜反应，出现充血、疼痛、唾液减少、口干等症状，甚至出现口腔炎、口腔溃疡。轻者用华素片含化，选用复方硼砂溶液或1%过氧化氢溶液含漱即可，口腔溃疡伴剧痛者，溃疡面涂锡类散或冰硼散，并用2%利多卡因喷雾止痛，进食困难者，可用吸管吸取流质饮食，必要时可采取胃肠外营养支持。合并真菌感染者，用3%碳酸氢钠溶液漱口并用制霉菌素液含漱。对放射性鼻炎可用鱼肝油、复方薄荷油滴鼻；对放射性喉炎可用雾化吸入，必要时加抗生素于溶液中；对放射性眼炎可用氯霉素眼药水和四环素可的松软膏。饮食方面宜进温热食物，避免进食过冷、过热、过硬或有刺激性食物。

（六）化疗病人的护理

化疗药物在杀死癌细胞的同时对增殖活跃的组织也会有杀伤作用，在化疗前应向病人做好解释工作，消除紧张心理，并介绍药物性质及不良反应，告知病人出现相关不良反应时应及时向医护人员报告，防止出现严重后果。

1. 局部毒性反应的护理

（1）组织坏死　当化疗药物漏入皮下时可造成局部组织化学性炎症，出现刺痛、烧灼或水肿，甚至组织坏死和溃疡，经久不愈。一旦发现药液外渗，应立即停止给药，回抽溢出的药液。局部注入解毒剂，如氮芥、丝裂霉素溢出可用硫代硫酸钠，长春新碱外漏时可采用碳酸氢钠。漏液部位冷敷，使血管收缩、减少药物的扩散。也可配合硫酸镁湿敷直到症状消失，切忌热敷以免加重组织坏死。

（2）血栓性静脉炎　由于化疗药物对静脉的刺激可引起局部浅静脉发红、硬、触痛、肿胀等，可致血管硬化、血流不畅，甚至闭塞。应遵医嘱正确用药并选择合适的静脉给药方法，常用方法有静脉滴入、静脉冲入等，并将化疗药物稀释至要求的浓度，在规定的时间内用完。如冲入两种药物，应间隔30~40分钟。注射前后均注入生理盐水5~10ml以减轻药物对血管壁的刺激。选择静脉时一般由远心端血管向近心端，由背侧向内侧，左右臂交替使用，以上肢静脉为主。避免同一部位反复穿刺，推药过程反复抽回血，以确保针在血管内。一旦出现血栓性静脉炎，应立即停止使用相关静脉给药，肢体制动抬高，行热敷、硫酸镁湿敷或理疗等，但不可挤压或按摩，以防血栓脱落引起栓塞。

2. 全身毒性反应的护理

（1）骨髓抑制　是最严重的毒性反应，护理同放疗骨髓抑制的护理。

（2）胃肠道反应　化疗病人常表现为厌食、恶心、呕吐、食欲减退等，重者可出现腹痛、腹泻，甚至肠黏膜坏死脱落或肠穿孔。应向病人做好化疗重要性及药物不良反应的说明。保持病室环境整洁、空气清新，协助病人采取舒适卧位，鼓励做深呼吸，必要时给予止吐剂，呕吐时头偏向一侧，呕吐后注意口腔清洁。化疗前后应少量多餐，饮食宜清淡，饭后不要马上卧床。腹泻病人应选用止泻药，保持肛周清洁。

（3）肝、肾毒性反应　多数抗癌药物在肝代谢、经肾排出体外，所以肝、肾易受损。肝脏毒性反应表现为黄疸、肝大、转氨酶增高；肾脏毒性反应表现高尿酸血症、血清肌酐升高或蛋白尿，甚至急性肾衰竭。出现肝、肾毒性反应者，应停止化疗，并遵医嘱给予相应处理，如出现肝功能损害者应给予保肝治疗，高蛋白质、高糖、维生素丰富和低脂饮食；出现肾功能损害者应嘱病人多饮水，给予碱化尿液的碳酸氢钠和抑制尿酸生成的别嘌醇。

（4）黏膜反应　化疗药物常引起口腔黏膜反应，表现为充血、水肿、炎症及溃疡形成，护理同放疗黏膜的护理。

（5）脱发　一般发生在用药后 1~2 周，2 个月内最明显，但化疗引起的脱发是可逆的，停药后 1~2 个月头发开始再长。化疗时用冰帽局部降温，预防脱发。注意头部防晒，避免用刺激性洗发液，可建议女性病人戴假发或帽子，以消除病人顾虑。

3. 护士的自我防护　多数抗癌药物对皮肤黏膜、眼睛及其他组织有直接刺激作用，直接接触细胞毒性药物可发生局部毒性反应或过敏反应，也可致癌或致畸。接触化疗药的护士，应注意自我防护。有条件的单位应使用特制防毒层流柜配药，防止含毒微粒的气溶液或气雾外流。操作过程中穿专用长袖防护衣，戴好帽子、口罩、化疗手套和防护镜。长期从事化疗工作的护理人员应定期体格检查，发现骨髓抑制等副反应时及时治疗。

（七）健康教育

1. 建立健全的肿瘤三级预防网络　一级预防，即病因预防，消除或减少可能导致肿瘤的因素，降低肿瘤发生率，是防止肿瘤发生最好的方法。如加强环境保护、纠正不良饮食习惯及改变不良生活行为等。二级预防，即早发现、早诊断、早治疗，可提高肿瘤病人生存率，降低死亡率。如高发人群及高危人群的定期普查，治疗癌前期病变，一旦确定肿瘤应及时有效治疗等。三级预防，即康复预防，以提高生存质量，减少痛苦及延长寿命。如给予病人合理有效的镇痛、加强心理护理、指导病人自我护理和康复锻炼方法等。

2. 保持良好的心态　负性情绪对机体免疫系统有抑制作用，可促进肿瘤的发生和发展。应教育病人保持良好心态，正确对待和逐步适应治疗后身体外形、角色及生活方式的改变，采取措施弥补这些缺陷。帮助病人培养生活兴趣和爱好，积极参加有意义的社会活动。

3. 加强营养　肿瘤病人应均衡饮食，摄入高热量、高蛋白、富含膳食纤维的各类营养素，定时定量，少食多餐，做到不偏食、不忌食、荤素搭配、粗细混食，多饮水，多进食水果、蔬菜。忌辛辣、油腻等刺激性食物及熏烤、腌制、霉变食物。

4. 功能锻炼　根据手术性质、部位与病人和家属一起拟定切实可行的锻炼计划，包括肢体功能锻炼、重建器官功能训练等，以利于功能重建及提高自理能力。此外，适当运动有利于增强机体抗病能力，改善情绪。

5. 继续治疗　解释出院后继续治疗计划，预防肿瘤复发的方法。鼓励病人按时接受各项后续治疗，控制肿瘤的发展，降低复发率。

6. 加强随访　肿瘤病人应终身随访，在手术治疗后最初 2 年内每 3 个月随访 1 次，以后每半年复查 1 次，5 年后可每年复查 1 次，以便早期发现复发或转移征象。

目标检测

答案解析

一、选择题

【A1/A2 型题】

1. 以下哪项对确定肿瘤的诊断价值最大（　　）
   A. 体检所见　　　　　　B. 化验检查　　　　　　C. 病理检查
   D. X 线、超声波检查　　E. 手术探查所见

2. 关于肿瘤化疗的护理，下列叙述不正确的是（　　）

  A. 药物必须新鲜配制

  B. 药物不可溢出静脉外

  C. 若出现药物外渗，应立即热敷

  D. 每周检查白细胞和血小板计数

  E. 用后的注射器和空药瓶单独处理

3. 以下关于癌肿的特征，不正确的是（　　）

  A. 表面高低不平   B. 界限不清   C. 早期就有疼痛

  D. 质地坚硬   E. 固定，不活动

4. 女性病人，57 岁。肺癌晚期行放射治疗，发现皮肤高度充血，有水疱，局部有渗出液。对于该患者的皮肤状况，以下说法正确的是（　　）

  A. 正常反应   B. 一度反应   C. 二度反应

  D. 三度反应   E. 低蛋白水肿

5. 男性病人，65 岁，吞咽困难 1 月余，经检查确诊为食管癌并肝转移，病人经常哭泣、烦躁，为了发泄内心的痛苦而拒绝治疗。目前该病人的心理反应是（　　）

  A. 否认期   B. 愤怒期   C. 协议期

  D. 抑郁期   E. 接受期

【A3/A4 型题】

(6~7 题共用题干)

男性病人，58 岁。咳嗽、咳痰，痰中带血丝 3 个月。3 周前开始出现胸痛，体格检查发现病人较为消瘦，锁骨上淋巴结未扪及。胸片示右上肺叶有一肿块，形态不规则，边缘有毛刺。痰细胞学检查示阴性。此病人有吸烟史近 30 年，目前吸烟量为每天 10~20 支。

6. 为明确诊断，对该病人最好采用的检查方法是（　　）

  A. X 线检查   B. CT 检查   C. 血清学检查

  D. 静脉造影   E. 纤维支气管镜检查

7. 如果该病人已确诊为肺癌，目前首选的治疗方式是（　　）

  A. 根治性手术   B. 放疗   C. 化疗

  D. 免疫疗法   E. 中医疗法

二、思考题

女性病人，43 岁。因乳房肿块入院，病人得知自己患有乳腺癌并需要手术治疗后，表现紧张不安、忧郁、脉搏快、精神不集中、失眠和暗自流泪等。与其交谈发现病人比较担心疾病治疗效果、孩子的照顾及日后的工作问题。

请思考：1. 该病人现存的首优护理诊断是什么？

    2. 在病人化疗期间，应采取哪些护理措施？

（邓菲菲）

书网融合……

重点小结   微课   习题

第十一章 颅脑疾病病人的护理

PPT

学习目标

素质目标：秉持精益求精的职业追求和大爱无疆人文关怀精神。

知识目标：掌握颅脑损伤病人的护理要点；熟悉颅内压增高、颅脑损伤病人的护理评估、护理措施的内容和方法。

能力目标：能运用所学知识，评估颅内压增高及颅脑损伤病人的病情，提出护理问题，制订并实施整体护理措施和健康指导。

情境导入

情境：男性病人，45岁，近半年来额部及两颞部疼痛，用力时加重，晨起及傍晚时较重。常伴有恶心，有时呕吐。体检：神志清楚，视神经盘边缘模糊，静脉充盈迂曲，视神经盘略隆起，肢体运动正常。

思考：1. 病人可能发生了什么情况？

2. 针对目前的病情，你将如何处理？

第一节 颅内压增高病人的护理

颅内压（intracranial pressure，ICP）是指颅内容物对颅腔壁所产生的压力。一般以脑脊液静水压来表示，可通过侧卧时腰椎穿刺或直接穿刺脑室测定。成人颅内压为 $70 \sim 200mmH_2O$（$0.7 \sim 2.0kPa$），儿童为 $50 \sim 100mmH_2O$（$0.5 \sim 1.0kPa$）。

颅内压增高（intracranial hypertension）是指各种原因导致颅内压持续在 $200mmH_2O$ 以上，从而出现头痛、呕吐、视神经盘水肿为主要临床表现的一种综合征。颅内压持续增高可导致脑疝（brain hernia），是颅脑疾病病人死亡的主要原因。

正常情况下，颅腔内容物（脑组织、脑脊液和脑血液）相对稳定，儿童颅缝闭合后或成人，颅腔容积基本不变。三者与颅腔容积相适应，维持正常的颅内压力。正常颅内压可随呼吸、血压有细微波动，收缩期颅内压略增，舒张期颅内压略降；呼气时压力略增，吸气时压力略降。在病理情况下，其中任一项颅内容物体积或量的增加，其他两项内容物体积或量的缩减，才能维持颅内压于正常水平。

颅内压增高通常包括以下原因。

1. 颅内容物体积或量的增加 ①脑体积增加：如脑组织损伤、炎症、缺血缺氧、中毒等导致脑水肿。②脑脊液过多：脑脊液分泌和吸收失调或脑脊液循环受阻导致脑积水。③脑血流量增加：如颅内动静脉畸形、恶性高血压、高碳酸血症等。④颅内占位性病变：如肿瘤、血肿、脓肿和脑寄生虫病等。

2. 颅腔容量缩小 如狭颅症、颅底凹陷症、向内生长的颅骨肿瘤、大片凹陷性颅骨骨折等。

【护理评估】

（一）健康史

了解有无导致颅内容物增加的原因，了解是否存在导致颅腔容积缩减的原因，评估有无合并其他系统疾病，有无呼吸道梗阻、咳嗽、癫痫、便秘等诱发颅内压增高的因素，了解家族中有无颅内肿瘤、高血压等疾病的病人。

（二）身体状况

1. 头痛 最早和最主要症状，多位于前额和两颞部，以清晨和夜间为重，程度随颅内压增高而加重，以胀痛和撕裂样痛为多见，咳嗽、打喷嚏、用力、弯腰和低头时头痛加重。

2. 呕吐 呈喷射状，常出现在剧烈头痛时，可伴有恶心，与进食无直接关系，但多见于餐后，呕吐后头痛可缓解。

3. 视神经盘水肿 重要的客观体征，因视神经受压、眼底静脉回流受阻所致，表现为视神经盘充血、水肿、边缘模糊不清、生理凹陷变浅或消失，视网膜静脉曲张等，严重者乳头周围可见火焰状出血。早期视力无明显障碍或仅有视野缩小，继而视力下降甚至失明。

临床上通常将头痛、呕吐、视神经盘水肿三项合称为颅内压增高"三主征"。

4. 意识障碍 急性颅内压增高病人意识障碍呈进行性发展，由嗜睡、迟钝等，逐渐发展至昏迷；慢性者表现为神志淡漠、反应迟钝或症状时轻时重。

5. 生命体征紊乱 早期代偿时，血压升高，脉搏缓慢有力，呼吸加深变慢（即"二慢一高"）；后期失代偿时，血压下降，脉搏细快，呼吸浅快不规则，此种生命体征的变化称为库欣（Cushing）反应。

6. 脑疝 是颅内压增高的严重并发症，当颅腔某分腔有占位性病变时，该分腔的压力大于邻近分腔的压力，脑组织从压力高处向压力低处移位，压迫脑干、血管和神经而产生的一系列严重临床症状和体征，称为脑疝。根据脑疝发生部位和脑组织移位的不同，可分为小脑幕切迹疝（颞叶钩回疝）、枕骨大孔疝（小脑扁桃体疝）、大脑镰下疝等。

（1）**小脑幕切迹疝** 幕上占位性病变引起颅内压增高，使颞叶海马回、钩回通过小脑幕切迹向幕下移位，故又称颞叶钩回疝。表现为：①剧烈头痛和频繁呕吐。②意识改变，意识障碍进行性加重。③瞳孔变化，患侧瞳孔短暂缩小后逐渐扩大，对光反射迟钝或消失，晚期双侧瞳孔明显散大，对光反射消失，眼球固定。④病变对侧肢体自主活动减少或消失。⑤生命体征紊乱，呼吸深而慢，血压升高，脉搏变慢，晚期出现潮式或叹息样呼吸，脉搏快而弱，血压、体温下降，最后呼吸心搏骤停。

（2）**枕骨大孔疝** 是在颅内压不断增高时，小脑扁桃体经枕骨大孔向椎管内移位，故又称小脑扁桃体疝。表现为：①剧烈头痛，频繁呕吐。②意识障碍与瞳孔变化较晚。③颈项强直、强迫头位，此为机体保护性作用，以防止因头部的变动而致延髓受压。④生命体征紊乱出现较早，可迅速出现呼吸、循环衰竭，出现呼吸减慢、潮式呼吸乃至呼吸心搏骤停。

（三）辅助检查

1. 影像学检查

（1）**头颅 X 线摄片** 可显示为颅缝增宽、蝶鞍骨质稀疏、蝶鞍扩大、蛛网膜颗粒压迹增大加深、脑回压迹增多等。

（2）**CT 检查、MRI 检查** CT 检查是诊断颅内占位性病变的首选检查，CT 检查和 MRI 检查均能较准确地定位诊断并可帮助定性诊断。

（3）**脑造影检查** 包括脑血管造影、脑室造影、数字减影血管造影（DSA）等，主要用于疑有脑血管畸形或动脉瘤等疾病的病例，可提供定位和定性诊断。

2. 腰椎穿刺 直接测定颅内压力，并可取脑脊液做生化检查。但有引起脑疝的危险，对颅内压增高症状和体征明显者应禁用。

3. 颅内压检测 临床需要检测颅内压者，可置入颅内压力传感器，进行持续监测，指导药物治疗和手术时机选择。

（四）治疗评估

1. 病因治疗 是最理想有效的治疗方法，如手术清除颅内血肿、异物，切除颅内肿瘤等。

2. 脱水降颅压治疗 通过提高血液的渗透压，造成血液与脑组织的脑脊液渗透压差，使脑组织水分向血液循环内转移，减少脑组织中的水分、缩小脑体积，达到降低颅内压的作用。常用的脱水方法有渗透性脱水（如20%甘露醇）与利尿性脱水（如呋塞米）两种。

3. 糖皮质激素治疗 糖皮质激素可加速消退水肿和减少脑脊液生成，降低毛细血管通透性，稳定血－脑屏障，预防和缓解脑水肿。

4. 过度换气或给氧 通过使脑血管收缩，减少脑血流量，降低颅内压。但脑血流量明显减少会加重脑缺氧，故过度换气持续时间不宜超过60分钟，使用期间监测脑血流和血气分析。

5. 冬眠低温治疗 降低脑组织的新陈代谢率和脑组织的耗氧量，防止脑水肿的发生和发展。

6. 对症处理 疼痛者给镇痛剂，但禁用吗啡和哌替啶；抽搐者给抗癫痫药物；外伤和感染者给抗生素；呕吐者应暂禁食和维持水、电解质及酸碱平衡。

（五）心理和社会支持状况

由于病情重，病人除忍受头痛、呕吐等痛苦折磨外，可出现嗜睡、反应迟钝、昏睡、昏迷等意识障碍，以及烦躁不安、癫痫发作等症状，易产生恐惧、不安全感，甚至不合作等。

【常见护理诊断/问题】

1. 疼痛：头痛 与颅内压增高有关。

2. 有脑组织灌注无效的危险 与颅内压增高有关。

3. 营养失调：低于机体需要量 与呕吐、不能进食和脱水治疗等有关。

4. 潜在的并发症 脑疝、窒息等。

【护理目标】

1. 病人自述头痛减轻或消失。
2. 病人脑组织灌注正常，未造成脑组织的进一步损伤。
3. 病人体液恢复平衡，生命体征平稳，无脱水症状和体征。
4. 病人未发生并发症，或并发症及时发现并处理。

【护理措施】

（一）一般护理

1. 休息与体位 绝对卧床休息，保持病室安静。抬高床头15°～30°的斜坡位，以利头部静脉回流，减轻脑水肿，降低颅内压。昏迷者侧卧位，以免呕吐物误吸。

2. 给氧 保持呼吸道通畅，持续或间断吸氧，根据情况使用过度通气，降低 $PaCO_2$，使脑血管收缩，减少脑血流量，降低颅内压。

3. 饮食与补液 成人每日静脉输液量在1500 ～2000ml，其中等渗盐水不超过500ml，保持每日尿量不少于600ml，应控制输液速度，防止短时间内输入大量液体，加重脑水肿。对于不能经口进食者可鼻饲。神志清醒者给予普食，但要限制钠盐摄入量。频繁呕吐者应暂时禁食，以防吸入性肺炎。

4. 维持正常体温 高热可使机体代谢率增高，加重脑缺氧，对高热病人应及时给予有效的降温措施。中枢性高热应用物理降温为主，药物为辅，必要时使用冬眠疗法。

5. 生活护理 保持呼吸道通畅、排便通畅，避免感冒咳嗽，对躁动者妥善保护，不强制约束，以避免病人挣扎导致颅内压增高。

（二）预防颅内压增高

1. 卧床休息 保持病室安静，提醒病人不要用力突然坐起或提重物。

2. 稳定情绪 避免情绪激动，以免血压骤升而引起颅内压升高。

3. 保持呼吸道通畅 引起呼吸道梗阻的原因有呼吸道分泌物积聚、呕吐物误吸、卧位不正确导致气管受压或舌根后坠等。呼吸道梗阻时，病人用力呼吸致胸腔内压力增高，由于颅内静脉无静脉瓣，胸腔内压力可直接逆行传导到颅内静脉，增加颅内压；呼吸道梗阻使 $PaCO_2$ 增高，导致脑血管扩张，脑血流量增多，加重颅内高压。因此，防止呕吐物吸入呼吸道，及时清除呼吸道分泌物、呕吐物；卧位时防止颈部屈曲或胸部受压；舌后坠者托起下颌或放置口咽通气管；痰液黏稠者行雾化吸入；对意识不清或咳痰有困难者，应配合医生尽早行气管切开。

4. 避免剧烈咳嗽和用力排便　剧烈咳嗽、用力排便均可使胸腹腔内压骤然升高而引起脑疝。因此，应预防并及时治疗呼吸道感染，避免感冒、咳嗽。能进食者鼓励多吃蔬菜、水果等粗纤维食物，预防因限制水分摄入及脱水治疗而出现大便干结、便秘；已发生便秘者，嘱其勿用力排便，可用缓泻剂或低压小量灌肠通便，避免高压大量灌肠，必要时戴手套掏出粪块。

5. 处理躁动和及时控制癫痫发作　躁动可使病人颅内压增高，应及时了解躁动的原因并予以处理，适当使用镇静剂，避免强制约束导致病人剧烈挣扎而加重病情，同时做好安全防护，防止坠床。癫痫发作可加重脑缺氧和脑水肿，应遵医嘱定时、定量给予抗癫痫药物，并注意观察有无癫痫发作。

（三）用药护理

1. 脱水剂　颅内压增高者常用高渗性和利尿性脱水剂。脱水药物应按医嘱定时、反复使用，停药前逐渐减量或延长给药间隔，以防颅内压反跳。20% 甘露醇一般使用脉冲式给药，初始剂量为 0.25～1g/kg 在 10～20 分钟内静脉输入，之后每 4～6 小时给予低剂量 0.25～0.5g/kg 维持。使用呋塞米还需注意有无血糖升高；在脱水期间要观察血压、脉搏、尿量变化，了解脱水效果及有无血容量不足、水电解质失衡等副作用，注意观察和记录 24 小时出入水量。

2. 类固醇皮质激素　肾上腺皮质激素如地塞米松、氢化可的松等，可预防和缓解脑水肿，常用地塞米松 5～10mg 静脉注射，每日 1～2 次。激素可引起消化道应激性溃疡和增加感染机会，应加强观察和护理。

3. 巴比妥类　常用苯巴比妥，但此类药物应用剂量过大时可引起严重的呼吸抑制和呼吸道引流不畅，使用中应严密监测病人意识、脑电图、血液浓度及呼吸情况。

（四）冬眠低温疗法的护理

冬眠低温疗法是应用药物和物理方法降低病人体温，以降低脑组织耗氧量和新陈代谢率，减少脑血流量，增加脑对缺血缺氧的耐受力，防止脑水肿的发生和发展，同时有一定的降低颅内压作用。适用于各种原因引起的严重脑水肿、中枢性高热病人，但儿童和老年人慎用，休克、全身衰竭或有房室传导阻滞者禁用。

1. 安置病人　于单人房间，室内光线宜暗，室温 18～20℃。

2. 实施降温　遵医嘱给予冬眠药物（如氯丙嗪、异丙嗪及哌替啶组成的冬眠Ⅰ号合剂，哌替啶、异丙嗪及氢化麦角碱组成的冬眠Ⅱ号合剂），最好选择静脉滴注。给冬眠药物半小时后，机体御寒反应消失，进入睡眠状态后，方可加用物理降温。物理降温可采用头部戴冰帽或在体表大血管处放置冰袋，如颈动脉、腋动脉、肱动脉、股动脉等处。降温速度以每小时下降 1℃ 为宜，以肛温 33～35℃ 为宜，体温过低易诱发心律失常、低血压等并发症。冬眠低温治疗时间一般为 3～5 天，停止冬眠疗法时先停用物理降温，再逐步减少冬眠药物剂量直至停用，同时注意保暖，缓慢复温。复温速度控制在每 4 小时升高 1℃，12 小时后使肛温恢复到 36～37℃。

3. 病情观察　密切观察病情变化，在冬眠治疗前观察并记录意识、瞳孔、体温、脉搏、呼吸、血压和神经系统病征，作为治疗前后观察对比的基础。在冬眠期间，若发现收缩压 <100mmHg（13.3kPa），脉搏 >100 次/分，呼吸次数减少或不规则时，应及时通知医生，遵医嘱停止冬眠疗法或更换冬眠药物。

4. 饮食护理　冬眠期间机体代谢率降低，对能量、水分的需求减少。因此，液体输入量每日不宜超过 1500ml；鼻饲者，鼻饲食温度应与当时体温相同。

5. 并发症的护理　预防肺部、泌尿系感染，防止冻伤和压疮等并发症。

（五）脑疝急救的护理

1. 快速静脉输注 20% 甘露醇 200～500ml，利用留置导尿管以观察脱水效果。
2. 保持呼吸道通畅并给氧，呼吸功能障碍者，应气管插管行人工辅助呼吸。
3. 密切观察病人意识、瞳孔、生命体征变化和肢体活动情况，配合医生完成必要的诊断性检查（如 CT 检查）。
4. 做好紧急手术的准备。

（六）脑室外引流的护理

1. 妥善固定　病人回病房后，在无菌操作下连接引流瓶（袋），妥善固定引流管和引流瓶（袋）。引流管开口需高于侧脑室平面 10～15cm，以保持正常颅内压。搬动病人时，将引流管暂时夹闭，以防止脑脊液逆流引起颅内感染。

2. 保持引流通畅　防止引流管受压、扭曲、折叠、成角，活动、翻身时避免牵拉引流管。若引流管被小凝血块或挫碎的脑组织阻塞，可在严格的无菌操作下用无菌注射器轻轻向外抽吸，切不可注入生理盐水冲洗，以免管内阻塞物冲入脑室系统，引起脑脊液循环受阻。

3. 注意引流速度和量　禁忌流速过快，避免颅内压骤降造成脑移位危险，每日引流量不超过 500ml 为宜。

4. 严格执行无菌操作　每天定时更换引流袋，更换时先夹闭引流管，以防空气进入或脑脊液逆流入颅内，注意整个装置无菌状态。

5. 观察和记录　观察和记录脑脊液的性状、颜色和量，正常脑脊液无色透明、无沉淀。若脑脊液中有大量鲜血提示脑室内出血，若脑脊液混浊则提示感染。

6. 拔管　脑室外引流管放置一般不宜超过 5～7 天，开颅术后脑室引流管一般放置 3～4 天。拔管前行头颅 CT 检查，并夹闭引流管或抬高引流瓶 24 小时，观察有无颅内压增高征象。拔管时先夹闭引流管，以免管内液体逆流入脑室引起感染。拔管后如有脑脊液漏，应告知医生妥善处理，以免引起颅内感染。

（七）心理护理

应鼓励病人尽早自理生活，对恢复过程中出现的头痛、耳鸣、记忆力下降等给予适当的解释，树立病人信心。及时发现病人的心理异常和行为异常，查找并去除原因；协助病人对人物、时间、地点定向力的辨识，用爱心、细心、同情心、责任心照顾病人，有助于改善病人的心理状况。

（八）健康教育

1. 生活指导　指导颅内压增高的病人要避免剧烈咳嗽、用力排便、提重物等，防止颅内压骤然升高而诱发脑疝。

2. 康复指导　颅脑疾病手术后，可能遗留语言、运动或智力障碍，伤后 1～2 年内仍有恢复的可能，制订康复计划，进行语言、记忆力等方面的训练，以改善生活自理能力和社会适应能力。

3. 复诊指导　若出现头痛进行性加重，经一般治疗无效，并伴呕吐，应及时到医院检查以明确诊断。

第二节　颅内损伤病人的护理

颅脑损伤（craniocerebral injury）是常见的外科急症，分为头皮损伤、颅骨骨折和脑损伤，三者可单独或合并存在。颅脑损伤的发生率在全身各部位损伤中居第 2 位，仅次于四肢损伤，常与其他部位损伤并存，致残率和死亡率均居首位，脑损伤的程度及处理效果对预后起决定作用。

一、头皮损伤病人的护理

头皮损伤（scalp injury）是因外力作用使头皮完整性或皮内发生改变，是最常见的颅脑损伤。包括头皮血肿、头皮裂伤和头皮撕脱伤，其病因如下。

1. 头皮血肿 头皮分5层。头皮血肿多因钝器伤所致，按血肿的部位分为皮下血肿、帽状腱膜下血肿和骨膜下血肿。

2. 头皮裂伤 多为锐器或钝器打击所致。锐器伤者，伤口整齐，污染轻。钝器伤者，裂伤创缘常不整齐，伴皮肤挫伤，可有明显污染。头皮血管丰富，出血较多。

3. 头皮撕脱伤 因头皮受到强力牵拉，大块头皮自帽状腱膜下层连同颅骨骨膜被撕脱或整个头皮甚至连额肌、颞肌及骨膜一并撕脱，使骨膜或颅骨外板暴露。常因剧烈疼痛和大量失血导致创伤性休克。

【护理评估】

（一）健康史

了解受伤的经过，评估病人有无暂时性意识障碍，有无其他部位损伤等，同时应了解现场急救情况。

（二）身体状况

1. 头皮血肿 ①皮下血肿：位于皮肤层和帽状腱膜之间，因皮肤借纤维隔与帽状腱膜紧密连接，血肿不易扩散。因此，血肿范围较局限，张力高，边缘隆起，中央凹陷，压痛明显，易误诊为凹陷性骨折。②帽状腱膜下血肿：位于帽状腱膜和骨膜之间，常因倾斜暴力使头皮发生剧烈滑动，撕裂该层间的导血管所致。该处组织松弛，出血易扩散，可蔓延至全头部。因此，头颅增大、肿胀，波动感明显，失血量多。③骨膜下血肿：位于骨膜和颅骨外板之间，常由颅骨骨折引起，因骨膜在骨缝处紧密连接，血肿以骨缝为界，局限于某一颅骨范围内，张力较高。

2. 头皮裂伤 伤口大小、深度不一，创缘多不规则，可有组织缺损，出血量大，不易自行停止，严重者可伴有休克。

3. 头皮撕脱伤 头皮缺失，颅骨外露，剧烈疼痛及大量出血可导致休克。

（三）辅助检查

单纯头皮损伤的诊断一般不难，要注意检查有无颅骨骨折和颅脑损伤及休克，必要时做 X 线、CT、MRI 等检查。

（四）治疗评估

1. 头皮血肿 小血肿无须特殊处理，1~2周可自行吸收，伤后给予冷敷以减少出血和疼痛，24小时后改用热敷以促进血液吸收，忌用力揉搓；血肿较大时在无菌操作下穿刺抽血后加压包扎。处理头皮血肿同时，应警惕合并颅骨损伤及脑损伤的可能。

2. 头皮裂伤 现场急救可加压包扎止血，及早进行清创缝合，因头皮血供丰富，清创缝合时间可放宽至24小时。注射破伤风抗毒素，应用抗生素预防感染。注意观察有无合并颅骨损伤及脑损伤。

3. 头皮撕脱伤 立即加压包扎止血，同时注射破伤风抗毒素、抗生素及镇痛剂。撕脱的头皮应在无菌、无水和低温密封下保护好随病人一起送至医院。头皮完全撕脱在 6 小时内、皮瓣完整未污染、血管断端整齐者，可清创后行头皮血管吻合，再全层缝合头皮。撕脱的皮瓣已不能用者，可取自体中厚皮瓣做游离植皮。撕脱时间过长，创面感染或经上述处理失败者，可先行创面清洁和更换敷料，待肉芽组织生长后再植皮。

（五）心理和社会支持状况

病人可能因意外事故造成头皮损伤，产生焦虑、恐惧等心理反应；严重损伤多伴有不同程度意识障碍、失语或偏瘫，给患者及家属造成很大的心理负担。

【常见护理诊断/问题】

1. 疼痛　与头皮受伤有关。

2. 焦虑/恐惧　与头皮损伤及出血有关。

3. 有感染的危险　与头皮损伤有关。

【护理目标】

1. 病人伤口疼痛得到有效处理，疼痛减轻。

2. 病人伤口得到及时止血，创面无渗血、皮瓣无感染。

3. 病人并发症未发生或得到及时处理。

【护理措施】

1. 病情观察　密切监测血压、脉搏、呼吸、尿量和神志变化，注意有无休克和脑损伤的发生。严格无菌操作规程，观察有无全身和局部感染表现，常规应用抗生素。

2. 伤口护理　注意创面有无渗血，有无皮瓣坏死和感染，保持敷料清洁和干燥。头皮撕脱伤者，为了保证植皮存活，植皮区不能受压，病人需日夜端坐。

3. 心理护理　给予精神和心理上的支持，鼓励病人，消除其紧张、恐惧的心理，必要时给予镇静剂和镇痛剂，对合并脑损伤者禁用吗啡类药物。

4. 健康教育　对于损伤较轻者，勿剧烈运动。血肿较大或存在联动伤、病情较重者，应卧床休息。遵医嘱继续服用抗生素、止血药、镇痛药物。如有症状加重、头痛剧烈、频繁呕吐，及时就诊。

二、颅骨骨折病人的护理

颅骨骨折（skull injury）是指颅骨受暴力作用致颅骨结构改变，常合并脑损伤。按骨折部位分为颅盖骨折和颅底骨折；按骨折与外界是否相通分为开放性和闭合性骨折；按骨折形态分为线形骨折和凹陷骨折。

【护理评估】

（一）健康史

了解受伤过程，如暴力的性质、大小、方向和着力点及身体状况等，当时有无意识障碍、口鼻流血流液等情况，有无其他合并伤及其他疾病。

（二）身体状况

1. 颅盖骨折　①线性骨折：局部压痛、肿胀，可伴有头皮血肿、骨膜下血肿和头皮裂伤等。确诊主要依靠 X 线和 CT 检查，应警惕合并脑损伤和颅内血肿。②凹陷性骨折：局部可扪及颅骨凹陷，若骨折位于脑重要功能区，可出现偏瘫、失语、癫痫等神经系统定位病症。

2. 颅底骨折　常为线性骨折，多因间接暴力作用于颅底所致。依骨折部位分为颅前窝、颅中窝和颅后窝骨折。颅底部的硬脑膜与颅骨贴附紧密，故颅底骨折时易撕裂硬脑膜，导致脑脊液外漏而成为开放性骨折。颅前窝、颅中窝和颅后窝骨折，其临床表现各异（表 11-1），是确诊颅底骨折主要临床表现。

表11-1 颅底骨折的临床表现

骨折部位	脑脊液漏	瘀斑部位	可能累及的脑神经
颅前窝	鼻漏	眶周、球结膜下（"熊猫眼"征）	I ~ II
颅中窝	鼻漏或耳漏	乳突区（Battle征）	VII ~ VIII
颅后窝	无	乳突部、枕下部、咽后壁	IX ~ XII

（三）辅助检查

X线检查可帮助了解颅盖骨折片陷入的深度和有无合并脑损伤，对颅底骨折的诊断意义不大。CT检查可确定有无骨折，并有助于脑损伤的诊断。

（四）治疗评估

1. 颅盖骨折 ①单纯线性骨折：无须特殊处理，卧床休息，对症治疗如止痛、镇静，注意观察有无继发性损伤的发生。②凹陷性骨折：凹陷不深、范围不大者可等待观察。若凹陷骨折位于脑重要功能区表面，有脑受压症状或颅内压增高表现，凹陷直径 >5cm 或深度 >1cm，开放性粉碎性凹陷骨折，应手术复位或摘除碎骨片。

2. 颅底骨折 本身无须特殊治疗，重点是预防颅内感染，脑脊液漏多在1~2周内自行愈合，超过4周仍未停止漏液，可手术修补硬脑膜。若骨折片压迫视神经，应及早手术减压。若为开放性损伤应使用TAT及抗生素预防感染，防止逆行颅内感染。

（五）心理和社会支持状况

病人可能因意外事故造成颅骨骨折，产生焦虑、恐惧等心理反应；严重骨折多有不同程度的脑损伤，导致意识障碍、失语或偏瘫，给病人及家属造成很大的心理负担。

【常见护理诊断/问题】

1. 知识缺乏 缺乏脑脊液外漏的护理知识。

2. 意识障碍 与颅脑损伤、颅内压增高有关。

3. 焦虑/恐惧 与颅脑损伤和担心治疗效果有关。

4. 潜在并发症 颅内压增高、颅内出血、颅内低压综合征、感染等。

【护理目标】

1. 病人熟悉脑脊液外漏护理常识。

2. 病人意识逐渐恢复。

3. 病人并发症未发生或得到及时处理。

【护理措施】

1. 病情观察 应密切观察病人意识、瞳孔、生命体征、颅内压增高症状和肢体活动等情况，及时发现和处理并发症；存在脑脊液漏者，应密切观察并记录脑脊液外漏量、性质、颜色。注意有无颅内感染迹象

2. 并发症的护理

（1）骨膜下血肿 线形骨折常伴有骨膜下血肿，注意观察出血量和血肿范围，遵医嘱给予止血、镇痛药。

（2）癫痫 凹陷骨折病人可因脑组织受损而出现癫痫。为避免癫痫进一步加重颅脑损伤，应及时遵医嘱使用抗癫痫药物，注意观察病情和药物作用。

（3）颅内压增高和脑疝 颅盖骨折病人可合并脑挫伤、颅内出血，继发脑水肿导致颅内压增高。因此，应严密观察病人病情，及时发现颅内压增高及脑疝的早期迹象。一旦出现相应表现，立即给予

脱水、降颅内压等治疗，预防脑疝发生。

3. 脑脊液外漏的护理

（1）鉴别脑脊液漏　病人鼻腔、耳道流出淡红色液体，可怀疑为脑脊液漏。但需要鉴别血性脑脊液与血性渗液。可将红色液体滴在白色滤纸上，在血迹外有较宽的月晕样淡红色浸渍圈，则为脑脊液。有时颅底骨折伤及颞骨岩部，且骨膜及脑膜均已破裂但鼓膜尚完整时，脑脊液可经耳咽管流至咽部进而被病人咽下，故应观察并询问病人是否经常有腥味液体流至咽部，以便发现脑脊液漏。

（2）护理要点　①体位：取头高位，床头抬高 15～30°，维持到脑脊液漏停止后 3～5 天。其目的是借助重力的作用，使脑组织移向颅底，贴附于硬脑膜漏孔处，使漏口粘连封闭。②保持外耳道、鼻腔、口腔清洁：及时用生理盐水棉球清除外耳道、鼻前庭的血迹、污垢，防止脑脊液引流受阻而逆流导致颅内感染，并劝告病人勿挖鼻、抠耳。③严禁从鼻腔吸痰和放置胃管，禁止耳鼻滴药、冲洗和堵塞，禁忌腰穿。④避免用力咳嗽、打喷嚏、擤鼻涕及用力排便，以免导致气颅或脑脊液逆流。⑤观察和记录脑脊液流出量：于鼻孔前或外耳道口松松地放置干棉球，随湿随换，24 小时计算棉球数，估计脑脊液外漏量。⑥按医嘱应用抗生素和破伤风抗毒素（TAT）。

4. 颅内低压综合征的护理　颅内低压综合征为脑脊液外漏过多导致。病人出现直立性头痛，多位于额、枕部。头痛与体位有明显关系，坐起或站立时，头痛剧烈，平卧位则很快消失或减轻。常合并恶心、呕吐、头晕或眩晕、厌食、短暂的晕厥等。一旦发生，应嘱其卧床休息，头低足高位，遵医嘱多饮水或静脉滴注生理盐水以大量补充水分。嘱病人勿用力擤鼻、打喷嚏、用力咳嗽等，防止逆行造成颅内感染，同时预防脑脊液的漏出增加导致颅内压进一步降低。

5. 心理护理　向病人介绍病情、治疗方法及注意事项，取得配合，满足其心理、身体上的安全需要，消除紧张情绪。指导病人正确面对损伤，调整心态，配合治疗。

6. 健康指导　颅骨缺损者应避免局部碰撞，以免损伤脑组织，告知颅骨缺损病人如何保护头颅，嘱咐其可在第一次手术切口愈合后 3～6 个月行颅骨成形术。指导门诊病人和家属若出现剧烈头痛、频繁呕吐、发热、意识模糊等，应及时就诊。对于脑脊液漏者，应向其讲解预防脑脊液逆流颅内的注意事项。

三、脑损伤病人的护理

脑损伤（brain injury）是指脑膜、脑组织、脑血管及脑神经的损伤。

（一）病因、分类及发病机制

1. 根据伤后脑组织是否与外界相通　分为开放性和闭合性脑损伤。开放性损伤多为锐器或火器伤，常伴头皮破裂、颅骨骨折和脑膜破裂；闭合性脑损伤多为钝器伤或间接暴力所致，脑膜完整。

2. 根据损伤病理改变　分为原发性和继发性脑损伤。原发性损伤是指暴力作用头部后立即发生的脑损伤，包括脑震荡（cerebral concussion）和脑挫裂伤（cerebral contusion and laceration）；继发性脑损伤是指头部受伤一段时间后出现的脑受损病变，包括脑水肿和颅内血肿等。

3. 根据暴力作用于头部的方式　分为直接损伤、间接损伤和旋转损伤。

（1）直接损伤　是外力导致颅骨变形，并使头颅产生加速或减速运动，亦可使头颅产生直线性或旋转性运动，使脑组织受到压迫、牵拉、滑动及负压吸附等多种应力产生的损伤。①加速性损伤：运动的物体撞击静止头部，使头部呈加速运动时产生的脑损伤。②减速性损伤：运动的头部撞击静止物体，使头部运动突然停止时产生的脑损伤。③挤压伤：两个相反方向的暴力同时作用于头部，造成整个颅骨变形，颅内压急剧上升而产生的脑损伤。

（2）间接损伤　是暴力作用于身体其他部位，然后传导至头部造成的脑损伤。①传递性损伤：双足或臀部着地的坠落，外力通过下肢、脊柱传递至颅底发生的损伤。②挥鞭样损伤：外力作用于躯干，引起躯干急骤运动，头部运动落后于躯干，使头部发生过伸或过屈如挥鞭样运动造成的脑干和脊髓损伤。③创伤性窒息：胸腹部受猛烈挤压时，胸腹腔压力骤升，上腔静脉血逆流，引起脑、头面部毛细血管破裂。

（3）旋转损伤 是外力作用方向没有通过头部轴心，使头颅沿其他轴线做旋转运动，颅底蝶骨嵴、大脑镰、小脑幕的锐利边缘等导致脑损伤。通常将受力侧的脑损伤称为冲击伤，其对侧损伤称为对冲伤。

【护理评估】

（一）健康史

详细了解受伤经过，如暴力性质、大小、方向、速度和身体状况，有无意识障碍及程度和持续时间，有无中间清醒期、逆行性遗忘，有无恶心、呕吐、头痛等症状，有无口鼻耳流血和脑脊液外漏。了解急救情况，了解既往健康状况。

（二）身体状况

1. 脑震荡 为一过性脑功能障碍，无肉眼可见的神经病理改变，显微镜下可见神经组织结构紊乱。表现为伤后立即出现的短暂意识障碍，一般不超过 30 分钟。同时出现皮肤苍白、出汗、血压下降、生理反射迟钝等。清醒后不能回忆伤前及当时情况称逆行性遗忘，常伴有头痛、头晕、呕吐、恶心等症状，神经系统检查无阳性体征；脑脊液无明显改变，CT 检查颅脑无阳性发现。

2. 脑挫裂伤 为脑实质性损伤，包括脑挫伤和脑裂伤，两者常并存，临床上又不易区分，常合称为脑挫裂伤。脑挫伤是指脑组织遭受破坏较轻，软脑膜尚完整；脑裂伤是指软脑膜、血管、脑组织同时有破裂，伴有外伤性蛛网膜下隙出血。①意识障碍：伤后立即出现，程度与持续时间与损伤程度和范围相关，昏迷时间常超过 30 分钟，昏迷持续时间越长，伤情越重。②局灶症状和体征：依损伤程度和部位而不同，如在功能区，立即出现相应症状和体征，如失语、失聪、锥体束征、偏瘫等。③头痛、呕吐：与颅内压增高、植物神经功能紊乱或蛛网膜下隙出血相关。若蛛网膜下隙出血者还可出现脑膜刺激征，脑脊液检查有红细胞。④颅内压增高与脑疝：因继发性脑水肿和颅内血肿所致，表现为颅内压增高三主征、意识障碍和瞳孔改变等。⑤生命体征紊乱：颅内压增高、脑疝或脑干损伤所致，表现为呼吸节律紊乱、心率及血压明显波动，中枢性高热等。

原发性脑干损伤是脑挫裂伤中最严重的特殊类型，脑干是呼吸循环中枢所在部位，伤后早期出现严重的生命体征紊乱。由于网状上行激活系统受损，病人昏迷深而持久。上下行神经传导束都经过脑干，伤后会出现双侧锥体束征阳性，甚至出现去大脑强直。第 3 对至第 12 对脑神经核团位于脑干，脑干伤后会引起所属脑神经的临床症状和体征。

3. 颅内血肿 按血肿部位分为硬脑膜外血肿、硬脑膜下血肿和脑内血肿（图 11 - 1）。按发病时间分为急性血肿（3 日内）、亚急性血肿（3 日 ~3 周）和慢性血肿（3 周以上）。因血肿压迫脑组织，引起占位性病灶症状和体征及颅内压增高等，可导致脑疝危及生命。

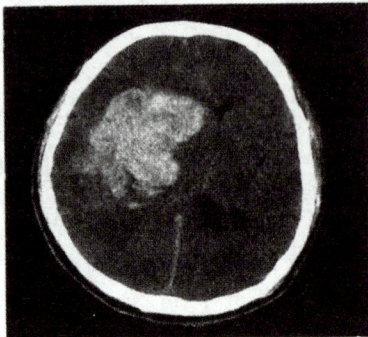

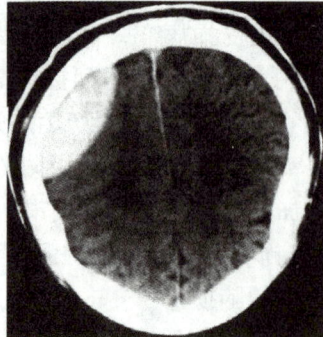

脑内血肿   硬脑膜外血肿   硬脑膜下血肿

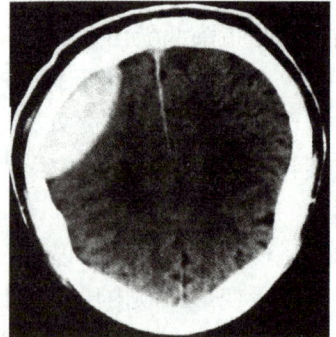

图 11 - 1   颅内血肿

（1）**急性硬脑膜外血肿**　硬脑膜外血肿是指血液积聚于颅骨与硬脑膜之间的血肿。血肿形成与颅骨损伤有密切关系，由于骨折或颅骨的变形，撕破了脑膜中动脉或静脉窦而引起出血，或骨折的板障出血所致。

临床症状取决于血肿的大小、出血速度和部位。除颅内压增高征象外，常因血肿挤压脑组织导致颞叶钩回疝。典型病例意识状态改变有"中间清醒期"，即昏迷 – 清醒 – 再昏迷；患侧瞳孔进行性散大；对侧肢体瘫痪以及生命体征变化。

（2）**硬脑膜下血肿**　是指血液积聚于硬脑膜与蛛网膜之间的血肿，是最常见颅内血肿。出血来源可为脑挫裂伤引起皮质动脉或静脉破裂，或是颅内血肿穿破皮质流到硬脑膜下腔形成。

急性硬脑膜下血肿：多见于额颞部，昏迷时间较长，常无"中间清醒期"；颅内压增高症状明显，脑疝出现迅速。慢性硬脑膜下血肿：因致伤力小，出血缓慢，临床症状常不典型，通常表现为头痛、呕吐、神经定位体征或精神症状。

（3）**脑内血肿**　多见于额颞部。脑内血肿的临床症状和体征与硬脑膜下血肿相近，神经系统定位症状和体征表现更为突出。

（三）辅助检查

1. 脑脊液检查　脑挫裂伤时，脑脊液常有红细胞。

2. 影像学检查　CT 检查是首选项目，脑震荡常无异常改变；CT 检查可显示脑挫裂伤的部位、范围，脑水肿程度和有无脑室受压及中线结构移位等，可明确定位颅内血肿，并计算出血量，对开放性脑损伤可了解伤道及碎骨片和异物定位等。X 线检查，虽不能显示脑挫裂伤，但可了解有无骨折，对着力部位、致伤机制、伤情判断有一定意义。

（四）治疗要点

1. 脑震荡　一般无须特殊处理，卧床休息 5 ~ 7 天，可适当给予止痛、镇静等药物对症处理，多数病人在 2 周内可恢复正常。对于超过半年，遗留所谓"脑震荡综合征"者，需加强心理护理。

2. 脑挫裂伤　一般采用保持呼吸道通畅，防治脑水肿，加强支持疗法和对症处理等非手术治疗，严重脑挫裂伤者，当病情恶化出现脑疝征象时，需手术开颅清除血肿和坏死脑组织，然后去骨瓣减压。脑挫裂伤的预后与脑损伤的程度、部位和范围，以及救治是否及时、恰当有关。

3. 颅内血肿　原则上手术清除血肿，并彻底止血；治疗效果以硬脑膜外血肿为最好，急性硬脑膜下和脑内血肿大多伴有较严重的脑挫裂伤，预后较差。

（五）心理和社会支持状况

病人可能因意外事故造成脑部损伤，产生焦虑、恐惧等心理反应；严重颅脑损伤多有不同程度意识障碍、失语或偏瘫，给患者及家属造成很大的心理负担。

【主要护理诊断/问题】

1. 急性意识障碍　与脑损伤、颅内压增高有关。

2. 清理呼吸道无效　与损伤导致的意识障碍有关。

3. 营养失调：低于机体需要量　与呕吐、长期不能进食有关。

4. 身体移动障碍　与脑损伤后意识和肢体功能障碍及长期卧床有关。

5. 潜在并发症　颅内压增高、脑疝、感染等。

【护理目标】

1. 病人意识障碍程度减轻或意识清醒。

2. 病人呼吸功能改善，呼吸道通畅。

3. 病人机体需要量得到及时补充，未发生营养失调。

4. 病人身体移动障碍减轻或消失。

5. 病人未发生并发症，或并发症得到及时发现和处理。

【护理措施】

（一）脑震荡的护理

1. 镇静镇痛　遵医嘱对疼痛明显者给予镇静、镇痛药物。

2. 心理护理　病人因缺乏疾病知识特别是对预后情况未知，常伴有焦虑情绪。护士及时解答病人疑问，介绍相关知识，加强心理疏导，帮助其正确认识疾病，树立信心。

3. 病情观察　少数病人可合并严重颅脑损伤（如颅内血肿），故应密切观察其意识状态、生命体征、瞳孔和神经系统体征。

4. 健康教育　嘱病人保证充足的睡眠，避免过度用脑；适当增加体育锻炼，以舒缓运动为主，避免劳累；增加营养，补充健脑食品；结合病因，加强安全教育和指导。

（二）脑挫裂伤的护理

1. 现场急救

（1）保持呼吸道畅通　颅脑损伤病人常有不同程度意识障碍，正常咳嗽反射和吞咽功能减弱或丧失，呼吸道分泌物不能有效咳出，血液、脑脊液、呕吐物等可引起误吸；舌根后坠可引起窒息。因此，应将病人侧卧，尽快清除口咽部血块、呕吐物和分泌物；昏迷者置口咽通气管，必要时行气管切开或人工辅助呼吸。

（2）妥善处理伤口　开放性颅脑损伤应剪短伤口周围头发，并消毒，伤口局部不冲洗、不用药。外露的脑组织周围用消毒纱布卷架空保护，外加干纱布适当包扎，避免局部受压。尽早应用抗生素和破伤风抗毒素。

（3）防治休克　有休克征象出现时，应平卧、保暖、补充血容量等，同时协助医生查明有无颅脑以外其他部位损伤。

（4）做好护理记录　准确记录受伤经过、急救处理经过及生命体征、意识、瞳孔、肢体活动等情况，为进一步处理提供依据。

2. 病情观察　病情动态观察是鉴别原发性与继发性脑损伤的重要手段。每15～30分钟观察记录一次，稳定后可适当延长。

（1）意识状态　可反映大脑皮层和脑干结构的功能状态，意识障碍的程度可反映脑损伤的轻重。出现的迟早和有无加重，可作为区别原发性和继发性脑损伤的重要依据。对意识障碍程度的分级有两种。①意识障碍分级法，分为清醒、模糊、浅昏迷、昏迷和深昏迷五级（表11-2）。②格拉斯哥（Glasgow）昏迷评分法（表11-3），分别对病人的睁眼、言语、运动三方面的反应进行评分，再累计得分，最高分为15分，最低分为3分，8分以下为昏迷，分数越低表明意识障碍越严重。

表11-2　意识状态的分级

意识	语言刺激反应	痛刺激反应	生理反应	大小便自理	配合检查
清醒	灵敏	灵敏	正常	能	能
模糊	迟钝	不灵敏	正常	有时不能	尚能
浅昏迷	无	迟钝	正常	不能	不能
昏迷	无	无防御	减弱	不能	不能
深昏迷	无	无	无	不能	不能

表 11-3 Glasgow 昏迷评分法

A. 睁眼反应	计分	B. 言语反应	计分	C. 运动反应	计分	评分
自动睁眼	4	回答正确	5	能按指令动作	6	
呼之睁眼	3	回答错误	4	对疼痛能定位	5	
刺痛睁眼	2	语无伦次	3	对疼痛能躲避	4	
不能睁眼	1	有声无语	2	疼痛时肢体屈曲	3	
		不能发生	4	疼痛时肢体过伸	2	
				对疼痛无任何反应	1	

(2) 瞳孔 瞳孔变化可因动眼神经、视神经及脑损伤引起。密切观察瞳孔大小、形态、对光反射、眼裂大小、眼球位置及活动情况，注意两侧对比。正常瞳孔等大等圆、直径 3~4mm、直接和间接对光反射灵敏。伤后瞳孔正常，以后一侧瞳孔先缩小继之进行性散大、对光反射减弱或消失，是小脑幕切迹疝的眼征；双侧瞳孔散大、对光反应消失、眼球固定伴深昏迷或去皮质强直，多为原发性脑干损伤或临终状态；双侧瞳孔大小形状多变，对光反射消失伴眼球分离，提示中脑损伤；眼球不能外展且有复视者，提示展神经受损；眼球震颤常见于小脑或脑干损伤。有无间接对光反射可鉴定视神经损伤与动眼神经损伤，伤后立即出现一侧瞳孔散大，无进行性恶化表现，提示原发性动眼神经损伤；瞳孔散大，间接对光反应存在，提示视神经受损。某些药物、中毒、剧痛可影响瞳孔变化，吗啡、氯丙嗪使瞳孔缩小；阿托品、麻黄碱使瞳孔散大。

(3) 生命体征 伤后可出现生命体征紊乱，为避免病人躁动影响结果的准确性，应先测呼吸，再测脉搏，最后测血压。因组织创伤反应可出现中度发热，若累及脑干，可出现体温不升或中枢性高热，伤后数日后体温升高，常提示有感染存在；注意呼吸、脉率、血压和脉压的变化，及时发现颅内血肿和脑疝。

(4) 神经系统体征 原发性脑损伤引起的局灶症状，伤后立即出现，不再继续加重。继发性脑损伤的症状，在伤后逐渐出现，多呈进行性加重。

(5) 其他 剧烈头痛、频繁呕吐，标志颅内压急剧升高，可能是脑疝的先兆，尤其是躁动时血压升高，脉搏无相应增快，可能已有脑疝存在。

(6) CT 检查和颅内压监测 ①CT 检查监测：可早期发现脑水肿和迟发性颅内血肿。②颅内压监测：用颅内压监护仪连续观察和记录病人颅内压的动态变化。

3. 一般护理 参见颅内压增高病人的护理相关内容。

4. 用药护理

(1) 降低颅内压药物 使用脱水剂等减轻脑水肿、降低颅内压力。观察用药后的病情变化。护理措施详见颅内压增高病人的护理相关内容。

(2) 保护脑组织和促进脑苏醒药物 巴比妥类（戊巴比妥或硫喷妥钠）有清除自由基、降低脑代谢率的作用，可改善脑缺血缺氧，有益于重型脑损伤的治疗。此类药物大剂量应用时，可引起严重的呼吸抑制和呼吸道引流不畅，使用中应严密监视病人的意识、脑电图、血药浓度及呼吸情况。神经节苷酯（GM1）、胞磷胆碱、醋谷胺等药物，有助于病人苏醒和功能恢复。此类药物宜缓慢静脉滴注，使用中注意观察药物作用和不良反应。

(3) 镇静镇痛药物 为避免加重病人的病情或影响后续治疗，需采取必要的镇静镇痛。用药后，定时对病人进行镇痛镇静效果的主、客观评价及记录。做好镇静期间的基础护理。

5. 并发症护理

(1) 颅内压增高和脑疝 参见颅内压增高病人的护理相关内容。

(2) 外伤性癫痫护理 伤后应注意有无癫痫症状，一旦发生立即报告医生，并注意防止意外损伤；按医嘱给予抗癫痫药物，如地西泮、苯妥英钠等，癫痫完全控制后，继续服药 1~2 年，逐渐减量后停药，突然停药可使癫痫再发。

（3）应激性溃疡护理　严重颅脑损伤及激素应用可诱发急性胃肠黏膜病变。以预防为主，观察有无呕血、便血，一旦出现立即报告医生，暂禁食、吸氧，按医嘱补充血容量，停用激素，应用西咪替丁等药物。

6. 心理护理　鼓励病人或家属说出心理感受，帮助其接受疾病带来的改变，指导病人学习康复知识与技能。

（三）颅内血肿的护理

颅内血肿为继发性脑损伤，故在护理中首先要根据病情做好原发性脑损伤的相关护理措施。此外，根据颅内血肿的类型和特点做好以下护理工作。

1. 病情观察　颅内血肿病人多数可因血肿逐渐形成、增大而导致颅内压进行性增高。在护理中，应严密观察病人意识状态、生命体征、瞳孔变化、神经系统体征等，一旦发现颅内压增高迹象，立即采取降颅内压措施，同时做好术前准备。对于术后病人，重点观察血肿清除效果。

2. 引流管的护理　留置引流管者应加强引流管的护理。①病人取平卧位或头低足高患侧卧位，以利引流。②保持引流通畅，引流袋应低于创腔30cm。③保持无菌，预防逆行感染。④观察引流液的颜色、性状和量。⑤尽早拔管，术后3天左右行CT检查，血肿消失后可拔管。

（四）健康教育

1. 心理指导　鼓励和指导病人尽早自理生活，对恢复过程中出现的头痛、头晕、记忆力减退给予适当解释和安慰，鼓励病人树立正确的人生观，克服悲观消极情绪，树立战胜疾病的信心。

2. 生活指导　重度残障者的各种后遗症应采取适当的治疗，指导其部分生活自理；并指导家属生活护理方法及注意事项。

3. 加强安全意识教育　遵守交通规则，防止意外创伤；外伤性癫痫病人，应按时服药，不可单独外出、登高、游泳等，防止意外伤害。

4. 康复训练　脑外伤遗留的语言、运动和智力障碍，伤后1～2年内有部分恢复的可能，制订康复计划，进行功能训练，尽可能改善生活自理能力和社会适应能力。

第三节　颅脑肿瘤病人的护理

颅内肿瘤（intracranial tumors）是指颅内占位性新生物；分原发性和继发性两类。原发性颅内肿瘤是指起源于脑组织、脑血管、脑垂体、松果体、颅神经和脑膜等组织肿瘤。继发性颅内肿瘤是指身体其他部位恶性肿瘤转移或侵入颅内的肿瘤。颅内肿瘤可发生于任何年龄，以20～50岁多见。成年病人多为神经上皮组织肿瘤（又称胶质瘤），以星形细胞瘤最多见，其次为脑膜瘤和垂体瘤等，发病部位以大脑半球最多，其次为蝶鞍、鞍区周围、小脑脑桥角、小脑、脑室及脑干。儿童颅内肿瘤约占全身肿瘤的7%，发病率仅次于白血病，以后颅窝和中线部位肿瘤为多，如髓母细胞瘤和颅咽管瘤等。

病因目前尚不清楚，包括遗传因素、物理和化学因素及生物因素等。颅内肿瘤的分类方法多样。目前国内多使用北京神经外科研究所分类。①神经上皮组织肿瘤：包括星形细胞瘤、少突胶质细胞瘤、室管膜肿瘤、脉络丛肿瘤、松果体肿瘤、胶质母细胞瘤、髓母细胞瘤。②脑膜肿瘤：包括各类脑膜瘤、脑膜肉瘤。③神经鞘细胞肿瘤：包括良性、恶性神经鞘瘤，良性、恶性神经纤维瘤。④腺垂体肿瘤：包括嫌色性腺瘤、嗜酸性腺瘤、嗜碱性腺瘤、混合性腺瘤。⑤先天性肿瘤：包括颅咽管瘤、上皮样囊肿、畸胎瘤、神经错构瘤等。⑥血管性肿瘤：血管网状细胞瘤、血管母细胞瘤。⑦转移性肿瘤。⑧邻近组织侵入性肿瘤：如软骨及软骨肉瘤、鼻咽癌、中耳癌、颈静脉球瘤等侵入颅内的肿瘤。⑨未分类肿瘤。

【护理评估】

（一）健康史

评估病人的年龄、性别、职业、生活状态、营养状态、康复功能状况、生活自理状况等情况。了解本次发病的特点和经过。评估既往有无其他系统肿瘤、过敏性疾病、头部外伤、电磁辐射、接触神经系统致癌物和病毒感染等病史。评估家族中有无颅内和椎管内肿瘤病史。

（二）身体状况

1. 颅内压增高　90% 的病人可出现颅内压增高症状和体征。常呈慢性、进行性发展，包括头痛、呕吐和视神经盘水肿，还可出现视力减退、黑矇、复视、头晕、猝倒、意识障碍等，严重可出现脑疝。

2. 局灶症状和体征　局灶症状是由于肿瘤刺激、压迫或破坏脑组织或脑神经，使其功能受到损害的结果。不同部位的肿瘤所产生的局灶症状和体征是不相同的，如中央前回肿瘤出现中枢性瘫痪和癫痫发作；额叶前部肿瘤出现精神障碍；额叶后部肿瘤可有对颜面、上下肢的全瘫或轻瘫；顶叶肿瘤主要表现为感觉功能障碍；颞叶肿瘤出现某些幻觉；枕叶肿瘤可出现视力障碍；语言中枢肿瘤出现运动性失语或感觉性失语；听神经鞘瘤产生听力和前庭功能障碍；鞍区肿瘤出现垂体功能低下或亢进；松果体区肿瘤出现性早熟；脑干肿瘤出现交叉性瘫痪；小脑肿瘤可引起一系列共济失调性运动障碍等。首发症状和体征常表明脑组织最先受损的部位，有定位诊断意义。

（三）辅助检查

CT 检查或 MRI 检查是诊断颅内肿瘤的首选方法，能明确诊断，且能确定肿瘤的位置、大小、肿瘤的周围组织情况。发现垂体腺瘤，还需做内分泌激素的测定。

（四）治疗评估

1. 非手术治疗

（1）降低颅内压　缓解症状以争取治疗时间，包括脱水治疗、激素治疗、脑脊液外引流等。降低颅内压的根本方法是切除肿瘤。

（2）放射治疗　适用于位于重要功能区或深部等不宜手术的肿瘤，全身情况差不宜手术者及对放疗较敏感的肿瘤。包括内照射和外照射两种。

（3）化学治疗　逐渐成为重要的综合治疗手段之一。应选择容易通过血－脑屏障，无中枢神经毒性的药物，注意防止颅内压增高、肿瘤坏死出血和骨髓抑制等副作用的发生。

（4）其他治疗　如免疫治疗、中医药治疗和基因药物治疗等。

2. 手术治疗　最直接、最有效的方法，包括肿瘤切除、内减压、外减压和脑脊液分流术等。

（五）心理和社会支持状况

了解病人的性格及其对告知诊断的心理承受能力；掌握病人及家属对疾病诊断、检查、治疗及预后的情绪反应、伴随疾病的悲伤过程；观察病人与家属的沟通情况、家庭关系和社会关系；了解病人的经济来源及家庭经济承受力、其社会支持系统能否为其提供足够的身心支持；了解病人及家属对疾病相关知识的了解程度等。

【主要护理诊断/问题】

1. 自理缺陷　与肿瘤压迫及开颅手术有关。

2. 营养失调：低于机体需要量　与呕吐、食欲下降、放疗、化疗有关。

3. 焦虑/恐惧　与肿瘤诊断和担心疗效有关。

4. 潜在并发症　颅内出血、颅内压增高、脑疝、脑脊液漏、癫痫等。

【护理目标】

1. 病人自理缺陷程度减轻或恢复正常。

2. 病人机体需要量及时补充，营养均衡。

3. 病人未发生并发症，或并发症得到及时发现和处理。

【护理措施】

（一）一般护理

1. 体位　以头高足低位为佳，有利于静脉回流，减轻脑水肿。

2. 营养支持　采取均衡饮食，保证足够的蛋白质和维生素的摄入，无法进食者采用鼻饲或胃肠外营养，维持病人水、电解质和酸碱平衡。

3. 保持呼吸道畅通　及时清理口鼻腔呕吐物和分泌物，必要时行气管切开。定时协助病人翻身、拍背，必要时雾化吸入，防止肺部感染。

4. 癫痫发作的护理　癫痫发作时，易造成损伤，应限制病人活动范围，保护病人安全，及时应用抗癫痫药物。

5. 加强生活护理　生活上给予照顾，保持安静、舒适的环境，保证足够的休息和睡眠。下床活动时，注意安全，防止意外伤害发生。加强皮肤护理，防止压疮发生。对语言、听力、视力障碍者应注意与病人交流，了解病人的意图，满足病人的生理需要。

6. 心理护理　给予心理支持，使病人和家属能面对现实，耐心倾听病人诉说，减轻病人的心理压力。告知病人可能采用的治疗计划及如何配合，帮助家属学会照顾病人的方法。

（二）术前护理

除了术前常规准备外，强调除引起颅内压增高的因素，及时施行降低颅内压的措施。

剃去头发并消毒，做好皮肤准备。术前应用阿托品，以减少呼吸道分泌和抑制迷走神经。

（三）术后护理

1. 一般护理

（1）体位　全麻未醒病人，取侧卧位；意识清醒，血压平稳取头高足低位；幕上开颅术后取卧向健侧，幕下开颅术后早期取无枕侧卧或侧俯卧位；体积较大肿瘤切除术后 24~48 小时内术区应保持高位。

（2）病情观察　观察生命体征、意识状态、瞳孔、肢体活动状况，尤其注意颅内压增高症状的评估。

（3）营养及输液　一般颅脑手术后，次日即可进流质，第 2~3 天给半流饮食，以后逐渐过渡至普通饮食。较大的颅脑手术或全麻术后伴恶心、呕吐或消化道功能紊乱者，应禁食 1~2 天。颅后窝手术或听神经瘤手术后应禁食禁饮，采用鼻饲供给营养，待吞咽功能恢复后逐渐练习进食。昏迷病人经鼻饲供给营养，必要时应用全胃肠外营养。颅脑手术后均有脑水肿反应，应适当控制输液量，每日以 1500~2000ml 为宜。定期监测电解质、血气分析，记录 24 小时出入水量，维持水、电解质和酸碱平衡。

（4）保持呼吸道畅通、吸氧　定时协助病人翻身、拍背，必要时给予雾化吸入。

（5）疼痛护理　应了解头痛的原因、性质和程度。切口疼痛多发生于 24 小时内，一般止痛剂可奏效。颅内压增高性头痛，多发生在术后 2~4 天脑水肿高峰期，应给予脱水剂和激素等降低颅内压。保证术后病人安静，防止颅内压增高，可适当应用氯丙嗪、异丙嗪或水合氯醛等镇静剂。

（6）引流管的护理　观察引流管是否牢固和有效，观察引流液量和颜色及性状，不可随意放低或抬高引流瓶，3~4 天后血性脑脊液已转清，拔除引流管。

（7）药物　遵医嘱给予抗癫痫药物和抗生素。

（8）加强生活护理　注意口腔卫生，帮助病人排便、排尿，训练定时排便功能，保持会阴部清洁。注意与病人沟通，了解并满足其生活需要。帮助家属学会对病人的照顾方法和技巧。

2. 并发症的预防与护理

（1）颅内出血　是脑手术后最危险的并发症，多发生在术后 1～2 天，常表现为意识障碍和颅内压增高或脑疝征象，及时报告医师并做好再次手术准备。

（2）感染　切口感染，常发生于术后 3～5 天，表现为伤口疼痛、红、肿、压痛及皮下积液。肺部感染常发生于术后一周左右。防治措施包括严格无菌操作，加强营养和基础护理及使用抗生素等。

（3）中枢性高热　下丘脑、脑干部病变可引起中枢性高热，多出现于术后 12～48 小时内，体温高达 40℃以上，一般物理降温效果较差，需采用冬眠低温疗法。

（4）其他　包括尿崩症、胃出血、顽固性呃逆、癫痫发作等，应注意观察，及时发现和处理。

3. 康复训练　术后早起开展康复训练，可减轻病人功能障碍的程度，提高生活质量。在生命体征稳定 48 小时后，在医生、护士或者康复师的指导下，病人可逐步进行防止关节挛缩的训练、足下垂的预防、吞咽功能训练、膀胱功能训练等。

（四）健康教育

1. 疾病预防　①休息与活动：适当休息，坚持锻炼（如散步、太极拳等），劳逸结合；②心理指导：鼓励病人保持积极、乐观的心态，积极自理个人生活；③合理饮食：多食高热量、高蛋白、富含纤维素、低脂肪、低胆固醇饮食，少食动物脂肪、腌制品；限制烟酒、浓茶、咖啡、辛辣等刺激性食物。

2. 疾病康复　神经功能缺损或肢体活动障碍者，可进行辅助治疗（高压氧、针灸、理疗、按摩等），加强肢体功能锻炼与看护，避免意外伤害。

3. 疾病知识　①用药指导：遵医嘱按时、按量服药，不可突然停药、改药及增减药量，尤其是抗癫痫、抗感染、脱水剂、激素治疗，以免加重病情；②及时就诊：原有症状如头痛、头晕、恶心、呕吐、抽搐、不明原因持续高热、肢体乏力、麻木、视力下降等加重时应及时就医；③按时复诊：术后 3～6 个月后门诊复查 CT 或 MRI。

目标检测

答案解析

一、选择题

A1／A2 型题

1. 颅内压增高三主征是（　）

    A. 血压升高、脉缓有力、呼吸深慢

    B. 头痛、眩晕、呕吐

    C. 头痛、呕吐、视神经盘水肿

    D. 头痛、颈项强直、复视

    E. 昏迷，一侧瞳孔散大，对侧肢体痉挛性瘫痪

2. 枕骨大孔疝不同于小脑幕切迹疝的临床表现是（　）

    A. 头痛剧烈　　　　　　　B. 呕吐频繁　　　　　　　C. 意识障碍

    D. 呼吸骤停出现早　　　　E. 血压升高，脉缓有力

3. 颅内压增高病人床头抬高 15°～30°，主要目的是（　）

    A. 有利于改善心脏功能　　B. 有利于改善呼吸功能　　C. 有利于颅内静脉回流

    D. 有利于鼻饲　　　　　　E. 防止呕吐物误入呼吸道

4. 以下有关颅内压增高病人呕吐特点的描述不正确的是（　）

    A. 常呈喷射状　　　　　　B. 多出现在剧烈头痛时　　C. 常与饮食有关

    D. 呕吐后头痛有所缓解　　E. 可伴恶心

5. 颅脑手术后留置脑室引流，通常情况下每日引流量不宜超过（ ）

　　A. 200ml　　　　　　　　B. 300ml　　　　　　　　C. 400ml

　　D. 500ml　　　　　　　　E. 600ml

A3/A4 型题

（6~8 题共用题干）

男性病人，51 岁，1 天前因车祸伤及头部，头痛、呕吐逐渐加重。用力咳嗽后突然不省人事，体检：患者呈昏迷状态，左侧瞳孔散大，对光反应消失，眼底视神经盘水肿，右侧肢体瘫痪，呼吸血压不平稳。

6. 病人最可能出现了（ ）

　　A. 枕骨大孔疝　　　　　　B. 右侧颞叶疝　　　　　　C. 左侧颞叶疝

　　D. 大脑镰下疝　　　　　　E. 原发性脑干损伤

7. 应立即采取的急救措施为（ ）

　　A. 立即开颅减压　　　　　B. 立即行脑脊液体外引流　　C. 冬眠低温疗法

　　D. 脑脊液分流术　　　　　E. 静脉输注高渗性利尿剂

8. 禁忌的治疗措施是（ ）

　　A. 腰椎穿刺，降低颅内压　B. 开颅探查　　　　　　　C. 应用激素

　　D. 大剂量20%甘露醇静滴　E. 脑室体外引流，降低颅内压

二、思考题

男性病人，42 岁，头痛 3 个月，多见于清晨，常出现癫痫发作，经检查诊断为颅内占位性病变、颅内压增高，拟行手术治疗。

　　请思考：1. 该病人颅内压增高的原因是什么？

　　　　　　2. 颅内压增高最严重的后果是什么？如何预防颅内压骤升？

（唐　艳）

书网融合……

重点小结　　　　　习题

第十二章　颈部疾病病人的护理

PPT

学习目标

素质目标：树立主动护理和人文关怀意识，培养敏锐的观察力和医者仁心品德。

知识目标：掌握甲状腺功能亢进病人手术治疗的护理要点；熟悉颈部疾病病人的护理评估和术手并发症的防治原则。

能力目标：能运用所学知识，运用护理程序对颈部疾病病人实施整体护理；能对围手术期甲状腺功能亢进的病人实施护理监护，并具有及时发现术后并发症及配合医生处理的能力。

情境导入

情境：女性病人，42 岁。因"腹泻、颈部增粗、眼球突出 2 个月"入院。2 个月前，病人感疲劳，容易激动，多食易饥，大便 4~5 次/日，颈部增粗，眼球逐渐突出，未曾就诊。既往体健，无药物过敏史及手术史。查体：T 36.8℃，P 112 次/分，R 28 次/分，BP 140/80mmHg，眼球轻度突出，双侧甲状腺Ⅱ°肿大，弥漫对称，质软，甲状腺上级可闻血管杂音，下肢无浮肿。辅助检查：FT_3、FT_4 增高，TSH 降低，血、尿常规正常，肝肾功能正常。诊断为甲状腺功能亢进，拟行手术治疗。

思考：1. 病人目前主要的护理诊断/问题有哪些？

2. 病人若实施甲状腺大部切除术，术后应采取哪些护理措施？

第一节　单纯性甲状腺肿病人的护理

单纯性甲状腺肿是指由多种原因引起的非炎症性或非肿瘤性甲状腺肿大，一般不伴甲状腺功能异常表现。可呈地方性分布，称地方性甲状腺肿；也可呈散发性分布，称散发性甲状腺肿。

【解剖生理】

甲状腺位于颈前区甲状软骨下方、气管两旁，分左右两侧叶，中间以峡部连接。在甲状腺两侧叶背面、两层被膜间隙间，附有 4 个甲状旁腺。

甲状腺血液供应丰富，主要由两侧的甲状腺上动脉和甲状腺下动脉供应。甲状腺上、下动脉分支间及分支与咽部、喉部、食管、气管的动脉分支都有广泛交通。甲状腺的淋巴液汇入沿颈内静脉排列的颈深淋巴结。

喉返神经来自迷走神经，行于气管、食管沟内，上行至甲状腺叶的背面，交错于甲状腺下动脉的分支之间，支配声带运动。喉上神经亦起自迷走神经，分内、外两支，内支（感觉支）分布在喉的黏膜上；外支（运动支）与甲状腺上动脉贴近，下行支配环甲肌，使声带紧张。在手术中结扎甲状腺上、下动脉时，应避免损伤喉上神经及喉返神经（图 12-1）。

甲状腺有合成、贮存和分泌甲状腺素的功能。甲状腺素参与人体物质和能量的代谢，主要作用有增加全身组织细胞的氧耗和产能；促进脂肪、蛋白质和碳水化合物的分解；促进生长发育和组织分化，以及体液代谢等。甲状腺素分三碘甲状腺素原氨酸（T_3）和四碘甲状腺原氨酸（T_4）。甲状腺素与甲状球蛋白结合，贮存于甲状腺滤泡内。当甲状腺素释放入血后，与血清蛋白结合，90% 为 T_4，10% 为 T_3。虽然 T_3 的量远较 T_4 少，但 T_3 活性较强而迅速，其生理作用比 T_4 高 4~5 倍。

甲状腺激素的合成和分泌受下丘脑-垂体所分泌的促甲状腺激素（TSH）的调节和控制。促甲状腺激素（TSH）能刺激和加速甲状腺合成和分泌甲状腺素，而 TSH 的分泌又受到血液中甲状腺激素浓度的反馈性抑制。通过这种负反馈作用，维持下丘脑 – 垂体 – 甲状腺之间生理功能的动态平衡。甲状腺通过上述调节控制体系，维持机体正常的生长、发育和代谢功能。

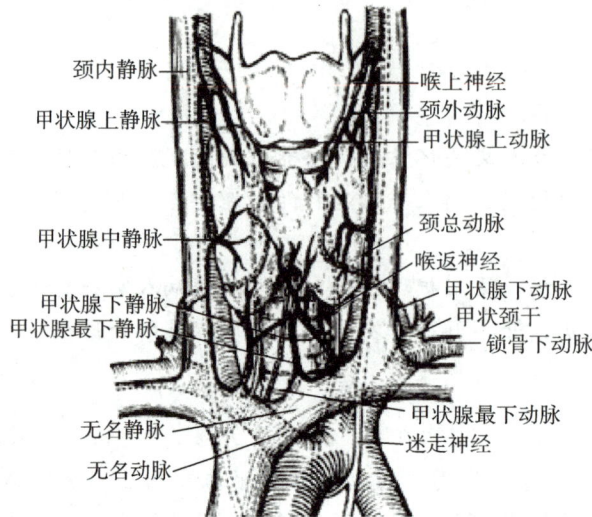

颈内静脉
甲状腺上静脉
甲状腺中静脉
甲状腺下静脉
甲状腺最下静脉
无名静脉
无名动脉
喉上神经
颈外动脉
甲状腺上动脉
颈总动脉
喉返神经
甲状腺下动脉
甲状颈干
锁骨下动脉
甲状腺最下动脉
迷走神经

图 12 – 1　甲状腺局部解剖

【病因】

1. 甲状腺素原料（碘）缺乏　是地方性甲状腺肿的主要原因。高原、山区水土流失，致土壤中的碘盐被冲洗流失，使饮水和食物中含碘量不足，不能满足机体对碘的需求，使甲状腺素（TH）合成不足。

2. TH 合成或分泌障碍　散发性甲状腺肿的发病原因较为复杂，主要有摄碘过多使甲状腺中碘的有机化障碍；某些食物（萝卜、卷心菜等）或药物（硫脲类、硫氢酸盐等）可阻碍 TH 合成致甲状腺肿；由于先天性某些酶的缺陷，影响 TH 的合成或分泌，从而引起甲状腺肿。

3. TH 需要量增加　青春发育期、妊娠期、哺乳期，机体对 TH 需要量增加，可致相对性缺碘而致生理性甲状腺肿。

【护理评估】

（一）健康史

了解有无家族史；有无高原山区长期居住史；了解发病情况及治疗经过，有无导致甲状腺肿的食物或药物长期摄入史；是否处于青春期、妊娠期、哺乳期；有无手术史。

（二）身体状况

1. 症状　女性多见，主要表现为甲状腺不同程度的肿大和肿大的结节对周围组织的压迫症状。初期甲状腺不同程度的肿大，呈对称、弥漫性肿大；进一步增大时可单侧或双侧出现结节（单个或多个）；体积较大时可压迫周围组织，压迫器官可引起咳嗽、呼吸困难，压迫食管可出现吞咽困难，压迫喉返神经可出现声音嘶哑，胸骨后甲状腺肿可压迫上腔静脉，引起头颈部静脉回流障碍，出现面部青紫、肿胀及颈胸部表浅静脉怒张。

2. 体征　甲状腺腺体肿大，表面光滑，质软，无压痛，随吞咽上下移动。腺体进一步增大后，甲状腺单侧或双侧可扪及多个或单个大小不等、软硬不均的结节或囊肿，活动度良好，一般无压痛。

（三）辅助检查

1. 影像学检查　B 超为首选检查方法，可确定有无结节；X 线检查有助于发现不规则的胸骨后甲状腺肿及钙化的结节，可确定有无气管受压、移位及狭窄程度等；CT 对胸骨后甲状腺肿有较高的诊断价值。

2. 甲状腺摄^{131}I 率的测定　缺碘性甲状腺肿可出现摄^{131}I 率增高。

3. 细针穿刺细胞学检查　是术前评价甲状腺结节良恶性最有效的方法。

（四）治疗评估

1. 补充碘剂　由于碘缺乏所致者，应补充碘剂。WHO 推荐成人碘摄入量为 $150\mu g/d$。在地方性甲状腺肿流行地区可采取碘化食盐防治。由于摄入致甲状腺肿食物或药物者，应停止摄入。结节性甲状腺肿应避免大剂量碘剂治疗，以免诱发碘甲亢。

2. 甲状腺素（TH）治疗　对 20 岁以下弥漫性单纯甲状腺肿的病人可给予小剂量甲状腺素口服。

3. 手术治疗　有以下情况者，可及时行甲状腺次全切除术：①因气管、食管或神经受压引起临床症状者；②胸骨后甲状腺肿；③巨大甲状腺肿影响生活或工作者；④结节性甲状腺肿继发甲状腺功能亢进者、疑有恶变者。

（五）心理和社会支持状况

由于颈部外形改变，多表现为自卑、消极心理。担心预后和手术，常表现出焦虑和恐惧。

【常见护理诊断/问题】

1. 体象紊乱　与甲状腺肿大导致颈部增粗有关。

2. 知识缺乏　缺乏对疾病知识的了解，缺乏药物使用方法及康复知识。

3. 潜在并发症　呼吸困难、声音嘶哑、吞咽困难等。

【护理目标】

1. 病人能采取应对措施保持良好的形象。

2. 病人能掌握有关单纯性甲状腺肿的相关防治知识，配合治疗和护理。

3. 病人未发生呼吸困难、声音嘶哑、吞咽困难等并发症。

【护理措施】

（一）术前护理

1. 病情观察　观察病人甲状腺肿大的程度、质地、有无结节及压痛；颈部增粗的进展情况；有无局部压迫症状。如结节在短期内迅速增大应警惕癌变。

2. 用药护理　指导病人遵医嘱服药，不可随意增多和减少；观察药物疗效和不良反应。如病人出现食欲亢进、怕热多汗、腹泻、心动过速等甲状腺功能亢进表现，应及时报告医生。

3. 心理护理　鼓励病人表达，了解病人对外形改变引起的心理反应，向其说明身体变化是疾病发生发展的表现，使病人明确治疗效果和疾病转归，指导病人采取合适的方式修饰打扮，帮助消除自卑感。

（二）术后护理

见本章第二节甲状腺功能亢进病人的护理。

（三）健康教育

1. 饮食指导　碘缺乏者多进食含碘丰富的食物，如紫菜、海带等；适当补充碘盐；避免大量摄入阻碍 TH 合成的食物，如菠菜、萝卜、卷心菜等。

2. 用药指导　指导病人坚持长期服药，以免停药后复发；学会观察药物疗效和不良反应；避免服用硫氰酸盐、保泰松、碳酸锂等阻碍 TH 合成的药物。

3. 预防　鼓励食用含碘盐；妊娠期、哺乳期、青春发育期应增加碘的摄入，预防本病的发生。

4. 复诊指导　定期复查，不适随诊。

第二节　甲状腺功能亢进病人的护理

甲状腺功能亢进症（hyperthyroidism）简称甲亢，是由于各种原因导致甲状腺素分泌过多而引起的以全身代谢亢进为主要特征的疾病总称。

【分类】

按引起甲亢的原因可分为原发性、继发性和高功能腺瘤三类。

1. 原发性甲亢　最常见，占85%～90%，以20～40岁女性多见。病人在甲状腺肿大的同时出现功能亢进症状。表现为腺体弥漫性肿大，两侧对称，常伴有眼球突出，故又称"突眼性甲状腺肿"。

2. 继发性甲亢　较少见，病人多在40岁以上。病人先有结节性甲状腺肿多年，后才出现功能亢进症状。腺体两侧多不对称，无眼球突出，容易发生心肌损害。

3. 高功能腺瘤　少见，病人甲状腺内有单个或多个的自主性高功能结节，结节周围的甲状腺组织呈萎缩改变，无眼球突出。

【护理评估】

（一）健康史

病人是否曾患有结节性甲状腺肿或伴有其他自身免疫性疾病；有无甲状腺疾病用药或手术史；近期有无感染、劳累、精神刺激或创伤等应激因素；有无甲亢家族史。

（二）身体状况

1. 症状

（1）高代谢症候群　病人基础代谢率增高，怕热、多汗、皮肤温暖潮湿。

（2）神经系统症状　病人常表现为多言好动、心情急躁、焦虑易怒、失眠不安、记忆力减退，双手常有细速颤抖。

（3）心血管系统症状　心悸、心动过速，休息和睡眠时心率仍然较快。

（4）消化系统症状　食欲亢进却体重减轻、多食易饥、腹泻，常感疲乏无力。

（5）其他　女性病人月经减少、闭经不孕；男性病人阳痿和生育能力下降等。

2. 体征

（1）甲状腺肿大　大多数病人甲状腺呈弥漫性、对称性肿大。腺体表面光滑，质软，无压痛，肿大的甲状腺可随吞咽上下移动。甲状腺上下极可触及震颤，听诊可闻及血管杂音。

（2）突眼征　典型表现为双侧眼球突出、眼裂增宽，凝视时瞬目减少。严重者上下眼睑难以闭合，向前平视时角膜上缘外露；向下看时，上眼睑不能随眼球下闭而显现白色巩膜；向上看时前额皮肤不能皱起；看近物时，眼球辐辏不良；两眼内聚能力差。

（3）心血管系统体征　脉快有力，脉率常在100次/分以上，休息和睡眠时仍快。收缩压升高舒张压降低，脉压增大。若合并甲状腺功能亢进性心脏病时，出现心律失常、心脏肥大和心力衰竭。脉率增快和脉压增大常作为判断病情严重程度和治疗效果的重要指征。

（4）其他　部分病人出现肌无力、肌肉萎缩；极个别伴有胫前黏液性水肿等。

（三）辅助检查

1. 影像学检查　B超为首选检查方法，可检测到1cm以下的小结节，区分是实质性肿块还是囊性肿块，以及结节与周围组织的关系等。X线检查了解气管和食管有无受压、移位、软化及狭窄的程度，是否有胸骨后甲状腺肿等。

2. 甲状腺摄^{131}I率的测定　正常甲状腺24小时摄取的^{131}I量为人体总量的30%～40%。如摄^{131}I率增高，2小时内大于25%，或在24小时内大于50%，且吸^{131}I高峰提前出现，均可诊断甲亢。检查前一定时期内禁用抗甲状腺药物、碘和溴制剂及含碘丰富的食物，以免影响试验结果。

3. 血清中 T_3 和 T_4 含量的测定　甲亢时，血清 T_3 可高于正常 4 倍，T_4 为正常的 2.5 倍。因此，T_3 测定对甲亢的诊断具有较高的敏感性。

4. 基础代谢率（BMR）测定　可根据脉压和脉率计算或用基础代谢率测定器测定。常用计算公式为基础代谢率（％）＝（脉率＋脉压）－111。该公式法不适用于心律失常的病人。测定基础代谢率应在完全安静、清晨空腹时进行。正常值为 ±10％，＋20％ ~ ＋30％ 为轻度甲亢，＋30％ ~ ＋60％ 为中度甲亢，＋60％ 以上为重度甲亢。

（四）治疗评估

1. 非手术治疗　主要包括放射性 ^{131}I 治疗和抗甲状腺药物治疗。放射性 ^{131}I 治疗是通过破坏甲状腺组织减少甲状腺素的产生，抗甲状腺药物的作用是抑制甲状腺合成甲状腺素来达到治疗目的。

2. 手术治疗　是目前治疗中度以上甲亢最常用的方法，痊愈率达 90％ 以上。手术方式为甲状腺大部切除术，通常切除腺体的 80％ ~ 90％，并同时切除峡部，保留甲状旁腺。手术适应证：①继发性甲亢或高功能腺瘤；②中度以上的原发性甲亢；③腺体较大，伴有压迫症状，或胸骨后甲状腺肿等类型甲亢；④抗甲状腺药物或放射性 ^{131}I 治疗后复发或坚持长期用药有困难者。手术禁忌证：①青少年病人；②症状较轻者；③老年病人或有严重器质性疾病不能耐受手术者。

（五）心理和社会支持状况

由于颈部肿大、突眼等外形改变，病人多表现为自卑、消极心理。担心预后和手术，常表现出焦虑和恐惧。

【常见护理诊断/问题】

1. 焦虑或恐惧　与担心预后、害怕手术，以及交感神经兴奋性增高有关。

2. 营养失调　与甲亢导致机体基础代谢率明显增高有关。

3. 体像紊乱　与突眼和甲状腺肿大有关。

4. 潜在并发症　呼吸困难和窒息、甲状腺危象、喉返及喉上神经损伤、手足抽搐等。

【护理目标】

1. 病人情绪稳定，有充足的睡眠时间，能配合医疗护理工作。

2. 手术前后营养满足需要，机体耐受力增强。

3. 病人能正确认识自我，改善形象，主动参与人际交往。

4. 未发生呼吸困难、声音嘶哑、吞咽困难等并发症，一旦发生能及时发现和护理。

【护理措施】

（一）非手术治疗/术前护理

1. 心理护理　对病人和蔼热情，帮助病人适应医院内生活环境。向病人介绍手术的必要性和方法，以及手术前后应配合的事项，消除病人的顾虑和紧张心理。精神过度紧张或失眠者，可给予镇剂或安眠药。向同室病人介绍甲亢有关症状，希望能体谅和忍让，并限制访客，减少外来刺激。鼓励家属给予心理支持，保持愉快的生活氛围。

2. 一般护理

（1）保持安静休息　把病人安置在通风、安静的病室，避免病人情绪不安和各种干扰。

（2）体位　清醒、生命体征平稳者，取半坐卧位，睡眠时垫高枕头侧卧，颈部微屈位，以减轻肿大的甲状腺对气管的压迫。

（3）饮食　病人因代谢率高，食欲亢进，每天可供给 5 ~ 6 餐，鼓励进食高热量、高蛋白、维生素丰富饮食，忌海带、紫菜、海产品等含碘丰富的食物。肾功能正常者多饮水，以补充出汗等额外丢失的水分。忌浓茶、咖啡、烟酒以及辛辣等刺激性食物，以免加重自主神经的兴奋性。

（4）体位训练　术前指导病人练习头低肩高体位，每日可用软枕垫高肩部数次，以适应术中颈过伸的体位。

3. 用药护理　指导病人遵医嘱准确服药，不可随意增多或减少；观察药物疗效和不良反应。如患者出现心动过速、呼吸急促、食欲亢进、怕热多汗、腹泻等甲状腺功能亢进表现，应及时报告医生处理。

术前用药降低病人基础代谢率是术前准备的重要环节，当病人情绪稳定，睡眠好转，体重增加，脉率稳定在 90 次/分以下，BMR < +20% ，腺体缩小变硬，就表明病人的甲亢症状基本得到控制，达到术前准备要求指标，应及时手术。常用方法如下。

（1）单用碘剂　碘剂的作用一是抑制甲状腺素的释放，二是可减少甲状腺的血流，使腺体缩小变硬，有利于手术切除。常用碘剂为复方碘化钾溶液（Lugol 液），用法是确定手术即开始口服，可在饭后将碘剂滴在饼干或面包上吞服，以减少对口腔和胃黏膜的刺激。用法是每日 3 次，第一日每次 3 滴，第二日每日 4 滴，以后逐日增加 1 滴，至每次 16 滴后维持此量，维持至手术日。一般服用时间 2～3 周。碘剂抑制甲状腺素释放的作用是暂时的，如服用过久或突然停药，可能引起大量甲状腺素进入血液循环，使甲亢症状加重。因此，不准备手术的病人，一律不要服用碘剂。

（2）硫脲类药物加用碘剂　先用硫氧嘧啶等抗甲状腺药物 2～4 个月，待甲亢症状基本控制后停药，改服碘剂 2 周左右再手术。此法安全可靠，但准备时间较长。

（3）碘剂加硫脲类药物后再单用碘剂　少数病人服用碘剂 2 周后甲亢症状改善不明显，可加服硫脲类药物，待甲亢症状基本控制后，停用硫脲类药物，再继续单独服用碘剂 1～2 周后手术。

（4）普萘洛尔　对常规应用碘剂或合用抗甲状腺药物效果不佳的病人，即未达到手术前要求指标的病人，可改用盐酸普萘洛尔（心得安）口服，每 6 小时 20mg～40mg，连用 4～7 日，术前 1～2 小时再口服一次；亦可与碘剂合用，一般在 4～7 日即可达到手术前要求。

3. 突眼护理　指导突眼的病人注意保护眼睛，外出时应定时滴入眼药水，戴有色眼镜；睡觉时用抗生素眼膏敷眼并戴眼罩以防角膜损伤。

4. 术前准备　完善术前相关检查，常规术前准备。床旁备引流装置、拆线包、气管切开包等急救用品。

（二）术后护理 🅔 微课

1. 一般护理

（1）体位　麻醉清醒、血压平稳后取半坐卧位。

（2）饮食　病人清醒即可给予少量温或凉水；若无误咽、呛咳等不适，可进微温流质饮食，避免过热饮食刺激腺体充血、渗血；术后第 2 日开始半流质饮食并逐步过渡到软食和普食。甲状腺手术对胃肠道功能影响很小，应鼓励病人少食多餐，加强营养，促进愈合。

（3）伤口与引流的护理　观察切口敷料，注意其颜色及渗血渗液量，辅料如渗湿应及时更换；如出血量较多，及时通知医生。术后常规放置引流管或橡皮片 24～48 小时，保持引流通畅，注意观察引流液的量及性质。

（4）用药护理　甲亢病人术后遵医嘱继续服用复方碘化钾液，每日 3 次，每次 10 滴，共 1 周左右。或从每日 3 次，每次 16 滴开始，逐日每次减少 1 滴，至 3 滴/次，直至病情平稳。普萘洛尔准备者，术后继续服用 4～7 日。术后口服甲状腺素 30mg～60mg/d，连续 6～12 个月，以抑制促甲状腺素的分泌和预防复发。

2. 术后并发症的护理　术后密切观察病人的生命体征；注意观察切口渗血及引流管情况；观察发音情况及有无进食呛咳、手足感觉异常等情况；加强巡视，一旦发现并发症，立即通知医生并配合急救。

（1）呼吸困难和窒息　多发生于术后 48 小时内，是术后最危急的并发症。主要表现为进行性呼吸困难、烦躁、发绀，甚至窒息。主要原因和处理：①如因手术时止血不彻底或结扎线脱落、切口内出血形成血肿、压迫气管，立即拆开缝线，敞开切口，迅速清除血肿，彻底止血；②手术创伤或气管插管引起喉头水肿，遵医嘱使用激素，如地塞米松 30mg 静脉滴入；如呼吸困难仍无改善，配合医生立即行气管插管或气管切开，吸氧；③气管软化塌陷者，气管切开；④黏痰堵塞气道者，吸痰，如无效再行气管切开；⑤双侧喉返神经损伤，术后立即出现呼吸困难，应立即行气管切开，并进行手术修补神经。

（2）喉返神经损伤　术后鼓励病人及时发声，观察病人有无声音嘶哑、失声等。单侧喉返神经损伤表现为声音嘶哑，双侧损伤为失音和严重的呼吸困难。多因术中喉返神经被切断、缝扎、钳夹或牵拉引起，少数因术后血肿压迫或瘢痕牵拉所致。切断或缝扎为永久性损伤，认真做好安慰解释工作；钳夹或牵拉多为暂时性，经药物、理疗或针灸等康复治疗后，一般 3～6 个月内可逐渐恢复。

（3）喉上神经损伤　内支（感觉支）损伤后喉黏膜感觉消失，进食时容易发生误咽而呛咳；外支（运动支）损伤后环甲肌麻痹、声带松弛，表现为音调降低。术后首次进食时，护士应床旁指导、协助，病人可取坐位或半坐位，先饮水或进食半流质食物，观察病人有无呛咳。一般经针刺、理疗后症状可明显改善。

（4）甲状腺危象　也称为甲亢危象，是甲亢的严重并发症。主要与术前准备不充分，甲亢症状未能得到很好控制及手术应激等有关。多发生在甲亢术后 12～36 小时，主要表现为高热（39℃ 以上）、心动过速（大于 120 次/分）伴心房扑动、大汗淋漓、呼吸急促、烦躁不安、谵妄，甚至昏迷，常伴有恶心、呕吐、腹泻等。如抢救不及时或处理不当，可导致病人昏迷、休克甚至死亡，死亡率约 20%～30%。预防甲状腺危象的关键在于做好充分而完善的术前准备，使病人血清甲状腺素水平及基础代谢率降至正常范围后再手术。术后早期加强巡视和病情观察，一旦发生甲亢危象，应立即通知医师并配合急救。①碘剂：口服复方碘化钾溶液 3～5ml，紧急时将 10% 碘化钠 5～10ml 加入 10% 葡萄糖溶液 500ml 中静脉滴注，以降低血液中甲状腺素水平；②氢化可的松：每日 200～400mg，分次静脉滴注，以拮抗过量的甲状腺素反应；③肾上腺素能阻滞药：利血平 1～2mg，肌内注射；或胍乙啶 10～20mg 口服；还可用普萘洛尔 5mg，加入 5%～10% 葡萄糖溶液 100ml 中静脉滴注，以降低周围组织对甲状腺素的反应；④镇静剂：常用苯巴比妥钠 100mg 或冬眠合剂 II 号半量，每 6～8 小时肌内注射一次；⑤降温：采用退热、冬眠药物或物理降温等综合措施，尽量使病人体温维持在 37.0℃ 左右；⑥吸氧：改善组织缺氧；⑦补液：静脉输入大量葡萄糖溶液补充能量；⑧心力衰竭者，加用洋地黄制剂。

（5）手足抽搐　由于术中误切或挫伤甲状旁腺，致血钙浓度降低，出现低钙抽搐。多于术后 1～4 日出现，轻症病人仅有面部和手足麻木、强直感；重症病人有面肌及手足的疼痛性痉挛；严重者由于喉及膈肌痉挛可引起呼吸困难甚至窒息。症状较轻者，可口服葡萄糖酸钙或乳酸钙 2g～4g/3 次，症状较重或长期不能恢复者，可加服维生素 D_3，5 万～10 万 U/d，以促进钙在肠道内的吸收。最有效的治疗是用双氢速甾醇（AT10），能明显提高血钙浓度，降低神经-肌肉的应激性。抽搐发作时，应立即静脉推注 10% 葡萄糖酸钙 10～20ml 以解除痉挛。病人的饮食应限制含磷较高的瘦肉、蛋黄、乳品，以减少钙的排出。多吃绿叶蔬菜、豆制品和海味等高钙低磷食物。

（三）健康教育

1. 活动与休息　保持心情愉快，充足睡眠，避免劳累；甲状腺大部切除术后 3 个月可恢复正常工作。

2. 加强颈部功能锻炼　做抬头、左右转颈活动，防止瘢痕挛缩所致的功能异常。

3. 定期复查　出院后定期门诊随访，若出现心悸、手足震颤、抽搐等情况及时就诊。

第三节　甲状腺肿瘤病人的护理

甲状腺良性肿瘤和恶性肿瘤各占颈部肿块的 1/3。

【分类】

1. 甲状腺腺瘤 是最常见的甲状腺良性肿瘤，腺瘤周围有完整的包膜，多见于 20~40 岁女性。按形态学可分为滤泡状（多见）和乳头状囊性腺瘤。

2. 甲状腺癌 是头颈部较常见的恶性肿瘤，约占全身恶性肿瘤的 1%，近年来呈上升趋势，女性发病率高于男性。按肿瘤病理类型可分为以下几类。

（1）乳头状癌 约占成人甲状腺癌的 70%、儿童甲状腺癌的全部，多见于 30~45 岁女性。恶性程度较低，较早出现颈部淋巴结转移，但预后较好。

（2）滤泡状腺癌 约占 15%，常见于 50 岁左右中年人。生长迅速，属于中度恶性，可经血行转移至肺、骨、肝和神经系统，预后较差。

（3）未分化癌 占 5%~10%，常见于 70 岁左右老年人。发展迅速，约 50% 病人早期便有淋巴结转移，远处血行转移至肺和骨，高度恶性，预后很差。

（4）髓样癌 约占 7%，常有家族史。中度恶性，预后较乳头状、滤泡状癌差，但较未分化癌好。

【护理评估】

（一）健康史

了解病人的发病情况、病程长短，有无甲状腺疾病的用药或手术史，有无相关疾病的家族史。

（二）身体状况

1. 甲状腺腺瘤 颈部出现圆形或椭圆形结节，多为单发，质地中等，表面光滑，边界清楚，无压痛，可随吞咽上下移动，生长缓慢。瘤体多为实质性，也有部分为囊性腺瘤；后者可因囊壁血管破裂致囊内出血迅速增大，伴有局部胀痛和压痛。约 20% 病人可继发甲亢，约 10% 可发生癌变。

2. 甲状腺癌 初期多无明显症状，常因体检发现颈部单个、质硬、表面高低不平、界限不清的肿块，增长迅速，吞咽时肿块上下活动度差。晚期肿瘤侵犯周围组织和神经，如压迫气管、食管可出现声音嘶哑、呼吸困难、吞咽困难；如颈交感神经节受压可引起 Horner 综合征，如颈丛神经浅支受累可出现耳、枕和肩部疼痛等症状。常转移到颈部区域淋巴结，远处转移多见于扁骨（颅骨、椎骨、胸骨、盆骨等）和肺。

（三）辅助检查

1. 实验室检查 测定甲状腺功能和血清降钙素有助于髓样癌的诊断。

2. 影像学检查 B 超可测定甲状腺结节的位置、大小、数量及与邻近组织的关系；若为实质性结节呈不规则反射，则恶性可能性大。颈部 X 线摄片可了解气管有无移位、狭窄等；胸部及骨骼 X 线摄片有助于了解有无肺和骨转移的情况。

3. 放射性核素扫描 放射性 ^{131}I 或 ^{99m}TC 扫描。甲状腺腺瘤多呈温结节，一般边缘较清晰。甲状腺癌呈冷结节且边缘较模糊。

4. 细针穿刺细胞学检查 细针穿刺甲状腺结节取病理组织，做病理学检查可明确甲状腺结节性质。

■ 思政导学

奥运冠军患癌后重返赛场

乒乓球天后王楠是世界首位大满贯的女性冠军，荣誉满载。2005 年，她被确诊为甲状腺癌，面对疾病与备战北京奥运会的双重挑战。在医生的专业治疗和家人的无私关爱下，王楠的身体状况逐渐恢复。王楠凭借无人能及的坚韧、对乒乓球的炽热激情和为国家荣誉再战的决心，全身心投入奥运会的备战中,每一刻都全力以赴,丝毫不敢松懈。她成功克服了癌症的威胁,手术后的她,重新站上了赛场,在北京奥运会上连续战胜对手摘得银牌,功成身退。人生的精彩,从不会因为癌症的到来而失色。

(四) 治疗评估

甲状腺腺癌治疗原则是及早行患侧腺体大部切除术,并应即行冷冻切片检查。

甲状腺癌应争取早期手术治疗,同时辅以放射性核素、甲状腺激素和放射治疗。一般多行患侧腺体和峡部、对侧腺体的大部切除,或全腺体切除,根据病情及病理类型决定是否行颈淋巴结清扫或放射性碘治疗等。乳头状腺癌、滤泡状腺癌术后服用甲状腺素片,以预防甲状腺功能减退和抑制 TSH,抑制甲状腺癌的生长。未分化癌采用放射治疗,不宜手术。

(五) 心理和社会支持状况

由于担心手术危险性及术后并发症,常表现出精神紧张、焦虑。

【常见护理诊断/问题】

1. 焦虑与恐惧 与担忧疾病预后及颈部瘢痕有关。

2. 清理呼吸道无效 与咽部及气管受刺激、分泌物增多及切口疼痛有关。

3. 潜在并发症 呼吸困难和窒息、声音嘶哑、吞咽困难、手足抽搐、甲状腺功能减退等。

【护理目标】

1. 病人焦虑心理减轻或缓解,能正确认识疾病,能积极接受治疗。

2. 病人能有效清除呼吸道分泌物,保持呼吸道通畅。

3. 发生术后并发症的危险下降到最低程度,一旦发生能及时发现和护理。

【护理措施】

甲状腺肿瘤通常无甲亢的表现,手术前无须应用抗甲状腺药物和碘剂准备,术后也没有发生甲状腺危象的危险。甲状腺癌病人的护理与甲亢手术护理措施疾病基本相同。甲状腺全部切除的病人需终身依赖外源性甲状腺激素。行颈淋巴结清扫术的病人,切口愈合后早期加强颈部、肩关节的功能锻炼。教学病人颈部自行体检的方法,并定期随访,复诊颈部、肺部和甲状腺功能等。

•••• 目标检测

答案解析

一、选择题

【A1/A2 型题】

1. 下列中哪项不宜施行甲状腺大部切除术 ( )

    A. 中度原发性甲亢并发心律失常

    B. 甲亢有气管压迫症状

    C. 青少年甲亢

    D. 继发性甲亢

    E. 妊娠早期甲亢

2. 甲状腺大部切除术后,立即发生声音嘶哑说明 ( )

    A. 气管受压   B. 甲状腺危象   C. 喉上神经内支损伤

    D. 喉返神经损伤   E. 血钙降低

3. 女性病人，36岁。甲亢术后24小时后，出现烦躁、大汗、呕吐、腹泻，查见体温39.5℃，脉搏120次/分。诊断为甲状腺危象，其发生的主要原因是（　　）
 A. 手术时过多挤压甲状腺　　B. 术前准备未达要求　　C. 切除腺体过多
 D. 切除腺体不足　　E. 手术中过度紧张

4. 男性病人，34岁。因甲亢行甲状腺大部切除术，术后第2天出现手足抽搐，目前有效的治疗是（　　）
 A. 给予肉类和蛋类饮食
 B. 静脉输入高渗葡萄糖
 C. 吸氧
 D. 静脉注射10%葡萄糖酸钙20ml
 E. 给予镇静剂

【A3/A4型题】

（5~6题共用题干）

女性病人，35岁。入院确诊为原发性甲状腺功能亢进症。清晨病人起床前，护士测得脉搏108次/分，血压140/88mmHg，拟在服用复方碘化钾溶液等术前准备后，择期行甲状腺大部分切除术。

5. 按简便公式计算，该病人的基础代谢率为（　　）
 A. 49%　　B. 59%　　C. 109%
 D. 139%　　E. 170%

6. 术前服用碘剂的作用是（　　）
 A. 抑制甲状腺合成　　B. 对抗甲状腺素作用　　C. 促进甲状腺素合成
 D. 抑制甲状腺素释放　　E. 减少促甲状腺激素分泌

二、思考题

女性病人，36岁。因"怕热、多汗、心慌、消瘦3个月"入院。近3个月来无明显诱因出现怕热、多汗，伴心慌，易饥，食欲增强，但体重减轻，体重下降约5kg。体格检查：发育良好、营养中等，体形偏瘦，双眼球轻度突出，眼睑无浮肿。气管居中，双侧甲状腺Ⅱ°肿大，质软，无压痛，未及包块，未触及震颤，两叶上极可闻及血管杂音。辅助检查：甲功三项示 TSH 0.01μIU/L↓，FT_3 41.5pmol/L↑，FT_4 77.8pmol/L↑；甲状腺B超提示甲状腺弥漫性肿大，回声不均匀，内部血流丰富。诊断为甲状腺功能亢进。

请思考：1. 病人拟行手术治疗，目前主要的护理诊断/问题有哪些？
2. 针对病人的护理诊断/问题，应采取哪些护理措施？

（吴　铃）

书网融合……

重点小结　　微课　　习题

第十三章 乳房疾病病人的护理

PPT

PPT

学习目标

素质目标：培养护理人员精益求精的职业素养和大爱无疆的人文关怀，严格遵守无菌操作规范，践行医者仁心品德。

知识目标：掌握乳腺癌的护理评估和术后护理措施；熟悉急性乳腺炎的病因和护理预防措施；了解乳房肿块的护理措施。

能力目标：能运用所学知识，评估急性乳腺炎、乳腺癌病人的病情，具有对乳腺癌病人进行整体护理的能力；能对孕产妇进行预防急性乳腺炎的健康宣教。

情境导入

情境：女性病人，48岁，发现右乳肿块3天。病人于体检时发现右侧乳房外上象限近乳晕区肿块，无疼痛、发热，大小约3cm×2cm，质硬，边界不清，活动度差，无压痛。右腋下可触及一枚1.5cm×1cm质韧淋巴结。钼靶X线检查见右侧乳房外上象限有一密度增高的肿块影，边界不清，呈毛刺状。

思考：1. 病人目前主要的护理诊断/问题有哪些？

2. 病人若实施乳腺癌根治术，术后应采取哪些护理措施？

乳房疾病是女性的常见疾病。包括急性乳房炎、乳腺癌、乳房良性肿瘤等。乳房良性肿瘤，又分为乳房纤维腺瘤、乳管内乳头状瘤、乳腺囊性增生病。其中以乳腺癌危害最大，是女性发病率最高的恶性肿瘤。

【概述】

女性乳房是两个半球形的重要性特征器官，也是泌乳、哺乳的器官。

成人女性乳房呈半球形，位于胸大肌前第2～6肋水平的浅筋膜浅、深层之间，其内侧缘达胸骨旁，外侧缘至腋前线，外上方形成乳腺腋尾部伸向腋窝；乳头位于乳房中央，周围皮肤色素沉着为乳晕。每侧乳房有15～20个乳腺腺叶，每一腺叶又分成若干个腺小叶，腺小叶由小乳管和腺泡组成。每一腺叶的小乳管汇总成一大乳管，开口于乳头。腺叶和乳管均以乳头为中心，呈放射状排列。腺叶间有结缔组织和脂肪间隔，并有许多与皮肤垂直的纤维束，上连皮肤与浅筋膜浅层，下连浅筋膜深层，称Cooper韧带，用以支持、固定乳房。以乳头为中心，乳房分为内上、内下、外上、外下四个象限；乳房外上象限的腺体最多，是乳房患病机会最多的区域。

正常乳腺受垂体前叶激素、肾上腺皮质激素和性激素的影响，在生长发育、月经周期的不同阶段，其生理活动呈周期性改变。妊娠期和哺乳期，乳腺明显增生，腺管伸长、腺泡分泌乳汁。终止哺乳后，乳腺处于相对静止状态。绝经后，乳腺逐渐萎缩。

乳房的淋巴网非常丰富，其淋巴液主要经以下途径输出：①乳房大部分淋巴液流至腋窝淋巴结，再流向锁骨下淋巴结，继之流向锁骨上淋巴结；②部分乳房内侧的淋巴液流向胸骨旁淋巴结，继之流向锁骨上淋巴结；③两侧乳房间有交通淋巴网，一侧乳房的淋巴液可流向另一侧乳房；④乳房深部的淋巴液还可流向肝。以第一条途径最多见，是乳腺癌病人常发生腋窝淋巴结转移的原因。

第一节　急性乳房炎病人的护理

急性乳房炎（ acute mastitis）是乳腺的急性化脓性感染，多见于产后哺乳期的妇女，尤以初产妇多见，好发于产后3～4周。

【护理评估】

（一）健康史

除产后全身抵抗力下降外，主要有以下两方面原因。

1. 乳汁淤积　乳头发育不良妨碍正常哺乳；乳管不通畅影响乳汁排出；乳汁分泌过多或婴儿吸乳少以致不能完全排空乳房；此外，哺乳方法不正确也是常见原因。

2. 细菌入侵　乳头破损或皲裂，使细菌沿淋巴管入侵是感染的主要途径。细菌也可直接侵入乳管，上行至腺小叶而致感染。致病菌多数为金黄色葡萄球菌。

（二）身体状况

1. 症状　初期患侧乳房胀痛，局部皮肤红肿、发热，压痛明显。上述症状加重时，疼痛呈搏动性，伴寒战、高热、脉率加快。后期可发展为蜂窝组织炎形成乳房脓肿，表浅脓肿可自行破溃；深部脓肿表面皮肤红肿不明显，但乳房肿胀压痛明显；深部脓肿破溃可穿至乳房与胸肌间的疏松结缔组织，形成乳房后脓肿（图13-1）。严重者可并发脓毒血症。

2. 体征　初期可触及炎性肿块，压痛明显；表浅脓肿可触及波动感；深部脓肿穿刺可抽出脓液。常伴患侧腋窝淋巴结肿大、触痛。

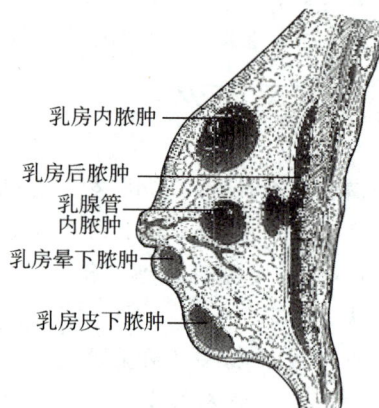

乳房内脓肿
乳房后脓肿
乳腺管内脓肿
乳房晕下脓肿
乳房皮下脓肿

图13-1　乳房脓肿部位

（三）辅助检查

1. 实验室检查　血常规检查显示血白细胞计数及中性粒细胞比例升高。

2. 影像学检查　乳房B超检查可发现有液性暗区等。

3. 局部穿刺　抽出脓液可确定诊断。

4. 脓液细菌培养及药物敏感试验　有助于明确细菌种类，指导选择抗生素。

（四）治疗评估

治疗原则是控制感染，排空乳汁。

1. 非手术治疗　患乳暂停哺乳，用吸乳器吸尽乳汁，消除乳汁淤积；感染严重或脓肿引流后并发乳瘘者，应单侧停止喂养或终止哺乳；局部进行理疗以促进炎症消散吸收；保持患侧乳头清洁，防止细菌再次入侵。全身应用抗生素，促使炎症消退，首选青霉素，由于抗生素可被分泌至乳汁，应避免使用对婴儿有不良影响的（如四环素、甲硝唑、氨基糖苷类和磺胺类等）抗生素。

2. 手术治疗　初期呈蜂窝织炎时不宜手术，脓肿形成后应及时在B超的引导下切开引流。为避免损伤乳管形成乳瘘，可沿乳腺轮廓方向做放射状切口（图13-2）。如乳房深部或乳房后脓肿，可沿乳房下缘做弧形切口；乳晕部脓肿，沿乳晕边缘做弧形切口；切口后以手指钝性分离脓肿的多房间隔，脓腔较大时，可在脓腔最低处或另做切口对口引流（图13-3）。

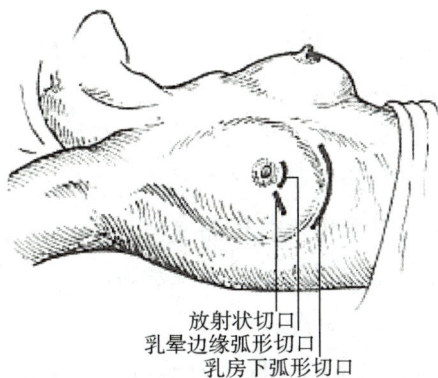

图 13 - 2　乳房脓肿引流切口

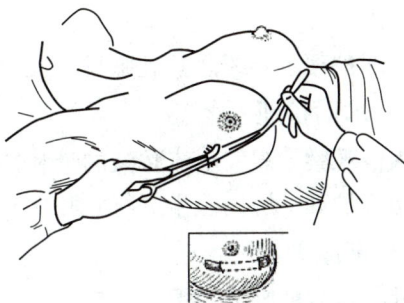

放射状切口
乳晕边缘弧形切口
乳房下弧形切口

图 13 - 3　乳房脓肿对口引流切口

（五）心理和社会支持状况

观察病人情绪变化，是否担心婴儿的喂养与发育、乳房的功能及形态改变等。注意家庭其他成员对病人生活和情绪的影响。

【常见护理诊断/问题】

1. 疼痛　与乳汁淤积、炎症肿胀、肿切口引流有关。

2. 体温过高　与细菌感染所致的炎症反应有关。

3. 知识缺乏　缺乏哺乳期哺乳卫生、乳房保健及预防乳腺炎的知识。

4. 焦虑　与担心婴儿喂养及乳房形态改变有关。

5. 潜在并发症　脓毒症、乳瘘。

【护理目标】

1. 乳房炎症控制，疼痛缓解。

2. 病人体温恢复正常。

3. 病人掌握哺乳及乳房自我保健相关知识。

4. 病人情绪稳定。

5. 并发症可及时预防或处理。

【护理措施】

（一）非手术治疗/术前护理

1. 一般护理

（1）休息　自动体位，注意休息，适当运动。

（2）饮食　指导病人进食高热量、高蛋白、富含维生素、低脂肪且易消化饮食，鼓励病人多饮水，以增强自身的抵抗力。全身症状重者应静脉输液。

2. 病情观察　监测生命体征，了解白细胞计数及分类变化，必要时做血或脓液细菌培养及药物敏感试验。遵医嘱选择有效抗生素，注意观察抗生素的疗效和不良反应。

3. 对症护理

（1）防止乳汁淤积　患乳暂停哺乳，定时使用吸乳器吸净积乳。若感染严重或并发乳瘘，应停止哺乳。常采用的方法为口服炒麦芽 60g，用水煎服分 2 次服，每日 1 剂，连服 3 日；或口服己烯雌酚 1~2mg，每日 3 次，连服 3 日。

（2）促进乳房血液循环　指导病人使用宽松的乳罩托起乳房，减少对患侧乳房的触碰，减轻疼痛。局部可热敷或理疗，水肿明显者可用 50% 硫酸镁溶液湿热敷。

（3）保持正常体温　高热者予以物理降温，必要时应用解热镇痛药物。出汗后及时更换衣服，寒战时给予保温，加盖棉被、毛毯等。

4. 用药护理　遵医嘱早期、足量应用抗生素。可用蒲公英、野菊花等清热解毒类药物予以疏肝清热、化滞通乳。

5. 心理护理　介绍急性乳腺炎的发生原因和治疗方法，稳定病人情绪，使其能积极配合治疗。

（二）术后护理

1. 病情观察　观察引流脓液的量和性状；观察病人是否因手术损伤乳管而发生乳瘘。

2. 切口护理　协助医生进行脓肿切开引流术，术后保持引流通畅，及时更换敷料。

（三）健康教育

1. 养成良好的哺乳习惯　产后尽早开始哺乳，按需哺乳。每次哺乳时应让婴儿吸净乳汁，如有淤积可用吸乳器或按摩的方法排出乳汁。

2. 养成良好的卫生习惯　产褥期应定期沐浴，勤换内衣。哺乳前后清洗乳头和乳晕；注意婴儿口腔卫生，及时治疗婴儿口腔炎症；避免婴儿含着乳头睡觉；如有乳头破损应暂停哺乳，局部涂抗生素软膏，吸乳器吸尽乳汁，待伤口愈合后再哺乳。

3. 预防产后乳头破损　初产妇乳头皮肤娇嫩，婴儿吮吸容易破裂。在妊娠后期嘱孕妇每日用肥皂水或温水擦洗乳头，并用手指按摩乳头，使乳头表皮坚韧。乳汁浸渍的内衣会变硬，容易擦伤乳头，应及时更换。

4. 纠正乳头内陷　乳头内陷者于分娩前 3~4 个月开始每天挤、捏、提拉乳头，以矫正乳头内陷。也可采用吸乳器吸引，每日 1~2 次，使乳头外突。

第二节　乳房良性疾病病人的护理

女性乳房良性疾病包括乳房良性肿瘤和乳腺囊性增生病，约占全部乳房疾病的 50%。女性乳房良性肿瘤以纤维腺瘤最多，约占良性肿瘤的 3/4，其次为乳管内乳头状瘤，约占良性肿瘤的 1/5，此外还有乳腺囊性增生病等。在诊断时，注意和早期或临床表现不典型的乳腺癌相鉴别。同时，这些乳房肿瘤即使是良性的，也有恶变的可能，医护人员应注意观察，并选择正确的方法及时处理。

一、乳腺囊性增生病病人的护理

乳腺囊性增生病（cystic hyperplasia of breast）常见于 25~40 岁女性，是乳腺实质的良性增生，可发生于腺管周围并伴有大小不等的囊肿形成，也可发生在腺管内，表现为上皮的乳头样增生，伴乳管囊性扩张。本病与卵巢功能失调有关，表现为黄体素分泌减少、雌激素相对增多。此外，尚有一种小叶实质增生的类型。在我国，囊性改变少见，多以腺体增生为主，故又称乳腺增生症，简称乳腺病。

【护理评估】

（一）健康史

了解病人既往乳房发育情况，乳房胀痛与月经周期是否有关，有无乳头异常溢液等病史。

（二）身体状况

本病病程较长，发展缓慢，临床表现与月经周期密切相关。

1. 症状　主要表现为周期性一侧或双侧乳房周期性胀痛，月经前疼痛加重，月经来潮后减轻或消失，严重者整个月经周期都有疼痛。少数可以恶变，尤其伴有乳头状瘤即伴有乳头溢液的病人恶变的可能性增大。

2. 体征　一侧或双侧乳腺有弥漫性增厚，多位于乳房外上象限，也可分散于整个乳腺。肿块呈颗粒状、结节状或片状，大小不一，质韧，可有触痛，与周围乳腺组织分界不明显，与皮肤无粘连；少数病人可有黄绿色或血性乳头溢液，偶为无色浆液。

（三）辅助检查

乳房 B 超、乳房钼靶 X 线摄片，乳头分泌物细胞学及活组织病理学检查等，均有助于本病的诊断。

（四）治疗评估

1. 非手术治疗 症状明显者，可口服中药逍遥散、小金丹等药物。症状严重者可选用雌激素抗体拮抗剂（托瑞米芬、他莫昔芬等），该药效果好，但对子宫内膜和卵巢有影响，不宜长期服用。

2. 手术治疗 病理检查显示不典型上皮增生者，可结合年龄、乳腺癌病史或家族史等决定手术治疗。

【常见护理诊断/问题】

1. 疼痛 与内分泌失调导致乳腺实质过度增生有关。

2. 知识缺乏 缺乏乳房保健知识。

【护理目标】

1. 病人疼痛缓解或消失。

2. 病人掌握乳房保健知识。

【护理措施】

1. 减轻疼痛 解释疼痛发生的原因，消除病人思想顾虑，保持心情舒畅；用宽松胸罩托起乳房；遵医嘱服用中药调理或其他对症治疗药物，1~2 年常见好转。

2. 健康教育 定期复查和进行乳房自我检查。局限增生者在月经后 7~10 天内复查，每隔 2~3 个月门诊随访；有乳腺癌病史或家族史者应密切随访。指导病人观察病情变化，发现异常应及时就诊。若经组织活检证实有癌变应及时进行手术，并参照乳腺癌病人的护理。

二、乳房良性肿瘤病人的护理

1. 乳房纤维腺瘤（mastofibroma） 是女性常见的乳房良性肿瘤，好发年龄为 20~25 岁。本病产生的原因是小叶内纤维细胞对雌激素的敏感性异常增高，可能与纤维细胞所含雌激素受体的量或质的异常有关。

2. 乳管内乳头状瘤（intraductal papilloma） 多见于 40~50 岁的妇女。以乳头血性溢液为主要表现。75% 病例发生在大乳管近乳头的壶腹部，瘤体很小，带蒂而有绒毛，且有很多壁薄的血管，故易出血。发生于中小乳管的乳头状瘤常位于乳房周围区域。

【护理评估】

（一）健康史

了解病人的年龄，乳房肿块的位置、大小、病程，了解有无疼痛、有无腋窝淋巴结肿大等伴随症状。

（二）身体状况

1. 乳房纤维腺瘤 以无痛性乳房肿块为主要症状，好发于乳房外上象限，肿块多数为单发，少数多发。肿块生长缓慢，呈圆形或椭圆形，边界清楚，表面光滑，质似硬橡皮球的弹性感，多无压痛，易推动。月经周期对肿块大小无影响，妊娠期或哺乳期肿块可迅速增大。

2. 乳管内乳头状瘤 一般无自觉症状，常因乳头血性溢液污染内衣就诊。由于瘤体很小，常不能触及，仅少数病人可扪及圆形小结节，质软，压之可见乳头溢出血性液体。

（三）辅助检查

1. 乳房纤维腺瘤 乳房钼靶 X 线摄片、活组织病理学检查等均有助于诊断。

2. 乳管内乳头状瘤 乳腺导管造影可明确乳管内肿瘤的大小和部位，也可行乳管内镜检查。

（四）治疗评估

1. 乳房纤维腺瘤 乳房纤维腺瘤虽属良性，癌变可能性小，但有肉瘤变可能，故手术切除是治疗纤维腺瘤唯一有效的方法。

2. 乳管内乳头状瘤 乳管内乳头状瘤一般属良性，恶变率为 6% ~ 8%，尤其对起源于小乳管的乳头状瘤应警惕其恶变的可能。诊断明确者应尽早手术治疗，并常规进行病理学检查。如有恶变者应行根治性手术。

【常见护理诊断/问题】

1. 知识缺乏 缺乏乳房良性肿瘤诊疗的相关知识。

2. 焦虑 与担心发生乳腺癌有关。

【护理目标】

1. 病人掌握乳房良性肿瘤诊疗的相关知识，配合治疗和护理。

2. 解除病人的思想顾虑，缓解焦虑。

【护理措施】

1. 乳房纤维腺瘤 告知病人疾病的病因和治疗方法，缓解焦虑；保持术后切口敷料清洁干燥；暂不手术者密切观察肿块变化，明显增大者及时到医院就诊。

2. 乳管内乳头状瘤 告知病人乳头溢液的病因、手术治疗的必要性，解除病人的思想顾虑；保持术后切口敷料清洁干燥，按时换药；嘱病人定期到医院复查。

第三节　乳腺癌病人的护理 📱微课

乳腺癌（breast cancer）是女性发病率最高的恶性肿瘤。在我国，每年有近 20 万女性被诊断出乳腺癌，且发病率呈逐年上升趋势。本病多见于绝经期前后的妇女，近来有年轻化的趋势，男性乳腺癌病人仅 1% ~ 2%。

乳腺癌病因尚不明确，目前认为与以下因素有关：①雌酮和雌二醇水平与乳腺癌有直接关系，本病 20 岁以前少见，20 岁以后发病率迅速上升，45 ~ 50 岁较高，绝经后发病率继续上升，可能与雌酮和雌二醇水平升高有关；②内分泌因素，月经初潮早于 12 岁、绝经晚于 50 岁者、40 岁以上未孕或初次足月产迟于 35 岁者，乳腺癌的发病危险增加；③遗传因素，如母亲或姐妹曾患乳腺癌，发病率比一般女性高 2 ~ 3 倍；④乳房良性病变，如乳腺小叶有上皮高度增生或不典型增生者可能与乳腺癌发病有关；⑤饮食习惯，肥胖、营养过剩、高脂饮食与乳腺癌有明显关系，尤其是绝经后肥胖的女性；⑥环境因素和生活方式，如北美、北欧地区乳腺癌发病率高出亚非地区 4 倍。

乳房肿瘤多数源于乳管上皮，少数源于腺泡。乳腺癌病理分型包括非浸润性癌、早期浸润性癌、浸润性特殊癌、浸润性非特殊癌、其他罕见癌等。转移途径包括：①直接浸润，癌细胞沿导管或筋膜间隙蔓延，继而侵及 Cooper 韧带和皮肤；②淋巴转移，常见的淋巴转移部位是腋窝淋巴结，其次为胸骨旁淋巴结，随着病情的发展，继而扩展到锁骨下及锁骨上淋巴结；③血运转移，研究发现有些早期乳腺癌已有血运转移，最常见的远处转移部位依次为肺、骨和肝。

【护理评估】

（一）健康史

评估病人的年龄、职业、肥胖、饮食习惯及生活环境等；评估月经史、婚育史、哺乳史等；了解既往是否患乳房良性肿瘤；了解有无乳腺癌家族史。

（二）身体状况

1. 症状　早期多无自觉症状，常是病人无意中（如洗澡、更衣时）发现患侧乳房出现无痛、单发的小肿块。晚期转移至肺、骨、肝时，可出现相应症状。如肺或胸膜转移时，可出现胸痛、咳嗽、气促等；转移至骨时常伴有局部疼痛；转移至肝时可出现肝大，甚至黄疸。最后可发生恶病质，病人消瘦、无力、贫血、发热，以致死亡。

2. 体征

（1）乳房肿块　肿块以乳房的外上象限多见（45%～50%）；其次是乳头、乳晕处（15%～25%）和内上象限（12%～15%）。肿块质硬，表面不光滑，与周围组织分界不清，活动度差，不易被推动。

（2）乳房外形改变　随着乳房肿块的逐渐增大，乳房外形发生改变。①当累及 Cooper 韧带，可使其缩短而致肿瘤表面皮肤凹陷，称为"酒窝征"（图13-4）。②邻近乳头或乳晕的癌肿因侵入乳管使之缩短，可把乳头牵向癌肿一侧使乳头扁平、回缩、凹陷（图13-5）。③若癌细胞堵塞皮内和皮下淋巴管可引起淋巴回流障碍，出现真皮水肿，乳房皮肤毛囊处出现很多点状凹陷呈"橘皮样"改变（图13-6）。④晚期癌细胞侵犯大片乳房皮肤时，出现多个坚硬的小结节或条索，形成"卫星结节"（图13-7），结节彼此融合、弥漫成片，可延伸至同侧背部或对侧胸壁，呼吸受限，胸壁紧缩形成"铠甲胸"。⑤癌肿可侵及皮肤使之破溃形成溃疡呈菜花状，常有恶臭，易出血。⑥少数病人会有乳头溢液，多为血性液体。

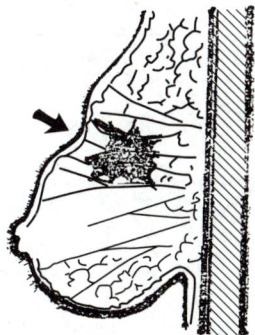

图13-4　酒窝征示意图

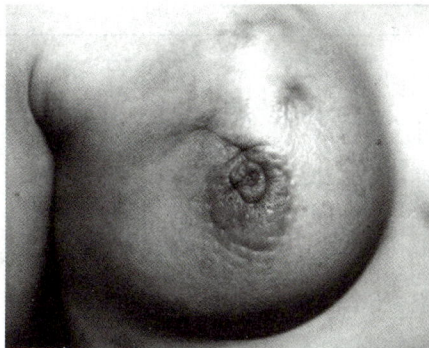

图13-5　乳头内陷

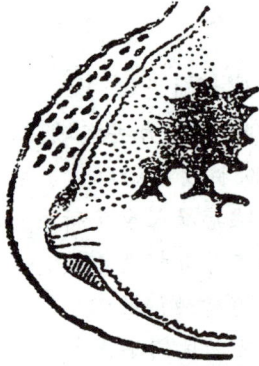
图 13－6　橘皮征示意图

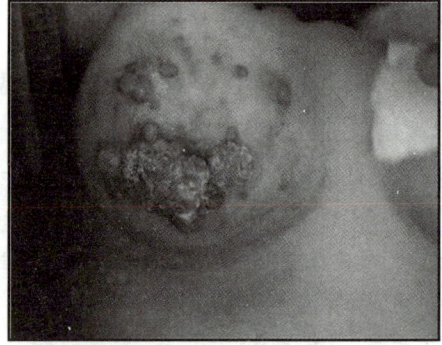
图 13－7　卫星结节

（3）区域淋巴结肿大　可扪及同侧腋窝淋巴结肿大，先为散在、少数，质硬、无痛，活动度尚可，以后数目渐增多融合成团，与皮肤或深部组织粘连。如癌肿阻塞腋窝主要淋巴管，可致上臂淋巴回流障碍，出现蜡白色水肿；如锁骨下或腋窝淋巴结肿大可压迫腋静脉，致同侧手臂出现青紫色水肿；如压迫神经干可引起手臂和肩部剧烈疼痛。少数病人可有对侧腋窝淋巴结转移。

3. 特殊类型乳腺癌　少数特殊类型的乳腺癌有不同的临床特点。

（1）炎性乳腺癌　发病率低，年轻女性多见，尤其是妊娠期或哺乳期妇女。表现为患侧乳房明显增大，局部皮肤充血、红、肿、热、硬，犹如急性炎症。整个乳房肿大发硬，但无明显肿块。病程发展迅速，恶性度高，转移早，预后极差，病人常在发病后数月内死亡。

（2）乳头湿疹样乳腺癌　又称 Paget 病，少见。初期乳头刺痒、灼痛，接着出现慢性湿疹性病变，乳头和乳晕区皮肤发红、糜烂、潮湿，有时覆盖黄褐色鳞屑样痂皮，揭开痂皮又出现糜烂面。病变皮肤发硬，边界较清。部分病人可在乳晕深部扪到肿块。恶性程度低，发展慢，淋巴转移出现较晚。

4. 临床分期　乳腺癌的临床分期多采用国际抗癌症联盟（UICC）建议的 T（原发肿瘤）、N（区域淋巴结）、M（远处转移）分期法（表 13－1）。

表 13－1　乳腺癌 TNM 分期

T（原发肿瘤）	N（区域淋巴结）	M（远处转移）
T_0：原发肿瘤未扪及	N_0：同侧腋窝无肿大淋巴结	M_0：无远处转移
T_{is}：原位癌（非浸润性癌及未查到肿块的乳头湿疹样乳腺癌）	N_1：同侧腋窝有肿大淋巴结，尚可推动	M_1：有远处转移
T_1：肿瘤长径≤2cm	N_2：同侧腋窝肿大淋巴结彼此融合，或与周围组织粘连	
T_2：肿瘤长径＞2cm，但≤5cm	N_3：有同侧胸骨旁淋巴结转移，有同侧锁骨上淋巴结转移	
T_3：肿瘤长径＞5cm		
T_4：肿瘤大小不计，但侵及皮肤或胸壁，炎性乳腺癌亦属之		

根据以上情况，可将乳腺癌分为 0～Ⅳ期。

0 期：$T_{is}N_0M_0$。

Ⅰ期：$T_1N_0M_0$。

Ⅱ期：$T_{0-1}N_1M_0$，$T_2N_{0-1}M_0$，$T_3N_0M_0$。

Ⅲ期：$T_{0-2}N_1M_0$，$T_3N_{1-2}M_0$，T_4任何 N_0M_0，TN_3M_0。

Ⅳ期：包括 M_1 的任何 T_N。

（三）辅助检查

1. 影像学检查

（1）乳房钼靶 X 线摄片　可作为乳腺癌的普查方法，是早期发现乳腺癌的有效方法。可见密度增高的肿块影，边界不规则或呈毛刺征，可见钙化点，颗粒细小、密集。

（2）乳腺 B 超　便捷、安全，病人容易接受。可发现 0.5cm 以上的肿瘤，可显示肿瘤的准确位置、大小和数目，可鉴别肿块是囊性或实质性。

（3）CT、MRI、PET、ECT 检查　肿瘤形态学特征更明确，同时可了解胸、腹腔内有无其他病变及远处转移。

2. 病理学检查　可细针穿刺做细胞学检查；疑为乳癌病人将肿块连同周围乳腺组织一并完整切除，术中做快速冰冻病理学检查；如确诊为乳腺癌，根据病情选择手术方式。

3. 其他　有远处转移灶的病人可做如血清肿瘤标记物检查，雌激素受体、孕激素受体和基因表达等检查。

（四）治疗评估

以手术治疗为主，同时辅以化学药物治疗、内分泌治疗、放射治疗、生物治疗等综合治疗，提高疗效，降低术后复发率。

1. 手术治疗　目前临床常采用的手术方式有：①乳腺癌改良根治术，该术式保留了胸肌，术后外观效果好，患侧上肢功能好，与乳腺癌根治术相比生存率无明显差异，是目前最常用的手术方式。适用于Ⅰ、Ⅱ期乳腺癌病人。②保留乳房的乳腺癌切除术，手术完整切除肿块及其周围 1~2cm 的组织，乳房有适当体积，术后能保持外观效果，术后必须辅以放、化疗。适用于Ⅰ、Ⅱ期乳腺癌病人。③全乳切除术，手术切除整个乳腺，包括腋尾部及胸大肌筋膜。适用于原位癌、微小癌及年迈体弱不宜做根治术者。

2. 化学药物治疗　是重要的全身性辅助治疗，可提高生存率。一般主张术后早期应用，通常治疗期为 6 个月左右。常用有 CMF 方案（环磷酰胺、甲氨蝶呤、氟尿嘧啶），还有 CAF 方案（环磷酰胺、阿霉素、氟尿嘧啶）等。

3. 放射治疗　是局部治疗的重要手段之一，可减少局部复发率，根据情况可在手术前或术后进行。

（五）心理和社会支持状况

病人多无意中发现乳房内肿块来院就诊，一旦怀疑乳腺癌，常表现为焦虑、恐惧。手术切除乳房对妇女来说，意味着失去了女性的第二性征和哺乳的功能。手术后身体外形的改变以及手术后患侧上肢的功能障碍，都会给病人带来忧虑或精神上的困扰。家属尤其是配偶对病人的关心程度也会影响到病人的情绪。此外，医疗费用支付情况会影响到治疗效果。

【常见护理诊断/问题】

1. 恐惧或焦虑　与对癌症的恐惧、担心预后、担心术后夫妻生活质量等有关。

2. 有组织完整性受损的危险　与留置引流管、患侧上肢淋巴引流不畅、头静脉被结扎、腋静脉栓塞或感染有关。

3. 急性疼痛　与手术创伤、切口加压包扎等有关。

4. 体像紊乱　与乳腺癌切除术后乳房缺失和术后瘢痕形成、化疗后脱发有关。

5. 知识缺乏　缺乏乳房自我检查、术后患肢功能锻炼及乳腺癌预防的相关知识。

6. 潜在并发症　皮下积血积液、皮瓣坏死、患肢水肿、伤口感染等。

【护理目标】

1. 病人的恐惧或焦虑程度减轻，情绪稳定，能够配合治疗和护理。

2. 病人术后患侧上肢功能逐渐恢复正常活动。

3. 病人术后切口疼痛缓解或消失。

4. 病人能积极面对自我形象的变化。

5. 病人掌握乳房的自查技能，减少疾病复发的危险因素。

6. 病人术后伤口愈合良好，无并发症发生或并发症得到及时发现和处理。

【护理措施】

（一）术前护理

1. 心理护理　了解和关心病人，鼓励病人表达情绪，介绍手术的必要性和重要性，分享典型治疗成功病例，帮助病人度过心理调适期，增强病人战胜疾病的信心和勇气，使病人以良好的心态接受手术。

2. 终止妊娠与哺乳　妊娠期和哺乳期的病人，应及时终止妊娠或立即断乳。

3. 皮肤准备　手术前1日按照手术要求的范围备皮，对切除范围大、考虑植皮的病人，需做好供皮区（如腹部或同侧大腿区）皮肤准备。如有乳房皮肤溃疡者，术前换药至创面好转。

（二）术后护理

1. 病情观察　严密观察生命体征，观察切口敷料渗液、渗血情况；观察皮瓣颜色及创面愈合情况；观察术侧上肢远端的感觉、运动和血运情况；观察术后伤口局部负压引流情况。乳腺癌扩大根治术后病人，还应观察有无胸闷、呼吸困难等，判断是否因手术损伤胸膜而并发气胸。

2. 体位　先根据麻醉方式安置体位，待麻醉清醒、生命体征平稳后可取半卧位，以利呼吸和引流。

3. 伤口护理　乳腺癌根治术后，手术部位常用弹力绷带或胸带加压包扎，使皮瓣紧贴胸壁，减少皮瓣或植皮皮片下积液，防止创面出血。包扎时注意松紧适宜，不影响呼吸。护理要点：①包扎期间告知病人不能自行松解绷带，皮肤瘙痒时不能将手指伸入敷料下搔抓。若绷带松脱滑动，应及时重新加压包扎。②观察腋窝下皮瓣的颜色及创面愈合情况。术后3日内患侧肩部制动，术后7～10日内不外展肩关节，不要以患侧肢体支撑身体，以免腋窝皮瓣移动而影响愈合。正常皮瓣温度较健侧略低，颜色红润，与胸壁贴合；若皮瓣颜色暗红，提示血液循环欠佳，有坏死可能，应及时报告医生处理。若发现皮瓣坏死，应予以剪除，待其自行愈合或以后再植皮。③观察患侧上肢远端血液循环，若包扎过紧，易引起患侧肢体远端的血液供应不良，若病人出现手指发麻、皮肤发绀、皮温降低、动脉搏动不能扪及等，提示腋窝部血管受压，应及时调整绷带松紧度。④局部感染者，应及时应用抗生素治疗。

4. 引流管护理　乳癌根治术后，皮瓣下常规放置负压引流管，持续负压吸引，以引流皮瓣下的渗液，使皮瓣紧贴胸壁。护理要点：①妥善固定引流管并注意防止滑动。②保持负压引流通畅，防止引流管受压和扭曲，定时挤压引流管。③每日更换引流瓶，注意严格无菌操作。④观察并记录引流液量、色、性质，一般术后1～2日每日引流液体50～200ml，以后逐渐减少。⑤手术后3～4日，皮下无积液、皮瓣与胸壁紧贴即可考虑拔管。

5. 并发症的防治与护理

（1）皮下积液　较为常见。若出现局部积液、皮瓣不能紧贴胸壁、有波动感，应报告医师，及时处理。皮下积液可在无菌操作下穿刺抽吸，然后再加压包扎。

（2）皮瓣坏死　皮瓣缝合张力大是坏死的主要原因。故术后胸带勿包扎过紧，及时处理皮下积液。

（3）患侧上肢水肿　术后患侧腋窝淋巴结切除，使上肢淋巴回流受阻；术后组织粘连压迫静脉；腋窝无效腔积液；术后功能锻炼不当；患侧上肢过度疲劳；肥胖等原因可导致上肢淋巴回流不畅和静脉回流障碍，从而引起患侧上肢肿胀。护理要点：①平卧时肘部可垫软枕，抬高患侧上肢；半卧位时屈肘90°放于胸腹部；下床活动时用吊带托扶，避免患肢下垂过久；扶持病人时只能扶健侧。②术后宜用弹性绷带包扎，按摩患肢或进行握拳、屈、伸肘运动等，促进淋巴回流。肢体肿胀严重者，可用弹力绷带包扎或佩戴弹力袖，也可使用空气压迫泵辅助患肢淋巴回流。③避免在患肢测血压、抽血、静脉注射和肌内注射等。避免患肢过度活动、负重等。

6. 患侧上肢功能锻炼　病人术后患侧肩关节活动明显受限，为减少和避免术后残疾，应鼓励并协助病人早期开始功能锻炼。①术后 24 小时内开始活动手指和腕关节，可做伸指、握拳、屈腕等活动。②术后 1～3 日开始进行上肢肌肉等长收缩，可他人协助进行患侧伸屈肘关节活动，并逐渐过渡到肩关节小范围前屈、后伸的肩滚动，为胸部和肩部的肌肉提供轻柔的伸展。③术后 4～7 日开始用患侧手触摸对侧肩部及同侧耳朵等锻炼，并鼓励病人用患侧手洗脸、刷牙、梳头等。④伤口愈合拆线后，指导病人循序渐进地进行患侧上臂全范围的关节运动。锻炼方法包括手指爬墙运动、手臂划圈运动、肩展翅、拉绳运动等（图 13－8）。指导病人做功能锻炼时应根据病人实际情况而定，一般以每日 3～4 次，每次 20～30 分钟为宜。应注意：术后 7～10 日内不外展肩关节，以防皮瓣移动而影响创面愈合。皮下积液或皮瓣坏死者，应避免肩关节大幅度活动并减少练习次数。

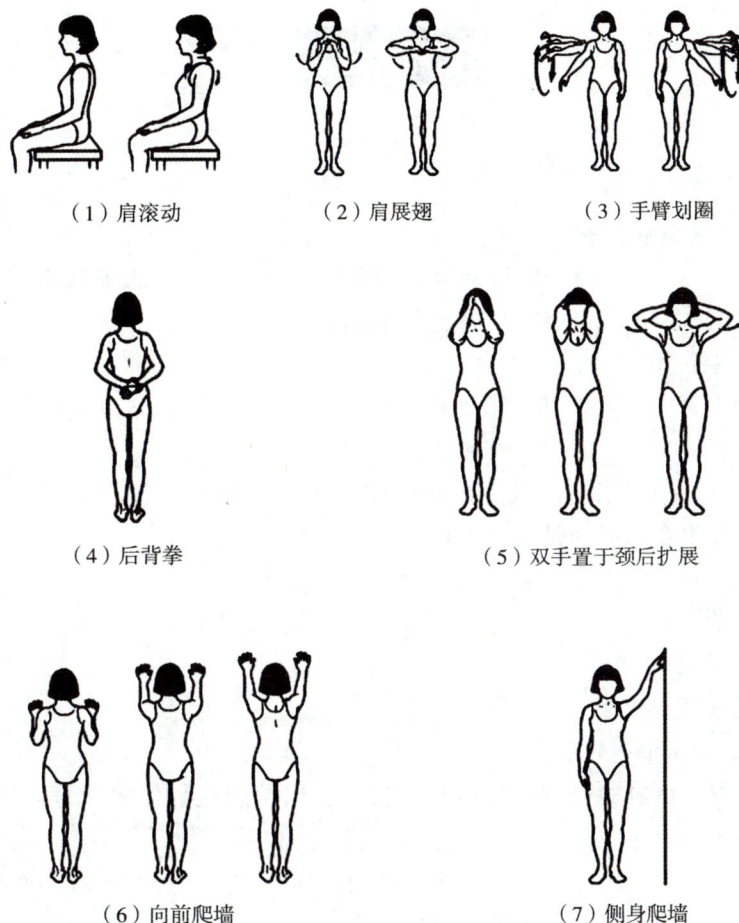

（1）肩滚动　　　（2）肩展翅　　　（3）手臂划圈

（4）后背拳　　　　　　（5）双手置于颈后扩展

（6）向前爬墙　　　　　　（7）侧身爬墙

图 13－8　乳腺癌术后患侧肢体功能锻炼

（三）健康教育

1. 活动　术后近期避免用患侧上肢搬动、提取重物，并继续进行患侧肩部的康复训练。

2. 避孕　术后 5 年内避免妊娠，以免乳腺癌复发。

3. 乳房外观矫正　介绍义乳或假体的作用和使用方法，选择与健侧乳房大小相似的义乳固定在内衣上，每日注意清洁，存放时勿受压变形。出院后可暂佩戴义乳，若因职业需要或强烈要求胸部整形者，根据病情可做乳房再造术，以提高生活质量。

4. 坚持放疗或化疗　告知病人出院后遵医嘱继续放疗、化疗、内分泌治疗等。加强营养，定期复查，帮助和鼓励病人完成疗程。

5. 乳房自我检查 乳腺癌早发现、早诊断、早治疗的效果和预后较好。20 岁以上女性，特别是高危人群，应每月自我检查乳房 1 次。宜在月经周期的 7~10 日或者月经结束后 2~3 日进行；绝经后妇女宜在每月固定时间检查。乳房自我检查方法如下。①视诊：被检查者面对镜子站立位，两臂自然下垂，照镜子观察双侧乳房性状、大小是否对称，有无皮肤改变，双侧乳头是否在同一水平，乳头、乳晕有无糜烂及乳头溢液；牵拉乳头有无回缩，乳房局部有无隆起或凹陷等。然后两臂高举过头及双手用力叉腰并收缩胸肌，同时稍微侧身，再从不同角度再看乳房外形有无改变。②触诊：仰卧位，肩下垫软薄枕，被检查侧手臂枕于头下，使乳房完全平铺于胸壁，用对侧手指并拢平放于乳房，从乳房外上象限开始检查，依次触摸外上、外下、内下、内上象限，然后检查乳头、乳晕。注意有无肿块或压痛，乳头有无溢液等。最后检查有无腋窝淋巴结肿大或压痛。同样方法检查对侧乳房。如发现或怀疑肿块或乳头溢液，及时到医院就诊。

目标检测

答案解析

一、选择题

【A1／A2 型题】

1. 急性乳腺炎的主要致病菌是 （   ）

    A. 变形杆菌   B. 溶血性链球菌   C. 大肠埃希菌

    D. 铜绿假单胞菌   E. 金黄色葡萄球菌

2. 急性乳腺炎的主要病因是 （   ）

    A. 局部抵抗力下降   B. 乳汁淤积   C. 乳头畸形

    D. 乳头皲裂   E. 哺乳过多

3. 女性病人，52 岁，门诊以右侧乳腺癌收住院。护士查体发现患者右乳房皮肤有橘皮样改变。发生"橘皮样"改变的原因是 （   ）

    A. 癌肿与皮肤粘连

    B. 癌肿侵犯乳管

    C. 癌肿与胸肌粘连

    D. 癌细胞堵塞皮下淋巴管

    E. 癌肿侵犯乳房 Cooper 韧带

4. 女性病人，30 岁。因乳腺癌做根治术并经化疗。出院前进行健康教育，以下哪项对预防复发最重要 （   ）

    A. 加强营养   B. 参加体育活动增强体质   C. 5 年内避免妊娠

    D. 经常自查乳房   E. 定期来院复查

二、思考题

女性病人，52 岁。3 天前洗澡时无意中发现右侧乳房有一无痛性肿块，遂来院就诊。发病以来精神食欲可，大小便正常。既往体健，无药物过敏史。体格检查：右乳外上象限触及一大小约 2.5cm×3cm×3cm 的肿块，无触痛，质硬，表面粗糙，与周围组织界限不清，活动度小，乳头无溢液。右侧腋窝触及一个肿大的淋巴结，约 1cm×1cm，质硬，无触痛，边界清，可活动。双颈及锁骨上淋巴结未触及。余未见异常。辅助检查：乳腺 B 超提示右侧乳房有一低回声结节，局部边界欠规则，可见少量血流信号；乳腺钼靶摄片提示右侧乳房外上象限有一密度增高的肿块影，边界不清，呈毛刺状。入院后行空心针穿刺活检，病理学诊断：乳腺癌。病人拒绝"保乳手术"，遂实施"改良根治术"，术后病理诊断：右乳腺浸润性导管癌，术后予综合治疗。

请思考：1. 病人术前的护理评估要点有哪些？
　　　　2. 针对病人的护理诊断/问题，应采取的护理措施有哪些？

（吴　铃）

书网融合······

重点小结	微课	习题

第十四章　胸部疾病病人的护理

学习目标

素质目标： 秉持精益求精的职业追求和大爱无疆人文关怀精神，树立较强的无菌观念和医者仁心品德。

知识目标： 掌握胸腔闭式引流的护理要点；熟悉胸部损伤、脓胸、肺癌和食管癌病人的护理评估、护理措施的内容和方法。

能力目标： 能运用所学知识，评估胸部损伤、脓胸、肺癌和食管癌病人的病情，提出护理问题，制订并实施护理措施和健康指导，能进行胸腔闭式引流的护理。

情境导入

情境： 男性病人，64 岁。化工厂退休职工，咳嗽、痰中带血 2 月余。病人 2 个月前无明显诱因出现咳嗽、咳痰，呈阵发性刺激样干咳，痰中带血丝，无胸闷、胸痛、心悸、乏力及呼吸困难，无呕血、便血。曾在当地医院使用抗生素治疗（具体不详），症状不见好转。为进一步诊治收入我院。有吸烟史 30 年，每日抽烟 30 支左右，偶尔饮酒，家族史无特殊。查体：T 37.2℃，P 88 次/分，R 21 次/分，BP 135/80mmHg；胸廓无异常，右肺呼吸音减弱，双肺未闻及干、湿性啰音。心前区无隆起，未闻及病理性杂音。腹部、脊柱、四肢未见异常。生理反射存在，病理反射未引出。胸部 CT 示右肺下叶占位性病变。

思考： 1. 病人目前主要的护理诊断/问题有哪些？
　　　　 2. 病人若实施肺段切除术，术后应采取哪些护理措施？

第一节　胸部损伤病人的护理

胸部损伤在临床上很常见，其发生率和危害程度在创伤中均占重要地位。胸部损伤既可以是单纯胸壁伤，也可合并有胸腔内重要脏器伤，严重者可导致心、肺损伤而危及生命。

胸部损伤多由暴力挤压、撞击、跌倒、高处坠落、钝器打击、锐器切割或枪刺伤及所致。根据暴力的性质分为 2 类。①钝性伤：多由挤压、钝器打击所致。轻者仅造成胸壁软组织挫伤或单纯肋骨骨折，重者常合并胸器脏器损伤。②穿透伤：若损伤后伴有壁层胸膜破损时称为穿透伤，其中胸壁组织有入口、出口者称为贯通伤，只有入口、无出口者称为非贯通伤。

根据胸部损伤后胸壁结构是否完整分为以下 2 类。①闭合性胸部损伤：胸壁外表皮肤完整，胸膜腔与外界不相通。多由暴力挤压、冲撞或钝器打击所致。轻症只有胸壁软组织挫伤和（或）单纯肋骨骨折，重症多伴有胸腔脏器或血管损伤，导致气胸、血胸、心脏挫伤、裂伤。强大的外力挤压胸部，反射性吸气后声门紧闭，气管和肺内的气体不能外排，胸膜腔内压骤然升高，上腔静脉血液回流受损，导致头、颈、肩和胸部毛细血管破裂出血，造成皮肤青紫、口腔黏膜和眼结膜瘀斑，颅内出血，称为创伤性窒息。②开放性胸部损伤：胸部皮肤受挫包括穿透伤和非穿透伤。开放性损伤多由利器损伤或火器伤为主。穿透伤多伴有胸内组织、器官裂伤，导致气胸、血胸，甚至呼吸、循环衰竭而死亡。

闭合性或开放性胸部损伤伴有腹腔内脏器官损伤，称为胸腹联合伤。

一、肋骨骨折病人的护理

肋骨骨折（rib fracture）是最常见的胸部损伤，指暴力直接或间接作用于肋骨，使肋骨的完整性和连续性中断。第 1~3 肋粗短，且有锁骨、肩胛骨保护，不易发生骨折，一旦骨折说明致 伤暴力巨大，常合并锁骨、肩胛骨骨折和颈部，腋部血管神经损伤。第 4~7 肋长而薄，最易折断。第 8~10 肋前端肋软骨形成肋弓与胸骨相连，而第 11~12 肋前端游离，弹性较大，均不易发生骨折。

胸部受到外力直接撞击后，使肋骨向内弯曲而折断，骨折断端可刺破胸膜、肋间血管或肺脏引起气胸或血胸；胸廓受到前后力量挤压时，使肋骨在腋中线附近向外过度弯曲而折断，断端可刺破皮肤引起开放性骨折（图 14-1）。肋骨有感染、恶性肿瘤转移或严重骨质疏松时，即使是较小的外力也可引起病理性骨折。

根据骨折断端是否与外界相通，可以分为开放性肋骨骨折和闭合性肋骨骨折。根据损伤程度，肋骨骨折又分为单根单处肋骨骨折、单根多处肋骨骨折、多根单处肋骨骨折和多根多处肋骨骨折。

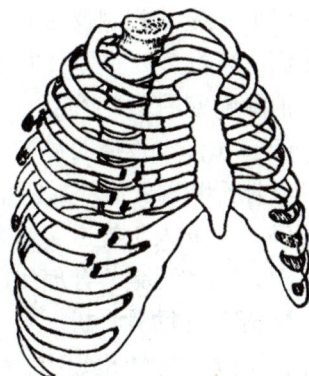

图 14-1　多根多处肋骨骨折

多根多处肋骨骨折局部胸壁失去完整肋骨支撑而软化，可出现反常呼吸运动（paradoxical respiration motion）（图 14-2），即吸气时软化区胸壁内陷，呼气时外突，称连枷胸（flail chest）。若软化区范围较大，吸气和呼气时双侧胸腔内压力差发生变化，使纵隔左右扑动，影响换气和静脉血回流，导致体内缺氧和二氧化碳滞留，严重者可发生呼吸和循环衰竭。

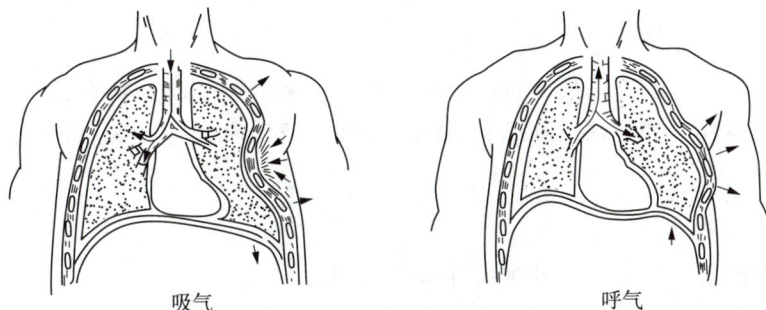

吸气　　　　　　　　　　呼气

图 14-2　反常呼吸运动

【护理评估】

（一）健康史

了解有无胸部外伤史、外力性质、作用部位；了解病人年龄、受伤后急救及治疗经过。

（二）身体状况

与肋骨骨折类型、程度、范围有关。

1. **症状**　胸痛为肋骨骨折的主要症状，在深呼吸、咳嗽、变换体位时加剧；胸闷、呼吸困难，由疼痛和反常呼吸运动引起；肺挫伤时，出现咳嗽、咳血性泡沫样痰或咯血；合并脏器损伤者出现发绀、休克等，继发感染者可出现体温增高。

2. **体征**　闭合性肋骨骨折局部胸壁有肿胀、青紫、瘀斑，多根多处肋骨骨折出现反常呼吸。触及骨断端及骨擦感；开放性肋骨骨折胸壁可见伤口；骨断端刺破壁层胸膜、肋间血管，出现气胸或血胸等表现。

（三）辅助检查

1. **实验室检查**　肋骨骨折伴有急性大出血者，血常规检查可有红细胞、血红蛋白、血细胞比容下降等表现。

2. 影像学检查　胸部 X 线检查是肋骨骨折重要的检查方法，可显示骨折线和骨折移位征象，并可了解有无气胸、血胸以及纵隔移位等情况。无移位肋骨骨折，X 线显示无异常，两周后复查为阳性。

（四）治疗评估

1. 闭合性肋骨骨折

（1）固定，控制反常呼吸　单根单处肋骨骨折可采用弹性胸带固定，以减少肋骨断端活动，减少疼痛。多根多处肋骨骨折可采取患侧胸壁加压包扎固定或牵引固定，效果不佳者手术内固定，以减轻或消除胸壁的反常呼吸运动，促进患侧肺复张。

（2）镇痛　疼痛明显者，可给予口服或肌内注射镇静、止痛药物或利用 1% 普鲁卡因行肋间神经阻滞或骨折断端处局部封闭止痛。

（3）建立人工气道　对有咳嗽无力、不能有效排痰或呼吸衰竭者，尽早实施气管插管或切开。

（4）预防感染　合理使用有效抗生素。

2. 开放性肋骨骨折　及时彻底清创内固定，应用抗生素防治感染。如胸膜已破、合并气胸或血胸者，需做胸膜腔闭式引流术；合并胸内脏器损伤者，行剖胸探查术。

（五）心理和社会支持状况

突然的意外伤害及躯体伤残，常使病人感到紧张、焦虑、恐惧，对预后的担心会加重其不良心理反应。

【常见护理诊断/问题】

1. 疼痛　与肋骨骨折断端刺激有关。

2. 低效性呼吸型态　与胸部损伤所致的疼痛、胸部活动受限、肺损伤有关。

3. 潜在并发症　休克、肺不张、肺部和胸膜腔感染、呼吸和循环衰竭。

【护理目标】

1. 病人疼痛缓解或消失。

2. 病人呼吸功能改善，血氧饱和度维持在正常范围。

3. 病人未发生并发症，或并发症得到及时发现和处理。

【护理措施】

（一）术前护理

1. 急救护理　对于严重肋骨骨折，尤其是胸壁软化范围大、出现反常呼吸且危及生命的连枷胸病人，应协助医师采取急救措施。

2. 一般护理

（1）体位　清醒、生命体征平稳者，取半坐卧位，以改善病人的呼吸和循环功能，也有利于引流通畅。昏迷及生命体征不稳者，取平卧位。

（2）饮食　手术病人常规术前禁饮食，术后根据麻醉选择饮食方式。

（3）保持呼吸道通畅　鼓励病人深呼吸、咳嗽排痰，对气管插管或气管切开的病人，加强呼吸道护理，给予吸痰和超声雾化吸入。

（4）吸氧　有呼吸急促、呼吸困难、发绀时，给予吸氧。

（5）疼痛护理　指导病人正确呼吸和咳嗽，妥善进行胸壁固定，必要时遵医嘱应用镇静剂。

3. 病情观察　密切观察生命体征，注意意识、瞳孔、胸部、腹部体征和四肢活动情况，警惕多发性损伤与合并感染等情况。病情严重者每 15~30 分钟观察 1 次，重点观察呼吸和血压的变化。若体温超过 38.5℃，提示有感染的可能，应及时报告医师进行相应处理。

4. 预防感染　遵医嘱使用抗生素，并注意观察疗效及可能出现的不良反应。对开放性肋骨骨折病人，协助医师进行清创，并注射破伤风抗毒素，预防破伤风。

5. 多根多处肋骨骨折护理　多根多处肋骨骨折时除止痛、保持呼吸通畅等一般护理外，积极配合医生行加压包扎固定胸壁软化区，消除或减轻反常呼吸运动，改善呼吸功能。

6. 心理护理　针对引起恐惧和焦虑的原因，做好心理护理工作，促使病人接受相应的治疗和护理，尽早康复。

（二）术后护理

1. 病情观察　密切观察呼吸、血压、脉搏及神志的变化，观察胸部活动情况。及时发现有无呼吸困难或反常呼吸，发现异常及时通知医师并协助处理。

2. 防治感染　①监测体温变化，若体温超过38℃且持续不退，通知医师及时处理。②鼓励并协助病人深呼吸、咳嗽、排痰，以减少呼吸系统并发症。③及时更换创面敷料，保持敷料清洁干燥和引流管通畅。

（三）健康教育

1. 饮食指导　进食清淡且富含营养的食物，多食水果、蔬菜，保持大便通畅；忌食辛辣刺激、生冷、油腻食物；多饮水。

2. 休息与活动　保证充足睡眠，骨折已临床愈合者可逐渐练习床边站立、床边活动、室内步行等活动，并系好肋骨固定带。骨折完全愈合后，可逐渐加大活动量。

3. 用药指导　遵医嘱按时服用药物，服药时防止剧烈呛咳、呕吐，影响伤处愈合。

4. 复诊指导　定期复查，不适随诊。

二、损伤性气胸病人的护理

胸膜腔内积气称为气胸（pneumothorax）。胸部损伤造成肺组织、气管、支气管、食管破裂，空气进入胸膜腔，或因胸壁伤口穿破胸膜，外界空气进入胸膜腔造成气胸。常由利器作用于胸部或肋骨骨折断端刺破胸膜、肺、支气管等引起，临床上其发病率仅次于肋骨骨折。根据胸膜腔内压力变化，损伤性气胸分为闭合性气胸、开放性气胸、张力性气胸3种。

1. 闭合性气胸（closed pneumothorax）　空气从胸壁或肺的伤道进入胸膜腔后，伤道很快闭合，气体不再继续进入胸膜腔，胸膜腔内负压被部分抵消，但胸膜腔内压仍低于大气压，使患侧肺部分萎陷、有效气体交换面积减少，肺的通气和换气功能受损。

2. 开放性气胸（open pneumothorax）　胸部损伤后伤口呈开放状，胸膜腔与外界相通，外界空气可随呼吸自由进出胸膜腔，患侧胸膜腔内压力接近大气压。随着呼吸运动，两侧压力交替变化，纵隔位置出现左右摆动，形成纵隔扑动（图14-3），表现为吸气时纵隔向健侧移位，呼气时又移回患侧。纵隔扑动影响静脉回流，心脏射血，导致循环衰竭；病理性残气量增多，导致呼吸衰竭。开放性气胸由于胸膜腔与外界相通，细菌经伤口进入，增加了感染的机会，容易并发脓胸。

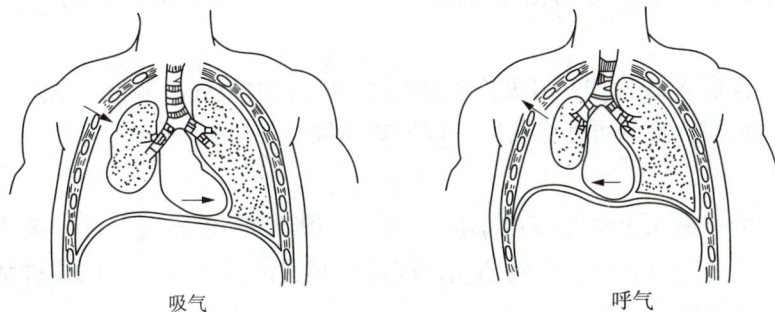

吸气　　　　　　　　　　　呼气

图14-3　开放性气胸纵隔扑动

3. 张力性气胸（tension pneumothorax） 又称为高压性气胸，是指胸部损伤后局部伤口呈活瓣状，吸气时活瓣开放，气体进入胸膜腔；呼气时活瓣关闭，气体不能排出，胸膜腔内的压力持续增高，患侧肺严重萎陷将纵隔推向健侧，导致通气量和回心血量减少，使呼吸和循环功能严重障碍。胸膜腔内压力增高使胸膜破裂，气体进入组织内形成皮下气肿和纵隔气肿（图14-4）。

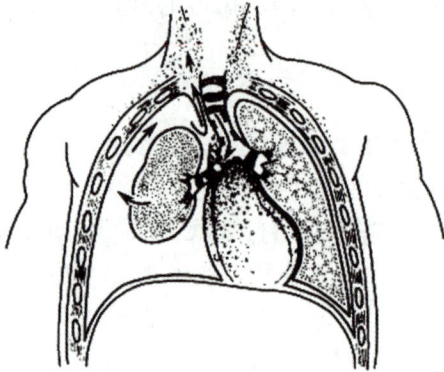

图 14-4 张力性气胸和纵隔、皮下气肿

【护理评估】

（一）健康史

了解病人受伤经过，包括外力性质、外力大小、作用部位；了解伤后病人诊治经过等。

（二）身体状况

1. 闭合性气胸

（1）症状 可出现胸闷、气急、胸痛、呼吸困难。肺脏萎陷在30%以下者称为小量气胸，对呼吸、循环功能影响较小；肺脏萎陷超过30%时称为大量气胸，影响呼吸和循环功能。

（2）体征 可见患侧肋间隙饱满，气管向健侧移位；触诊患侧呼吸动度降低、语颤减弱；叩诊患侧呈鼓音；听诊呼吸音减弱或消失。

2. 开放性气胸

（1）症状 病情常较严重，有气促、烦躁不安、呼吸困难，严重者出现发绀、休克等。

（2）体征 患侧肋间隙明显增宽，胸壁有伤口，随呼吸有血性气泡进出胸膜腔并可在伤口处听到"嘶嘶"声；气管随呼吸左右摆动；触诊语颤明显减弱；叩诊呈鼓音；听诊呼吸音消失。

3. 张力性气胸

（1）症状 典型表现是进行性极度呼吸困难。发绀、大汗淋漓、烦躁不安濒死感，甚至昏迷、休克。

（2）体征 气管明显向健侧移位，侧肋间隙明显增宽，颈静脉怒张；常于面部、颈部、上胸部等处触及捻发音，提示皮下气肿，触觉语颤消失；叩诊呈鼓音；听诊呼吸音消失。

（三）辅助检查

1. 影像学检查 首选X线检查，可见伤侧肺萎缩和胸腔内积气，气管、纵隔向健侧移位。

2. 诊断学穿刺 胸膜腔穿刺可抽出气体，以明确诊断。

（四）治疗评估

1. 闭合性气胸 肺萎缩在30%以下的小量气胸，一般在1~2周内可自行吸收，无须特殊处理。肺萎缩超过30%者，需要进行胸膜腔穿刺抽气，或行胸膜腔闭式引流术，以促进肺膨胀，同时吸氧，使用抗生素，预防胸膜腔感染。

2. 开放性气胸 现场急救的原则是变开放为闭合迅速用凡士林纱布或干净衣物等在病人呼气末封闭胸壁伤口，外用绷带加压包扎，使开放性气胸变为闭合性气胸，然后按闭合性气胸进一步处理。入院后给予吸氧、输血补液、纠正休克，进行胸腔闭式引流。疑有胸内脏器损伤和活动性出血时，应进行剖胸探查，术后应用抗生素和破伤风抗毒血清，预防感染。

3. 张力性气胸 急救的原则是迅速穿刺排气，降低胸膜腔内的压力。急救时在患侧锁骨中线第2肋间用粗针头穿刺，橡胶指套排气减压，变张力性气胸为开放性气胸，暂时缓解胸膜腔内压力（图14-5）。入院后立即进行胸膜腔闭式引流术、吸氧、补充血容量防治休克、应用抗生素预防感染等。效果不佳者，应及早行剖胸探查术。

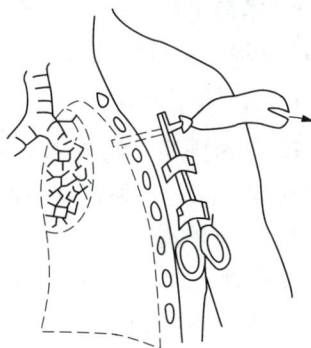

图14-5 粗针头橡胶指套排气法

（五）心理和社会支持状况

病人不仅遭受躯体伤残，往往还面临生命威胁，尤其是张力性气胸，病人出现极度呼吸困难，常使病人感到绝望。病人和家属对损伤及预后的认知不足，也会加重病人的焦虑和恐惧心理。

【常见护理诊断/问题】

1. 气体交换受损 与呼吸道梗阻、肺萎陷、肺损伤及胸廓活动受限有关。

2. 疼痛 与胸部损伤、放置引流管有关。

3. 潜在并发症 肺不张、肺内感染、循环和呼吸衰竭等。

【护理目标】

1. 病人呼吸功能恢复正常。
2. 病人疼痛缓解或消失。
3. 病人未发生并发症，或并发症得到及时发现和处理。

【护理措施】

（一）术前护理

1. 现场急救 病人若出现危及生命的征象时，护士应协同医师施以急救。

（1）开放性气胸 立即用敷料封闭胸壁伤口，使之成为闭合性气胸，阻止气体继续进入胸腔。

（2）闭合性或张力性气胸 积气量多者，应立即协助医师行胸腔穿刺抽气或胸腔闭式引流。

2. 保持呼吸道通畅

（1）吸氧 呼吸困难和发绀者，及时给予吸氧。

（2）有效咳嗽、排痰 及时清理口腔、呼吸道内的呕吐物、分泌物、血液及痰液等，保持呼吸道通畅，预防窒息。痰液黏稠不易咳出者，应用祛痰药物、超声雾化吸入，以稀释痰液利于排出，必要时给予鼻导管吸痰。

（3）建立人工气道 不能有效排痰或呼吸衰竭者，实施气管插管或气管切开给氧、吸痰或呼吸机辅助呼吸。

（4）体位 病情稳定者取半坐卧位，以使膈肌下降，有利于呼吸。

3. 疼痛护理 病人因疼痛不敢咳嗽、咳痰时，协助或指导病人及其家属用双手按压患侧胸壁，以减轻伤口震动产生疼痛；必要时遵医嘱给予镇痛药。

4. 病情观察 动态观察病人生命体征和意识等变化。重点观察病人呼吸的频率、节律和幅度；有无气促、呼吸困难、发绀和缺氧等症状；有无气管移位或皮下气肿的情况；是否发生低血容量性休克等。

5. 预防感染 有开放性伤口者，遵医嘱使用破伤风抗毒素及抗生素。

6. 术前准备 急诊手术病人，做好血型鉴定、交叉配血试验及药物过敏试验，手术区域备皮；择期手术者，鼓励其摄入营养丰富、易消化食物，术前晚禁食禁饮。

（二）术后护理

1. 病情观察 病人术后返回病房，密切观察其生命体征的变化，给予心电监测，并详细记录。妥善安放、固定各种管路并保持通畅。

2. 一般护理 由于切口疼痛及留置有各种管道，病人自理能力下降，应根据病人病情和需要做好相关护理，如口腔护理、皮肤护理、会阴护理等；鼓励并协助病人早期下床活动，促进疾病康复。

3. 呼吸道护理

（1）协助病人咳嗽咳痰 卧床期间，定时协助病人翻身、坐起、叩背、咳嗽；鼓励并指导病人做深呼吸运动，促使肺扩张，预防肺不张或肺部感染等并发症的发生。

（2）人工气道的护理 实施气管插管或气管切开呼吸机辅助呼吸者。做好呼吸道护理，主要包括气道的湿化、吸痰及保持管道通畅等，以维持有效气体交换。

4. 胸腔闭式引流的护理 具体详见本章第五节胸腔闭式引流的护理相关内容。

5. 并发症的护理

（1）切口感染 保持切口敷料清洁、干燥并及时更换，同时观察切口有无红、肿、热、痛等炎症表现，如有异常，及时报告医师并采取抗感染措施。

（2）肺部感染和胸腔内感染 因开放性损伤易导致胸腔或肺部感染，应密切观察体温变化及痰液性状，如病人出现畏寒、高热或咳脓痰等感染征象，及时通知医师并配合处理。

（三）健康教育

1. 呼吸功能锻炼 指导病人练习深呼吸和有效咳嗽、咳痰的方法。嘱病人出院后仍应继续坚持腹式深呼吸和有效咳嗽。

2. 肢体功能锻炼 告知病人恢复期胸部仍有轻微不适或疼痛，应尽早开展循序渐进的患侧肩关节功能锻炼，促进功能恢复。但在气胸痊愈1个月内，不宜参加剧烈的体育活动，如打球、跑步、抬举重物等。

3. 复诊指导 胸部损伤严重者，出院后须定期来院复诊，发现异常及时治疗。伴有肋骨骨折者术后3个月应复查胸部X线，以了解骨折愈合情况。

三、血胸病人的护理

胸部损伤后引起胸膜腔内积血，称为血胸（hemothorax）。临床上单纯性血胸较少见，常与气胸同时存在，称为血气胸。

损伤性血胸常由于利器或肋骨骨折断端刺破血管所致，出血来源主要有三方面。①肺小血管破裂：出血速度慢、量小，多可自行停止。②胸廓内血管破裂出血：包括肋间动脉和胸廓内动静脉，出血速度快、量大，出血不易自行停止，需要开胸手术止血。③心脏及胸内大血管损伤：出血迅猛，常来不及救治而死亡。

血胸一方面造成循环血量减少，另一方面使胸膜腔内压力逐渐增高，患侧肺萎缩，纵隔向健侧移位，严重会影响呼吸和循环功能。心脏、肺脏和膈肌的运动使血液中的纤维蛋白沉析，胸腔抽出不凝固的血液；出血量大、速度快或包裹性血胸时，由于去纤维蛋白作用不完全，可抽出凝固血液；凝固的血液机化后，使患侧肺、胸壁以及膈肌的活动受限，称为机化性血胸。胸膜腔内的积血处理不当，可引起细菌的迅速繁殖，形成感染性血胸，最终演变为脓胸。

【护理评估】

（一）健康史

了解病人有无胸部外伤史、外力性质、有无肋骨骨折、伤后病人有无呼吸困难及出血表现等。

（二）身体状况

1. 症状 血胸的症状与出血量相关。

（1）少量血胸（成年人出血量在 500ml 以下） 多无明显症状。

（2）中量血胸（出血量在 500～1000ml）和大量血胸（出血量在 1000ml 以上） 病人可出现气促、面色苍白、脉搏细速、血压下降、尿量减少等低血容量休克表现。血胸病人多并发感染，表现为高热、寒战、出汗和疲乏等全身表现。

2. 体征 患侧胸部叩诊呈浊音、肋间隙饱满、气管向健侧移位、叩诊呈浊音、呼吸音减弱或消失等。

根据伤后出血特点及出血是否继续存在，分为进行性血胸和非进行性血胸。进行性血胸的临床特点主要有：①症状逐渐加重，血压持续下降、脉搏逐渐加快，或经输血补液后休克症状不见好转，或暂时好转后又迅速恶化；②红细胞计数、血红蛋白含量、血细胞比积进行性降低；③胸膜腔穿刺抽血后积血又迅速增加，或抽出的血液迅速凝固或抽不出血液，但连续胸部 X 线显示胸腔积液阴影不断增大；④胸膜腔闭式引流血量超过 200ml/h，持续 3 小时。

（三）辅助检查

1. 实验室检查 血常规可见血液稀释，血细胞比容、血红蛋白含量下降。继发感染后，血白细胞计数、中性粒细胞比例增大；胸腔积液涂片可见大量白细胞。

2. 胸部 X 线检查 少量血胸仅见患侧肋膈角变钝或消失；大量血胸则显示患侧胸膜腔大片积液阴影和纵隔向健侧移位；合并气胸时，显示气液平面。

3. 诊断性穿刺 胸腔穿刺可抽出不凝固的血液和（或）气体。

（四）治疗评估

重点是维持有效循环血量，控制出血、排出积血、促进肺早期复张和预防并发症。

1. 非进行性血胸

（1）少量血胸 多可自行吸收，不需穿刺抽吸。

（2）中量或大量血胸 早期应进行胸膜腔穿刺抽出积血，促进肺膨胀改善呼吸功能，在抽血完毕拔针前，向胸膜腔内注入抗生素，以预防感染。必要时进行胸膜腔闭式引流。

2. 进行性血胸 在积极输血补液纠正休克的基础上，迅速剖胸探查，寻找出血部位并止血，修复损伤脏器，术后常规胸膜腔闭式引流。

3. 凝固性血胸 最好在病人出血停止后一周内进行剖胸手术，清除积血和血块，以防感染或机化；已经机化的血胸在伤后 4～6 周行胸壁和肺表面的纤维板剥除术，术后胸膜腔置管持续负压吸引 24 小时，使肺充分膨胀。

4. 感染性血胸 已感染者按脓胸处理，需要行胸膜腔穿刺或闭式引流，全身性应用抗生素，加强营养支持，纠正水、电解质和酸碱平衡紊乱等。

（五）心理和社会支持状况

了解病人对疾病的认知程度，本次发病的心理状态，对手术有何顾虑和思想负担；了解朋友及家属对病人的关心、支持程度，家庭对手术的经济承受能力。

【常见护理诊断/问题】

1. 组织灌注不足 与失血有关。

2. 气体交换受损 与肺组织受压等因素有关。

3. 疼痛 与组织损伤有关。

4. 潜在并发症 休克、脓胸。

【护理目标】

1. 病人循环功能恢复正常。

2. 病人呼吸功能恢复正常。

3. 病人疼痛缓解或消失。

4. 病人未发生并发症，或并发症得到及时发现和处理。

【护理措施】

（一）术前护理

1. 现场急救 包括心肺复苏、保持呼吸道通畅、止血、包扎和固定等。胸部有较大异物者，不宜立即拔除，以免出血不止。

2. 一般护理

（1）体位 生命体征平稳者取半坐卧位，以利呼吸和引流；休克病人采取休克位。

（2）饮食 加强营养支持，给予高热量、高蛋白、富含维生素饮食。

（3）维持正常呼吸功能 保持呼吸道通畅，及时清除口腔、呼吸道内的血痰和呕吐物；常规给氧，痰液黏稠不易咳出时，遵医嘱使用祛痰药物或超声雾化吸入稀释痰液，以利排出；咳嗽、咳痰无力或呼吸衰竭的病人进行气管插管或气管切开并吸氧。

3. 病情观察

（1）监测生命体征 尤其注意呼吸型态、频率及呼吸音的变化，有无缺氧征象，如有异常，立即报告医师予以处理。

（2）发现活动性出血征象 观察胸腔引流液的颜色、性状和量，若每小时引流量超过200ml并持续3小时以上，引流出的血液很快凝固，持续脉搏加快、血压降低，经补充血容量后血压仍不稳定，血红细胞计数、血红蛋白及血细胞比容持续下降，胸部X线显示胸腔大片阴影，则提示有活动性出血的可能，应积极做好开胸手术的术前准备。

4. 静脉补液 建立静脉通路，积极补充血容量和抗休克治疗；遵医嘱合理安排输注晶体和胶体溶液，根据血压和心肺功能状态等控制补液的量与速度。

（二）术后护理

1. 病情观察 监测血压、脉搏、呼吸、体温及引流液变化，若发现有活动性出血的征象，应立即报告医师并协助处理；病情危重者，可监测中心静脉压（CVP）。

2. 维持呼吸功能 ①密切观察呼吸型态、频率及呼吸音变化；②根据病情给予吸氧，观察血氧饱和度变化；③若生命体征平稳，可取半卧位，以利呼吸；④协助病人叩背、咳痰，教会其深呼吸和有效咳嗽的方法，以清除呼吸道分泌物。

3. 胸腔闭式引流的护理 参见本章第五节相关内容。

4. 并发症的护理 常见并发症为感染，其护理措施包括：①遵医嘱使用抗生素；②密切观察体温、局部伤口和全身情况的变化；③鼓励病人咳嗽、咳痰，保持呼吸道通畅，预防肺部并发症的发生；④在进行胸腔闭式引流护理过程中，严格遵循无菌操作原则，保持引流通畅，以防胸腔继发感染。

（三）健康教育

1. 休息与营养 指导病人合理休息，加强营养，提高机体免疫力。

2. 功能锻炼 指导病人深呼吸和有效咳嗽、咳痰，教会病人进行腹式深呼吸。鼓励病人早期下床活动，以促进肺复张，增进食欲，防止下肢静脉血栓形成。

3. 定期复诊 出现呼吸困难、高热等不适时及时就诊。

第二节 脓胸病人的护理

脓胸（empyema）是指脓性渗出液积聚于胸膜腔内的化脓性感染。根据病理发展过程分为急性脓胸和慢性脓胸；根据病变波及范围分为局限脓胸和全脓胸（图 14-6）；根据致病菌不同分为化脓性、结核性和特异性脓胸。临床上急性脓胸和慢性脓胸并没有绝对的时间界限，习惯上将病程 6 周以内者称为急性脓胸，超过 6 周时称为慢性脓胸。

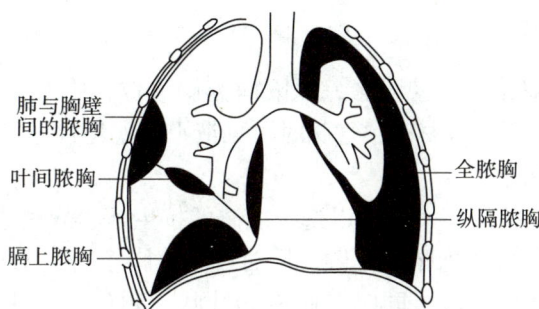

图 14-6 脓胸分类示意图

1. 急性脓胸 多为继发性感染，最主要的原发病灶是肺部感染，少数是胸内和纵隔内其他脏器或身体其他部位感染病灶。以耐药金黄色葡萄球菌最常见，其次为肺炎球菌、链球菌等。常见感染途径有以下几个方面。①由化脓灶直接侵入或破入胸腔：如肺炎、肺脓肿等，该途径最常见；②继发于胸腔其他疾病：如支气管肺癌、支气管异物堵塞、肺气肿破裂、纵隔脓肿等；③继发于胸部手术或损伤后：如术后并发支气管胸膜瘘、胃食管吻合口瘘及食管穿孔；④淋巴途径：如膈下或肝内感染等的致病菌通过膈部丰富的淋巴侵入；⑤血源性播散：脓毒血症时致病菌可经血液循环进入胸膜腔。

2. 慢性脓胸 发生的主要原因有：①急性脓胸治疗不及时；②急性脓胸处理不当；③与脓腔相通或毗邻的感染灶未去除，合并支气管或食管瘘；④脓胸内有异物残留；⑤特异性感染，如结核分枝杆菌、放线菌等引起的慢性感染等。

细菌侵入胸膜腔后，脏层和壁层胸膜充血、水肿、渗出稀薄或澄清的浆液，此时排出渗液后肺易复张，称为浆液性脓胸；病变进一步发展后，渗出物逐渐变稠，大量的中性粒细胞和纤维蛋白沉积于脏层和壁层胸膜表面，使肺复张、膈肌和胸廓活动受限，称为纤维素性脓胸；沉积的渗出物逐渐机化，形成厚的纤维板，纤维组织收缩，纵隔被牵向患侧，同时膈肌抬高、肋间隙变窄、胸廓下陷，称为机化性脓胸。

【护理评估】

（一）健康史

了解病人有无肺部炎症、肺以外脏器感染病灶，有无胸部手术及胸部开放性损伤史。

（二）身体状况

1. 急性脓胸

（1）症状 常有高热、脉速、呼吸急促、食欲减退、胸痛及全身乏力等不适，积脓较多者尚有胸闷、咳嗽、咳痰症状，严重者可出现发绀和休克。

（2）体征 患侧呼吸运动减弱，肋间隙饱满，语音震颤减弱，叩诊呈浊音；脓气胸者叩诊上胸部呈鼓音，下胸部呈浊音；听诊呼吸音减弱或消失。

2. 慢性脓胸

（1）症状　常有长期低热、食欲减退、消瘦、贫血、低蛋白血症等慢性全身中毒症状；有时可伴有气促、咳嗽、咳脓痰等症状。

（2）体征　可见胸廓内陷，呼吸运动减弱，肋间隙变窄；支气管及纵隔偏向患侧；听诊呼吸音减弱或消失；可有杵状指（趾）；严重者有脊柱侧凸。

（三）辅助检查

1. 实验室检查　急性脓胸时血白细胞计数和中性粒细胞比值升高；慢性脓胸时红细胞计数、血细胞比容和血清蛋白水平降低。

2. 影像学检查

（1）胸部 X 线　患侧胸部显示致密阴影，纵隔向健侧移位；中等量脓胸可见外高内低的弧形阴影；小量积液仅显示肋膈角变钝或消失；脓气胸时可见液平面。慢性脓胸显示患侧胸膜增厚、肋间隙变窄，纵隔移向患侧，膈肌抬高。

（2）超声波　可确定脓腔部位、大小、以选择敏感的抗生素引导胸膜腔穿刺。

（3）CT、MRI 检查　不仅可明确脓腔位置，同时可了解胸腔内有无其他病变。

3. 胸膜腔穿刺检查　可抽出脓液，同时对脓液的性状、颜色、气味进行观察，常规做脓液涂片检查、细菌培养和抗生素敏感试验。

（四）治疗评估

1. 急性脓胸

（1）消除病因　如食管气管瘘、支气管残端瘘等。

（2）控制原发和继发感染　根据脓液细菌培养和药敏试验结果选用有效抗生素。

（3）排净脓液并消灭脓腔　脓液稀薄者经反复穿刺抽脓、穿刺后脓腔注入抗生素，穿刺点一般选择患侧腋后线第 7～8 肋间。大量脓胸者，宜分次进行穿刺，首次抽取脓液不超过 1000ml，以防纵隔移位过快或引起复张性肺水肿。穿刺治疗不佳时，应尽早行胸膜腔闭式引流术。

（4）全身支持疗法　充分休息，加强营养，增强抵抗力。重症病人给予输血补液，注意纠正水、电解质、酸碱平衡紊乱。

2. 慢性脓胸

（1）非手术治疗　加强营养，改善全身情况，增强抗病能力闭合脓腔，尽量恢复肺功能。

（2）手术治疗　常用的手术方式有：①胸膜纤维板剥除术，适用于慢性脓胸早期、肺内无病灶、术后尽可能使肺复张。②胸廓改形术，适用于慢性脓胸晚期、肺组织严重纤维化、肺已不能复张者；或肺内有广泛结核性病变，不能使肺扩张者。③胸膜肺切除术，适用于慢性脓胸合并肺内严重病变者，如支气管扩张症、结核性空洞、支气管胸膜瘘等。

（五）心理和社会支持状况

急性脓胸病人起病急、病情发展快，常有紧张、焦虑的心理反应；慢性脓胸病人，因久病慢性消耗，一般状况差，病人心理负担较重，又因疾病长期折磨，病人常表现为烦躁、情绪低落、敏感多疑，可产生悲观厌世的情绪，对治疗失去信心。

【常见护理诊断/问题】

1. 气体交换障碍　与脓液压迫肺、限制呼吸运动有关。

2. 营养失调：低于机体需要量　与感染、长期损耗、机体代谢增高有关。

3. 体温过高　与感染有关。

4. 疼痛　与脓液对胸膜的刺激、手术有关。

【护理目标】

1. 病人呼吸功能改善，无气促、发绀等缺氧征象。

2. 病人疼痛缓解或消失。

3. 病人体温恢复正常。

4. 病人营养状况逐步恢复正常。

【护理措施】

（一）术前护理

1. 加强营养　进食高蛋白、高热量和富含维生素的食物。对贫血和低蛋白血症者，可少量多次输入新鲜血液或血浆。

2. 皮肤护理　协助病人定时翻身、活动肢体；及时更换汗湿的衣被，保持床单平整干净，预防压疮发生。

3. 减轻疼痛　指导病人做腹式深呼吸，减少胸廓运动、减轻疼痛；必要时予以镇静、镇痛处理。

4. 降低体温　高热者给予冰敷、乙醇擦浴等物理降温措施，鼓励病人多饮水，必要时给予药物降温。

5. 改善呼吸功能

（1）体位　取半坐卧位，以利于呼吸和引流。有支气管胸膜瘘者取患侧卧位，以免脓液流向健侧引起窒息。

（2）吸氧　根据病人呼吸情况给氧，氧流量 2~4L/min。

（3）保持呼吸道通畅　痰液较多者，协助病人排痰或体位引流，并遵医嘱合理使用抗生素控制感染。

6. 心理护理　与病人交谈，关心体贴病人，鼓励其树立战胜疾病的信心，使之能积极配合治疗，早日康复。

（二）术后护理

1. 病情观察　严密监测病人心率、血压、呼吸及神志变化；注意观察病人的呼吸频率、幅度，有无呼吸困难、发绀等征象，发现异常及时通知医师。

2. 维持有效呼吸

（1）控制反常呼吸　慢性脓胸行胸廓成形术后病人，应让其取术侧向下卧位，用厚棉垫、胸带加压包扎，并根据肋骨切除范围，在胸廓下垫一硬枕或用 1~3kg 沙袋压迫，以控制反常呼吸。包扎松紧适宜，经常检查，随时调整。

（2）呼吸功能训练　鼓励病人有效咳嗽、咳痰、吹气球、使用呼吸功能训练器，促使肺膨胀，增加通气量。

3. 保持引流管通畅　进行胸膜腔闭式引流者，保持引流通畅，防止引流管扭曲、堵塞；保持引流管切口处清洁，每日更换敷料 1 次。引流管拔除指征为：感染症状消失、X 线证实肺复张、24 小时脓液引流量小于 10ml。行胸膜纤维板剥脱术病人术后易发生大量渗血，严密观察生命体征及引流液的性状和量。若病人血压下降、脉搏增快、尿量减少、烦躁不安且呈贫血貌，或胸腔闭式引流术后 2~3 小时引流量 >100ml/h 且呈鲜红色时，立即报告医师，遵医嘱快速输注新鲜血，给予止血药，必要时做好再次开胸止血的准备。

（三）健康教育

1. 康复指导　指导病人合理休息和活动、营养和饮食，注意预防呼吸道感染，出院后逐步进行增加肺活量的锻炼。

2. 功能锻炼　胸廓成形术后易引起脊柱侧弯和患侧肩下垂，指导病人进行头、肩、上肢的功能锻炼，减少并发症的发生。

第三节 肺癌病人的护理

肺癌（lung cancer）大多数起源于支气管黏膜上皮，也称为支气管肺癌（broncho-pulmonary carcinoma）。好发于 40 岁以上男性，男女比为（3~5）：1，在欧美发达国家、我国大城市中肺癌的发病率明显增加。

肺癌的确切病因尚不清楚。长期大量吸烟是引起肺癌的一个重要因素，烟草中含有 3,4 - 苯并芘等致癌物质。吸烟量越多、时间越长、开始吸烟年龄越早，肺癌发病率越高。其他风险因素包括长期接触致癌物质（石棉、铬、镍、铜、锡、砷及放射线物质等）、大气污染、内在因素（免疫缺陷、代谢障碍、遗传因素及肺部感染等）和基因突变等。

肺癌起源于支气管黏膜上皮，局限于基底膜内者称为原位癌。癌肿可以向支气管腔内或邻近的肺组织生长，并可以通过淋巴、血行转移或直接向支气管转移扩散。

右肺肺癌多于左肺，上叶多于下叶。起源于主支气管和叶支气管内的肺癌，靠近肺门称为中心型肺癌。起源于肺段支气管以下的肺癌，位于肺的周边部分称为周围型肺癌。

肺癌根据组织学可分为非小细胞肺癌和小细胞肺癌两大类。

1. 非小细胞肺癌 ①鳞状细胞癌（鳞癌）：多见于 50 岁以上男性，常为中心型，生长缓慢，病程长，通常先经淋巴转移，血行转移较晚，对放化疗较敏感。②腺癌：女性多见，发病年龄较小，多为周围型，生长较缓慢，早期可出现血行转移，淋巴转移发生较晚。细支气管肺泡癌是腺癌的一种类型，女性较多见，分化程度较高，生长缓慢，淋巴、血行转移发生较晚。③大细胞癌：甚为少见，分化程度低，多在发生脑转移后才被发现，预后很差。

2. 小细胞肺癌 多为年轻男性，以中心型多见，恶性程度高，生长快，早期出现淋巴和血行广泛转移，对放疗、化疗敏感，预后最差。

此外有少数肺癌病人可同时存在不同类型的肿瘤组织称为混合型肺癌。

【护理评估】

（一）健康史

询问病人的职业、工作环境及生活居住环境；了解有无吸烟史，吸烟时间及数量；有无呼吸道感染史及其他相关疾病史。

（二）身体状况

肺癌病人的身体状况与癌肿的部位、大小、是否压迫和侵犯邻近器官及有无转移等密切相关。

1. 早期肺癌 主要表现包括刺激性干咳、痰中带血、胸骨后刺痛、顽固性肺炎、肺不张。

2. 进展期肺癌 压迫邻近器官、组织或发生远处转移时可出现相应表现。如压迫或侵犯膈神经，可引起同侧膈肌麻痹；压迫或侵犯喉返神经，可导致声音嘶哑；压迫上腔静脉，可出现上腔静脉综合征；当侵犯胸膜，可出现胸腔血性积液及持续性剧烈胸痛；当肿瘤侵入纵隔、压迫食管，可引起吞咽困难；颅内转移时可，出现头痛、恶心、呕吐、昏迷等颅内压增高表现；转移脊椎可引起疼痛截瘫。

3. 非转移性的全身症状 少数肿瘤产生内分泌物质引起非转移性的全身症状，如骨关节综合征（杵状指、骨关节痛、骨膜增生等）、Cushing 综合征、重症肌无力、男性乳腺增大、多发性肌肉神经痛等。

（三）辅助检查

1. 影像学检查 是诊断肺癌的主要手段，包括胸透、胸片、断层（肺门、气管及肿块）、支气管造影、CT 等。

2. 脱落细胞学检查 包括痰液离心沉淀查找癌细胞、胸腔积液检查等。

3. 纤维支气管镜检查　是肺癌的首选检查，诊断中心型肺癌的阳性率较高。

4. 其他检查　包括经胸壁穿刺活组织检查、纵隔镜检查、胸腔镜检查、放射性核素肺扫描、转移病灶活检等，对肺癌的诊断也有较大意义。

（四）治疗评估

肺癌的治疗以手术为主，辅以放疗、化疗或中西医结合治疗等。

1. 手术治疗　为主要的治疗手段。手术目的为彻底切除肺原发肿瘤和局部及纵隔淋巴结，并尽可能保留健康肺组织。切除范围取决于病变的部位：周围型肺癌行肺叶切除术；中心型肺癌行肺叶或一侧全肺切除术。

2. 放疗　是肺癌局部治疗的一种手段。小细胞肺癌敏感，鳞癌次之，腺癌与细支气管肺泡癌最差。

3. 化疗　小细胞肺癌敏感。

4. 中医中药　常作为辅助疗法。

5. 免疫疗法　有主动免疫和被动免疫两种。被动免疫有特异性免疫制剂，主动免疫有自体菌者。

（五）心理和社会支持状况

了解病人对疾病的认知程度，对手术有何顾虑和思想负担；了解朋友及家属对病人的关心、支持程度，家庭对手术的经济承受能力。

思政导学

仁心仁术书写百年忠诚

他是一位百岁医生，曾与白求恩并肩作战。从战火硝烟中走来，他行医85载，挽救生命无数。一把刀、一根针、一支笔，是他与医学难题战斗终生的武器。他就是中国胸外科事业的奠基人——辛育龄。以白求恩精神铸就人生路标，永远把病人放在第一位，对工作精益求精、不断创新……辛育龄把全部精力都献给了祖国的医学事业，书写着对党的忠诚和对人民的热爱。每当辛育龄给病人开胸后，总要把手套洗一下，要让手很滑，在触摸病人的肺时，动作极其轻柔。他说："虽然病人在全麻状态，但是我们要像病人清醒时一样对待他。"对党无限忠诚，对事业不懈追求，对群众充满深情……辛育龄身上老一辈医疗卫生工作者的高尚品质，被众多青年医护人员当作"人生指南"。

【常见护理诊断/问题】

1. 气体交换受损　与肺组织病变、手术、麻醉、肺膨胀不全、呼吸道分泌物潴留、肺换气功能降低等因素有关。

2. 营养失调：低于机体需要量　与疾病引起机体代谢增加、手术创伤等有关。

3. 焦虑与恐惧　与担心手术、疼痛、疾病的预后等因素有关。

4. 潜在并发症　肺不张、支气管胸膜瘘、胸腔内出血、肺部感染等。

【护理目标】

1. 病人恢复正常的气体交换功能。

2. 病人营养状况改善。

3. 病人自述焦虑、恐惧减轻或消失。

4. 病人未发生并发症，或并发症得到及时发现和处理。

【护理措施】

（一）术前护理

1. 一般护理　注意休息，避免劳累，给予高蛋白、富含维生素饮食。

2. 治疗配合　必要时遵医嘱进行输液，纠正体液平衡失调及低蛋白血症等。

3. 呼吸道准备

（1）术前戒烟2周以上，避免因吸烟引起的呼吸道分泌物过多。

（2）指导病人练习腹式深呼吸、有效咳嗽、咳痰和翻身，进行有效的呼吸功能锻炼，以提高肺功能，促进术后肺复张，预防肺部并发症的发生。

（3）加强口腔卫生。

（4）痰多者应用祛痰剂和抗生素或采用体位引流，促进痰液排出。

（5）痰液稠厚者可给予雾化吸入，以利痰液排出。

4. 心理护理　进行及时有效进行心理疏导，鼓励病人树立战胜病魔的信心，积极配合医护治疗。

（二）术后护理

1. 一般护理

（1）体位　一般术后需平卧6小时，待生命体征平稳后改半坐卧位；肺叶切除者可采取平卧或患侧卧位；肺段或楔形切除者取健侧卧位，以促进患侧肺组织扩张；一侧全肺切除病人手术后7～10日内严格休息，可采取1/4侧卧位，以防止纵隔移位和压迫健侧肺引起呼吸循环功能障碍。

（2）饮食　麻醉清醒后如无恶心，呕吐，可进流质饮食，逐步恢复至正常饮食。

（3）病情观察　密切观察体温、脉搏、呼吸、血压的变化，预防及早期发现出血和休克。

（4）吸氧　肺切除术后24～36小时内因肺通气量和弥散面积减少，以及麻醉剂的影响，病人可出现不同程度的缺氧，需常规给予鼻导管吸氧。

2. 保持呼吸道通畅

（1）清理分泌物　及时清除呼吸道分泌物，预防肺不张和肺炎。

（2）深呼吸及咳嗽　一般术后24～48小时内，每隔1～2小时，唤醒病人做深呼吸5～10次，同时鼓励并协助病人进行有效咳嗽排痰（图14－7）。

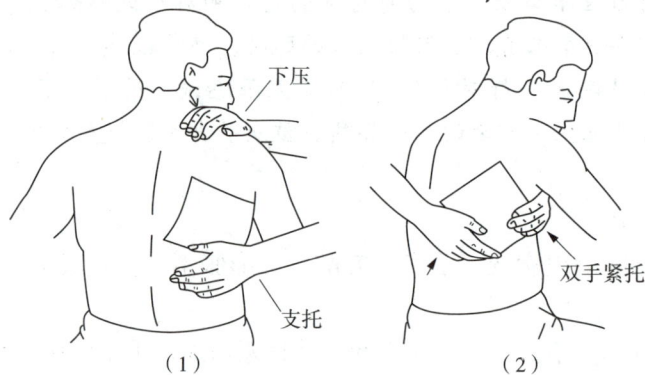

图14－7　协助排痰的方法

（3）翻身拍背　协助病人翻身拍背，活动肢体。

（4）雾化吸入　痰液稠厚者可给予雾化吸入，每日2～3次，并加入抗生素和糜蛋白酶稀释痰液，以利排痰，预防感染。

（5）吸痰　对咳痰无力引起呼吸道分泌物潴留的病人，可行鼻导管深部吸痰；对全肺切除者应注意，由于支气管残端缝合处就在气管隆嵴下方，行鼻导管深部吸痰时易戳破，操作时吸痰管进入气管长度以不超过气管的1/2为宜，以免造成支气管残端瘘。

3. 做好胸腔闭式引流的护理

（1）常规护理　胸腔闭式引流常规护理详见本章第五节相关内容。

（2）全肺切除术后胸腔引流管的护理　一侧全肺切除术后胸腔引流管一般呈钳闭状态，以保持患侧胸腔内有一定的积气积液，维持胸腔内一定压力，以减轻或纠正明显的纵隔移位。经常检查颈部气管的位置有无变化，如气管偏向健侧，可酌情放出适量的气体或积液，以维持气管、纵隔于中间位置；每次放液时一般不超过 100ml，速度宜慢，否则快速多量放液可引起纵隔突然移位，引起病人出现胸闷、呼吸困难、心动过速，甚至心搏骤停。

4. 术后并发症的观察与护理

（1）胸腔内出血　手术时胸膜粘连紧密、止血不彻底或血管结扎线脱落所致，一旦出现，立即通知医师，加快输血、补液速度，注意保温，遵医嘱给予止血药，保持胸腔引流管的通畅，确保胸腔内积血及时排出。必要时监测中心静脉压，做好开胸探查止血的准备。

（2）肺不张与肺部感染　多发生于术后 48 小时内，护理重在预防。具体措施包括术前做好呼吸道准备，术后加强呼吸道的管理，保持呼吸道通畅，遵医嘱合理应用抗生素。

（3）支气管胸膜瘘　常发生于术后 7 天，有发热、刺激性咳嗽、脓性痰等表现。早期瘘及早行手术修补。并发感染性脓胸者，应行胸腔闭式引流术排出脓液、控制感染，以利于肺复张；遵医嘱给予抗生素；病人安置患侧卧位，避免胸膜腔积液、积脓经瘘口流向健侧；如引流 4 ~ 6 周瘘口仍不闭合，需按慢性脓胸处理。

（4）急性肺水肿　常由全肺切除术后，肺泡毛细血管床明显减少，静脉输液速度过快而引起。故全肺切除术后严格掌握输液的速度和量，术后 24 小时补液量宜控制在 2000ml 内，速度以 20 ~ 30 滴/分为宜。给予强心、利尿等治疗。

5. 术后活动与功能锻炼

（1）早期下床活动　目的是预防肺不张，改善呼吸循环功能，增进食欲，振奋精神。术后第 1 日，生命体征平稳后，鼓励及协助病人床上坐起，坐在床边双腿下垂或床旁站立移步。术后第 2 日起，可扶持病人围绕病床在室内行走 3 ~ 5 分钟，以后根据病人情况逐 渐增加活动量。

（2）手臂和肩关节的运动　病人完全清醒后开始进行患侧肩、臂的被动活动；手术后第 1 日鼓励病人做主动活动，包括患肩的前屈、后伸、外展、内收、内旋、外旋等活动；随着术后时间的延长，应逐渐扩大运动量和范围；全肺切除术后或胸廓成形术后病人，在坐、立、行走或卧床时，都应保持脊柱的直立功能姿势，加强胸、背肌的功能锻炼，预防脊柱侧弯畸形。

6. 放、化疗护理　参见第十章肿瘤病人的护理相关内容。

（三）健康教育

1. 早期诊断　40 岁以上人群应定期进行胸部 X 线普查，尤其是反复呼吸道感染、久咳不愈或咳血痰者，应提高警惕，做进一步检查。

2. 休息和营养　保持良好的营养状况，每日保持充分的休息与活动。出院后半年不得从事重体力活动。

3. 康复锻炼　指导病人出院回家后数周内，坚持进行腹式深呼吸和有效咳嗽，以促进肺膨胀；指导病人进行抬肩、抬臂、手达对侧肩部、举手过头或拉床带活动，以预防术侧肩关节僵直。

4. 预防感染　保持良好的口腔卫生，如有口腔疾病应及时治疗。注意环境空气新鲜，避免出入公共场所或与上呼吸道感染者接触。避免居住或工作于布满灰尘、烟雾及化学刺激物品的环境。

5. 复诊指导　定期返院复查；若出现伤口疼痛、剧烈咳嗽及咯血等症状或有进行性倦怠情形，应返院复诊；如术后需进行放射治疗和化学治疗等，指导其坚持完成相应疗程以提高疗效，并告知注意事项。

第四节　食管癌病人的护理

食管癌是起源于食道黏膜上皮的恶性肿瘤。好发于 40 岁以上男性。我国是世界上食管癌高发地区之一，发病率以河南省林州市、陕西安山县为最高。

食管癌的病因尚不明确，据流行病学调查发现，食管癌的发生可能与下列因素有关。①饮食生活习惯：长期进食亚硝胺和某些真菌含量较高的食物；长期饮烈性酒，嗜好吸烟，食物过硬、过热，进食过快等可增加食管黏膜的慢性损伤或刺激引起癌变。②营养状况：食物中缺乏某些微量元素，如铜、锰、钼、铁、锌、氟、硒等，或缺乏维生素 A、维生素 B_2、维生素 C 以及动物蛋白、新鲜蔬菜等。③慢性疾病史：某些食管病变如慢性食管炎、食管良性狭窄、食管白斑等的食管癌发病率较高。④家族遗传史：食管癌有较明显的家族聚集现象。

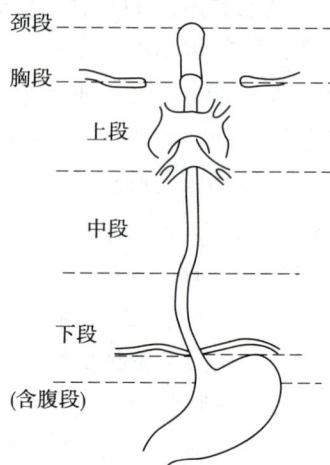

图 14 – 8　食管的分段

食管癌以胸中段较多见，下段次之，上段较少（图 14 – 8）。早期食管癌病灶很小，仅局限于黏膜层，称为原位癌。肿瘤在生长过程中可逐渐凸向食管腔或累及食管全层，甚至穿透食管壁侵入纵隔或心包。绝大多数是鳞状细胞癌，其次为腺癌、未分化癌，肉瘤少见。贲门部腺癌也可向上延伸累及食管下段。

按病理形态食管癌可分为 5 型。①髓质型：约占 60%，癌肿侵犯食管壁各层及全周，食管呈管状肥厚，病理切面呈灰白色，恶性程度高。②蕈伞型：约占 15%，癌肿以肿块形式凸向食管腔，表面可发生坏死形成溃疡或出血。③缩窄型：又称硬化型，约占 10%，癌灶向食管腔内环形生长，可较早引起梗阻。④溃疡型：约占 10%，癌肿向食管深层浸润，甚至穿透食管壁。⑤腔内型：较少见，占 2% ~5%，肿瘤呈息肉样向食管腔内突出。

食管癌的转移扩散主要有 4 条途径。①食管壁内扩散：癌细胞沿黏膜及黏膜下层淋巴管向上下扩散，其范围要大于肉眼所见，切除时应有足够的长度，以免残留癌组织。②直接浸润：癌细胞向食管深层及四周扩散，由于食管壁缺乏浆膜层，故穿透食管壁后易侵入邻近组织。③淋巴转移：为食管癌最常见的转移途径，上段者可转移至锁骨上窝及颈部淋巴结，中下段转移至气管分叉处、食管旁淋巴结及腹主动脉旁淋巴结，但各段均可向上或向下转移。④血行转移：发生常较晚，可转移至血液循环丰富的肺、肝、骨骼或脑组织等。

【护理评估】

（一）健康史

了解病人的年龄、饮食生活习惯；评估病人居住地是否为食管癌高发区；既往有无食管慢性病变等；了解家庭中有无食管癌和其他食管疾病、其他肿瘤病人。

（二）身体状况

1. 早期　常无明显症状，吞咽粗硬食物时可能偶有不适，包括哽噎感，胸骨后烧灼样、针刺样或牵拉摩擦样疼痛。食物通过缓慢或停滞感、异物感。哽噎、停滞感常通过饮水而缓解或消失。上述症状时轻时重，进展缓慢。

2. 中晚期

（1）症状　进行性吞咽困难为其典型症状，随着肿瘤发展，食管癌可侵犯邻近器官或向远处转移，出现相应的晚期症状。肿瘤外侵导致持续而严重的胸背疼痛，癌肿侵犯气管、支气管可形成食管 – 气管或食管 – 支气管瘘，出现吞咽水或食物时剧烈呛咳，可因食管梗阻致内容物反流入呼吸道而引起呼吸系统感染；侵犯喉返神经可出现声音嘶哑；穿透大血管可出现致死性大呕血。

（2）体征　中晚期病人可触及锁骨上淋巴结肿大，严重者有腹水征。晚期病人出现恶病质状态。若有肝、脑等脏器转移，可出现黄疸、腹水、昏迷等。

（3）心理状况　食管癌病变进展常较快，影响饮食，病人常表现出恐惧、预感性悲哀等心理改变。

（三）辅助检查

1. 食管吞钡 X 线双重对比造影　早期可表现为食管黏膜皱襞紊乱、粗糙或有中断现象；中晚期可表现为不规则的充盈缺损或龛影，局限性管壁僵硬，蠕动中断，不规则狭窄，狭窄以上食管有不同程度的扩张。

2. 脱落细胞学检查（拉网）　早期病变阳性率可达 90% 左右，是一种简便易行的普查筛选诊断方法。

3. 纤维食管镜检查　可在直视下了解有无病灶及部位、大小，对可疑病灶还可取活组织作病理组织学检查以明确诊断是首选的辅助检查。

4. 其他　CT、超声内镜（EUS）等检查可帮助了解食管癌的浸润层次、有无淋巴结转移等。

（四）治疗评估

以手术治疗为主，放射、化学药物等治疗为辅的综合治疗。

1. 手术治疗　是食管癌治疗的首选方案。适用于全身情况和心肺功能良好、无明显远处转移征象的病人。常用的手术方式有非开胸与开胸食管癌切除术 2 大类。①非开胸食管癌切除术，如食管内翻拔脱术、食管钝性分离切除术、颈胸骨部分劈开切口等，该类手术具有创伤小，对病人心肺功能影响小的优点。②开胸食管癌根治术，切除肿瘤远近端 5~7cm，同时行淋巴结清扫，重建消化道，代食管器官大多为胃，有时也可选用横结肠或空肠（图 14-9）。晚期食管癌可做姑息性减症手术，如食管腔内置管术、食管胃转流吻合术、食管结肠转流吻合术或胃造瘘术等，以达到改善营养、延长生命的目的。

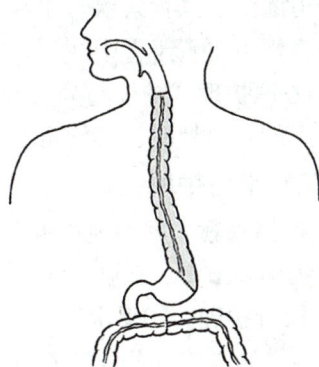

图 14-9　食管癌切除后结肠代替食管术

2. 放射治疗　放射治疗可使肿瘤及转移的淋巴结缩小，减少术中播散的机会，增加手术切除率，提高远期生存率。

3. 化学药物治疗　食管癌对化疗药物敏感性差，一般常与其他治疗方法联合应用，可使部分病人症状缓解，瘤体可缩小，延长存活期。

（五）心理和社会支持状况

了解病人对疾病的认知程度，本次发病的心理状态，对手术有何顾虑和思想负担；了解朋友及家属对病人的关心、支持程度，家庭对手术的经济承受能力。

【常见护理诊断/问题】

1. 营养失调：低于机体需要量　与进食量减少或不能进食、消耗增加等有关。

2. 体液不足　与吞咽困难、水分摄入不足有关。

3. 焦虑/恐惧　与对癌症的惧怕和担心疾病预后等有关。

4. 潜在并发症　术后吻合口瘘、乳糜胸等。

【护理目标】

1. 病人的营养状况改善。

2. 病人的水、电解质维持平衡。

3. 病人自述焦虑减轻，表现为情绪稳定。

4. 病人未发生并发症，或并发症得到及时发现和控制。

【护理措施】

（一）术前护理

1. 营养支持 进食高热量、高蛋白、富有维生素的流质或半流质饮食。若不能进食者，可提供肠内、肠外营养。

2. 保持口腔清洁卫生 告知病人进食后漱口，积极治疗口腔疾病，以免口腔内细菌在梗阻或狭窄部位停留、繁殖，造成局部感染、影响吻合口愈合。

3. 术前准备

（1）呼吸道准备 对吸烟者，术前应戒烟2周以上。指导并训练病人有效咳嗽、排痰和腹式深呼吸，以利增加肺部通气量、改善缺氧、预防术后肺炎和肺不张，减轻术后伤口疼痛。

（2）胃肠道准备 食管癌可导致不同程度的梗阻和炎症，术前应做好消化道准备工作，防止吻合口瘘的发生。①手术前1周每餐后嘱病人饮少量温开水，并口服抗生素溶液，以起到冲洗食管和局部抗炎抗感染作用。②食管有明显梗阻引起进食滞留或反流者，术前3日每晚以生理盐水100ml加抗生素经鼻胃管插管冲洗食管，可减轻局部充血水肿，减少术中污染，防止吻合口瘘。③结肠代食管手术病人，术前3日口服肠道不吸收的抗生素；术前2日进食无渣流质，术前日晚及术日晨行清洁灌肠或全肠道灌洗后禁食禁饮。④术日晨常规置胃管时，如不能通过梗阻部位，可置于梗阻部位上端，待手术中直视下再置于胃中。

5. 心理护理 护士与病人和家属的沟通，了解病人及家属对疾病和手术的认知程度、心理状况。根据病人的具体情况，实施耐心的心理疏导。解释手术和各种治疗的相关知识及注意事项等。

（二）术后护理

1. 病情观察 密切观察生命体征，每30分钟1次，平稳后1~2小时1次。观察中尤其注意呼吸状态、频率和节律，双肺呼吸音是否清晰，有无缺氧征兆。

2. 饮食护理 ①手术后3~4日内吻合口处于充血水肿期，胃肠蠕动尚未恢复正常，严格禁饮食，并经静脉补充水分和营养；②术后3~4日待肛门排气、胃肠减压引流量减少后，可考虑拔出减压管，停止胃肠减压24小时后，若无呼吸困难、发热、胸痛及呼吸音异常等吻合口瘘症状，先试饮少量水，若无异常，术后5~6日可给予少量流质饮食，每2小时给100ml，每日6次，如无不适，进食量逐渐增加至全量，一般手术后10日左右考虑进半流质饮食，术后3周后病人若无特殊不适可进普食；③食管胃吻合术后病人可能有胸闷、进食后呼吸困难表现，是由于胃拉入胸腔所致。病人应少食多餐，防止进食过多、速度过快，避免进食生、冷、硬食物，一般经1~2个月后，此症状多可缓解；④食管、贲门癌切除术后，易发生胃液反流至食管引起反流性食管炎。饭后2小时内不宜平卧位，睡觉时上身适当垫高；⑤留置十二指肠营养管者，遵医嘱早期经营养管注入41~43℃的营养液，十二指肠营养管一般留置7~10日，拔除后可经口摄入流食或半流食。

3. 呼吸道护理 ①手术后第1日每1~2小时鼓励病人做深呼吸，促使肺膨胀；②痰多、咳痰无力的病人，应行鼻导管深部吸痰，必要时行纤维支气管镜吸痰或气管切开术；③颈部吻合者，鼻导管吸痰时，应准确可靠，以免导管误插入食管吻合口处，发生意外损伤。

4. 胃肠道护理

（1）胃肠减压的护理食管癌手术后胃肠减压的目的是减轻腹胀和胃内胀气，以免影响吻合口的愈合。手术后3~4日内持续胃肠减压，保持胃管通畅。严密观察引流的量、性状、气味并准确记录。若胃管内引流出大量鲜血或血性液，病人出现烦躁、血压下降、脉搏增快、尿量减少等，应考虑吻合口出血，需立即通知医生并配合处理。

（2）胃肠造瘘术后的护理胃造瘘管应妥善固定，防止脱出、阻塞。瘘口周围涂氧化锌软膏或置凡士林纱布保护皮肤，防止胃液漏出刺激皮肤发生皮炎。术后 72 小时胃肠功能逐渐恢复正常后，可经造瘘导管灌注营养液。

（3）结肠代食管术后护理结肠代食管的病人，因结肠逆蠕动，病人常嗅到粪便气味，需向病人解释原因，指导其注意口腔卫生，此情况一般半年后逐步缓解。

5. 胸膜腔闭式引流的护理　详见本章第五节胸腔闭式引流的护理相关内容。

6. 手术后并发症的护理

（1）吻合口瘘　是食管癌术后最严重的并发症。多发生在术后 5～10 日。主要与以下因素有关：①食管的解剖特点，如无浆膜覆盖、肌纤维呈纵形走向，易发生撕裂；②食管血液供应呈节段性，易造成吻合口缺血；③吻合口张力太大；④感染、营养不良、贫血、低蛋白血症等。病人可表现有胸痛、呼吸困难、胸腔积液、全身中毒症状、休克甚至脓毒症。胸腔穿刺抽出带臭味呈暗褐色的混浊液体，或胸腔闭式引流出食物残渣样物，口服亚甲蓝，如经引流管引出蓝色液体，则可诊断为吻合口瘘。一旦出现，嘱病人立即禁食，并通知医生，遵医嘱给予补液、抗感染等治疗，做好再次手术的准备。

（2）乳糜胸　乳糜胸是比较严重的并发症，多因术中损伤胸导管所致，常发生于术后 2～10 日。胸腔闭式引流液呈白色乳状液体或小米饭汤样，要加强营养促进愈合。

（三）健康教育

1. 疾病预防　改善饮食习惯，避免进食生冷、干硬的食物；及时治疗食管慢性炎症和其他病变。

2. 饮食指导　根据不同术式，向病人讲解术后进食时间，指导合理选择饮食，告知注意事项，预防并发症的发生。

3. 活动与锻炼　保证充分睡眠，劳逸结合，逐渐增加活动量。术后早期不宜下蹲大小便，以免引起直立性低血压或发生意外。术后加强功能锻炼，防止肌肉粘连，预防术侧肩关节强直及肌肉失用性萎缩。

4. 复诊指导　定期复查，遵医嘱坚持后续治疗，如放射治疗或化学治疗等。若术后 3～4 周再次出现吞咽困难，可能为吻合口狭窄，应及时就诊。

第五节　胸膜腔闭式引流的护理

胸膜腔闭式引流术又称水封闭式引流，是胸外科常用的技术。目的是引流胸膜腔内积气、血液和渗液；重建胸膜腔内负压，保持纵隔的正常位置；促进肺复张。

一、原理和适应证

胸膜腔闭式引流是根据胸膜腔的生理特点设计的，依靠水封瓶中的液体使胸膜腔与外界隔离。当胸膜腔内因积液或积气形成高压时，腔内的液体或气体排至引流瓶内；当胸膜腔恢复负压时，水封瓶内的液体被吸至引流瓶下端形成负压水柱，阻止空气进入胸膜腔。胸腔闭式引流术的适应证包括：①中量、大量气胸、开放性气胸、张力性气胸、血胸、脓胸；②胸腔穿刺术治疗下肺无法复张者；③剖胸手术后引流。

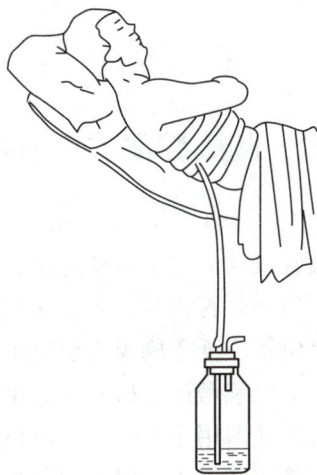

图 14－10　胸膜腔闭式引流示意图

二、置管方法和置管位置

通常在手术室置管，紧急情况下可在急诊室或病人床旁置管。可根据临床诊断和胸部 X 线检查结果决定置管位置（图 14－10）。

1. 积气 由于积气多向上聚集，因此气胸引流一般在前胸壁锁骨中线第2肋间隙。

2. 积液 在腋中线与腋后线间第6或第7肋间隙插管引流。

3. 脓胸 通常选择脓液积聚的最低位置进行置管。

三、胸腔引流的装置

传统的胸腔闭式引流装置有单瓶、双瓶和三瓶3种（图14-11）。目前临床上广泛应用的是各种一次性使用的胸腔引流装置。

1. 单瓶水封闭式引流 水封瓶的橡胶瓶塞上有两个孔，分别插入长、短管。瓶中装有约500ml无菌生理盐水，长管的下口浸没液面下3~4cm，短管下口远离液面，使瓶内空气与外界大气相通。使用时，长管上的橡皮管与病人胸腔引流管相连接，接通后即可见长管内水柱升高至液平面以上8~10cm，并随病人呼吸上下波动；若无波动，则提示引流管不通畅。

2. 双瓶水封闭式引流 在上述的水封瓶前面连接一个集液瓶，用于收集胸腔引流液，水封瓶内的密闭系统不会受到引流量的影响。

3. 三瓶水封闭式引流 在双瓶式基础上增加了一个控制抽吸力的负压控制瓶。通常，传导到引流瓶内的抽吸力的大小取决于通气管没入液面的深度。

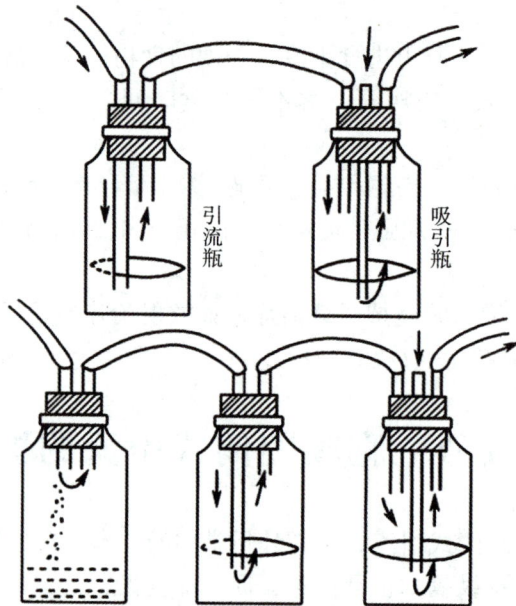

图14-11 双瓶或三瓶水封闭式引流装置

四、胸膜腔闭式引流的护理

（一）妥善固定，保持密封

插管成功后与水封瓶连接，使用前按要求将引流管连接好，检查引流管是否通畅和整个装置包括皮肤切口处是否密封，防止漏气。引流管固定在床沿时应留有足够的长度，以免翻身时脱出和滑脱。引流瓶位置应低于胸膜腔引流出口60cm以上。需要搬运病人时，先用止血钳夹住引流管，将引流瓶置于床上以利搬运，松开止血钳前需先把引流瓶放到低于胸膜腔引流出口的位置，若引流管自胸壁伤口脱出，立即用手指捏紧引流口周围皮肤，用凡士林纱布或胶布封闭引流口，并做进一步处理，不可将引流管重新插入，以免引起胸膜腔感染。

（二）保持引流通畅

病人一般取半卧位。检查引流管是否有受压、扭曲、堵塞或漏气，如引流管被血凝块堵塞，应向水封瓶方向挤捏引流管或用负压间断抽吸引流瓶中的短玻璃管，促使其通畅，并及时通知医生协助处理。

（三）观察引流情况

定时观察引流管是否通畅及引流液的量、颜色、性状等，并详细记录观察结果。引流量多、持续呈现红色或伴有凝血块，提示胸膜腔内有活动性出血，通知医师并做好剖胸手术准备。

（四）更换引流瓶

一般每日定时更换水封瓶 1 次，更换水封瓶时，先用 2 把止血钳将引流管近端夹闭，更换完毕并检查无误后再松开止血钳，防止空气进入胸膜腔，操作过程中严格遵守无菌技术。

（五）拔管

胸膜腔闭式引流拔管的指征是：一般术后 48～72 小时引流量减少、颜色变淡，24 小时内引流液量少于 50ml、脓液少于 10ml、无气体溢出，病人无呼吸困难，听诊呼吸音恢复，胸部 X 线检查肺膨胀良好时。拔管前夹管 24～48 小时，如无异常即可考虑拔管。拔管方法为：病人取半坐卧位或健侧卧位，局部清洁消毒，剪去固定缝线，一手持凡士林纱布置于胸壁引流口处，嘱病人深吸气后屏气，迅速将引流管拔除，并立即用凡士林纱布封闭胸壁伤口，胶布固定。拔管后 24 小时内注意观察病人有无胸闷、呼吸困难，局部有无漏气、出血和渗液等，发现异常情况及时处理。

目标检测

答案解析

一、选择题

【A1/A2 型题】

1. 多处多根肋骨骨折引起胸壁软化，首要急救措施是（　）

 A. 吸氧   B. 肋骨牵引固定   C. 加压包扎固定胸壁

 D. 止痛   E. 应用胸腔闭式引流

2. 胸部损伤所致的纵隔扑动见于（　）

 A. 闭合性气胸   B. 张力性气胸   C. 开放性气胸

 D. 脓胸   E. 多根多处肋骨骨折

3. 诊断张力性气胸的主要依据是（　）

 A. 呼吸困难伴有发绀 B. 广泛皮下和纵隔气肿 C. 纵隔向健侧移位

 D. 肺脏明显萎缩   E. 胸膜腔内压力增大

4. 诊断血胸最重要的依据是（　）

 A. 休克   B. 气管移位   C. 胸部外伤史

 D. 呼吸困难   E. 胸膜腔穿刺抽出不凝固血液

5. 胸腔闭式引流的引流管脱出时应首先（　）

 A. 通知医生紧急处理 B. 给病人吸氧   C. 无须特殊处理

 D. 将脱出的引流管重新置 E. 用手指捏闭引流口周围皮肤

6. 食管癌切除术后最严重的并发症是（　）

 A. 乳糜胸   B. 吻合口瘘   C. 吻合口狭窄

 D. 心律失常   E. 肺水肿

7. 男性病人，42 岁，因"肺癌"入院。查体：头面部、颈部、上肢水肿及胸前静脉曲张，提示癌肿压迫了（　）

A. 气道   B. 食管   C. 喉返神经

D. 上腔静脉   E. 臂丛神经

8. 男性病人，60岁，喜欢饮烈性酒20余年。近2个月来出现进食后梗阻感，1个月前进食后出现胸骨后疼痛，现病人不能咽下米饭、馒头等干食，可咽下米汤、稀粥等。该病人应高度怀疑为（　）

A. 食管癌   B. 贲门失弛缓症   C. 肠梗阻

D. 结肠癌   E. 肺癌

【A3/A4 型题】

（9～10题共用题干）

男性病人，51岁，刺激性干咳3个月入院，诊断为右上肺癌，行右肺全肺切除术。

9. 术后8小时，T 37.1℃，P 94次/分，R 28次/分，BP 125/83mmHg，病人诉伤口疼痛，护理措施为（　）

A. 分散病人注意力   B. 根据医嘱使用镇痛药   C. 协助病人咳嗽

D. 患侧卧位   E. 减慢输液速度

10. 若病人术后5小时，意识恢复，此时护理措施错误的是（　）

A. 评估气管是否居中   B. 严格掌握输液速度   C. 给予半卧位

D. 协助病人翻身   E. 保持胸腔闭式引流通畅

二、思考题

男性病人，58岁，因"咳嗽3个月，加重伴咯血1周"入院。病人3个月前无明显诱因出现刺激性咳嗽，无痰，近1周来咳嗽加重，咳中等量白痰，痰中带血，无发热及胸痛。发病以来，精神食欲欠佳，体重下降6kg。既往身体健康，无药物过敏史，吸烟30余年，20支/日。体格检查未见异常。辅助检查：血常规示 Hb 120g/L，WBC 7.5×10^9/L，胸部 X 线示右上肺一 3cm × 4cm 大小的阴影。

请思考：1. 病人将实施肺切除手术，目前主要的护理诊断/问题有哪些？

2. 针对病人的护理诊断/问题，应采取的护理措施有哪些？

（唐 艳）

书网融合……

重点小结   习题

第十五章 急性腹膜炎与腹部损伤 病人的护理

PPT

学习目标

素质目标：提高急救意识，养成细致入微的护理风范，体现较强的无菌观念和医者仁心品德。

知识目标：掌握急性腹膜炎病人的身心状况、护理诊断、护理措施；掌握腹部损伤病人的身心状况、辅助检查、护理措施；熟悉急性腹膜炎的病因、分类、处理原则；了解腹部损伤分类、病理生理。

能力目标：能评估急性腹膜炎与腹部损伤病人的病情，提出护理问题，制订并实施护理措施和健康教育。

情境导入

情境：男性病人，37岁。车祸致腹痛、腹肌紧张5小时。5小时前行走时被汽车撞伤左腹部，事后腹部疼痛，软弱无力，被人送到医院。查体：T 37℃，P 120次/分，R 26次/分，BP 68/50mmHg。面色苍白，腹部压痛、反跳痛、腹肌紧张，以左上腹为重。腹腔穿刺抽出不凝固的血液。B超报告脾破裂。诊断为脾破裂，准备急诊手术。

思考：1. 患者目前的主要护理诊断有哪些？
2. 应采取哪些护理措施？

第一节　急性腹膜炎病人的护理

急性化脓性腹膜炎（acute suppurative peritonitis）简称急性腹膜炎（acute peritonitis），是由细菌感染、化学性或物理性损伤等引起的腹膜急性炎症性疾病。

【解剖生理概要】

腹膜是一层浆膜，由内皮细胞组成，分为相互连续的壁腹膜和脏腹膜两部分。壁腹膜贴附于腹壁的里面，脏腹膜覆盖于脏器的表面，并构成系膜、网膜、韧带等。腹膜腔是壁腹膜和脏腹膜之间的间隙。男性腹膜腔是完全封闭的，女性腹膜腔可经输卵管与外界相通。腹膜腔是体内最大的体腔，正常情况下其中含有少量浆液，起润滑作用。但在病变情况下，可容纳数升液体或气体。腹腔分为大腹腔和小腹腔（又称网膜囊），借网膜孔彼此相通。大网膜由腹膜构成，在胃和横结肠之间向下悬垂，活动度很大，腹腔内有病变时，常能移动接近病灶处，起一定的防止扩散或修复的作用。

壁腹膜受脊髓（$T_6 \sim L_1$）的周围神经支配。当受到刺激时，痛觉敏感，定位准确，并可引起反射性腹肌紧张，是诊断腹内炎症性疾病的一项重要临床依据。脏层腹膜受内脏交感和副交感神经支配，痛觉定位差，但对膨胀、牵拉及压迫等刺激较为敏感，刺激较重时可引起心率变慢、血压下降等。腹膜为全身最大和配布最复杂的浆膜，其面积约等同全身皮肤面积，具有分泌、吸收、防御和修复功能。受到某些刺激时，腹膜可有大量液体渗出，起到减少刺激和稀释毒素的作用。在炎症时，渗液中有白细胞，能吞噬细菌和其他颗粒物质；还有纤维蛋白原，可转变为纤维素和形成粘连，可防止感染扩散和促进组织的修复，但也可引起肠梗阻。腹膜有吸收功能，能吸收腔内液体和空气等，但又可同时吸收毒性物质，故在急性腹膜炎时可并发中毒性休克。

【病因与分类】

临床上根据发病原因不同可分为原发性腹膜炎和继发性腹膜炎。原发性腹膜炎（primary peritonitis）是指腹膜腔内无原发病灶，细菌经血液循环、淋巴途径或女性生殖道侵入腹腔，引起的急性化脓性炎症。继发性腹膜炎（secondary peritonitis）是指在腹腔内某些疾病或损伤的基础上发生的腹膜炎。临床上以急性继发性化脓性腹膜炎最为多见（图 15 – 1）。

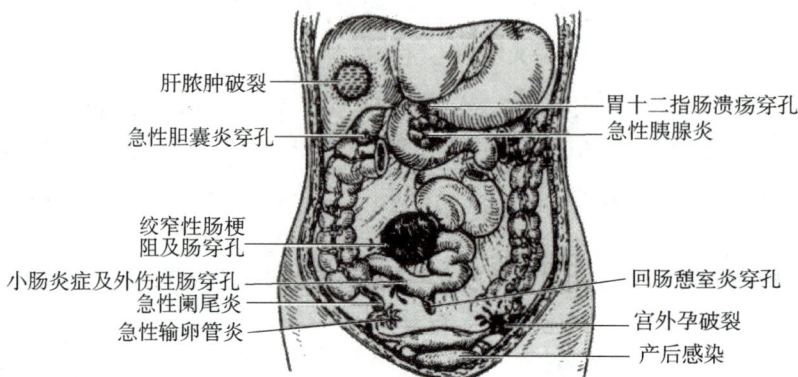

图 15 – 1　继发性化脓性腹膜炎的常见病因

【病理生理】

腹膜受细菌或胃肠内容物、血液或尿液刺激后，立即产生炎症反应，表现为腹膜充血、水肿、失去光泽，并产生大量浆液性渗液。因渗出液含有较多巨噬细胞、中性粒细胞，加以坏死组织、细菌和凝固的纤维蛋白，使渗液变为浑浊的脓液。腹膜的炎症变化极易引起全身性反应，如大量液体渗出、高热、呕吐、肠麻痹时肠腔内大量积液，引起水、电解质和酸碱平衡紊乱，血容量减少；细菌及其内毒素刺激细胞防御机制，启动组胺等炎症介质和细胞因子释放，引起全身炎症反应综合征，甚至导致感染性休克和多器官功能衰竭。另外，肠管因麻痹而扩张，膈肌抬高，影响心肺功能，使血液循环和呼吸功能降低，常常加重病情。以上病理改变多可危及病人的生命。

腹膜炎的转归取决于机体的抵抗力和细菌的致病力，有三种转归结果。

1. 病情恶化　机体抵抗力低下或细菌致病力较强时，病变趋于恶化，腹膜严重充血水肿，引起脱水和电解质紊乱、血浆蛋白降低、贫血；腹内脏器浸泡在大量脓液中，肠管麻痹，形成麻痹性肠梗阻；肠腔内大量液体潴留，使血容量明显减少；细菌入血、毒素吸收，易致感染性休克；肠管扩张还可使膈肌上移而影响心肺功能加重休克，甚至导致死亡。

2. 形成腹腔脓肿　机体抵抗力与细菌致病性相当时，炎症局限形成局限性腹膜炎或脓肿。

3. 痊愈　机体抵抗力强、细菌致病力弱或治疗及时、方法得当者，腹腔内炎症消退、吸收，病情痊愈。腹膜炎治愈后，腹腔内多有不同程度的粘连，严重时可引起粘连性肠梗阻。

【护理评估】

（一）健康史

根据发病机制评估腹膜炎是属于原发性还是继发性。

1. 继发性腹膜炎　腹腔内某些疾病或损伤的基础上发生的腹膜炎。病原菌多为大肠埃希菌、厌氧类杆菌、粪链球菌和变形杆菌等。

（1）腹腔内脏器穿孔　如急性阑尾炎穿孔、胃十二指肠穿孔、肠穿孔等，由于胃肠内容物流入腹膜腔，对腹膜造成化学性刺激和细菌性感染；急性胆囊炎，胆囊壁坏死穿孔造成胆汁性腹膜炎；腹部损伤合并外伤性胃、肠、膀胱或肝脾破裂，也可引起腹膜炎症。

（2）腹内脏器炎症扩散　如急性阑尾炎、急性胰腺炎、女性生殖器化脓性炎症等，含有细菌的渗出液扩散到腹膜腔引起的腹膜炎。

（3）腹腔手术污染　如胃肠、胆管及胰管吻合口渗漏或无菌操作不严等，污染腹膜腔，均可继发腹膜炎。

2. 原发性腹膜炎　腹膜腔内无原发病灶。病原菌多为化脓性链球菌或肺炎双球菌，经上行感染（来自女性生殖道的细菌，通过阴道、子宫、输卵管向上扩散至腹膜腔）；血行播散（致病菌从呼吸道或泌尿系的感染灶，通过血运播散至腹膜腔，婴儿和儿童的原发性腹膜炎多属这一类）；直接扩散（泌尿系感染时，细菌通过腹膜层直接扩散至腹膜腔）；透壁性感染（肝硬化腹水、肾病、猩红热或营养不良，机体抵抗力下降，肠腔内细菌通过肠壁进入腹膜腔），引起腹膜炎。

（二）身体状况

腹膜炎可以是突然发生，也可以是逐渐出现。空腔脏器破裂或穿孔所引起的腹膜炎发病较突然，阑尾炎、胆囊炎等引起的，先有原发病的症状，后有腹膜炎表现。

1. 腹痛　是腹膜炎最早最主要的症状。疼痛的程度与发病的原因、炎症的轻重、年龄、身体素质等有关。一般疼痛剧烈，难以忍受，且呈持续性，深呼吸、咳嗽、转动身体时疼痛加剧，不愿改变体位。疼痛从原发病变部位开始，逐渐扩散而蔓延全腹，以原发病灶处最明显。

2. 恶心、呕吐　早期腹膜受刺激，可引起反射性恶心、呕吐，吐出物多为胃内容物；晚期发生肠麻痹，可吐出黄绿色胆汁，甚至棕褐色粪水样肠内容物。

3. 感染中毒症状　出现高热、脉速、大汗、口干、贫血等，常伴有缺水、代谢性酸中毒。体温、脉搏的变化与炎症的轻重有关，开始正常，以后体温逐渐升高、脉搏加快。脉搏快而体温下降，是病情恶化的征象之一。病情进一步发展，出现面色苍白或发绀、四肢发凉、呼吸急促、脉搏细弱、体温骤升或下降、血压下降、神志恍惚或不清，提示感染性休克。

4. 腹部体征　腹胀、腹式呼吸减弱或消失。腹肌紧张、压痛、反跳痛三者合称腹膜刺激征，是腹膜炎的标志性体征。胃肠穿孔时，腹肌紧张呈板状腹；压痛最明显的部位往往是病变部位。胃肠胀气时叩诊呈鼓音。胃肠穿孔时气体移至膈下，使肝浊音界缩小或消失。腹腔积液较多时可叩出移动性浊音。听诊肠鸣音减弱或消失。直肠指诊：直肠前窝饱满及触痛，这表示盆腔已有感染或形成盆腔脓肿。

腹膜刺激征的范围和程度常反映腹膜炎的严重程度。如机体抗病能力强、细菌毒力弱、病变损害轻、治疗及时，病变与周围组织及大网膜粘连，使感染局限于腹部的某一部位或不超过腹部的两个象限，称为局限性腹膜炎；如机体抗病能力差，细菌致病力强或病变严重，感染可迅速扩散，累及整个腹腔称弥漫性腹膜炎。

5. 常见并发症

（1）腹腔脓肿　急性腹膜炎局限后，脓液未被吸收，积存于膈下、盆腔、肠间等部位，被大网膜、肠管、肠系膜、腹壁和其他脏器粘连包裹，形成腹腔脓肿（图15-2）。不同部位的腹腔脓肿有其表现特点（表15-1）。

表15-1　不同部位腹腔脓肿表现特点

腹腔脓肿部位	特点
盆腔脓肿	最常见。全身中毒症状轻，主要表现为直肠刺激症状（如排便次数增多、黏液便、里急后重等）和膀胱刺激症状（尿频、尿急、尿痛）。直肠指检直肠前壁饱满、有触痛感和波动感；B型超声检查可明确脓肿的大小及位置
膈下脓肿	指积聚于膈肌之下，横结肠及其系膜以上间隙内的脓肿。病人高热等全身中毒症状重；患侧上腹部持续性钝痛，深呼吸时加重；胸部下方叩痛，呼吸音降低。X线检查患侧膈肌抬高、活动受限、肋膈角模糊或有少量积液。B超可确定诊断
肠间脓肿	指被包围在肠管、肠系膜与网膜之间的脓肿。病人多有腹痛和肠梗阻的表现，可触及境界不清的压痛性包块。X线发现肠壁间距增宽及局部肠袢积气。B超、CT检查可显示脓肿

（2）粘连性肠梗阻 腹膜炎治愈后，腹腔内多有不同程度的炎性粘连。若出现暴饮暴食或剧烈活动等诱因，容易使肠管扭曲或形成锐角，发生粘连性肠梗阻。

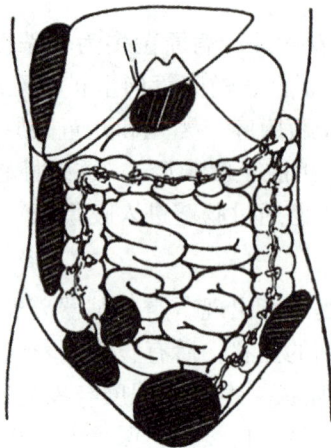

图 15 - 2 腹腔脓肿

（三）辅助检查

1. 实验室检查 白细胞计数升高及中性粒细胞比例增高。机体抵抗力下降时白细胞计数不增高，但中性粒细胞比例增高，甚至出现中毒颗粒。

2. X 线检查 腹部立位片提示小肠普遍胀气和多个小液平的肠麻痹征象。胃肠道穿孔可见膈下游离气体。

3. B 超检查 腹腔有液性暗区，提示腹腔内有不等量液体。判断有无肝脾破裂。

4. CT 检查 对腹腔内实质脏器病变的诊断有帮助。急性胰腺炎 CT 能清晰显示肿大炎症的胰腺。

5. 腹腔镜检查 腹膜炎诊断困难时，使用腹腔镜以协助诊断。必要时尚可处理腹腔内病灶或进行腹腔灌洗和腹腔引流。

6. 腹腔穿刺 在脐与髂前上棘连线的中外 1/3 处进行诊断性腹穿，或在 B 超指导下腹部穿刺，根据抽出液的性质判断病因。抽出液呈黄色、浑浊、含胆汁或食物残渣，无臭味，考虑胃十二指肠穿孔；呈草绿色透明腹水，应考虑结核性腹膜炎；不凝固血液，考虑实质脏器破裂；呈血性液，胰淀粉酶高，应考虑急性重症胰腺炎；血性液体有臭味，考虑绞窄性肠梗阻。

7. 腹腔灌洗 适用于疑有腹腔内脏损伤而腹腔穿刺无阳性发现者。腹腔灌洗阳性率可达98%。若灌洗液含有肉眼可见的血液、胆汁、胃肠液或证明是尿液；镜检发现细菌、红细胞计数超过 $100 \times 10^9/L$、白细胞计数超过 $0.5 \times 10^9/L$ 或淀粉酶超过 100U/L，均为阳性。

如仍为阴性结果，可将塑料导管固定于穿刺点，外接注射器放置，进行连续动态观察，间隔 1～2 小时再抽取灌洗液送检。此法对内出血较为敏感。

（四）治疗评估

治疗原则是去除原发灶以消除病因、彻底引流腹腔渗液或使炎症局限吸收。

1. 非手术治疗 对原发性腹膜炎，病情较轻或病程较长已超过 24 小时，且腹部体征已减轻或炎症已有局限化趋势，全身状况基本良好者可采用非手术治疗。具体措施有：半卧位；禁饮食，胃肠减压；维持体液平衡；应用抗生素；加强支持，必要时输入新鲜血；对症处理等；其中禁饮食、胃肠减压是非手术治疗的主要措施。非手术治疗期间，严密观察病情变化，不见好转或有加重倾向，立即通知医师转手术治疗。

2. 手术治疗 适用于经非手术治疗 6～8 小时，病情不缓解或反而加重者；腹腔内原发病严重者；腹腔内炎症重，有大量积液，出现严重的肠麻痹或中毒症状，尤其有休克表现者；腹膜炎病因不明，无局限趋势者。手术方式为剖腹探查术，手术治疗的原则是正确处理原发病灶（如病变器官的修补或切除）；清理腹腔的渗液、脓液（吸除和冲洗）；采取恰当的腹腔引流。

（五）心理和社会支持状况

由于病情重，病人除忍受疼痛、腹胀、恶心、呕吐等痛苦折磨外，常有焦虑、烦躁等症状。甚至有人表现出责骂、不配合等类似精神症状的情况。当非手术治疗无效而中转手术或因病情严重而决定急诊手术时，更易产生恐惧、不安全感，甚至不合作，拒绝手术。非手术治疗期间或诊断未明确前，因一般不建议用镇痛剂，病人及家属也可能表现为不理解的情绪或言行。

（六）与妇产科有关疾病评估

许多妇产科疾病（如宫外孕破裂、急性输卵管炎和卵巢囊肿蒂扭转等）可合并急性腹膜炎，应引起重视。

【常见护理诊断/问题】

1. 焦虑和恐惧　与下列因素有关：①剧烈疼痛不易缓解；②对手术和预后的顾虑；③对环境改变的不适应。

2. 不舒适：疼痛　与腹膜炎症刺激或手术有关。

3. 体温过高　与腹腔感染、毒素吸收、脱水和手术后吸收热有关。

4. 营养失调：低于机体需要量　与禁食和感染所致机体高代谢消耗等因素有关。

5. 有引流管引流异常的危险　与胃肠减压管、腹腔引流管等堵塞、脱出诸多因素有关。

6. 潜在并发症　腹腔脓肿、切口感染、粘连性肠梗阻。

【护理目标】

1. 病人焦虑减轻。
2. 病人疼痛缓解，能配合医护工作。
3. 病人体温及水、电解质和酸碱基本稳定。
4. 病人营养状况改善。
5. 胃肠减压等引流管保持通畅。
6. 病人发生并发症的危险性减少。

【护理措施】

（一）非手术疗法和术前护理

1. 一般护理　病情许可的情况下，安置病人于半卧位，以改善呼吸、循环和促使炎症局限；给予禁食、胃肠减压，以减轻胃肠道内的积气、积液，减轻腹胀等不适；尽量减少搬运和按压腹部，以减轻疼痛；高热者，给予物理降温。

2. 心理护理　做好病人及其家属的解释安慰工作，稳定病人情绪，减轻焦虑症状；介绍有关腹膜炎疾病的知识，使其充分认识疾病，增强战胜疾病的信心。

3. 观察病情　定时测量生命体征及尿量，记录液体出入量；加强病房巡视，观察病人腹部变化情况、辅助检查结果和其他病情变化，发现异常及时报告医师协助处理；观察治疗效果。

4. 补液与抗感染　迅速建立静脉输液通道，遵医嘱补液，纠正水、电解质及酸碱失衡。根据临床表现来调整输液的量、速度和成分，保持尿量达每小时 40ml 以上。遵医嘱合理使用抗生素，控制感染，必要时输新鲜血或血浆，提高机体的抗病能力。

5. 对症处理　镇静、吸氧，减轻病人的痛苦。

6. 做好术前准备　拟行手术者，积极做好术前常规准备。

（二）手术后护理

1. 体位　先按麻醉要求安置合适体位，麻醉过后改为半卧位。病情许可的情况下，鼓励病人适当翻身，尽早下床活动，以防肠粘连和下肢静脉血栓形成。

2. 饮食 术后继续胃肠减压、禁食，肛门排气、肠蠕动恢复后拔除胃管，逐步恢复经口进食。禁食期间遵医嘱静脉补液。

3. 观察病情 术后密切监测生命体征变化，定时测量体温、血压、脉搏及尿量。观察腹部体征变化，有无膈下或盆腔脓肿的表现，发现异常，及时通知医师，并配合处理。

4. 补液与营养支持 遵医嘱合理补充水、电解质、维生素和蛋白质，必要时输新鲜血或血浆，维持水、电解质和酸碱平衡，提高机体抵抗力；给予肠内、外营养支持。

5. 感染预防 术后遵医嘱继续应用敏感的抗生素，尽早控制腹腔内感染。

6. 切口和腹腔引流管的护理 病人回病房后，正确连接和妥善固定各引流管，有多处腹腔引流管时，贴上标签并注明各管的位置及功能，以免混淆。保持通畅，防止脱出或受压，定时挤压引流管；观察、记录引流液的量、颜色、性状，预防腹腔内残余感染。当引流液量明显减少，全身状况好转，可考虑拔管。切口及时换药，促进切口愈合。

（三）健康教育

指导病人早期进行适当活动，防止术后肠粘连发生。嘱病人少量多餐，避免进食过凉、过硬及刺激性食物，以防止术后肠粘连的基础上诱发肠梗阻，如有腹痛、腹胀、恶心、呕吐等不适时，应及时去医院复诊。

第二节 腹部损伤病人的护理

腹部损伤（abdominal injury）在平时和战时都较多见，占全身损伤的0.4%～1.8%。对伴有腹腔内脏器损伤的病人进行及时、正确的诊断与处理，是降低死亡率的关键。

【病因与分类】

（一）分类

腹部损伤可分为闭合性和开放性2大类。

1. 闭合性损伤 是指伤后腹壁保持完整，腹腔内脏器或组织与外界不相通。闭合损伤可分为单纯腹壁损伤和内脏损伤，两者对病人的影响及处理原则截然不同，判断有无内脏损伤以及损伤程度特别重要。

2. 开放性损伤 是指伤后腹壁完整性遭到破坏，腹腔内组织或器官与外界相通。腹部开放性损伤根据有无腹膜破损分为穿透伤和非穿透伤2大类，有腹膜破损者称为穿透伤，腹膜没有破损者称为非穿透伤。穿透伤根据伤口特点又分为贯通伤（有出入口）和非贯通伤（有入口而无出口）。

（二）病因病理

闭合性损伤主要因坠落、碰撞、冲击、挤压、钝器暴力所致；开放性损伤常由刀、枪弹、弹片等引起。无论开放或闭合性损伤，都可导致腹部内脏损伤。根据暴力的强度、速度、着力部位及作用方向等，可初步判断腹部损伤的程度、有无内脏损伤及什么内脏损伤等。闭合性损伤中常见受损脏器依次为脾、肾、小肠、肝、肠系膜等；开放性损伤依次为肝、小肠、胃、结肠、大血管等。胰、十二指肠、膈、直肠等位置较深，损伤发生率较低，一旦损伤，表明病情严重。

【护理评估】

（一）健康史

询问病人或现场目击者，了解受伤原因、时间、地点、部位，以及致伤物的性质和暴力的大小；评估病人伤后治疗经过和效果；既往有无肝、脾、肾慢性疾病及不良嗜好等。

（二）身体状况

腹部损伤的主要症状是腹痛。其他临床表现常因伤情不同而有所差别。

1. 单纯腹壁损伤　闭合性腹壁损伤常表现为局部肿痛和压痛，皮下瘀斑，随时间推移疼痛逐渐减轻，无休克、胃肠道症状及腹膜刺激征；开放性腹壁损伤可见伤口，伤口有出血或腹腔液体流出，穿透伤可有腹内组织或脏器自腹壁伤口突出，多伴有腹膜刺激征。

2. 腹内器官损伤　如仅有挫伤，可无明显的临床表现；如器官或血管破裂则伤情严重。

（1）空腔器官破裂　以腹膜炎为主要表现。主要为持续性腹痛和胃肠道症状（恶心、呕吐、呕血、便血等）；有明显的腹膜刺激征，其程度因空腔器官内容物不同而异。胃肠道破裂可出现气腹征。直肠损伤可见鲜血便，泌尿系统损伤可见血尿。

（2）实质器官和血管破裂　以内出血或失血性休克为主要表现。有面色苍白、脉搏加快、血压下降、尿少等，甚至发生失血性休克。出血量达到 1000ml 时，腹部可叩击移动性浊音。肝、肾、胰腺破裂时，胆汁、尿液、胰液进入腹腔，引起明显的腹膜刺激征。

空腔器官与实质器官破裂的临床特点见表 15－2。

表 15－2　腹部空腔器官与实质器官破裂的临床特点

	空腔器官破裂	实质器官破裂
临床特征	以急性腹膜炎为主	以急性内出血（休克）为主
腹部叩诊	常有肝浊音界缩小或消失	常有移动性浊音
血常规	白细胞计数增多，中性粒细胞增多	红细胞计数减少、血红蛋白值下降
X 线、B 超	腹腔内积气等	腹腔积液及肝、脾破裂征象
腹腔穿刺	可见浑浊液体、胃肠内容物等	可见不凝固血液

3. 常见内脏损伤

（1）脾破裂　脾是腹腔内脏器中最易损伤的器官，在各种腹部损伤中占 40%～50%。左下胸、左上腹的创伤易造成脾破裂。脾破裂可分为真性脾破裂（脾实质与被膜均破裂）、中央型脾破裂（脾实质深部破裂）、被膜下脾破裂（脾实质周边部分破裂，被膜仍保持完整）三种类型，临床上以真性脾破裂最多见，约占 85%。主要临床表现是内出血，脾蒂撕裂者，出血迅猛，易发生休克甚至死亡。后两种因包膜完整，出血量少，临床上无明显内出血征象，不易被发现，易发生漏诊和误诊，在腹部外力作用下，可突然转为真性破裂，造成大出血危及生命，临床上称为延迟性脾破裂。B 超检查可帮助诊断。

（2）肝破裂　肝是体内最大的实质性器官，右下胸、右上腹受到暴力作用均可造成肝破裂，在各种腹部损伤中占 15%～20%。肝破裂的病理类型与脾破裂相同，临床表现也极为相似。伤后有胆汁渗漏入腹腔，引起明显腹痛和腹膜刺激征。血液可通过胆管进入十二指肠可有黑便、呕血和腹痛血胆三联征。X 线、B 超、CT 检查有助于诊断。

（3）胰腺损伤　上腹部挤压暴力可引起胰腺损伤，占腹部损伤的 1%～2%。胰腺位于腹膜后，损伤后腹膜完整，临床表现不明显，不易被发现，易漏诊；腹膜损伤后胰液进入腹腔，导致弥漫性腹膜炎，出现明显腹膜刺激征。胰液侵蚀性强，炎症反应重，病死率高，占 10%～20%。

（4）小肠破裂　小肠占据腹部的大部分空间，当中、下腹部受伤可致损伤。轻者为单一破裂，重者发生多处破裂，常合并小肠系膜损伤。小肠破裂肠大量内容物进入腹腔，引起明显腹膜炎症状；在空腹和裂口较小时，进入腹腔的肠内容物较少，腹膜炎表现不明显，易导致误诊。肠腔内气体进入腹膜腔后，可出现气腹征。

（5）结肠破裂　结肠损伤发生率远比小肠低，多为单发穿孔。结肠壁薄、血液供应差，伤后愈合能力差。肠腔内细菌多，破裂后腹腔污染重，全身感染中毒症状较严重，危及生命。

（三）辅助检查

1. 实验室检查 空腔器官破裂，血中白细胞计数和中性粒细胞比例明显增高。实质器官破裂，血中红细胞计数、血红蛋白含量、血细胞比容明显下降。胰腺损伤多有血、尿淀粉酶升高。泌尿系统损伤可出现血尿。

2. 影像学检查 胃肠道破裂者，腹部立位 X 线透视或平片可显示膈下游离气体；肝、脾、肾等损伤时，可见其大小、形状和位置改变。B 超检查主要用于肝、脾、胰腺、肾等实质性器官和腹腔积液，诊断率在 95% 以上。CT 检查可清晰显示肝、脾、胰腺、肾等脏器的大小、形状、包膜的完整性、出血量多少，对胰腺损伤及腹膜后间隙的病变优于 B 超。

3. 腹腔穿刺术和腹腔灌洗术 诊断性腹腔穿刺是腹部外伤最常用、最简单的辅助检查方法，空腔器官破裂可抽出胃肠内容物、胆汁、尿液或浑浊液体；实质性器官破裂可抽出不凝固血液。在高度怀疑有腹腔内脏损伤但诊断性穿刺阴性时，进行诊断性腹腔灌洗。

4. 腹腔镜检查 可直视脏器损伤，除具有诊断价值外，还可进行治疗。

（四）治疗评估

腹部损伤常伴有其他部位损伤，要全面衡量，分清轻重缓急，首先处理对生命威胁最大的损伤。开放性腹部损伤，有腹内脏器脱出者，不可随意还纳腹腔，以免污染腹腔，可用消毒或清洁碗、盆覆盖后再包扎，迅速送至医院接受进一步处理。

1. 非手术治疗 适用于暂时不能确定有无内脏损伤或轻度的实质性脏器损伤，生命体征平稳或仅有轻度变化者，包括手术前的准备工作。

具体措施包括：绝对卧床，无休克者取半卧位，不随意搬动；禁饮食；持续胃肠减压；静脉补液，维持水、电解质与酸碱平衡；应用广谱抗生素防治腹腔内感染；补充血容量防治休克；密切观察病情、禁用镇痛剂等。

2. 非手术治疗

（1）清创术 开放性腹部损伤行清创缝合术，穿透性腹壁伤行剖腹探查术。

（2）剖腹探查术

1）指征 ①开放性、穿透性腹部损伤；②已确诊或高度疑有内脏损伤；③腹痛有进行性加重趋势、腹膜炎范围扩大、肠鸣音逐渐减弱或消失、腹胀明显；④全身情况有恶化趋势，出现口渴、烦躁、体温上升，脉搏加快超过 100 次/分，白细胞升高、红细胞下降，胃肠道出血不易控制，积极抗休克不见好转或继续恶化。

2）方式 根据术中探查所见，采取相应的手术。空腔器官损伤可行修补术、肠切除术、肠造口术等；实质器官损伤可行修补术、部分切除术或切除术等。

（五）心理和社会支持状况

腹部损伤多为突然发生，病人常有紧张、痛苦、恐惧等心理表现，尤其腹壁有伤口、出血、内脏脱出需紧急手术时更为明显。

【常见护理诊断/问题】

1. 疼痛 与腹部损伤、腹腔炎症及手术创伤有关。

2. 焦虑、恐惧 与意外创伤刺激、担忧手术及预后有关。

3. 体液不足 与创伤失血、失液有关。

4. 潜在并发症 失血性休克、腹腔感染、MODS 等。

【护理目标】

1. 病人恐惧感减轻，情绪稳定。

2. 病人疼痛缓解。

3. 维持体液平衡。

4. 未发生并发症或并发症能及时发现并正确处理。

【护理措施】

（一）急救护理

首先处理心搏呼吸骤停、窒息、开放性气胸、大出血等。对已发生休克者，迅速建立通畅的静脉通路，快速补液，必要时输血。对开放性腹部损伤，妥善处理伤口，如有小肠脱出，可用清洁或消毒碗覆盖保护后再包扎，现场不可还纳，以防腹腔污染。如腹部损伤诊断未明确前，禁用吗啡、哌替啶等镇痛药物，以防掩盖病情，贻误抢救时机。

（二）非手术治疗护理

1. 心理护理　关心、同情病人，向病人说明术后可能出现的并发症、相关的治疗和护理知识，消除其对手术的紧张和恐惧感，稳定情绪，配合各项治疗和护理。

2. 一般护理　①绝对卧床休息，病情稳定后取半卧位；不随意搬动病人，以免加重病情。②禁饮食与胃肠减压，以免腹腔污染或加重病情，禁饮食期间静脉补液，维持体液平衡，必要时输血。

3. 观察病情　每 15 ~ 30 分钟测血压、脉搏、呼吸 1 次。观察腹部体征的变化，尤其是腹膜刺激征的程度和范围、移动性浊音的变化、肝浊音界范围等。在观察期间，有下列情况之一者，考虑有腹内脏器损伤：①伤后短时间内出现明显的失血性休克表现；②腹痛和腹膜刺激征进行性加重或范围扩大；③肝浊音界缩小或消失，出现明显腹胀；④出现呕血、便血或血尿，直肠指检前壁有压痛或波动感，或指套染血者；⑤诊断性腹腔穿刺阳性；⑥立位腹部 X 线检查可见膈下有游离气体；⑦实验室检查红细胞计数进行性下降。

4. 维持体液平衡　遵医嘱常规补液，监测电解质与酸碱平衡状况，保持体液平衡。

5. 抗感染　遵医嘱应用广谱抗生素，防治腹腔感染。

（三）手术治疗护理

1. 术前护理　原则同非手术治疗护理措施。尽快完成手术前常规准备，以及以下准备：①交叉配血试验，特别是有实质性脏器损者，准备充足血量；②留置胃管、导尿管；③迅速补充血容量；④对严重血容量不足的病人，在严密监测中心静脉压的前提下，在 15 分钟内快速补液 1000 ~ 2000ml。

2. 术后护理　原则上同急性腹膜炎病人的术后护理，对其他部位损伤病人术后的特殊护理详见有关章节。

（四）健康教育

1. 安全教育　加强生产安全教育，增强劳动保护意识，遵守交通规则，避免车祸发生。

2. 正确处理损伤　损伤后，由专业医务人员检查，以免误诊。

3. 普及急救知识　在意外事故发生时，能进行简单的急救或自救。

4. 出院指导　出院后要注意休息，增加营养，适度锻炼，促进康复。如出现不适，及时到医院就诊。

●●●● 目标检测

答案解析

一、选择题

A1／A2 型题

1. 急性化脓性腹膜炎的手术指征不包括（　　）

　　A. 原发性腹膜炎　　　　　B. 非手术治疗无效　　　　　C. 中毒症状明显伴休克

　　D. 弥漫性腹膜炎无局限趋势　E. 观察 12 小时症状及体征加重

2. 确定腹腔内脏损伤最有价值的方法是（　　）

    A. X 线检查　　　　　　　B. 腹部体检　　　　　　　C. B 型超声检查

    D. 腹腔穿刺　　　　　　　E. CT 检查

3. 急性腹膜炎术后半卧位的目的，不正确的是（　　）

    A. 有利于脓液局限于盆腔　　B. 有利于改善呼吸和循环　　C. 有利于恢复肠蠕动

    D. 减轻中毒症状　　　　　　E. 防止膈下感染

4. 继发性腹膜炎的腹痛特点是（　　）

    A. 阵发性全腹绞痛

    B. 逐渐加重的阵发性腹痛

    C. 剧烈持续性全腹痛，原发部位显著

    D. 高热后全腹痛

    E. 疼痛与进食有关

5. 女性病人，45 岁，因车祸致上腹部损伤半小时入院，经查体及各种辅助检查未明确诊断，目前该病人的处理措施正确是（　　）

    A. 立即手术明确诊断　　　　　　　　B. 注射止痛剂

    C. 密切观察生命体征和腹部体征变化　　D. 多活动，防止肠粘连

    E. 便秘者，可导泻

A3/A4 型题

（6~7 题共用题干）

男性病人，21 岁。上腹部突发刀割样剧痛 1 小时急诊入院。查体：强迫体位，板状腹，全腹压痛。反跳痛、肌紧张，以右上腹为著，肝浊音界减小，肠鸣音减弱。

6. 若行诊断性腹腔穿刺，穿刺液性质最可能是（　　）

    A. 草绿色、透明　　　　　B. 血性、恶臭　　　　　　C. 血性、无臭、淀粉酶含量高

    D. 稀脓性略带臭气　　　　E. 黄色、浑浊、含胆汁或食物残渣

7. 下列非手术疗法中不必要的是（　　）

    A. 禁食、胃肠减压　　　　B. 输液，纠正电解质紊乱　　C. 抗生素治疗

    D. 半卧位　　　　　　　　E. 抗胰酶疗法

二、思考题

男性病人，44 岁，消化性溃疡病史 10 年，上腹部剧痛 2 小时。腹痛前 6 小时未进食。查体：生命体征平稳；全腹肌紧张、压痛、反跳痛，尤以上腹部较明显。初步诊断消化性溃疡急性穿孔。

请思考：1. 该病人的主要护理是什么？

          2. 拟出护理措施要点。

（张钱友）

书网融合……

重点小结　　　　习题

第十六章 腹外疝病人的护理 e微课

PPT

素质目标：深刻理解"生命至上、关爱为本"的职业精神。

知识目标：掌握斜疝和直疝的临床表现和鉴别；熟悉腹外疝、腹股沟直疝、腹股沟斜疝的定义。

能力目标：能运用所学知识进行腹外疝病人的手术前后护理以及并发症的预防；根据护理诊断，制订护理目标，做出健康指导。

情境导入

情境：男性病人，50岁，因"腹股沟疝病发作"入院。腹部明显包块，伴有剧烈疼痛和不适感。诊断为腹外疝，拟行手术治疗。

思考：1. 腹外疝发病原因有哪些？

2. 腹外疝术后可能会出现一些并发症，如感染、出血等，应如何预防和处理？

第一节 概　述

体内某个脏器或组织离开其正常解剖部位，通过先天或后天形成的薄弱点、缺损或孔隙进入另一部位，即称为疝（hernia）。疝最多发生在腹部，尤以腹外疝（external abdominal hernia）多见。腹外疝是由腹腔内的脏器或组织连同腹膜壁层，经腹壁薄弱点或孔隙，向体表突出所形成。根据发生部位不同，分为腹股沟疝（腹股沟斜疝和腹股沟）直疝、股疝、脐疝、切口疝、白线疝等。

【病理生理】

典型的腹外疝由疝环、疝囊、疝内容物和疝外被盖组成（图16-1）。

1. 疝环　是疝内容物突向体表的门户，即腹壁薄弱区或缺损处。

2. 疝囊　是壁层腹膜经疝环向外突出所形成的囊袋，由疝囊颈、疝囊体和疝囊底组成。疝囊颈位置相当于疝环，是比较狭窄的部分。

3. 疝内容物　是进入疝囊的腹内脏器或组织，以小肠最为多见，大网膜次之。其他如盲肠、阑尾、乙状结肠、横结肠、膀胱等，也可作为疝内容物进入疝囊，但较少见。

4. 疝外被盖　是指疝囊以外的各层组织，通常为筋膜、皮下组织和皮肤。

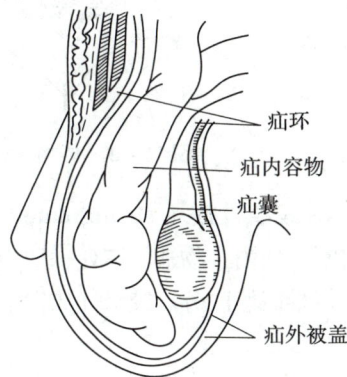

图 16-1　典型腹外疝

【分类】

1. 易复性疝（reducible hernia）　最常见。凡疝内容物很容易回纳入腹腔的疝，称为易复性疝。

2. 难复性疝（irreducible hernia）　疝内容物不能回纳或不能完全回纳入腹腔者，称难复性疝。其内容物多为大网膜。少数病程较长的疝，因内容物不断进入疝囊时产生的下坠力量将囊颈上方的腹膜逐渐推向疝囊，导致盲肠、乙状结肠或膀胱随之下移而成为疝囊壁的一部分，这种疝称为滑动性疝（图 16 - 2），也属难复性疝。

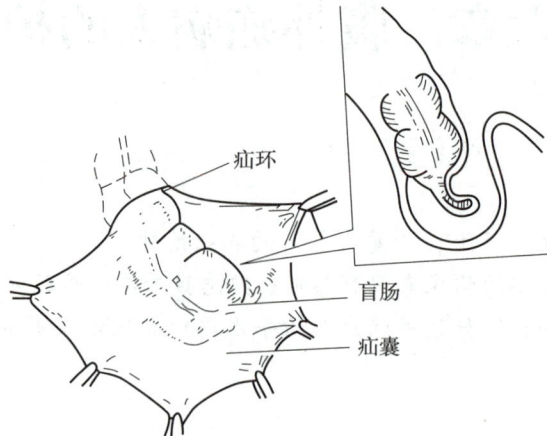

图 16 - 2　滑动性疝

3. 嵌顿性疝（incarcerated hernia）　疝环较小而腹内压力骤增时，疝内容物可强行扩张疝囊颈而进入疝囊，因疝囊颈的弹性收缩，将内容物卡住而不能回纳腹腔，称为嵌顿性疝（图 16 - 3）。若为肠管嵌顿，因静脉回流受阻，导致肠管壁淤血、水肿、颜色由鲜红变为深红，囊内可有淡黄色渗液积聚；若能及时解除嵌顿，病变肠管可恢复正常。若嵌顿的内容物仅为部分肠壁，系膜侧肠壁及其系膜并未进入疝囊，肠腔并未完全梗阻，这种疝称为肠管壁疝或 Richter 疝（图 16 - 4）。如嵌顿的小肠是小肠憩室（通常是 Meckel 憩室，则称 Littre 疝）。

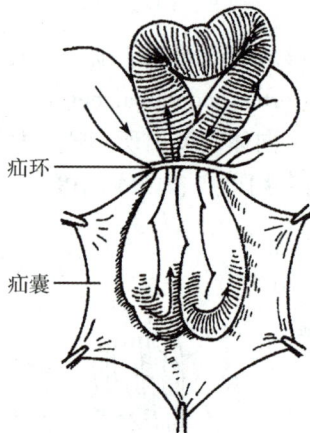

图 16 - 3　嵌顿性疝

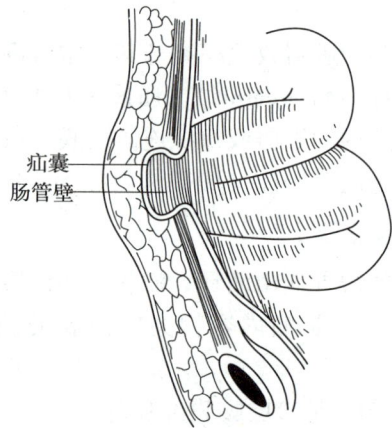

图 16 - 4　肠管壁疝或 Richter 疝

4. 绞窄性疝（strangulated hernia）　嵌顿若不能及时解除，可使嵌顿组织动脉血流减少，甚至完全阻断，疝内容物缺血坏死，即为绞窄性疝。嵌顿性疝和绞窄性疝实际上是一个病理过程的两个阶段，临床上很难截然区分。绞窄性疝发生肠壁坏死，其肠壁动脉血流障碍是有别于嵌顿性疝的主要表现。

第二节　腹股沟疝病人的护理

　　根据疝内容物疝出的途径不同，腹股沟疝分为腹股沟斜疝和腹股沟直疝。疝囊经过腹壁下动脉外侧的腹股沟管内环突出，向内、向下、向前斜行经过腹股沟管，再穿出腹股沟管皮下环，并可进入阴囊，称为腹股沟斜疝。疝囊经腹壁下动脉内侧的直疝三角区直接由后向前突出，不经过内环，也不进入阴囊，称为腹股沟直疝。腹股沟斜疝与腹股沟直疝的临床表现及鉴别见表 16 - 1。

表 16 - 1　斜疝与直疝的临床表现及鉴别

	斜疝	直疝
发病年龄	多见于儿童及青壮年	多见于老年人
突出途径	经腹股沟管突出，进入阴囊	由直疝三角突出，不进入阴囊
疝块外形	椭圆或梨形，上部呈蒂柄状	半球形，基底较宽
回纳疝块后压住深环	疝块不再突出	疝块仍可突出
精索与疝囊的关系	精索在疝囊后方	精索在疝囊前外方
疝囊颈与腹壁下动脉关系	疝囊颈在腹壁下动脉外侧	疝囊颈在腹壁下动脉内侧
嵌顿机会	较多	极少

【护理评估】

（一）健康史

腹壁强度降低和腹内压力增高是腹外疝发病的两个主要原因。

1. 腹壁强度降低　①先天性因素：某些组织穿过腹壁的部位，如精索或子宫圆韧带穿过腹股沟管、股动静脉穿过股管、脐血管穿过脐环。先天发育不全的腹白线也可成为腹壁的薄弱点。②后天性因素：腹部手术切口愈合不良、腹壁外伤后感染、腹壁神经损伤、老年体弱和过度肥胖致肌肉萎缩等，均导致腹壁强度降低。询问病人有无腹壁薄弱或先天的缺损病史，如腹部有无接受过手术、手术切口愈合不良或感染、腹部外伤造成腹壁缺损或腹壁神经损伤、年老体弱及过度肥胖造成的腹壁肌肉萎缩等病史。

2. 腹内压力增高　询问病人有无引起腹内压力增高的病史，如慢性咳嗽、习惯性便秘、前列腺增生引起的排尿困难、肝硬化引起的腹水、妊娠、婴儿经常啼哭、长时间屏气劳动等。举重、扛抬重物等引起腹内压骤然增高可发生嵌顿性疝。

在腹壁强度降低的基础上，腹内压力增高是腹外疝发生的重要原因。

（二）身体状况

易复性疝病人多无自觉症状，或仅有局部坠胀不适，常在无意中发现患处有隆起的肿块，尤其在用力提重物或咳嗽时更明显，平卧休息、安静时消失。

难复性疝病人除了局部坠胀不适外，主要特点是疝内容物不能完全回纳，巨大疝块者会影响工作和生活。

嵌顿性疝病人在腹内压骤增时，如强力劳动、剧烈咳嗽、用力排便时发生。表现为突然出现腹部局限性包块，伴有剧烈疼痛，疝块不能回纳，且有明显触痛，若嵌顿的内容物为肠袢，则有类似肠梗阻的症状，如不及时处理，发展为绞窄性疝，临床症状加重，甚至发生脓毒症。腹外疝由于发生部位不同，其临床表现也有所差异。

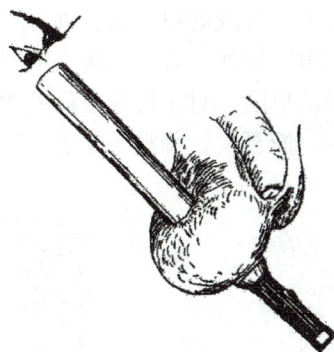

图 16 - 5　透光试验

（三）辅助检查

1. 实验室检查　腹外疝发生绞窄时，血白细胞、中性粒细胞增多。

2. X 线检查　嵌顿性疝或绞窄性疝可见肠梗阻 X 线征象。

3. 透光试验　因疝块不透光，故腹股沟斜疝透光试验呈阴性，而鞘膜积液多为透光，呈阳性，因此腹股沟斜疝做阴囊透光试验可排除睾丸鞘膜积液（图 16 - 5）。

（四）治疗要点

1. 非手术治疗

（1）腹股沟疝　6个月以内婴儿的小型疝有自愈的可能，无须治疗，但要警惕嵌顿性疝的发生。疝带常可压伤皮肤，并有发生疝带下嵌顿的危险，不适用于小儿，可采用棉线束带或绷带压住腹股沟管深环，防止疝块突出，给发育中的腹腔以加强腹壁的机会。年老体弱或伴有其他严重疾病而禁忌手术者，回纳疝内容物后，使用疝带压迫疝环。

（2）脐疝　小儿脐疝除了嵌顿或穿破等紧急情况外，在2岁之前采取非手术疗法，原则是回纳疝块后，用大于脐环的、外包纱布的硬币或小木片抵住脐环，然后用胶布或绷带加以固定。

2. 手术治疗

（1）疝囊高位结扎术　如不能自愈或逐渐增大的婴幼儿腹外疝，年龄越小，嵌顿率越高，危险性越大，应早期行单纯疝囊高位结扎术。手术方法是皮下环处小切口显露疝囊颈，予以高位结扎或贯穿缝合疝囊颈（图16-6）。

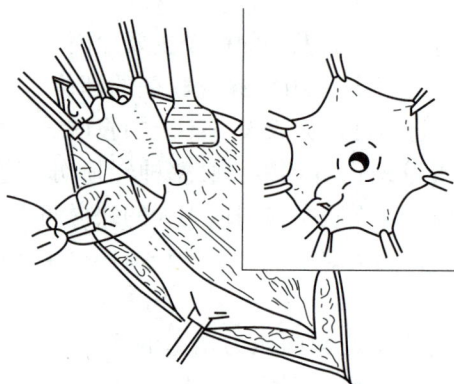

图16-6　疝囊高位结扎术

（2）疝修补术　是腹股沟疝最有效的治疗方法。成人在疝囊高位结扎后，加强或修补薄弱的腹壁缺损区，治疗较为彻底。常用手术方法有：①传统疝修补术。修补腹股沟管前壁以Ferguson法最常用；修补腹股沟管后壁常用的方法有Bassini法、Halsted法、McVay法、Shouldice法。②无张力疝修补术（tension-free hernioplasty）（图16-7）。使用修补材料进行无张力疝修补是目前外科治疗的主要方法。利用人工合成的组织相容性好、无毒性、高强度网片材料，在无张力的情况下进行疝修补术。此方法技术简单、快速、有效，病人痛苦小、下床早、恢复快。但人工合成网片材料是异物，都有潜在的排异和感染的危险，对于局部条件差的病人要慎用。③经腹腔镜疝修补术。属微创手术范畴，具有创伤小、痛苦少、恢复快、美观等优点，但因其对技术设备要求高，费用高，目前临床上未广泛应用。

(1)　　　　　　　　　　　　　　　　(2)

图16-7　无张力疝修补术

（五）心理和社会支持状况

腹外疝的肿块可反复突出，并有胀痛感，影响其正常工作和日常生活，表现为焦虑不安；婴幼儿腹外疝，患儿家长因不了解疾病相关知识，而表现出紧张、焦虑等。

【主要护理诊断/问题】

1. 急性疼痛　与腹外疝肿块突出、嵌顿或绞窄有关。

2. 知识缺乏　缺乏预防腹内压增高及促进术后康复有关知识。

3. 潜在并发症　术后阴囊水肿、切口感染等。

【护理目标】

1. 病人疼痛程度减轻或消失。

2. 病人知晓腹股沟疝的成因，知晓预防腹内压增高和促进术后康复的相关知识。

3. 病人未发生并发症，或并发症得到及时发现和处理。

【护理措施】

（一）非手术护理

1. 积极消除腹内压增高的因素，对咳嗽、便秘、排尿困难的病人必须积极治疗，症状控制后再行手术。注意多饮水，多食富含粗纤维的食物，如蔬菜、水果等，保持大便通畅。

2. 疝块较大的病人，嘱其卧床休息，减少活动，离床活动时使用医用疝带，将疝带一端的软压垫对着疝环顶住，避免腹腔内容物突出，防止疝嵌顿。小儿要密切观察是否发生疝嵌顿现象。脐疝治疗时用硬币压迫，绷带固定后也应经常检查其松紧度，防止移位导致压迫失效。

3. 观察病人病情，若出现腹痛明显，呈持续性，且伴有疝块突然增大、发硬、触痛明显、不能回纳腹腔，应高度警惕嵌顿性疝发生的可能，紧急处理。

（二）手术护理

1. 术前护理

（1）备皮　术前嘱病人沐浴，按规定范围备皮，对病人会阴部、阴囊皮肤准备，既要剃尽阴毛，又要防止皮肤破损。手术日晨再检查一遍皮肤准备情况，如有皮肤破损或有继发化脓性感染，暂停手术。

（2）灌肠　手术前晚给病人灌肠，清洁肠道，防止术后腹胀和便秘。

（3）排空尿液　进手术室前，嘱病人排尿，以防术中误伤膀胱，必要时留置导尿管。

（4）嵌顿性疝或绞窄性疝病人　特别是伴有急性肠梗阻的病人，按急症手术前护理常规，禁食、胃肠减压、输液、使用抗生素，必要时备血等，在积极纠正水、电解质及酸碱平衡失调的同时，准备手术。

2. 术后护理

（1）体位　术后当日宜取平卧位，膝下垫一软枕，髋、膝关节略屈曲，以松弛腹股沟切口的张力，从而减轻病人切口疼痛感。

（2）饮食　病人术后 6~12 小时麻醉反应消失，若无恶心、呕吐等不适，进流质饮食，之后逐渐恢复到软食或普食。行肠切除吻合术的病人，肠蠕动功能恢复后，进流质饮食，再逐渐过渡到半流质、普食。

（3）活动　病人卧床时间长短，依据疝的部位、大小、腹壁缺损程度及手术方式而定，传统疝修补术后 3~5 日下床活动。采用无张力疝修补术的病人一般术后当日或次日即可下床活动，但对年老体弱、复发性疝、绞窄性疝、巨大疝病人，卧床时间延长至术后 10 日，方可下床活动，以免疝复发。

（4）防止腹内压增高　术后嘱病人尽量避免咳嗽及用力排便，否则会使腹内压增高，不利于切口愈合，且易导致术后疝复发。术后病人注意保暖，防止受凉而引起咳嗽；保持大、小便通畅，便秘者嘱避免用力排便，必要时给予药物通便。

（5）预防阴囊水肿　术后可用"丁"字带将阴囊托起，并密切观察阴囊肿胀情况。

（6）预防切口感染　切口感染是导致疝复发的重要原因，故术后要密切观察切口愈合情况。注意保持切口敷料干燥、清洁，避免大、小便污染，尤其是婴幼儿更应加强护理，发现敷料脱落或污染应及时更换；必要时在切口上覆盖伤口贴膜，以隔离保护伤口。注意观察病人切口有无红、肿、疼痛，一旦发现切口感染应尽早处理。

（三）健康教育

1. 避免生活和工作中可引起腹内压增高的因素，及时治疗咳嗽、便秘、排尿困难等，保持大便通畅，养成定时排便习惯，防止疝的复发。

2. 手术病人出院后注意休息，逐渐增加活动量，避免提重物，3 个月内避免重体力劳动或提举重物。若疝有复发，及时就诊。

第三节　其他腹外疝

一、股疝

腹腔内脏器或组织通过股环、经股管向卵圆窝突出的疝，称为股疝。多见于 40 岁以上女性。在病人的腹股沟韧带下方卵圆窝处可触及一半球形的肿块，平卧回纳内容物后疝块有时并不完全消失，这是因为疝囊外有很多脂肪堆积的缘故；由于囊颈较狭小，股疝易发生嵌顿，并迅速发展为绞窄性疝。

二、切口疝

发生于腹壁手术切口处的疝，称切口疝。病人腹壁切口处逐渐膨隆，有肿块出现，平卧时缩小或消失，伴食欲减退、恶心、便秘、腹部隐痛等难复性疝表现；多数切口疝无完整疝囊，疝内容物常与腹膜外腹壁组织粘连而成为难复性疝，因切口疝环宽大，很少发生嵌顿。

三、脐疝

腹腔内脏器或组织通过脐环突出的疝，称脐疝。小儿脐疝多见，表现为在哭泣或用力排便、站立时，脐部肿块增大、紧张，平卧后肿块消失，很少发生嵌顿。成人脐疝多见于中年经产妇，也见于肥胖、大量腹水等患者。成人脐疝由于脐环狭小容易发生嵌顿、绞窄。如发生嵌顿，可出现腹痛、恶心、呕吐等症状。

目标检测

答案解析

一、选择题

【A1／A2 型题】

1. 治疗腹股沟疝最常用的方法是（　）

A. 疝成形术　　　B. 疝囊高位结扎术　　　C. 疝修补术

D. 手法　　　E. 疝环填补术

2. 腹外疝的发病基础是（　）

A. 腹壁有先天性或后天性薄弱或缺损

B. 营养不良

    C. 腹腔压力增加

    D. 腹部穿透伤

    E. 继发于腹腔内脏器的损伤

3. 最常见的腹外疝是（　　）

    A. 腹股沟斜疝　　　　　　　B. 股疝　　　　　　　　　C. 切口疝

    D. 腹股沟直疝　　　　　　　E. 脐疝

4. 有关腹外疝，下列描述不恰当的是（　　）

    A. 婴幼儿斜疝，只需行疝囊高位结扎术

    B. 腹股沟斜疝经腹股沟管入阴囊

    C. 股疝多见于中年妇女

    D. 所有腹外疝均需手术治疗

    E. 手术目的是消除腹腔内脏突出空间，加强腹壁薄弱部分

【A3/A4 型题】

（5～7 题共用题干）

男性病人，50 岁。有慢性便秘多年，每次排便必须十分用力。近半年来发现，站立时阴囊出现肿块，呈梨形；平卧时可还纳。局部检查，触诊发现外环扩大，嘱病人咳嗽指尖有冲击感，手指压迫内环处，站立咳嗽，肿块不再出现，拟诊腹外疝，准备手术治疗。

5. 本病例应诊断为（　　）

    A. 腹股沟斜疝　　　　　　　B. 腹股沟直疝　　　　　　C. 股疝

    D. 绞窄性疝　　　　　　　　E. 嵌顿性疝

6. 关于腹外疝手术前后的护理，以下哪项是错误的（　　）

    A. 术后患侧膝下垫枕头

    B. 术前应治愈或控制引起腹内压升高症状

    C. 严格准备会阴皮肤

    D. 腹股沟斜疝术后不需要托起阴囊

    E. 术后 3 个月内避免重体力劳动

7. 术后预防血肿的措施是（　　）

    A. 仰卧位　　　　　　　B. 保持敷料清洁、干燥　　　　C. 托起阴囊、伤口沙袋压迫

    D. 应用抗生素　　　　　E. 不可过早下床活动

二、思考题

男性病人，56 岁，发现阴囊肿块半年。阴囊部位出现肿块，平卧时可回纳，站立时突出，呈梨形。体检：嘱患者咳嗽时，指尖有冲击感；回纳肿块后，手指压迫内环处，站立咳嗽，肿块不再出现。既往身体健康，无药物过敏史，无高血压、糖尿病、肿瘤等家族史。大便不规律，便秘 20 余年，不吸烟，少量饮酒。

    请思考：1. 王先生是什么疾病？

            2. 如果拟行手术治疗，应当进行哪些护理措施？

书网融合……

重点小结　　　　　微课　　　　　习题

第十七章　胃、十二指肠疾病病人的护理

PPT

学习目标

素质目标：培养具有良好的职业道德，尊重病人人格，关爱病人，减轻病人痛苦，维护健康。

知识目标：掌握胃大部切除术后常见并发症及护理；熟悉胃、十二指肠的外科治疗适应证及胃癌的病因、分类、表现。

能力目标：能运用所学知识，评估胃、十二指肠溃疡以及胃癌病人的病情，提出护理问题，制订并实施护理措施和健康指导，进行手术前后的护理。

情境导入

情境：男性病人，43岁，"中上腹胀痛、呕吐12天"急诊入院。病人有反复中腹疼痛10余年，好发于夜间，黑便史2次，药物治疗效果不佳，症状逐渐加重。12天前开始出现中上腹胀痛不适，进食加重，以后出现恶心、呕吐，吐出物为宿食，有酸臭味，常发生在下午和晚上。体格检查：皮肤干燥、弹性差，唇干；上腹部膨隆，可见胃型和胃蠕动波，用手轻拍上腹部可闻及振水声。

思考：1. 病人可能的医疗诊断是什么？
　　　2. 目前存在哪些护理诊断/问题？
　　　3. 术前的主要护理措施有哪些？

第一节　胃、十二指肠溃疡的外科治疗 🅔微课

【概述】

胃、十二指肠溃疡（gastroduodenal ulcer）又称消化性溃疡（pepticulcer，PU），是指发生于胃十二指肠的局限性圆形或椭圆形的全层黏膜缺损。分为胃溃疡和十二指肠溃疡。若两者同时存在，称为复合性溃疡。绝大多数消化性溃疡是单个发生，若有两个以上溃疡灶，则称为多发性溃疡。其发生与胃酸及胃蛋白酶的消化作用有关，表现为慢性、周期性、节律性的上腹部疼痛。大多数病人用药物治疗，溃疡愈合，预后良好，但复发率较高；若经严格的药物治疗无效者或发生严重并发症（溃疡合并穿孔、大出血、瘢痕性幽门梗阻、癌变）时，应采取手术治疗。

【护理评估】

（一）健康史

胃、十二指肠溃疡是一种多病因疾病，与饮食习惯，如暴饮暴食、饮食不规律、喜食刺激性食物及嗜烟、酒、咖啡、浓茶等有关；评估发作与季节、地域是否有关；评估有无经常服用导致溃疡药物，如阿司匹林等非甾体类药物；了解病人精神状态、情绪状况，有无心理社会压力等；询问家族中有无其他患本病者，以及了解病人对该病的认识程度等。

（二）身体状况

胃、十二指肠溃疡临床表现见内科护理，本节主要介绍并发症的评估。

1. 溃疡大出血　是本病最常见的并发症。85%～90%的病人有溃疡病史，主要表现为柏油样黑便与急性呕血。多数突然发病，出血多不伴有腹痛，病人大多先感觉恶心、眩晕和上腹部不适，随即

出现呕血或柏油样便。当短期失血量超人体总血量 10%（约 400ml）时，出现休克代偿期表现，如面色苍白、四肢凉、脉搏快速、血压正常而脉压变小。当急性失血量占人体总血量 20%（约 800ml）时，可出现休克期表现，如出冷汗、四肢冰凉、脉搏细速、呼吸浅促、血压下降。

2. 胃、十二指肠溃疡急性穿孔 是最严重的并发症，以十二指肠溃疡穿孔为多见。90% 的病人有溃疡病史，穿孔前常有溃疡病症状加重。急性穿孔当胃肠内容物流入腹腔时，引起急性腹膜炎，主要表现为突发性上腹部刀割样剧痛，当消化液沿升结肠旁沟流向右下腹时，引起右下腹疼痛，并很快扩散至全腹，可引起全腹疼痛伴恶心、呕吐，甚至休克。腹式运动减弱，腹肌紧张呈板状强直、全腹压痛、反跳痛，以右上腹最明显，肝浊音界缩小或消失，当腹膜大量渗出腹腔积液超过 1000ml 时，可叩出移动性浊音，听诊肠鸣音减弱或消失。

3. 瘢痕性幽门梗阻 常发生于十二指肠溃疡和幽门附近的胃溃疡。因溃疡愈合，瘢痕形成或与周围组织粘连而引起幽门阻塞。表现为上腹部饱胀、疼痛，于餐后加重。呕吐反复发作是最突出的症状，特点是呕吐量大，一次达 1000～2000ml，多为隔夜宿食，有腐败酸臭味，不含胆汁。大量呕吐后疼痛短暂缓解，还有食欲减退、反酸、嗳气等消化症状。上腹部膨隆，有胃型、蠕动波和振水音。

4. 癌变 主要见于胃溃疡。病史长，年龄多在 45 岁以上。常出现腹痛加重、节律性消失，食欲减退，体重明显减轻，贫血，大便潜血试验持续阳性。胃镜检查可证实。

（三）辅助检查

1. 实验室检查 大出血时血红蛋白降低，红细胞比容下降；大便隐血试验阳性。瘢痕性幽门梗阻时血生化检查氯离子降低、钾离子降低、碳酸氢根离子增加。

2. 胃镜检查 是确诊消化性溃疡最有价值的检查方法，可直视病变部位，还可做组织活检及 HP 检测，帮助诊断和治疗。也是诊断出血部位的重要依据。

3. X 线检查 是诊断消化性溃疡急性穿孔的重要检查方法，可见膈下大量游离气体。瘢痕性幽门梗阻 X 线钡餐检查显示胃扩张、胃潴留及胃排空延迟。

4. 其他检查 消化性溃疡急性穿孔，腹腔穿刺可见黄绿色浑浊液或食物残渣。

（四）治疗评估

1. 非手术治疗 目的是消除病因、缓解症状、促进溃疡愈合、防止溃疡复发、预防并发症。详见内科护理学相关内容。

2. 手术治疗 经严格的药物治疗无效者或发生严重并发症（溃疡合并穿孔、大出血、瘢痕性幽门梗阻、癌变）时，应采取手术治疗。

（1）胃大部切除术 治疗溃疡的理论依据是：①切除胃窦部，消除胃泌素引起的胃酸分泌；②切除胃体大部，减少壁细胞数量，从而使胃酸分泌减少，减少胃蛋白酶腺体的分泌；③切除溃疡本身及好发部位；④切除部分迷走神经，减少神经性胃酸分泌；⑤切除幽门，十二指肠液体可中和胃酸。此法切除胃远侧 2/3～3/4，包括胃体大部、整个胃窦部、幽门和十二指肠球部。其术式分为毕Ⅰ（BillrothⅠ）式和毕Ⅱ（BillrothⅡ）式。

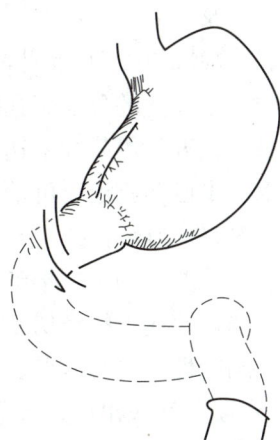

图 17-1 毕Ⅰ式胃大部切除术

1）毕Ⅰ（BillrothⅠ）式 适用于治疗胃溃疡，在胃大部切除后，将残胃直接与十二指肠相吻合（图 17-1）。其特点是手术操作简单，吻合后的胃肠道接近生理状态，术后因胃肠功能紊乱引起的并发症相对较少。不足之处在于十二指肠溃疡伴有炎症、瘢痕或粘连时，常有吻合的困难，因此多用于胃溃疡的治疗。

2）毕Ⅱ（BillrothⅡ）式 适用于各种情况的胃、十二指肠溃疡，特别是十二指肠溃疡，在胃大部切除后，将残胃与近端空肠吻合，而将十二指肠残端缝闭。其缺点为胃空肠吻合改变了正常的解剖生理关系，术后发生胃肠功能紊乱的可能性较毕Ⅰ（BillrothI）式大（图17－2）。

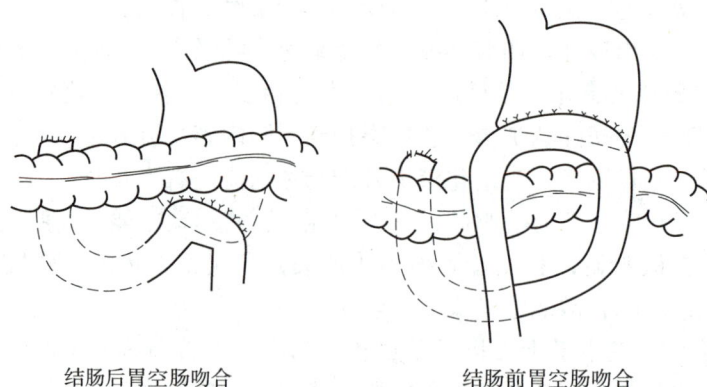

结肠后胃空肠吻合　　　　　　　　结肠前胃空肠吻合

图17－2　毕Ⅱ式胃大部切除术

（2）胃迷走神经切断术　主要用于治疗十二指肠溃疡。通过切断迷走神经，消除神经性胃酸分泌，达到治愈十二指肠溃疡的目的。临床上手术类型有：迷走神经干切断术、选择性迷走神经切断术和高选择性迷走神经切断术（highly selective vagotomy）（图17－3）。

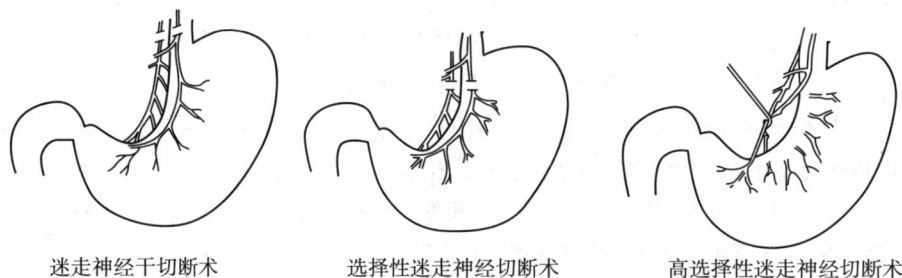

迷走神经干切断术　　　　　　选择性迷走神经切断术　　　　　高选择性迷走神经切断术

图17－3　胃迷走神经切除术

（3）并发症治疗

1）疡病急性穿孔　对溃疡小穿孔、腹腔渗出少、全身情况好、就诊时腹膜炎已有局限趋势、无严重感染及休克者，可选用非手术疗法。非手术疗法包括禁食、持续胃肠减压、补液、营养支持、抗感染、经静脉给予 H_2 受体阻断剂或质子泵拮抗剂等治疗，观察6~8小时后病情仍继续加重，或对不适应非手术疗法的急性穿孔病例，应及早进行手术治疗。手术方法有3种：①单纯穿孔缝合术，因远期效果差，五年内复发率达70%，常需施行第二次彻底手术。但目前由于药物研究进展，单纯穿孔缝合术加术后药物治疗可治愈消化性溃疡。②胃大部切除术，远期效果满意者可达95%以上。病人一般情况好，有幽门梗阻或出血史，穿孔时间在12小时以内，腹腔污染较轻，可进行胃大部切除术。③对一般情况好的十二指肠溃疡穿孔，还可施行穿孔单纯缝合后再行迷走神经切断加胃空肠吻合术，或行高选择性迷走神经切断术。对十二指肠溃疡并发穿孔而无施行胃大部切除的条件，单纯修补后又有发生幽门梗阻的可能者，可用单纯修补加胃空肠吻合术。

2）溃疡病大出血　多数病人经一般非手术治疗，如补液、输血、冰生理盐水洗胃、内镜下出血血管钛夹钳夹、激光治疗、选择性动脉注射血管收缩剂等措施，出血可以停止。但有下列情况，应考虑行手术治疗：①溃疡病急性大出血，伴有休克者。②在6~8小时内输入血液600~1000ml后情况不见好转，或暂时好转而停止输血后再度病情恶化者。③不久前曾发生类似的大出血者。④正在内科住院治疗中发生大出血者。⑤年龄在50岁以上或有动脉硬化者。⑥大出血合并穿孔或幽门梗阻者。病人病情危重，不允许做胃大部切除术时，可采取单纯贯穿结扎止血法。

3）溃疡病并瘢痕性幽门梗阻　对于瘢痕性幽门梗阻，手术是唯一有效的方法。手术的目的是解除梗阻，使食物和胃液能进入小肠，从而改善全身状况。常用的手术方法有：①胃空肠吻合术；②胃大部切除术，是主要的手术治疗方法；③迷走神经切断术加胃引流术，或高选择性迷走神经切断术加胃引流术。

4）溃疡病癌变　详见胃癌治疗部分内容。

（五）心理和社会支持状况

本病病程长，慢性疼痛，对生活、工作有影响，由于精神、情绪、心理等因素促发该病的发生，故病人出现焦虑、紧张；出现并发症时，病人恐惧，担心危及生命。

【常见护理诊断/问题】

1. 慢性疼痛：腹痛　与胃酸对胃、十二指肠的溃疡面的刺激等有关。

2. 营养失调：低于机体需要量　与饮食不调和摄入营养不足有关。

3. 焦虑　与突发胃十二指肠溃疡穿孔、大出血有关。

4. 潜在并发症　吻合口出血、十二指肠残端破裂、胃肠道梗阻、倾倒综合征等。

【护理目标】

1. 病人疼痛缓解或消失。
2. 病人营养摄入合理，未出现营养失调。
3. 病人自述焦虑减轻。
4. 病人术后未发生并发症，或并发症得到及时发现和处理。

【护理措施】

（一）非手术护理

1. 病情观察　注意观察腹痛的情况，包括时间、部位、性质、程度及特点；观察引起和加重腹痛的诱因；了解其他消化系统的伴随症状，如呕吐物及粪便的颜色、性质和数量；观察是否有黑便、呕血、疼痛规律性的改变，及早发现并发症。

2. 瘢痕性幽门梗阻者　遵医嘱禁食，静脉输液，必要时输血、输清蛋白、行肠外营养，纠正营养不良和低蛋白血症。观察呕吐情况和病人的营养状况，纠正水、电解质和酸碱失衡，记录其出入量。术前 2～3 天每日用生理盐水洗胃，减轻胃黏膜水肿，有利于术后吻合口愈合。

3. 迷走神经切断术　术前配合测定病人的胃酸，协助采取胃液标本，测定胃酸分泌量，包括夜间 12 小时分泌量、最大分泌量及胰岛素试验分泌，为术后判断治疗效果提供参考数值。

（二）手术护理

1. 术前护理　营养较差病人，纠正营养状况，给予高蛋白、高热量、富含维生素、易消化饮食，少量多餐；术前 1 天进流质饮食，术前 12 小时禁食、术前 4 小时禁水，手术当日清晨放置胃管。溃疡合并大出血的病人，迅速建立静脉通道，以最快速度做好术前各项准备；合并穿孔者禁食、补液、维持有效的胃肠减压等。

2. 术后护理

（1）体位　平卧 6～8 小时，麻醉作用消失、血压平稳后改半卧位，有利于呼吸和循环。

（2）病情观察　定时测量生命体征，观察肠蠕动情况，病情较重或休克者，注意观察病人的神志、瞳孔、尿量和末梢循环情况等。

（3）保持胃管通畅　注意观察并记录引流液的色、质、量等，待肠蠕动恢复，肛门排气后拔除胃管。胃肠减压期间遵医嘱给予静脉输液，必要时行肠外营养。拔胃管当日少量饮水，如无不适，次日给流质饮食，避免摄入产气食物，如牛奶、甜食及豆制品等；术后 1 周改半流质饮食，术后 2 周普通饮食，以少食多餐为佳。

（4）胃大部切除术后并发症护理

1）吻合口出血　术后 24 小时内，从胃管中引流出暗红色或咖啡色胃液，属术后正常现象；如果短期有大量鲜红色血液自胃管内引出，甚至出现呕血或黑便，为术中止血不完善并发术后出血。密切观察病情变化，遵医嘱输液、输血、使用止血药物、采用冷盐水洗胃，无效则手术止血。

2）十二指肠残端破裂　是毕 Ⅱ 式胃大部切除术后早期严重的并发症，死亡率高。多发生于术后 24~48 小时，表现为右上腹突发剧烈腹痛和局部明显压痛、腹肌紧张等急性弥漫性腹膜炎，一旦出现要立即手术。

3）梗阻　根据梗阻部位分为以下几种。

①吻合口梗阻：表现为进食后上腹胀痛、呕吐、呕吐物为食物，多无胆汁。梗阻多因吻合口过小，或缝合时胃肠壁内翻过多，需再次手术扩大吻合口或重新做胃空肠吻合；梗阻若为吻合口黏膜炎症水肿所致，经非手术治疗可使症状消失。

②输入段梗阻：a. 完全性梗阻，输入段肠管扭曲或被粘连带压迫，输入段肠内容物不能下行；或输入段肠管过长形成内疝，而形成闭袢性梗阻，严重者可发生肠坏死或穿孔。表现为上腹剧痛，可放射至肩胛、背部，呕吐频繁但不含胆汁；严重者可出现脉快、血压下降，有时出现黄疸。需及早手术解除梗阻。b. 不完全性梗阻，多因输入段肠管过长、扭曲或过短因牵拉使吻合口处成锐角，使输入段肠内容不能及时排出。表现为进食 10~30 分钟后，上腹部突感胀痛，然后大量呕吐，呕吐物以胆汁为主，不含食物，吐后症状缓解。X 线钡餐检查吻合口及输出段空肠顺利通过，而无钡剂进入输入段空肠。处理：应先行非手术疗法，输液、抗感染等治疗，如症状数周内不能缓解，行二次手术。

③输出段梗阻　多为粘连或炎性肿物压迫而引起输出段空肠梗阻。表现为上腹饱胀、恶心、呕吐，呕吐物为食物和胆汁。X 线钡餐检查可明确梗阻部位。处理：禁食、胃肠减压、输液、抗感染等治疗，无效时应再次手术治疗。

（4）倾倒综合征（dumping syndrome）　①早期倾倒综合征：常发生在毕 Ⅱ 式胃大部切除术后。表现为进食（尤其是甜流质饮食）后 10~20 分钟，出现上腹饱胀、心悸、出汗、头晕、恶心、呕吐、腹痛、腹泻等症状，如加糖、牛奶等，症状持续 15~60 分钟，平卧 15~30 分钟后，症状逐渐减轻或消失。处理：以调节饮食为主，少量多餐，摄取较干、含糖量较低、含脂肪和蛋白质较高的饮食，进食后平卧 20~30 分钟，一般半年到一年后症状自行缓解；对不缓解者，考虑再次择期手术治疗。②晚期倾倒综合征：也称为低血糖综合征，多在进食后 2~4 小时发作，表现为无力、出汗、饥饿感、嗜睡、眩晕等。发生的原因是由于食物过快地进入空肠内，葡萄糖迅速被吸收，血糖过度增高，刺激胰腺产生过多胰岛素而继发的低血糖现象。处理：控制饮食，症状明显者可用生长抑素奥曲肽 0.1mg 皮下注射，每天 3 次，可改善症状。

（5）碱性反流性胃炎　术后的一种特殊类型病变，发生率为 5%~35%，常发生于毕Ⅱ式术后 1~2 年。由于胆汁、胰液反流，引起胃黏膜炎症、糜烂甚至形成溃疡。临床表现主要为上腹部持续性烧灼痛，进食后症状加重，抗酸药物服后无效；呕吐胆汁，呕吐后症状不减轻，胃液分析胃酸缺乏；食欲差，体重减轻，贫血。胃镜检查显示慢性萎缩性胃炎。症状轻者用 H_2 受体阻断剂等治疗，严重者采用手术治疗，改毕Ⅱ式为 RouX-en-Y 吻合术。

（6）吻合口溃疡　术后常见的远期并发症，绝大多数发生在十二指肠溃疡术后。其原因与原发溃疡相似，80%~90% 仍存在胃酸过高现象。症状与原发溃疡病基本相同，但疼痛的规律性不明显，在上腹吻合口部位有压痛。内科治疗无效者行手术治疗。

（7）残胃癌　胃、十二指肠溃疡行胃大部切除术后 5 年以上，残胃发生的原发癌称残胃癌。多发生在术后 20~25 年，发生原因与胃切除术后低酸、胆汁反流及肠道细菌逆流入残胃引起萎缩性胃炎有关。病人常具有上腹疼痛、进食后饱胀、消瘦和消化道出血，纤维胃镜活检可确诊。对确诊为残胃癌的病人应采用手术治疗。

（三）健康教育

1. 培养良好的生活习惯：①生活规律，劳逸结合。②定时定量，以易消化、富有营养的食物为主，避免进食刺激性食物，如酸辣、油煎、豆类食物、浓缩果汁等，戒烟酒、咖啡、浓茶，选择低脂、清淡、易消化的食物。③减少生活压力，降低精神心理应激，加强身体锻炼，提高机体功能状态和免疫力。

2. 缓解期应采取预防措施，在好发季节特别要注意保暖，避免劳累和精神刺激，有规律的饮食起居，一旦出现症状，立即就诊、服药。慎用非甾体抗炎药物等，避免使用加重溃疡的药物，如泼尼松、阿司匹林等。

3. 教会病人自我观察，判断有无并发症，如腹痛症状短期内加重，大便颜色发黑，警惕出血；腹痛严重，且弥漫全腹，腹部不能按压，警惕穿孔；腹痛程度加重，并失去原有的节律性，体重下降明显，大便隐血试验持续阳性，伴贫血，警惕胃溃疡癌变；进食后 2～3 小时，有上腹部饱胀感，伴有恶心、呕吐，呕吐物量多、有发酵味，警惕幽门梗阻。出现上述情况立即就诊。

第二节　胃癌病人的护理

胃癌（gastric cancer）是我国最常见的恶性肿瘤之一，死亡率居恶性肿瘤第 2 位。胃癌好发于胃窦部，约占 50%，其次为胃小弯、贲门。

【分期和分型】

胃癌分为早期胃癌和进展期胃癌。早期胃癌，是指所有局限于黏膜或黏膜下层的胃癌，无论有无淋巴结转移；进展期胃癌，其病变超越黏膜下层，侵入胃壁肌层为中期，侵及浆膜下层或浆膜外者为晚期。进展期胃癌按国际上采用 Borrmann 分型法分四型（图 17-4）：肿块型、无浸润溃疡型、有浸润溃疡型与弥漫浸润型。

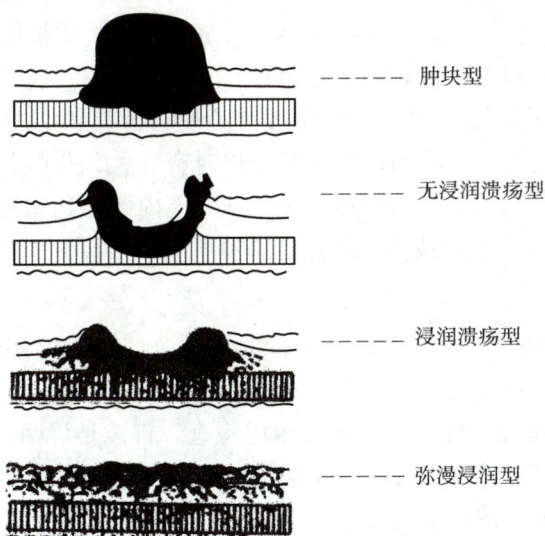

图 17-4　胃癌的 Borrmann 分型

【组织学分型】

组织学上将胃癌分为乳头状腺癌、管状腺癌、低分化腺癌、黏液腺癌、印戒细胞癌、未分化癌等。

【转移方式】

胃癌的转移途径有直接浸润、淋巴转移、血行转移、腹腔种植转移四种方式。其中淋巴转移是胃癌最主要的转移方式，最早转移到胃周围淋巴结，汇集到腹腔淋巴结，最后转移到左锁骨上淋巴结。血行转移发生在晚期，可转移至肝、肺、胰、骨骼、肾、脑等，以肝转移为多见。

【护理评估】

（一）健康史

胃癌的病因尚未明确，一般认为与下列因素有关。

1. 不良饮食习惯 食物品种和饮食习惯是影响胃癌发生的重要因素，长期食用霉变食品、咸菜、高盐食物、烟熏及腌制品均可增加发生胃癌的危险性。

2. 环境因素 居住在我国西北地区和东南沿海的人群是引发胃癌的主要因素之一，近期研究发现本病高发区与火山来源的土壤有关。

3. 幽门螺杆菌感染 大量研究表明，幽门螺杆菌是引发胃癌的主要因素之一，幽门螺杆菌所分泌的毒素能使胃黏膜病变，从而发生癌变。

4. 癌前病变 如胃溃疡、慢性萎缩性胃炎、胃息肉、胃切除术后残胃，其癌变率较正常人群高两倍。重度胃黏膜上皮异型增生者中75%～80%的病人有可能发展为胃癌。

5. 遗传因素 胃癌的发病具有家族聚集倾向，可发生于同卵同胞，与遗传有密切的关系。

（二）身体状况

1. 症状

（1）早期胃癌 早期无明显症状，有时可出现上腹隐痛、嗳气、反酸、食欲减退等类似消化性溃疡症状，容易被忽视。

（2）进展期胃癌 随着病情进展，症状加重，常见为上腹痛，解痉及应用抗酸剂无效。伴食欲下降、乏力、体重减轻、贫血等。胃窦部癌，因幽门梗阻而发生严重的恶心、呕吐；贲门癌和高位小弯癌，累及食管下端，出现进食梗阻感、吞咽困难；溃疡型胃癌，因癌肿侵蚀血管，造成上消化道出血，常见呕血及黑便；癌肿可破溃致胃黏膜急性穿孔。

2. 体征 早期胃癌无明显体征。病人进展期可有消瘦、精神状态差。晚期可呈恶病质；上腹部可触及坚实、可移动结节状肿块，有压痛；发生肝转移时有肝大，并触及坚硬结节；发生腹膜转移时有腹水，表现为移动性浊音；远处淋巴结转移时在左锁骨上内侧触到质硬、固定的淋巴结等。

3. 并发症 可出现胃出血、幽门或贲门梗阻、胃穿孔等。

（三）辅助检查

1. 实验室检查 红细胞减少，血红蛋白下降；大便隐血试验持续阳性；胃液分析无胃酸或低胃酸分泌。

2. 内镜检查 观察病变部位、性质，可取活组织检查。胃镜是诊断胃癌的最有效方法。

3. X 线钡餐检查 早期呈局限性表浅的充盈缺损，边缘不规则的龛影，胃小区模糊不清等；进展期为较大而不规则的充盈缺损，溃疡型为腔内龛影，浸润型为胃壁僵硬、蠕动消失、胃腔狭窄。

4. 胃癌术后病理学检查 术后病理学检查是制定科学的术后治疗方案和估计预后的重要依据。

（四）治疗评估

胃癌施行以手术为主的综合治疗。

1. 手术治疗 外科手术是胃癌的主要治疗手段，也是目前能治愈胃癌的唯一方法。其分为根治性手术和姑息性手术两类。

（1）根治性手术 ①胃切除范围要求胃切断线距肿瘤肉眼边缘5cm以上，切除胃组织的3/4～4/5；②远侧部癌应切除十二指肠第一段（距离幽门3～4cm），近侧部癌应切除食管下端（距离贲门3～4cm）。

（2）姑息性手术 指原发灶无法切除，针对由于胃癌导致的梗阻、穿孔、出血等并发症状而作的手术，如胃空肠吻合术、空肠造口、穿孔修补术等。

2. 内镜治疗 纤维胃镜直视下行激光、电灼、微波、局部注射抗癌药物等治疗，目前适用于早期小病灶的胃癌。

3. 其他治疗 放射治疗、化学治疗及支持疗法等。

（五）心理和社会支持状况

胃癌给病人造成心理和生理的伤害，使病人产生悲观情绪；病人日益消瘦，对手术耐受能力差，对治疗缺乏信心，担心危及生命，出现焦虑、恐惧、绝望，甚至自杀现象。

【常见护理诊断/问题】

1. 焦虑 与担心疾病和病情反复发作有关。

2. 营养失调：低于机体需要量 与饮食不调和摄入营养不足，以及肿瘤引起代谢增高有关。

3. 疼痛 与溃疡自身或手术有关。

4. 潜在并发症 胃大出血、幽门梗阻、穿孔。

【护理目标】

1. 病人自述焦虑减轻。

2. 病人营养摄入合理，未出现营养失调。

3. 病人自述疼痛缓解或消失。

4. 病人术后未发生并发症，或并发症得到及时发现和处理。

【护理措施】

（一）非手术护理

1. 营养支持 鼓励病人进食易消化、营养丰富的流质或半流质饮食；不能进食或进食不足者，如吞咽困难或中、晚期病人，遵医嘱静脉输注高营养物质。幽门梗阻时，行胃肠减压，遵医嘱静脉补充液体，必要时输清蛋白、全血或血浆等。

2. 病情观察 观察有无头晕、视物模糊、疲乏、晕厥、气促、呼吸困难、胸闷、胸痛、出汗等。观察腹痛发作的特点，有无上消化道出血、急性穿孔及幽门梗阻等并发症。

（二）手术护理

1. 术前护理 胃癌病人一般情况较差，术前应纠正贫血及营养不良，提高对手术的耐受力；老年病人，术前检查心肺功能；幽门完全梗阻者术前禁食，行胃肠减压，洗胃。胃癌累及横结肠时要做肠道准备。

2. 术后护理

（1）体位与活动 术后平卧，血压平稳后取低半卧位。根据患者情况，鼓励早期活动。

（2）饮食护理 术后暂禁食，禁食期间，遵医嘱静脉补充液体，维持水、电解质平衡，并提供必需营养素；准确记录24小时出入液量；营养状况差或贫血者应补充全血或血浆。拔除胃管后由试验饮水或米汤，逐渐过渡到半量流质饮食、全量流质饮食、半流质饮食、软食至正常饮食。

（3）病情观察 监测生命体征，每30分钟一次，病情平稳后延长间隔时间。

（4）胃管与引流管护理 保持管道通畅，妥善固定胃肠减压管和引流管，防止脱出；观察并记录引流液体的颜色、性质和量。

（5）疼痛护理 根据患者疼痛情况，遵医嘱应用镇痛药物。

（6）并发症的观察与护理 胃癌手术后主要并发症有出血、吻合口破裂或瘘、十二指肠残端破裂和术后梗阻等。

（7）化疗及放疗护理 参见肿瘤病人的护理。

（三）健康教育

1. 向病人及家属介绍疾病的防治知识，使其了解疾病发生的原因及诱发因素；指导病人以乐观态度面对人生，根据个人特点，制订合理的休息与活动计划，注意劳逸结合。养成锻炼身体的习惯，增强免疫功能。

2. 养成良好的饮食习惯，多食营养丰富、富含维生素 C 和维生素 A 的食物；少进食咸菜、高盐食物、烟熏及腌制品。避免生、冷、硬、辛辣等刺激性食物。

3. 大力推广普及防癌知识，监视易感人群，如 40 岁以上成人，近期发生上腹部不适，或有溃疡病史者，近期出现疼痛规律变化、大便潜血试验持续阳性等，及时到医院进行相关检查。癌前病变者，如胃溃疡、萎缩性胃炎、胃息肉等，定期检查，做到早期发现、早期诊断、早期治疗。

•••• 目标检测

答案解析

一、选择题

【A1／A2 型题】

1. 上消化道大出血最常见的原因是（　　）

　　A. 胃十二指肠溃疡

　　B. 门静脉高压症

　　C. 肝内局限性感染、肝脓肿及外伤

　　D. 出血性胃炎

　　E. 胃癌

2. 胃溃疡最常发生的部位（　　）

　　A. 贲门旁　　　　　　　　B. 胃后壁　　　　　　　　C. 胃小弯

　　D. 胃大弯　　　　　　　　E. 幽门前壁

3. 胃癌致幽门梗阻最突出的临床表现为（　　）

　　A. 呕吐　　　　　　　　　B. 腹胀　　　　　　　　　C. 消瘦

　　D. 贫血　　　　　　　　　E. 脱水

4. 治疗胃癌最主要且最有效的方法是（　　）

　　A. 手术根治性切除　　　　B. 抗癌药物化疗　　　　　C. 激光治疗

　　D. 微波治疗　　　　　　　E. 中医中药治疗

【A3／A4 型题】

（5～6 共用题干）

男性病人，35 岁。诊断为消化性溃疡 2 个月，近日原有疼痛节律消失，变为持续上腹痛，伴频繁呕吐，呕吐物中含隔夜宿食。

5. 该患者最可能发生的并发症是（　　）

　　A. 上消化道出血　　　　　B. 穿孔　　　　　　　　　C. 幽门梗阻

　　D. 癌变　　　　　　　　　E. 肝性脑病

6. 下列护理措施不正确的是（　　）

　　A. 禁食　　　　　　　　　B. 胃肠减　　　　　　　　C. 冰盐水洗胃

　　D. 观察呕吐量、性质、气味　E. 准确记录出入量

二、思考题

女性病人，50 岁，2 个月前开始出现上腹不适、疼痛、食欲减退，有反酸、嗳气，服抗酸药无明

显好转，2个月来体重下降3kg。经胃镜检查确诊为胃癌，在全身麻醉下行胃癌根治术。术后第一天T 37.5℃，P 80次/分，R 20次/分，BP 115/76mmHg；切口无渗血，胃肠减压引流200ml淡血性液体，病人主诉中度疼痛。

请思考：1. 目前可能存在的护理诊断/问题有哪些？

2. 应给予哪些护理措施？

（孔玉荣）

书网融合⋯⋯

重点小结　　微课　　习题

第十八章 肠疾病病人的护理

PPT

学习目标

素质目标：具有关心和尊重病人的态度和行为，体现医者仁心品德。

知识目标：掌握急性阑尾炎、肠梗阻、大肠癌、直肠及肛管疾病病人的护理评估、护理措施的内容和方法。

能力目标：学会运用所学知识，评估急性阑尾炎、肠梗阻、大肠癌、直肠及肛管疾病病人的病情，提出护理问题，制订并实施护理措施和健康指导。

情境导入

情境：女性病人，19 岁，因转移性右下腹痛 8 小时就诊。8 小时前，病人进食凉粉后出现脐周疼痛，4 小时后疼痛转移至右下腹，呈持续疼痛，伴阵发性加剧；恶心、呕吐，呕吐物为胃内容物，共计 2 次，食欲不振。查体：T 39.5℃，P 88 次/分，BP 100/70mmHg，急性痛苦面容，右下腹有明显压痛、反跳痛、腹肌紧张。血常规检查：RBC 4.8×10^{12}/L，WBC 19×10^9/L，N 0.90。

思考：1. 病人目前最可能的医疗诊断是什么？

2. 病人目前主要的护理诊断/问题有哪些？

3. 病人若实施手术治疗，术后应采取哪些护理措施？

第一节　急性阑尾炎病人的护理

急性阑尾炎（acute appendicitis）是最常见的急腹症，是腹部外科的常见病。可在各年龄段、不同人群中发病，多发生于 20～30 岁青壮年，男性发病率高于女性。若能正确诊断和处理，绝大多数病人很快治愈；若延误诊断及治疗，引起严重并发症，可导致死亡。

【病因】

1. 阑尾腔管阻塞　是急性阑尾炎最常见的病因。阑尾管腔细，开口狭小，系膜短，使阑尾卷曲，造成阑尾管腔易于阻塞。阑尾内的粪石、肿瘤、寄生虫、淋巴组织肥大等可导致阑尾管腔阻塞。阑尾管腔阻塞后，一方面细菌繁殖并分泌内、外毒素，损伤黏膜上皮，形成溃疡，细菌经溃疡侵入肌层引起阑尾感染；同时阑尾管腔内压力升高，影响动脉血流，造成阑尾缺血，甚至梗死和坏疽。

2. 感染　一般是由于食物或水被污染，或者其他细菌感染扩散到阑尾引起感染，这将导致阑尾管腔内大量细菌滋生，引发炎症，形成阑尾炎。

3. 其他　被认为与发病有关的其他因素包括因腹泻、便秘等胃肠道功能障碍引起内脏神经反射，引起阑尾肌肉和血管痉挛，导致阑尾管腔狭窄、血供障碍、黏膜受损，细菌入侵而致急性炎症。此外，其他的一些可能的原因包括阑尾粘连、异物进入阑尾、肠系膜淋巴结炎、异位妊娠等，这些情况相对较少见。

【病理生理及分类】

（一）分类

急性阑尾炎根据病理类型，分为以下几种。

1. 急性单纯性阑尾炎 阑尾轻度肿胀，浆膜充血，以黏膜和黏膜下层最显著，有少量纤维蛋白渗出；阑尾黏膜有小溃疡和出血点；腹腔内有少量局限性炎性渗出。

2. 急性化脓性阑尾炎 阑尾显著肿胀，浆膜高度充血，表面覆盖有脓苔；阑尾黏膜面溃疡增大，腔内积脓，壁内也有小脓肿形成；腹腔内有稀薄脓性渗出物，炎症的阑尾常被大网膜和邻近的肠管包裹。

3. 急性坏疽性及穿孔性阑尾炎 阑尾壁层组织坏死，浆膜呈暗红色或黑紫色，局部可能已穿孔。穿孔部位大多在血运较差的远端部分，也可在粪石直接压迫的局部。穿孔后如未被包裹，感染继续扩散，则引起弥漫性腹膜炎。

4. 阑尾周围脓肿 急性阑尾炎化脓坏死或穿孔，如果进展较慢，大网膜可移至右下腹，将阑尾包裹并导致粘连，形成炎性包块或阑尾周围脓肿。

（二）转归

急性阑尾炎的转归有以下几种。

1. 炎症消退 部分单纯性阑尾炎经及时药物治疗后炎症消退，大部分转为慢性阑尾炎，由于遗留阑尾管腔狭窄、管壁增厚、阑尾粘连扭曲等原因易复发。

2. 炎症局限化 部分化脓、坏疽或穿孔性阑尾炎被大网膜包裹粘连，炎症局限，形成阑尾周围脓肿。需用大量抗生素或中药治疗，或两者联合治疗，炎症可逐渐吸收，但过程缓慢。

3. 炎症扩散 阑尾炎症状重，发展快，未予及时手术切除，又未能被大网包裹局限，炎症扩散，发展为弥漫性腹膜炎、化脓性门静脉炎、感染性休克等。

【护理评估】

（一）健康史

评估有无粪石、异物及肿瘤病史，有无肠道蛔虫感染史，有无不洁饮食史，有无腹泻、便秘等胃肠道功能障碍史。了解发病特点及治疗经过等。

（二）身体状况

1. 症状

（1）腹痛 典型表现为转移性右下腹痛，疼痛发作多始于上腹部，逐渐移向脐周，呈持续性，数小时（6～8小时）后腹痛转移并固定于右下腹部，呈持续性并逐渐加重。70%～80%的病人有典型的转移性右下腹痛的表现，但少数病人开始就为右下腹部疼痛。

1）不同位置的阑尾炎疼痛部位不同 ①盲肠后位阑尾炎疼痛在右侧腰部。②盆位阑尾炎腹痛在耻骨上区。③肝下区阑尾炎可引起右上腹痛。④极少数左下腹部阑尾炎呈左下腹痛。

2）不同类型的阑尾炎腹痛差异 ①单纯性阑尾炎仅有轻度上腹部或脐部隐痛。②化脓性阑尾炎可表现为阵发性胀痛，并逐渐加重。③坏疽性阑尾炎呈持续性剧烈腹痛。④穿孔性阑尾炎因阑尾管腔压力骤减，腹痛可暂时减轻，但出现腹膜炎后，腹痛可持续加剧并范围扩大，甚至出现全腹剧痛。

（2）胃肠道症状 恶心、呕吐最常见，早期呕吐多为反射性；晚期呕吐则与腹膜炎有关。约1/3的病人有便秘或腹泻症状。盆腔位阑尾炎及出现盆腔脓肿时，有大便次数增多、里急后重、黏液便等直肠刺激症状。

（3）全身反应 单纯性阑尾炎，体温轻度升高；阑尾化脓、坏疽穿孔，可出现寒战、发热，体温可达39～40℃，反应迟钝或烦躁不安等。并发化脓性门静脉炎时，发生寒战、高热、轻度黄疸。

2. 体征

（1）右下腹固定压痛 是急性阑尾炎的重要体征。当感染局限于阑尾管腔以内，病人尚觉上腹部或脐周疼痛时，右下腹就有压痛存在。阑尾穿孔合并弥漫性腹膜炎时，虽然全腹都有压痛，仍以右下腹最为明显（图18-1）。

（2）腹膜刺激征　化脓性和坏疽性阑尾炎有腹膜炎表现，可见局限性或弥漫性腹部压痛、反跳痛和腹肌紧张。

（3）右下腹包块　阑尾炎性肿块或阑尾周围脓肿形成时，在右下腹触到境界不清、固定、伴有压痛和反跳痛的包块。

（4）其他体征　①结肠充气试验（Rovsing 征）：病人仰卧位，检查者先用一手按压左下腹部降结肠，再用另一手反复压迫近侧结肠，结肠积气可传至盲肠和阑尾根部，若引起右下腹疼痛加重，即为阳性。②腰大肌试验：病人左侧卧位，检查者将病人右下肢向后过伸，如出现右下腹疼痛加重即为阳性，提示阑尾可能位于盲肠后或腹膜后靠近腰大肌处，或炎症已波及腰大肌。③闭孔内肌试验：病人仰卧位，右髋及右膝均屈曲90°，将右股内旋，若右下腹疼痛加重即为阳性，提示阑尾位

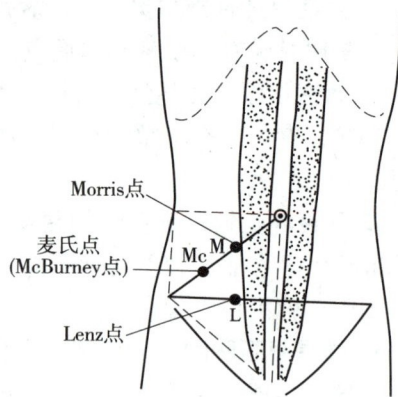

图 18－1　阑尾炎压痛点

置较低，炎症已波及闭孔内肌。④直肠指检：盆腔位急性阑尾炎，直肠右侧壁有明显触痛，甚至触到炎性包块。阑尾穿孔伴盆腔脓肿时，直肠内温度较高，直肠前壁膨隆，并有触痛，部分病人伴有肛门括约肌松弛现象。

3. 几种特殊类型阑尾炎

（1）小儿急性阑尾炎　小儿阑尾壁薄，管腔小，一旦梗阻，发生血运障碍，容易引起坏疽和穿孔；大网膜短，不能起到保护作用，穿孔后炎症不容易局限，容易形成弥漫性腹膜炎。病情较成人严重，高热、呕吐及腹泻明显，右下腹固定压痛，肌紧张，但不典型。

（2）老年人急性阑尾炎　由于老年人阑尾动脉硬化，易导致阑尾缺血坏死。老年人痛觉迟钝，大网膜萎缩，所以腹痛不强烈，体征不典型，临床表现轻而病理改变重，容易延误诊断和治疗。

（3）妊娠期急性阑尾炎　在妊娠过程中，子宫逐渐增大，盲肠和阑尾的位置也随着向上、向外、向后移位，阑尾炎的压痛部位也随之上移。妊娠后期子宫增大，阻碍大网膜趋近炎症的阑尾，所以阑尾穿孔后感染不易局限，常引起弥漫性腹膜炎。炎症发展易致流产或早产，威胁胎儿和孕妇的安全。

（4）AIDS/HIV 感染病人的急性阑尾炎　症状与普通阑尾炎相似，但由于艾滋病患者的自身免疫功能受到严重抑制，其阑尾的病理变化与免疫功能正常者不同，表现为白细胞计数增多不明显甚至低于正常水平，常会延误诊治。腹腔镜检查确诊率高，确诊后应及早进行手术治疗。

（5）慢性阑尾炎　指阑尾的慢性炎症病变，病人常有急性阑尾炎发作史，急性阑尾炎预后不良可遗留阑尾的慢性炎症病变，比如阑尾扭曲、阑尾管壁狭窄或闭塞、阑尾部分结缔组织增生等，都有可能导致粪便滞留阑尾或者内部细菌堆积，对阑尾进行长期刺激引发慢性炎症。跟急性阑尾炎的症状相比，慢性阑尾炎的腹部疼痛位置不变，仍处于右下腹，疼痛却相对较轻，只是容易反复发作。

（三）辅助检查

1. 实验室检查　多数急性阑尾炎病人血白细胞计数和中性粒细胞比例增高，白细胞计数可达$(10 \sim 20) \times 10^9$/L，核左移。部分单纯性阑尾炎或年老体弱或免疫功能受抑制的病人，白细胞计数和中性粒细胞比值无明显升高。

2. 影像学检查　阑尾穿孔、腹膜炎时，腹部 X 线检查可见盲肠扩张和气液平面；超声检查可发现肿大的阑尾或脓肿。

3. 腹腔镜检查　可以直接观察阑尾有无炎症，也能分辨与阑尾炎有相似症状的邻近其他疾病，不但对确定诊断可起决定作用，并可同时进行阑尾切除治疗。

（四）治疗评估

1. 非手术治疗　包括禁食、补液、应用抗生素等。中药以清热、解毒、化瘀为主。

2. 手术治疗　行阑尾切除术。目前临床上绝大多数采用经腹腔镜阑尾切除术。对阑尾周围脓肿，

先行非手术治疗，3 个月后再行阑尾切除术。

（五）心理和社会支持状况

因担心疾病对生活、学习、工作等造成影响，担心手术的危险性和术后并发症等，病人表现出精神紧张、焦虑不安的心理和情绪；年轻女性，担心术后腹部留有瘢痕，对形体产生影响，精神紧张、焦虑不安，甚至产生恐惧心理。

【常见护理诊断/问题】

1. 急性疼痛　与阑尾炎症刺激及手术创伤有关。

2. 体温过高　与阑尾炎症有关。

3. 焦虑　与起病急、担心手术有关。

4. 潜在并发症　内出血、腹腔脓肿、粘连性肠梗阻、粪瘘、切口感染及慢性窦道、切口疝等。

【护理目标】

1. 病人疼痛减轻。

2. 体温维持正常。

3. 病人焦虑情绪减轻或消失。

4. 未发生并发症或并发症能得到及时发现和正确处理。

【护理措施】

（一）非手术疗法/术前护理

1. 病情观察　观察病人的生命体征、腹痛及腹部体征的变化。①如病人体温明显升高，脉搏、呼吸增快，提示炎症较重，或炎症扩散；如腹痛加剧且范围明显扩大，或出现严重腹膜刺激征，说明病情加重。②如腹痛突然减轻，可能是阑尾梗阻解除，病情好转的表现，也可能是阑尾坏疽穿孔的表现，此时应注意有无明显的腹膜刺激征和全身感染中毒症状。③在非手术治疗期间，出现右下腹痛加剧、发热、血白血病计数和中性粒细胞比值升高，应做好急诊手术的准备。

2. 饮食护理　急性单纯性阑尾炎，且肠蠕动良好者可进流质，病情重者或准备手术者禁食。禁食期间给予补液，维持体液平衡。

3. 控制感染　遵医嘱应用广谱抗生素（如氨苄西林）和抗厌氧菌（如甲硝唑）等药物，注意观察药物疗效及副作用。

4. 对症护理　卧床休息，取半卧位。高热者，采用物理降温。疼痛明显者，给予针刺或按医嘱应用解痉剂缓解症状，但禁用吗啡或哌替啶，以免掩盖病情；已确定手术时间者，给予适量的镇痛剂。便秘者，用开塞露，禁忌灌肠和使用泻剂，以免炎症扩散或阑尾穿孔。

5. 并发症的护理

（1）腹腔脓肿　是阑尾炎未经有效及时治疗的结果，可在盆腔、膈下或肠间隙等处形成脓肿，其中以阑尾周围脓肿最常见。典型表现为压痛性肿块、腹胀，也可出现直肠、膀胱刺激症状和全身感染中毒症状等。B 超和 CT 可协助定位。可采取超声引导下穿刺抽脓、冲洗或置管引流，必要时做好急诊手术准备。

（2）门静脉炎　少见。急性阑尾炎时静脉内的感染性血栓可沿肠系膜上静脉至门静脉，导致门静脉炎。临床表现为寒战、高热、剑突下压痛、肝大、黄疸等，治疗不及时可形成细菌性肝脓肿。一旦发现，应立即做好急诊手术的准备，并遵医嘱给予抗感染治疗。

6. 术前准备　拟急诊手术病人应紧急做好备皮、配血、输液等术前准备。

（二）术后护理

1. 体位　病人回病房给予平卧位，麻醉清醒、血压平稳后，采用半卧位。鼓励病人早期下床活动，促进肠蠕动恢复，防止肠粘连。轻者手术当天即可下床活动；重者进行床上活动，待病情稳定后及早下床活动。

2. 饮食 术后暂禁食，合并弥漫性腹膜炎者，行胃肠减压，静脉补液，待胃肠蠕动恢复、肛门排气后进流食；次日给半流食；术后第 5 ~ 6 天后进软食。

3. 观察病情 注意观察生命体征；观察手术切口及腹部体征变化，及时发现并协助处理术后并发症。留置腹腔引流者，妥善固定，保持引流通畅，观察和记录引流液体的性状、量和颜色等。

4. 并发症护理

（1）内出血 常发生在术后 24 小时内，主要表现为腹痛、腹胀、面色苍白、脉速等，放置引流管者，可有血性液体流出。一旦发现，立即给予补液、输血，做好急诊术前准备，再次手术止血。

（2）切口感染 阑尾切除术后最常见的并发症，多见于化脓性穿孔性阑尾炎。表现为术后 3 天左右体温升高，切口局部胀痛、红、肿、压痛，形成脓肿局部可出现波动感。立即拆除缝线，引流伤口，正确换药促使其愈合。

（3）粪瘘 一般采用保守治疗和按肠瘘常规护理后，多数病人可自行愈合，如病程超过 3 个月仍未愈合，考虑手术。

（4）粘连性肠梗阻 参见本章第五节肠梗阻病人的护理。

（三）健康教育

1. 指导病人注意饮食卫生，避免暴饮暴食、生活不规律、过度疲劳和腹部受凉等因素；及时治疗急性胃肠炎等疾病；预防慢性阑尾炎急性发作或防止手术后粘连性肠梗阻。

2. 阑尾周围脓肿病人出院时，嘱病人 3 个月后再做阑尾切除术；发生急、慢性腹痛、恶心呕吐等腹部症状，及早就诊。

第二节　肠梗阻病人的护理

肠梗阻（intestinal obstruction）是指肠内容物由于各种原因不能正常运行、顺利通过肠道，是常见的外科急腹症之一。肠梗阻不但可引起肠管本身的形态和功能改变，还可导致全身生理功能紊乱，临床表现复杂多变。

【病因及分类】 🅴 微课

1. 按肠梗阻发生的原因分类

（1）机械性肠梗阻 是各种机械性原因导致的肠腔变窄而使肠内容物通过障碍。临床 以此种类型最常见。主要原因包括：①肠腔内堵塞，如结石、粪块、寄生虫、异物等。②肠管受压，如肠扭转、腹腔肿瘤压迫、粘连引起肠管扭转、腹外疝或腹内疝等。③肠壁病变，如肠肿瘤、肠套叠、先天性肠道闭锁等。

（2）动力性肠梗阻 是由于神经反射或毒素刺激引起肠壁肌肉功能障碍，使肠内容物无法正常通过。可分为：①麻痹性肠梗阻，见于急性腹膜炎、腹腔内手术、低钾血症等。②痉挛性肠梗阻，持续时间短且少，可继发于尿毒症、重金属中毒和肠功能紊乱等。

（3）血运性肠梗阻 是由于肠管局部血供障碍致使肠道功能受损、肠内容物通过障碍。较少见。如肠系膜血栓形成、栓塞或血管受压等。

2. 按肠壁血运有无障碍分类

（1）单纯性肠梗阻 只是肠内容物通过受阻，而无肠管血运障碍。

（2）绞窄性肠梗阻 是指梗阻并伴有肠壁血运障碍。除血运性肠梗阻外，还常见于绞窄疝、肠套叠、肠扭转等。

3. 按梗阻的部位分类 分为高位性（如空肠上段）肠梗阻和低位性（如回肠末端和结肠）肠梗阻。

4. 按梗阻的程度分类 分为完全性肠梗阻和不完全性肠梗阻。

5. 按梗阻发生的病程分类 分为急性肠梗阻和慢性肠梗阻。

上述肠梗阻的类型并非固定不变，随着病情的发展，某些类型的肠梗阻在一定条件下可以互相转换。

【病理生理】

肠梗阻的病理生理可分为局部变化及全身变化。

1. 局部变化 单纯性机械性肠梗阻早期，梗阻以上肠段蠕动增强，可以克服阻力推动肠内容物通过梗阻部位；肠腔内积气、积液导致肠管膨胀。梗阻以下肠管则空虚、瘪陷或仅存少量粪便。肠管膨胀又可影响肠壁微循环，抑制肠液的吸收，从而加剧气、液的积聚。梗阻时间越长、部位越低，肠膨胀越显著。随着梗阻近端肠腔迅速膨胀，肠壁压力不断升高并压迫肠管，最初主要为静脉回流受阻，肠壁水肿、充血，失去正常光泽，呈暗红色。由于组织缺氧，毛细血管通透性增加，肠壁上有出血点，并有血性渗出液渗入肠腔和腹腔。若肠腔内压力继续升高，可引起动脉血运受阻，肠壁失去活力，呈紫黑色；最终肠管坏死、破溃穿孔。慢性肠梗阻时，可引起近端肠腔扩张、肠壁肥厚，多无血运障碍。

2. 全身变化

（1）水、电解质和酸碱失衡 肠梗阻时，可在短时间内丧失大量液体，引起严重的水、电解质和酸碱失衡。①高位肠梗阻由于早期频繁呕吐及不能进食，更易出现脱水，同时胃液丢失造成代谢性碱中毒。②低位肠梗阻时，病人呕吐发生较迟，其体液丢失主要是肠管活力丧失，无法正常吸收胃肠道分泌的大量液体，丢失的液体常为碱性或中性，丢失的钠、钾离子丢失多于氯离子；加之由于组织缺氧，毛细血管通透性增加，致使液体自肠壁渗透至肠腔和腹腔，即丢失于第三间隙；同时脱水和缺氧的情况下，酸性代谢产物剧增，可引起严重的代谢性酸中毒。③大量钾离子的丢失可引起肠壁张力减退，加重肠腔膨胀，并可引起肌无力及心律失常。

（2）感染和中毒 低位肠梗阻表现显著。由于梗阻以上的肠腔内细菌繁殖并产生大量毒素，同时肠壁通透性增强，细菌和毒素可以透过肠壁引起腹腔内感染，经腹膜吸收引起全身性感染和中毒。

（3）休克及多器官功能障碍 肠腔大量积气、积液引起腹内压升高，膈肌上抬，影响肺的通气及换气功能；腹内压的增高阻碍了下腔静脉血的回流，而大量体液的丧失，血液浓缩、电解质紊乱、酸碱平衡失调及细菌的大量繁殖、毒素的释放等均可导致微循环障碍，严重者可导致多器官功能衰竭。

【护理评估】

（一）健康史

重点评估病人有无引起肠梗阻的危险因素，如询问病人有无腹部手术或外伤史，有无腹外疝、腹腔感染、肿瘤病史或有无习惯性便秘等。

（二）身体状况

1. 症状 不同类型肠梗阻的临床表现有其自身的特点，但存在腹痛、呕吐、腹胀及停止排便排气等共同表现。

（1）腹痛 ①单纯机械性肠梗阻：由于梗阻部位以上的肠管剧烈蠕动，病人表现为阵发性腹部绞痛。疼痛发作时，病人自觉腹内有"气块"窜动，并受阻于某一部位，即梗阻部位，此刻绞痛最为剧烈，难以忍受。②绞窄性肠梗阻：表现为腹痛间歇期缩短，呈持续性剧烈腹痛。③麻痹性肠梗阻：表现为全腹持续性胀痛。④肠扭转所致的闭袢性肠梗阻：多表现为突发腹部持续性绞痛并阵发性加剧。⑤肠蛔虫堵塞：多为不完全性肠梗阻，以阵发性脐周腹痛为主。

（2）呕吐　与肠梗阻发生的部位、类型有关。早期呕吐多为反射性，呕吐物以胃液及食物为主。高位性肠梗阻呕吐出现早且频繁，呕吐物主要为胃液、十二指肠液、胆汁；低位性肠梗阻呕吐出现晚且次数少，呕吐物呈粪样；麻痹性肠梗阻的呕吐呈溢出性；绞窄性肠梗阻的呕吐物为血性或棕褐色液体。

（3）腹胀　程度与梗阻部位有关，症状发生时间较腹痛和呕吐迟。高位性肠梗阻由于呕吐频繁，腹胀较轻；低位性肠梗阻腹胀明显；绞窄性肠梗阻腹胀多为不对称；麻痹性肠梗阻则表现为均匀性全腹胀。

（4）停止排便排气　完全性肠梗阻者多停止排便排气，但在高位性肠梗阻早期，由于梗阻以下肠腔内仍残存粪便气体，可在灌肠后或自行排出，故不应因此排除肠梗阻。不完全性肠梗阻可有多次少量排便排气；绞窄性肠梗阻可排血性黏液样便。

2. 体征

（1）腹部体征

1）视诊　机械性肠梗阻可见腹部膨隆、肠型和蠕动波；绞窄性肠梗阻时可见不对称性腹胀；麻痹性肠梗阻则腹胀均匀。

2）触诊　单纯性肠梗阻时可有轻度压痛但无腹膜刺激征；绞窄性肠梗阻时可有固定压痛和腹膜刺激征。肠套叠可扪及腊肠样肿块。

3）叩诊　麻痹性肠梗阻全腹呈鼓音；绞窄性肠梗阻腹腔有渗液时，可有移动性浊音。

4）听诊　机械性肠梗阻者肠鸣音亢进，有气过水声或金属音；麻痹性肠梗阻者肠鸣音减弱或消失。

（2）全身体征　肠梗阻病人由于体液丢失可出现相应的脱水体征，如皮肤弹性差、眼窝凹陷、尿少等。严重缺水或绞窄性肠梗阻时，可出现脉搏细速、血压下降、面色苍白、四肢发凉等休克征象。

3. 几种常见机械性肠梗阻的表现特点

（1）粘连性肠梗阻　是肠粘连或腹腔内粘连带压迫所致的肠梗阻，较为常见。常由于腹腔内手术、炎症、损伤、出血、感染、异物等引起，临床以腹部手术后发生的粘连性肠梗阻最常见。肠粘连并非都引起肠梗阻，多有其诱发因素，如饮食不当、剧烈活动、体位突然改变等，使肠袢重量增加，肠袢被拉成锐角而导致梗阻（图18-2）。急性粘连性肠梗阻主要是机械性肠梗阻的表现，多数为单纯性，可以是不完全性或完全性梗阻，少数为绞窄性。

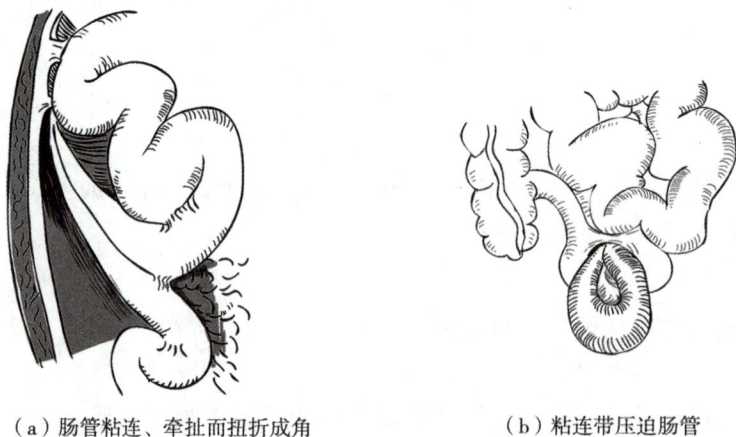

（a）肠管粘连、牵扯而扭折成角　　　　　（b）粘连带压迫肠管

图 18-2　粘连性肠梗阻

（2）肠扭转　是一段肠管沿其系膜长轴旋转而造成的闭袢性肠梗阻。同时肠系膜血管受压，也是绞窄性肠梗阻。因肠扭转发生的部位不同，其临床表现各有特点。

1）小肠扭转　多见于青壮年，常在饱餐后立即进行剧烈活动而发病。起病急骤，表现为突发剧烈腹部绞痛，多在脐周围，常为持续性疼痛伴阵发性加剧，病人往往不敢平卧，喜取膝胸位或蜷曲侧卧位，呕吐频繁，腹胀不明显，早期即出现休克。腹部可触及有压痛的肠袢。腹部 X 线检查符合绞窄性肠梗阻的表现（图 18 - 3）。

2）乙状结肠扭转　多见于老年男性，常有便秘习惯。临床表现除有腹部绞痛外，有明显腹胀，而呕吐一般不明显。若低压灌肠，往往灌入量不足 500ml。钡剂灌肠 X 线检查见扭转部位钡剂受阻，尖端呈"鸟嘴"状（图 18 - 4）。

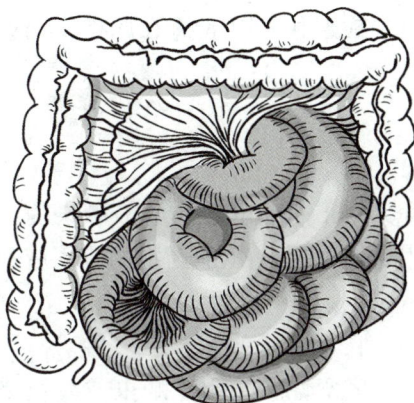

图 18 - 3　全小肠扭转（已坏死）

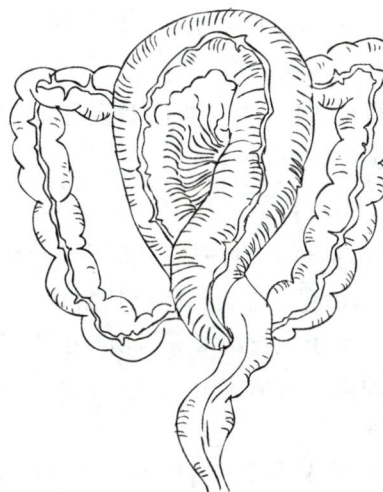

图 18 - 4　乙状结肠扭转

（3）肠套叠　一段肠管套入其邻近肠管腔内称为肠套叠。也容易形成绞窄性肠梗阻。原发性肠套叠（急性肠套叠）好发于 2 岁以下的儿童，常与饮食性质改变引起的肠功能紊乱有关。最多见的为回肠末端套入结肠（图 18 - 5）。肠套叠的三大典型症状是腹痛、血便和腹部肿块，表现为突然发生剧烈的阵发性腹痛，病儿哭闹不安、面色苍白、出汗，伴有呕吐和果酱样血便，腹部检查可扪及腊肠形肿块。空气灌肠显示空气在结肠内受阻。

（4）蛔虫性肠梗阻（ascaris intestinal obstruction）　是一种单纯机械性肠梗阻。多见于儿童，农村发病率较高。驱虫不当常为诱因，临床表现为阵发性脐周腹痛，伴呕吐腹胀不明显，腹部可扪及条索状团块，肠鸣音可亢进或正常（图 18 - 6）。

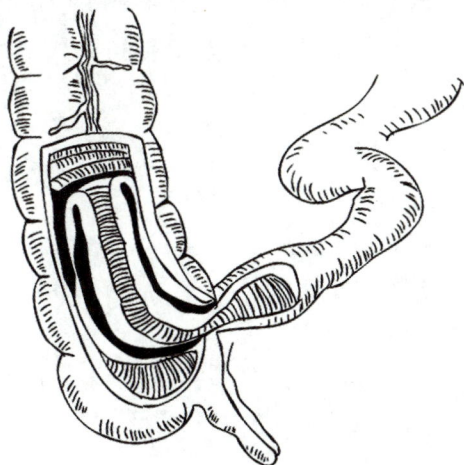

图 18 - 5　回盲部肠套叠

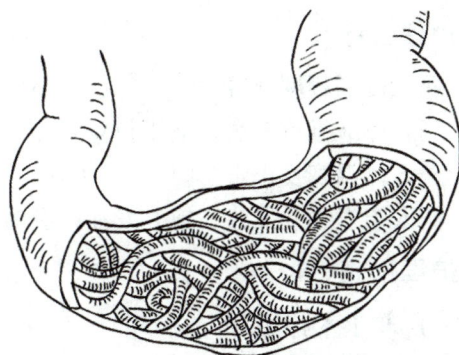

图 18 - 6　蛔虫性肠梗阻

（三）辅助检查

1. 实验室检查

（1）血常规　肠梗阻病人发生脱水、血液浓缩时，可出现血红蛋白、血细胞比容及尿比重升高。绞窄性肠梗阻多有白细胞计数和中性粒细胞比例升高。呕吐物及大便检查由大量红细胞或隐血试验阳性，提示肠管血运障碍。

（2）血气分析及血清电解质检查　可了解电解质酸碱失衡的情况。

2. 影像学检查

一般在梗阻 4~6 小时后，腹部 X 线可见胀气肠袢及多个阶梯状气液平面；空肠胀气可见"鱼肋骨刺"状的环形黏膜纹。肠扭转可见孤立、突出胀大的肠袢，不因时间而改变位置。麻痹性肠梗阻可见胃泡影增大，小肠、结肠全部胀气。怀疑肠套叠、乙状结肠扭转或结肠肿瘤时，可行钡剂灌肠或 CT 检查，以明确梗阻部位和性质。近年来，超声检查和 MRI 检查在肠梗阻的诊断中也有一定的应用。

（四）治疗评估

治疗原则是纠正肠梗阻引起的全身生理紊乱和解除梗阻。

1. 基础治疗

主要措施包括禁食、胃肠减压、营养支持，纠正水、电解质及酸碱失衡，防治感染和中毒，给予生长抑素等药物减少胃肠液的分泌量以减轻胃肠道膨胀。镇痛药物的应用应遵循急腹症的治疗原则，酌情应用。

2. 解除梗阻

（1）非手术治疗　适用于单纯性粘连性肠梗阻、麻痹性或痉挛性肠梗阻、蛔虫或粪块堵塞引起的肠梗阻等。措施可采用中医中药治疗、低压空气或钡灌肠复位等。

（2）手术治疗　肠粘连松解术；肠切开异物取出术；肠套叠或肠扭转复位术；肠切除肠吻合术；短路手术；肠造口或肠外置术。

（五）心理和社会支持状况

因急性肠梗阻多起病急骤，病情较重，病人忍受病痛折磨，常产生不同程度的焦虑或恐惧表现，如易躁易怒、忧郁、哭泣等；对手术及预后的顾虑，尤其是粘连性肠梗阻反复多次发作，或多次手术，常使病人情绪消沉、悲观失望，甚至不配合治疗与护理。

【常见护理诊断/问题】

1. 急性疼痛　与肠蠕动增强或肠壁缺血、手术创伤有关。

2. 体液不足　与频繁呕吐、肠腔内大量积液及胃肠减压有关。

3. 体温过高　与肠腔内细菌繁殖感染有关。

4. 潜在并发症　术后肠粘连、腹腔感染、肠瘘等。

【护理目标】

1. 病人疼痛程度减轻。

2. 病人体液维持平衡，能维持重要器官、脏器的有效灌注。

3. 病人体温恢复正常。

4. 病人未发生并发症，或并发症能及时发现并正确处理。

【护理措施】

（一）非手术疗法/术前护理

1. 体位　当病人生命体征稳定时，可采取半卧位，使膈肌下降，有利于病人呼吸、循环系统功能的改善。

2. 饮食护理　肠梗阻时需禁食，给予肠外营养支持。如梗阻缓解，病人开始排气、排便，腹痛、腹胀消失 12 小时后方可试进少量流质，但忌甜食和牛奶，以免引起肠胀气，24 小时后试进半流质饮食，以后逐渐过渡为软食及普食。

3. 胃肠减压　是治疗肠梗阻的重要措施之一，应及早使用。通过胃肠减压吸出胃肠道内的积气积液，减轻腹胀，降低肠腔压力，改善肠壁血液循环，同时减少肠内细菌和毒素，有利于改善局部和全身情况。在胃肠减压期间应观察和记录引流液的颜色、性状和量，如发现血性液体，应考虑有绞窄性肠梗阻的可能。

4. 维持体液平衡　肠梗阻病人应密切观察并记录呕吐量、胃肠减压量及尿量。结合病人脱水程度、血清电解质和血气分析结果合理输液，必要时输血，以维持水、电解质及酸碱平衡。积极改善病人全身营养状况，保证输液的通畅，并观察输液后反应。

5. 防治感染和解痉止痛　遵医嘱正确使用有效抗生素，同时注意观察用药效果及药物的副作用。给予生长抑素等药物，减少胃肠道分泌量以减轻腹部膨胀。对腹部绞痛明显的肠梗阻病人，若无肠绞窄，可使用阿托品、654－2 等抗胆碱类药物解除胃肠道平滑肌痉挛，以缓解腹痛。但禁用吗啡类镇痛剂，以免掩盖病情，延误治疗时机。

6. 严密观察病情　定时测量病人的体温、脉搏、呼吸、血压，并详细记录；严密观察病人的腹部症状、体征及全身情况。若病人出现下列情况之一时，提示有绞窄性肠梗阻的可能：①腹痛发作急骤，起始即为持续性剧烈疼痛，或持续性疼痛伴阵发性加重，有时出现腰背部痛。②呕吐出现早，剧烈而频繁。③腹胀不对称，腹部有局部隆起或扪及有压痛的肿块。④呕吐物、胃肠减压抽出液、肛门排出物为血性，或腹腔穿刺抽出血性液体。⑤出现腹膜刺激征，肠鸣音可不亢进或由亢进转为减弱或消失。⑥体温升高、脉率增快、血白细胞计数及中性粒细胞比例增高。⑦病情发展迅速，早期出现休克，抗休克治疗后改善不显著。⑧腹部 X 线检查显示孤立、突出胀大的肠袢，位置固定不变，或有假肿瘤阴影。⑨经积极的非手术治疗，症状、体征无明显改善。此类病人病情危重，应在抗休克、抗感染的同时，积极做好术前准备。

7. 术前准备　做好肠道准备等各项术前准备工作。

（二）术后护理

1. 体位与活动　全麻术后未清醒时给予平卧位，头偏向一侧；麻醉清醒且病人血压平稳后，取半卧位。术后病情稳定，应鼓励病人早期活动，床上勤翻身；病情允许时，早期下床活动，以促进肠蠕动恢复，防止肠粘连。

2. 饮食　术后暂禁食，通过静脉补充营养。待肠蠕动恢复、肛门排气后，可拔除胃肠减压管，开始进少量流质，若无不适，逐步过渡至半流质及普食。应提供易消化的高蛋白、高热量和富含维生素的食物。

3. 观察病情　观察生命体征；观察有无腹痛、腹胀、呕吐及肛门排气；观察伤口敷料及引流情况；观察有无切口感染、肠瘘等并发症发生。

4. 并发症护理

（1）肠梗阻　为术后常见的并发症。可由广泛肠粘连分离不完全，或术后腹腔炎症、粘连导致，如病人身体状况、营养状况不好，很容易引起再梗阻。鼓励病人早期活动，以促进机体和胃肠道功能恢复，防止肠粘连。一旦出现腹部阵发性腹痛、腹胀、呕吐等，应采取禁食、胃肠减压、纠正体液及酸碱平衡失调、防治感染等措施，一般多可缓解。

（2）腹腔内感染及肠瘘　如病人有引流管，应妥善固定并保持引流通畅，观察并记录引流液的性状、颜色、量。更换引流管时严格无菌操作。观察生命体征变化及切口情况，如术后 3～5 天出现体温升高、切口红肿及剧痛应怀疑切口感染；腹腔引流管周围流出液体带粪臭味，应警惕腹腔内感染及肠瘘的可能。遵医嘱进行积极全身营养支持和抗感染治疗，局部双套管负压引流。引流不畅或感染不能局限者需再次手术治疗。

（三）健康教育

1. 饮食指导 少食辛辣刺激性食物，注意饮食卫生。避免暴饮暴食，避免饭后进行剧烈活动。

2. 保持大便通畅 老年便秘者应注意通过调整饮食、腹部按摩等方法保持大便通畅，无效者可适当给予缓泻剂，避免用力排便。

3. 自我监测 指导病人自我监测，如有腹痛、腹胀、呕吐等不适，及时就诊。

第三节　大肠癌病人的护理

大肠癌是结肠癌（carcinoma of colon）和直肠癌（carcinoma of rectum）的总称，是常见消化道恶性肿瘤之一，发病年龄在40~60岁。在我国以直肠癌发病率最高，其余依次为乙状结肠、盲肠、升结肠、横结肠和降结肠，但我国近二十年来，尤其在一线城市，结肠癌的发病率明显上升，且有多于直肠癌的趋势。

【病因】

1. 遗传因素 遗传易感性在大肠癌的发病中具有重要地位，如家族性腺瘤性息肉病、遗传性非息肉病性结直肠癌的突变基因携带者以及散发性大肠癌病人家族成员的大肠癌发病率高于一般人群。

2. 癌前病变 有些疾病如家族性肠息肉已被公认为癌前病变；大肠腺瘤、溃疡性结肠炎、血吸虫性肉芽肿等疾病与大肠癌的发生密切相关。

3. 生活方式 高脂肪、低纤维素饮食、腌制和油煎炸食品等可增加大肠癌的发病风险。糖尿病、肥胖、吸烟和大量饮酒者大肠癌发病风险增高。

【病理与分型】

1. 大体分型 根据肿瘤的大体形态可分为：①隆起型，肿瘤生长缓慢、转移较迟，恶性程度较低，预后较好。②溃疡型，肿瘤分化程度低，转移出现早，是结直肠癌最常见的类型。③浸润型，肿瘤转移较早，分化程度低，预后差。

2. 组织学分型 结直肠癌较常见的病理类型有：①腺癌，占结直肠癌的大多数，预后较好。②腺鳞癌。③鳞状细胞癌；④梭形细胞癌或肉瘤样癌；⑤未分化癌，易侵入小血管和淋巴管，预后最差；⑥其他特殊类型；⑦不能确定类型癌。

3. 转移途径 ①直接蔓延；②淋巴转移；③血行转移；④种植转移。

4. 临床分期 目前临床上广泛使用的是UICC（国际抗癌联盟）发布的第8版的恶性肿瘤的TNM分期。

T代表原发肿瘤。原发肿瘤无法评价（T_x）；无原发肿瘤证据（T_0）；原位癌（T_{is}）；肿瘤侵犯黏膜下层（T_1）；肿瘤侵犯固有肌层（T_2）；肿瘤穿透固有肌层到达结直肠周围组织（T_3）；肿瘤穿透腹膜或侵犯或粘连于其他器官或结构（T_4）。

N代表区域淋巴结。区域淋巴结无法评价（N_x）；无区域淋巴结转移（N_0）；有1~3枚区域淋巴结转移（N_1）；有4枚以上区域淋巴结转移（N_2）。

M代表远处转移。无远处转移（M_0）；有远处转移（M_1）。

【护理评估】

（一）健康史

了解病人的年龄、性别、饮食习惯、有无烟酒嗜好；了解家庭成员有无家族腺瘤性息肉病、遗传性非息肉病性结直肠癌、大肠癌或其他肿瘤病人；有无大肠腺瘤、溃疡性结肠炎、血吸虫性肉芽肿等病史；是否合并糖尿病、肥胖等。

（二）身体状况

1. 结肠癌　早期多无明显特异性表现，易被忽视。进展期的主要症状如下。

（1）排便习惯和粪便性状改变　常为首先出现的症状，多表现为大便次数增多、粪便不成形或稀便。可出现腹泻与便秘交替现象。常表现为血性、脓性或黏液性粪便。

（2）腹痛　也是常见的早期症状。疼痛部位常不确切，程度多较轻，为持续性隐痛或仅为腹部不适或腹胀感。当癌肿并发感染或肠梗阻时则腹痛加剧，甚至出现阵发性绞痛。

（3）腹部肿块　肿块通常较硬，位于横结肠或乙状结肠的癌肿可有一定活动度。若癌肿穿透肠壁并发感染，可表现为固定压痛的肿块。

（4）肠梗阻　多为中晚期症状。一般呈慢性、低位、不完全性肠梗阻，表现为便秘、腹胀，有时伴腹部胀痛或阵发性绞痛，进食后症状加重。当发生完全性梗阻时，症状加剧，部分病人可出现呕吐，呕吐物为粪样。

（5）全身症状　由于长期慢性失血、癌肿破溃、感染以及毒素吸收等，病人可出现贫血、消瘦、乏力、低热等全身性表现。部分结肠癌穿透肠壁后，还可侵入其他空腔脏器，引起肠瘘和营养物质的流失，致使病人出现严重的水、电解质、酸碱平衡失调和营养不良等。疾病发展至晚期可出现恶病质。

右半结肠癌肿多呈肿块型，临床特点以全身症状、贫血、腹部肿块为主，而肠梗阻症状不明显。左半结肠癌肿多倾向于浸润型生长引起环状缩窄，临床以肠梗阻、腹泻、便秘、便血等症状较多见。

2. 直肠癌　早期仅有少量便血或排便习惯改变，易被忽视。当病程发展并伴感染时，才出现显著症状。

（1）直肠刺激症状　癌肿刺激直肠产生频繁便意，引起排便习惯改变，排便时常有肛门下坠、里急后重和排便不尽感；晚期可出现下腹部痛。

（2）黏液血便　为直肠癌病人最常见的临床症状，80%～90%病人在早期即出现便血。癌肿破溃后，可出现血性和或黏液性大便，多附于粪便表面；严重感染时可出现脓血便。

（3）粪便变细和排便困难　癌肿增大引起肠腔缩窄，表现为肠蠕动亢进、腹痛、腹胀、粪便变细和排便困难等慢性肠梗阻症状。

（4）转移症状　当癌肿穿透肠壁，侵犯前列腺、膀胱时可发生尿路刺激征、血尿、排尿困难等。浸润骶前神经则发生骶尾部、会阴部持续性剧痛、坠胀感。女性直肠癌可侵及阴道后壁，引起白带增多。若穿透阴道后壁，则可导致直肠阴道瘘，可见粪质及血性分泌物从阴道排出。晚期出现肝转移时可有腹水、肝大、黄疸、贫血、消瘦、水肿、恶病质等。

（三）辅助检查

1. 直肠指检　是诊断低位直肠癌的最直接和最重要的方法，可了解直肠肿瘤的大小、形状、质地、基底部活动度、下缘距肛缘的距离及其与周围组织的关系等。女性直肠癌病人应行阴道检查及双合诊检查。

2. 实验室检查

（1）大便隐血试验　可作为高危人群的初筛方法及普查手段。持续阳性者应行进一步检查。

（2）肿瘤标记物测定　癌胚抗原（CEA）和CA19-9测定是目前公认对大肠癌的诊断和术后监测有意义的肿瘤标记物，但特异性不高，缺乏对早期大肠癌的诊断价值，主要用于判断病人疗效预后及监测复发。一般而言，术前CEA明显升高者术后复发率较正常者高，预后差。

3. 内镜检查　可通过直肠镜、乙状结肠镜或纤维结肠镜检查，观察病灶的部位、大小、形态、肠腔狭窄的程度等，并可在直视下获取活组织行病理学检查，是诊断结直肠癌最有效、可靠的方法。

4. 影像学检查

（1）B超和CT检查　有助于了解直肠癌的浸润深度及淋巴转移情况，还可提示有无腹腔种植转移、是否侵犯邻近组织器官或肝、肺转移灶等。

（2）MRI检查　可评估肿瘤在肠壁内的浸润深度，对中低位直肠癌的诊断和分期有重要价值。

（3）X线钡剂灌肠或气钡双重对比造影检查　是诊断结肠癌的重要检查方法，可观察到结肠壁僵硬、皱襞消失、存在充盈缺损及小龛影。但对直肠癌诊断价值不大。

（4）PET－CT　对病情复杂、常规检查无法明确诊断的病人可作为有效的辅助检查手段。

（四）治疗评估

结直肠癌治疗采用以手术切除为主，同时配合化疗、放疗等综合治疗可在一定程度上提高疗效。目前临床已开展术前化疗及放疗即新辅助治疗，以提高手术切除率和保肛率。

1. 手术治疗

（1）结肠癌根治术　切除范围包括癌肿所在的肠袢及其所属系膜和区域淋巴结。①右半结肠切除术（图18-7）：适用于盲肠、升结肠、结肠肝曲癌。②横结肠切除术（图18-8）：适用于横结肠癌。③左半结肠切除术（图18-9）：适用于横结肠脾区、降结肠癌。④乙状结肠癌的根治切除术（图18-10）：适用于乙状结肠癌。

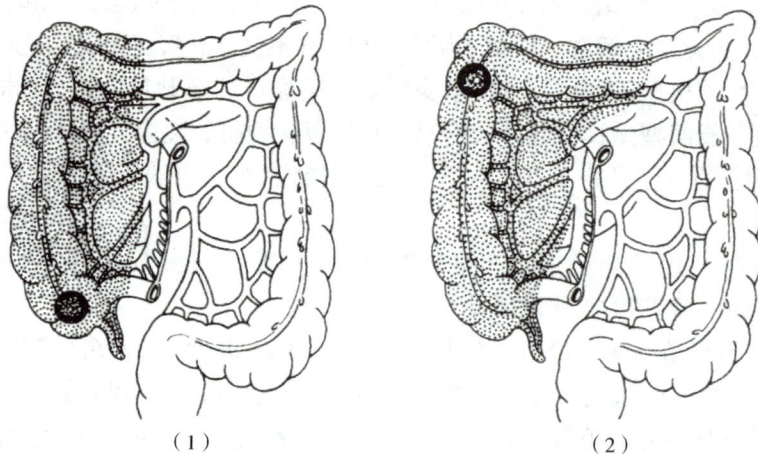

（1）　　　　　　　　　　　　　　（2）

图 18-7　右半结肠切除范围

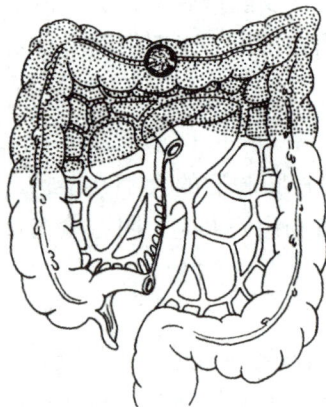

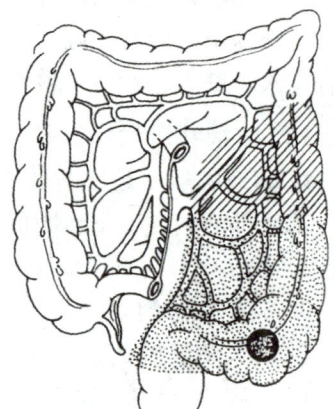

图 18-8　横结肠切除范围　　　**图 18-9　左半结肠切除范围**　　　**图 18-10　乙状结肠切除范围**

（2）直肠癌根治术　切除范围包括癌肿及两端足够的肠段、受累器官的全部或部分及四周可能被浸润的组织。①局部切除术：适用于瘤体小、分化程度高、局限于黏膜或黏膜下层的早期直肠癌。②腹会阴联合直肠癌根治术（Miles手术）：主要适用于腹膜返折以下的直肠癌。切除乙状结肠下部及其系膜和直肠全部、所属淋巴结及被侵犯的周围组织（图18-11）。将乙状结肠近端拉出，于左下腹行永久性人工肛门。③经腹腔直肠癌切除术（Dixon手术）：适用于癌肿下缘距齿状线5cm以上的直肠癌。切除乙状结肠和大部分直肠，直肠和乙状结肠行端端吻合（图 18 – 12）。其优点是保留了正常肛门及肛门括约肌，但在手术近期内病人可能出现便次增多，排便控制功能减弱，以后可逐渐改善。

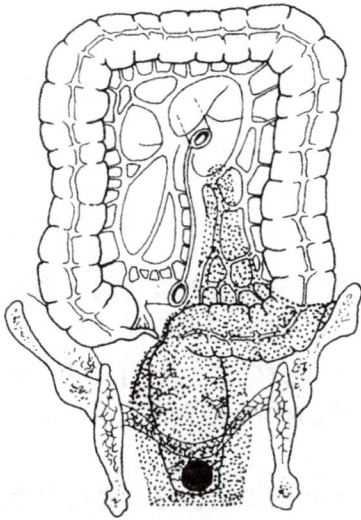

图 18 – 11　Miles 手术

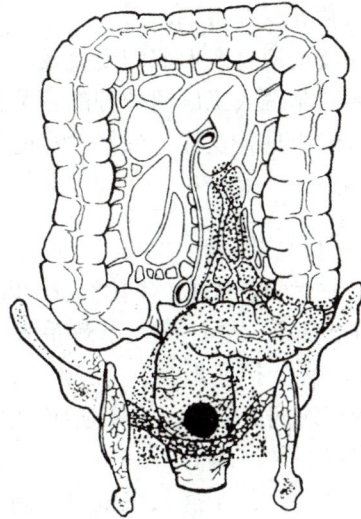

图 18 – 12　Dixon 手术

（3）姑息性手术　癌肿发生转移或局部浸润无法根治但局部癌肿尚能切除者，可作癌肿肠段局部切除术。

（4）结肠癌并发急性肠梗阻　可行梗阻近端肠管与远端肠管端吻合术，或梗阻近端做结肠造口术。

2. 非手术治疗　包括放射治疗、化学治疗、中医治疗和局部介入治疗等。

（1）化学治疗　术前辅助化疗有助于缩小原发病灶、通过手术切除率、降低术后复发率。术后化疗可杀灭残留肿瘤细胞。化疗常用给药途径有静脉给药、区域动脉灌注、温热灌注及腹腔置管灌注等，以静脉给药为主。化疗主要方案有：①FOLFOX 方案，氟尿嘧啶和亚叶酸钙联合用药；②MAYOF 方案，氟尿嘧啶和亚叶酸钙联合用药；③XELOX 方案，奥沙利铂和卡培他滨联合用药。

（2）放射治疗　术前放疗适用于距离肛门 <12cm 的直肠癌，可缩小肿瘤体积，降低癌细胞活力，提高手术切除率，降低手术复发率；术后放疗适用于晚期肿瘤、T_3 直肠癌且术前未经放疗和术后局部复发病人。

（3）其他治疗　包括中医治疗、局部治疗、靶向治疗等，基因治疗和免疫治疗等目前尚处于开发和研究阶段。

（五）心理和社会支持状况

结直肠癌病人除具有恶性肿瘤病人的一般心理反应外，治疗方式往往会使病人产生严重的精神困扰或焦虑，如行结肠造口的病人，包括 Miles 手术后的永久性人工肛门，可因生理功能改变及存在异味而造成自我形象受损，病人有自卑、不愿与他人交往、焦虑等心理反应，对生活、工作失去信心，有些病人甚至拒绝手术。

【常见护理诊断/问题】

1. 焦虑　与对癌症治疗缺乏信心及担心结肠造口影响生活和工作有关。

2. 营养失调：低于机体需要量　与癌肿慢性消耗、手术创伤及放化疗反应有关。

3. 体象紊乱　与结肠造口、排便方式改变有关。

4. 知识缺乏　缺乏有关术前准备知识及结肠造口术后的护理知识。

5. 潜在并发症　切口感染，吻合口瘘，尿潴留及泌尿系感染，结肠造口出血、坏死、狭窄，肠粘连。

【护理目标】

1. 病人的情绪稳定，焦虑感减轻。
2. 病人营养状况得到改善。
3. 病人能适应自我形象的变化及新的排便方式。
4. 病人能掌握人工肛门护理的相关知识。
5. 病人未出现并发症，或并发症能及时发现并正确处理。

【护理措施】

（一）术前护理

1. 心理护理 应关心体贴病人，及时解答病人提出的问题，尽量满足其提出的合理要求。对需做结肠造口的病人，要让病人了解手术后对消化功能并无影响，并解释造口的部位及有关护理的知识，使其了解只要护理得当，人工肛门并不会对其日常生活、工作造成太大影响，以消除其恐慌情绪，增强治疗疾病的信心，提高适应能力。同时应争取社会、家庭的积极配合，从多方面给病人以关怀和心理支持。

2. 营养支持 给予病人高蛋白、高热量、富含维生素、易消化的少渣饮食。必要时遵医嘱给予少量多次输血、输白蛋白等，以纠正贫血和低蛋白血症。出现肠梗阻的病人有明显脱水时，应及时纠正水、电解质及酸碱平衡紊乱，提高机体对手术的耐受性。

3. 肠道准备 手术前清洁肠道的目的是减少手术中污染，防止手术后腹胀和切口感染，有利于吻合口愈合，是结直肠癌手术前护理的重点。一般通过控制饮食、口服肠道抗生素及缓泻剂、多次灌肠等方法来完成。

（1）饮食准备

1）传统饮食准备 术前3天进少渣半流质，术前1~2天进无渣流质饮食。

2）新型饮食准备 术前3天至术前12小时服全营养制剂，可满足机体营养需求，减少肠腔粪渣形成，保护肠道黏膜屏障，避免术后肠源性感染等并发症。

（2）肠道准备 一般于术前1天行肠道清洁，目前临床多主张全肠道灌洗法。

1）导泻法 ①高渗导泻：常用制剂有甘露醇、硫酸镁等。由于在肠道中几乎不被吸收，口服后肠腔内渗透压升高，并吸收肠壁水分，使肠内容物剧增，刺激肠蠕动，产生有效腹泻，达到清洁肠道的效果。②等渗性导泻：目前临床应用较广，常用制剂为复方聚乙二醇电解质散溶液。此溶液为等渗、非吸收性液体，可增加粪便含水量及灌洗液的渗透浓度，刺激肠道蠕动。③中药导泻：如番泻叶泡茶饮用及口服蓖麻油等。

2）灌肠法 目前临床多主张全肠道灌洗法。于手术前12~14小时开始口服37℃左右等渗平衡电解质溶液（用氯化钠、碳酸氢钠、氯化钾配制，也可加入抗生素），引起容量性腹泻，以达到彻底清洗肠道的目的。一般灌洗全过程需3~4小时，灌洗液量不少于6000ml。对年老体弱，心、肾等重要器官功能障碍或灌洗不充分者，可考虑配合灌肠法，可用硫、磷酸钠灌肠剂及甘油灌肠剂等。直肠癌肠腔狭窄，灌肠时应在直肠指检引导下或直肠镜直视下，选用适宜的肛管，轻柔通过狭窄部位，切忌动作粗暴。高位直肠癌应避免高压灌肠，以免癌细胞扩散。

（3）其他药物准备 手术前3天口服肠道抗生素，如新霉素、甲硝唑、庆大霉素等，抑制肠道细菌。由于控制饮食及服用肠道抗生素，使维生素K的合成及吸收减少，于手术前3天开始肌内注射维生素K。

4. 肠造口定位

（1）肠造口宜位于腹直肌上，避开瘢痕、皱褶、骨隆突或腰带等部位。

（2）回肠造口宜在右下腹脐与髂前上棘连线中上1/3处或脐、髂前上棘、耻骨联合三点形成的三角形的三条中线相交点；乙状结肠造口用前述方法定位在左下腹。

（3）横结肠造口宜在上腹部以脐和肋缘分别做一水平线，两线之间，且旁开腹中线5~7cm。

（4）体质指数（BMI）≥30kg/m²者，造口位置宜定在腹部隆起的最高处。

（5）计划行两个以上造口手术者，定位不宜在同一条水平线上，造口之间相距5～7cm。

（6）造口定位以患者取半坐卧位、坐位、弯腰、站立等不同体位时能看到造口为宜。

（7）宜用手术记号笔画实心圆标记造口位置。

5. 坐浴及阴道冲洗　直肠癌病人手术前2天每晚用1∶5000高锰酸钾溶液坐浴。女性直肠癌病人遵医嘱于手术前3天每晚冲洗阴道，以备手术中切除子宫及阴道。

6. 留置胃管和导尿管　手术前常规放置胃管，有肠梗阻症状的病人应及早放置胃管，减轻腹胀。留置导尿管可排空膀胱，预防手术时损伤膀胱，并可预防手术后尿潴留。

7. 其他　协助医师做好手术前各项检查及常规准备。准备手术中使用的抗肿瘤药物。

（二）术后护理

1. 体位　术后全麻未清醒病人应取平卧位，头偏向一侧，病情平稳后，可改为半卧位，以利呼吸和腹腔引流。

2. 饮食　术后早期禁食，持续胃肠减压，通过静脉补充水、电解质及营养。手术后2～3天肠蠕动恢复，肛门排气或结肠造口开放后，如无恶心、呕吐等不良反应，即可拔除胃管，饮水无不适可进流质饮食，1周后改为少渣半流质，2周左右方可进普食，且食物以高蛋白、高热量、富含维生素及易消化的少渣饮食为主。近年来，随着康复外科发展，禁食时间及饮食过渡时间明显缩短，且不建议常规留置胃管，如需置管，视病人情况尽早拔除。

3. 观察病情　术后每15～30分钟测生命体征1次，病情平稳后可延长间隔时间，做好记录。术后应观察腹腔引流液及骶前引流液的颜色、性状和量，同时要观察腹部及会阴部创面敷料，如局部出血较多需及时处理。

4. 活动　病人卧床期间，可鼓励床上翻身、四肢活动。术后第1天，病情许可协助下床活动，以促进肠蠕动恢复，减轻腹胀，避免肠粘连。活动时注意保护切口，避免牵拉。

5. 引流管护理

（1）留置导尿管护理　保持导尿管引流通畅，防止扭曲、受压，观察尿液情况，并详细记录。做好导尿管护理，每日冲洗膀胱1次，尿道口护理2次，防止泌尿系感染，拔管前先试行夹管，每3～4小时或病人有尿意时开放，以训练膀胱舒缩功能，防止排尿功能障碍。

（2）腹腔/盆腔引流管护理　妥善固定，保持引流通畅；观察记录引流液的颜色、性状及量；保持引流口周围皮肤清洁、干燥；根据需要接负压装置并调整压力大小，防止负压过大损伤局部组织或过小渗血、渗液存留；5～7天后引流量少，性状无异常时，即可拔出引流管。

6. 排便护理　术后尤其是Dixon手术后病人，可出现排便次数增多或排便失禁，应指导病人调整饮食，进行肛门括约肌舒缩练习，便后清洁肛门，并在肛周皮肤涂抹氧化锌软膏以保护肛周皮肤。

7. 术后并发症的观察和护理

（1）切口感染及裂开　①监测病人生命体征，观察局部切口有无红、肿、疼痛等。②遵医嘱使用抗生素预防感染，加强营养支持，促进伤口愈合。③有肠造口者，术后2～3天内取肠造口侧卧位，并采用防水敷料保护腹壁切口，及时更换浸湿的敷料，避免从肠造口流出的排泄物污染腹壁切口。④有会阴部切口，可于术后4～7天开始用温热的1∶5000高锰酸钾溶液坐浴，每日2次。⑤合理安排换药顺序，先腹部切口后会阴部切口。

（2）吻合口瘘　结肠癌切除术后或直肠癌Dixon手术后可能发生吻合口瘘。多因手术前肠道准备不充分、低蛋白血症及手术造成局部血供差等所致。常发生于手术后1周左右，应注意观察病人有无突发腹痛或腹痛加重，部分病人可有明显腹膜炎的表现；有无腹腔内或盆腔内脓肿的表现，有无从切口渗出或引流管引流出稀粪样肠内容物等。对进行肠吻合手术病人，术后7～10天内严禁灌肠，以免影响吻合口的愈合。若发生瘘，应保持充分、有效的引流。若引流不畅，必要时可手术重新安置引流管；使用有效抗生素控制感染；给予TPN以加强营养支持。

8. 结肠造口护理　造口护理是手术后护理的重点。

（1）观察肠造口有无异常　①活力：正常肠造口颜色鲜红，有光泽且湿润。术后早期肠黏膜轻度水肿属于正常现象，1周左右水肿消退。②高度：造口一般高出皮肤表面1~2cm，有利于排泄物进入造口袋。③形状与大小：肠造口一般多呈圆形或椭圆形，结肠造口一般比回肠造口直径大。

（2）造口袋使用

1）佩戴造口袋　于手术当天或术后2~3天开放肠造口后即可佩戴造口袋。开放前应注意肠段有无回缩、出血、坏死等情况，造口的结肠若张力过大、缝合不严、血运障碍等，均可导致上述情况。可选择佩戴一件式或两件式造口袋。一件式造口袋的底盘与便袋不可分离，使用时只需将底盘直接粘贴于造口周围皮肤即可，但清洁造口时不方便。两件式造口袋的底盘与便袋可分离，使用过程中便袋可随时取下清洗。当造口袋内排泄物达1/3~1/2时，应及时倾倒，以免因重力牵拉造口底盘的粘贴。

2）更换造口袋　①取下造口袋：一只手按住皮肤，一只手由上而下揭除造口底盘。②清洁造口：用生理盐水或温水由外向内清洁造口周围皮肤及造口黏膜，再用干的、清洁柔软的毛巾或纸巾蘸干，并观察造口及周围皮肤情况。③测量造口：测量造口基底部的大小。④剪裁底盘开口：按测量结果将底盘开口裁剪至合适大小，直径大于造口基底部1~2mm。⑤粘贴底盘：揭除粘贴保护纸，底盘开口正对造口自下而上粘贴底盘，轻压内侧周围，再由内向外轻轻加压，使其与皮肤粘贴紧密。⑥如造口周围皮肤发红，可撒少许造口保护粉抹匀，如造口周围皮肤凹陷，可使用防漏膏/条或防漏贴环，加用凸面底盘，平衡造口腰带使用。⑦扣好造口袋尾部袋夹。⑧病人可备3~4个造口袋用于更换，使用过的造口袋可用中性洗涤剂和清水洗净，用0.1%氯己定溶液浸泡30分钟。擦干、晾干备用，也可使用一次性造口袋，使用一次性造口袋应剪好与造口一样粘贴薄膜口。

（4）饮食指导　宜进食高热量、高蛋白、维生素丰富的少渣食物，注意饮食卫生；避免食用洋葱、豆类等产气性食物，避免进食辛辣刺激性食物，多饮水。鼓励病人多吃新鲜蔬菜、水果。

（5）造口及周围皮肤并发症的护理

1）造口出血　常由于肠造口黏膜与皮肤连接处的毛细血管及小静脉出血或肠系膜小动脉未结扎或结扎线脱落导致。出血量较少时可用棉球或纱布压迫止血；出血较多时可以用0.1%肾上腺素溶液浸湿的纱布压迫或云南白药粉外敷；大量出血需缝扎止血。

2）造口缺血坏死　多由于造口血运不良、张力过大引起。术后密切观察造口血液循环情况，有无出现黏膜颜色变暗、发紫、发黑等异常。如出现缺血情况，遵医嘱去除肠造口周围纱布，或将缺血区域缝线拆除1~2针并观察血运恢复情况。如造口局部缺血或坏死范围<2/3，可在局部涂洒造口保护粉；如范围≥2/3或完全坏死，应及时报告医师予以处理。

3）造口狭窄　为预防造口狭窄，手术后1周或造口处伤口愈合后，每日扩张造瘘口1次，防止造口狭窄。

4）造口回缩　正常造口应突出体表，如造口回缩，可能是造口段系膜牵拉回缩、造口感染等因素所致。轻度回缩可用凸面底盘并佩戴造口腰带或造口腹带固定，严重者需手术重建造口。

5）造口脱垂　多由于肠段保留过长或固定欠牢固、腹壁肌层开口过大、术后腹内压增高等因素导致。轻度脱垂时无须处理，中度脱垂可手法复位并腹带稍加压包扎，重症者需手术处理。

6）造口旁疝　主要原因为造口位于腹直肌外或腹部肌肉力量薄弱及持续腹内压增高等所致。应指导病人避免增加腹内压，如慢性咳嗽、排尿困难、便秘、提取重物等，可使用造口腹带或无孔腹带包扎，定时松解后排放排泄物，严重者需手术修补。

7）造口周围皮肤损伤　根据造口周围皮肤损伤的部位、颜色、范围、渗液等情况判断损伤类型并处理。①如为潮湿性相关皮损，可用无刺激皮肤保护膜、造口保护粉、水胶体敷料，必要时涂防漏膏/条或防漏贴环等。②如为过敏性皮炎，应停止使用致过敏的造口护理用品，遵医嘱局部用药。③如为黏胶相关性皮损，应选择无胶带封边的造口底盘。④如为压力损伤，应去除压力源并根据情况使用伤口敷料。

8）心理护理　帮助病人接纳并主动参与造口护理，多数病人术后会出现悲哀、绝望等消极情绪。

术后首次让病人观看造口时，宜在清洁造口及周围皮肤后，避免视觉冲击；主动与病人交谈，鼓励说出内心感受，并有针对性地进行帮助。

（三）健康教育

1. 合理安排饮食，应摄入产气少、易消化的少渣食物，忌生冷、辛辣等刺激性食物，避免饮用碳酸饮料，饮食必需清洁卫生，积极预防腹泻或便秘。

2. 定期进行体格检查，积极预防和治疗结直肠的各种慢性炎症及癌前病变；注意饮食卫生，多进新鲜蔬菜、水果等高纤维、维生素丰富的饮食，减少食物中的脂肪摄入量。

3. 教会病人人工肛门的护理，介绍结肠造口的护理方法和护理用品。目前自然排便法采用的人工肛门袋可分为一件式和两件式。一件式肛门袋的背面有胶质贴面，可直接贴在皮肤上，其优点是用法简单，缺点是容易刺激皮肤，可使用造口护养胶片保护皮肤。两件式肛门袋是在养护胶片上配有凸面胶环，与便袋上的凹面小胶环吻合，不漏气，不漏液，容易更换。此外防漏药膏、防臭粉等可提高防漏、防臭效果。指导病人用适量（500～1000ml）温水经导管灌入造口内，定时结肠造口灌洗以训练有规律的肠道蠕动，从而养成类似于正常人的排便习惯。当病人的粪便成形或养成排便规律后，可不戴肛门袋，用清洁敷料覆盖结肠造口即可。

4. 出院后每1～2周扩张造口1次，持续2～3个月。若发现造口狭窄，排便困难时，应及时到医院检查处理。

5. 参加适量活动，保持心情舒畅。避免自我封闭，尽可能融入正常人的生活和社交活动中。建议造口病人出院后组织或参加造口病人协会，互相学习，交流彼此的经验和体会，使病人重拾自信。

6. 每3～6个月门诊复查1次。继续化疗的病人要定期检查血常规。

第四节　直肠、肛管疾病病人的护理

直肠肛管良性疾病主要有痔、肛裂、直肠肛管周围脓肿、肛瘘、直肠息肉等，也是外科范畴的常见疾病。

一、痔

痔（hemorrhoid）是指肛垫病理性肥大和下移，传统认为是直肠下段黏膜下和肛管皮肤下的曲张静脉团，是最常见的肛肠疾病。任何年龄都可发病，但随年龄增长，发病率增高。根据痔所在部位不同可分为内痔（internal hemorrhoid）、外痔（external hemorrhoid）和混合痔（mixed hemorrhoid）。内痔由直肠上静脉丛形成，位于齿状线上方，表面为直肠黏膜所覆盖，好发于截石位3、7、11点。外痔由直肠下静脉丛形成，位于齿状线下方，表面为肛管皮肤所

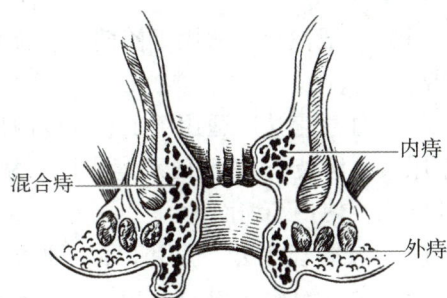

图18-13　痔的分类

覆盖，包括血栓性外痔、结缔组织性外痔、静脉曲张性外痔和炎性外痔，其中血栓性外痔最常见。混合痔位于齿状线上下，兼有内痔和外痔的表现，内痔发展到三期以上多形成混合痔（图18-13）。

【护理评估】

（一）健康史

了解病人职业或是否有长期导致腹内压增高因素（如长期从事坐与站的工作、习惯性便秘、前列腺增生、腹水、妊娠、盆腔肿瘤等），了解病人是否有长期饮酒、好食辛辣等刺激性食物史。询问病人有无肛窦、肛腺慢性感染疾病史，因肛周感染易导致周

围血管炎症，静脉壁瘢痕形成，弹性减弱，静脉回流受阻和扩张。

（二）身体状况

1. 内痔 主要表现是便血和痔块脱出。便血的特点是无痛性间歇性便后出现鲜血，便血较轻时为粪便表面附血或便纸带血，重者则可出现喷射状出血，长期出血病人可发生贫血。单纯性内痔无痛，当发生感染、嵌顿或水肿时，可伴有肛门剧痛。临床上按病情轻重可分为四度（表18-1）。

表18-1 各期内痔表现特点

内痔分期	临床表现评估
Ⅰ度	只在排便时出血，无痔块脱出
Ⅱ度	便时出血，量大甚至喷射而出；便时痔块脱出肛门，便后自行回纳
Ⅲ度	偶有便血，痔块在腹内压增高时脱出，无法自行回纳，需用手辅助
Ⅳ度	偶有便血，痔块长期脱出于肛门，无法回纳或回纳后又立即脱出

2. 外痔 主要表现为肛门不适、潮湿，有时伴局部瘙痒。若形成血栓性外痔，则有剧痛，排便、咳嗽时加剧，数日后可减轻，在肛门表面可见红色或暗红色硬结。

3. 混合痔 同时兼有内痔和外痔的表现特点。

（三）辅助检查

1. 肛门视诊 内痔除Ⅰ期外，其他三期都可在肛门视诊下见到。血栓性外痔为肛周暗紫色长条圆形肿物，表面皮肤水肿，质硬、压痛明显。

2. 直肠指检 检查肛管直肠壁有无肿块、触痛，注意指套有无黏液血迹。

3. 肛门镜检查 可确诊，不仅见到痔块的情况，还可观察到直肠黏膜有无充血、水肿、溃疡、肿块等。

（四）治疗评估

遵循3个处理原则：①无症状的痔，无须治疗；②有症状的痔，旨在减轻及消除症状，而非根治；③首选非手术治疗，失败或不宜保守治疗者才考虑手术治疗。

1. 非手术治疗

（1）一般治疗 适用于初期及无症状痔，主要包括饮食调整、温水坐浴、肛管内用药、手法痔块回纳。

（2）注射疗法 适用于Ⅰ、Ⅱ度内痔，注射硬化剂（5%苯酚植物油、5%鱼肝油酸钠、5%盐酸奎宁尿素水溶液、4%明矾水溶液）于黏膜下痔血管周围，产生无菌性炎性反应，黏膜下组织、静脉丛纤维化，使痔萎缩而愈。

（3）胶圈套扎法 适用于Ⅰ~Ⅲ度内痔。将特制的胶圈套在内痔根部，阻断痔的供血，使痔缺血坏死，脱落治愈（图18-14）。

（4）痔动脉结扎术 适用于Ⅱ~Ⅳ度内痔。通过多普勒超声探头探测供应痔血流的动脉并进行缝合结扎，阻断痔的供血达到缓解症状的目的。

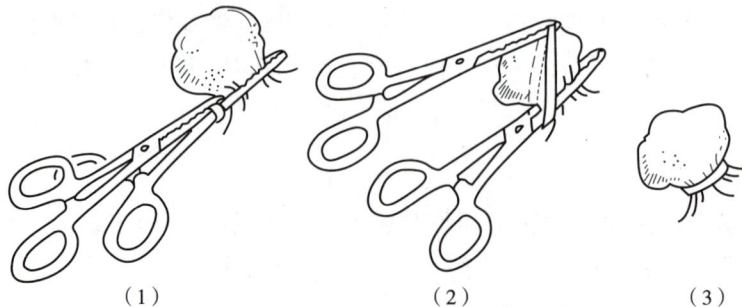

（1）   （2）   （3）

图18-14 内痔胶圈套扎法

2. 手术治疗 包括痔单纯切除术；痔环形切除术；激光切除痔核；血栓性外痔剥离术等。

（五）心理和社会支持状况

痔是成人最感困扰的疾病之一，发病率高，迁延时间长，给病人生活和工作带来痛苦和不适。部分病人因长期便血，担心疾病恶化而产生焦虑和恐惧心理。也有一部分病人不甚了解或因害羞不愿就医，延误病情。

二、肛裂

肛裂（anal fissure）是齿状线下肛管皮肤层裂伤后形成的小溃疡。病因尚不清楚，可能与多种因素有关，但直接原因大多是长期便秘、粪便干结导致损伤肛管及其皮肤层。多见于青中年人，好发于肛管的后正中线，可分为急性肛裂和慢性肛裂。急性肛裂是指新近发生的肛裂，裂口边缘整齐，底浅、色红并有弹性，无瘢痕形成；慢性肛裂因损伤反复发生或由肛窦、肛腺炎症向下蔓延而成，裂口边缘增厚纤维化，底部肉芽组织苍白。

【护理评估】

（一）健康史

了解病人是否有长期便秘史，粪便干结使肛管后壁压力增大，从而造成肛管皮肤裂伤。

（二）身体状况

1. 疼痛 为主要症状，一般较剧烈，有典型的周期性。排便时由于干硬粪便刺激裂口内神经末梢，肛门出现烧灼样或刀割样剧烈疼痛；便后略缓解，数分钟后由于肛门括约肌出现反射性痉挛，再次出现剧痛，常持续30分钟至数小时，直至括约肌疲劳、松弛后，疼痛缓解，出现"排便时疼痛 – 间歇期 – 括约肌挛缩痛"的肛裂疼痛周期。

2. 便秘 肛裂形成后，病人往往因惧怕疼痛而不愿排便，故而更加重便秘，粪便更干结，形成恶性循环。

3. 出血 排便使溃疡裂隙加深而有出血，鲜血可见于粪便表面、便纸上或排便过程中滴血。

4. 肛裂"三联征" 肛门视诊在肛管的后正中线可发现溃疡裂隙；溃疡裂隙上端的肛瓣和肛乳头水肿，形成乳头肥大；溃疡裂隙下端皮肤因炎症、水肿及静脉、淋巴回流受阻，形成袋状的赘生物突出于肛门之外，称为"前哨痔"（图18–15）。溃疡裂隙、肛乳头肥大和"前哨痔"，合称为肛裂"三联征"。

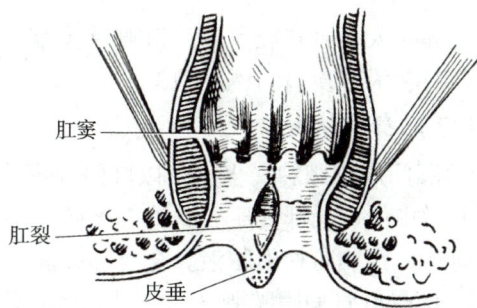

图18–15 肛裂

（三）辅助检查

肛门视诊可见"前哨痔"及后正中线的典型溃疡，应避免直肠指检或肛镜检查，以免增加病人痛苦。

（四）治疗评估

1. 非手术治疗 原则保持大便通畅，解除肛门括约肌痉挛，缓解疼痛，中断恶性循环，促进局部创面愈合。具体措施包括服用缓泻剂、肛门坐浴、扩肛疗法。

2. 手术治疗 适用于经久不愈、非手术治疗无效且症状较重的陈旧性肛裂。手术方法有肛裂切除术、肛管内括约肌切断术，肛裂切除术目前临床较少使用。

（五）心理和社会支持状况

病人可因排便时剧烈疼痛以及长期便秘带来沉重的心理负担。部分病人，特别是女性病人，因害羞不愿就医，使疾病长期得不到医治，而痛苦不堪。

三、直肠肛管周围脓肿

直肠肛管周围脓肿（perianorectal abscess）是指直肠肛管周围间隙或其周围软组织的急性化脓性感染，并发展形成脓肿。脓肿破溃或切开后常形成肛瘘，脓肿是直肠肛管周围炎症的急性期，而肛瘘则为慢性期。绝大部分直肠肛管周围脓肿由肛腺感染引起，也可继发于肛周皮肤感染、损伤、肛裂、内痔、药物注射等。肛腺开口于肛窦，因肛窦开口向上，便秘、腹泻时易引发肛窦炎，炎症极易蔓延、扩散至直肠肛管周围间隙，向上形成骨盆直肠间隙脓肿，向下导致肛门周围脓肿，是最常见的脓肿，向外则形成坐骨肛管间隙脓肿（图18-16）。

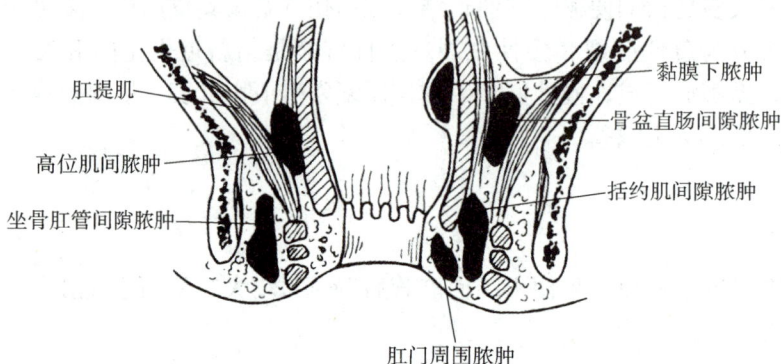

图 18 - 16　直肠肛管周围脓肿的位置

【护理评估】

（一）健康史

了解病人是否有肛窦炎、肛腺感染病史或肛周软组织感染、损伤、内痔、肛裂、药物注射等病史，以判断引起疾病的诱发因素。

（二）身体状况

1. 肛门周围脓肿　多见，以肛门周围皮下脓肿最常见，位置多表浅。主要症状为肛周持续性跳痛，可因排便、局部受压、摩擦等疼痛加剧。早期病变处明显红、肿，有硬结和压痛，脓肿形成后则有波动感，穿刺时抽出脓液。全身感染症状不明显。

2. 坐骨肛管间隙脓肿　较常见，脓肿位于肛提肌以下的坐骨、肛管之间的软组织间隙内，该间隙空间较大，因此形成的脓肿较大且深，全身感染症状明显。病人在发病初期即可出现寒战、高热、头痛、乏力、食欲不振、恶心等全身表现。早期局部症状不明显，患侧出现病变局部由持续性胀痛，逐渐加重，继而患处红肿，双臀不对称，疼痛为持续性跳痛，排便或行走时加剧，当炎症波及膀胱和直肠时，可出现排尿困难和里急后重。局部触诊或直肠指检时患侧有深压痛，甚至波动感，有时可扪及局部隆起。如不及时切开，脓肿多下穿入肛管周围间隙，并穿出皮肤，形成肛瘘。

3. 骨盆直肠间隙脓肿　较少见，脓肿位于肛提肌以上的坐骨、直肠间隙内，由于脓肿位置深，引起的全身感染症状较重而局部症状不明显。早期就可出现持续性高热、恶心、头痛等全身中毒症状。局部表现为会阴和直肠坠胀感、排便不尽感，排便时尤感不适，常伴排尿困难。

（三）辅助检查

1. 诊断性穿刺　局部穿刺抽出脓液则可确诊。

2. 实验室检查　血常规检查可见白细胞计数和中性粒细胞比例增高，严重者出现核左移及中毒颗粒。

3. 直肠指检　对直肠肛管周围脓肿有重要意义。病变位置表浅时可触及压痛性肿块，甚至波动感；深部脓肿可有患侧深压痛，有时扪及局部隆起。

4. 其他检查　必要时行肛管超声、CT 或 MRI 检查证实。

（四）治疗评估

1. 非手术治疗　原则是控制感染、缓解疼痛、促进排便。包括使用抗生素、肛门坐浴、局部理疗、口服缓泻剂等。

2. 手术治疗　脓肿切开引流是肛周脓肿最基本的治疗。现有许多学者推荐脓肿切开并挂线术，可避免形成肛瘘后的二次手术。

（五）心理和社会支持状况

病情较轻时易被病人忽视，当发展为严重感染或出现排尿排便障碍时，病人会出现紧张或恐慌感。还有些病人由于缺乏防治知识，采取一些不科学的处理方法，而使病情延误或恶化。

四、肛瘘

肛瘘（anal fistula）是肛管或直肠与肛周皮肤之间的管道，由内口、瘘管、外口三部分组成。多见于青壮年男性。绝大多数的肛瘘由直肠肛管周围脓肿发展而来，少数是由结核菌感染或损伤引起。按瘘管位置高低分类，则以肛门外括约肌深部为界，瘘管位于外括约肌深部以下者为低位肛瘘，瘘管位于外括约肌深部以上者为高位肛瘘；按瘘口与瘘管的数目分类，则以一个内口、一条瘘管和一个外口为单纯性肛瘘，有多个瘘口和瘘管为复杂性肛瘘（图 18－17）。

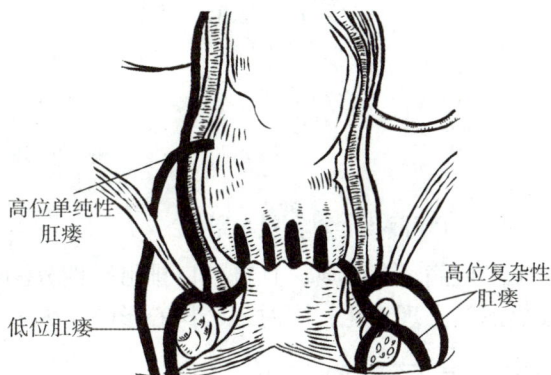

图 18－17　肛瘘

【护理评估】

（一）健康史

了解病人是否有直肠肛管周围脓肿病史、结核菌感染史及外伤史等。

（二）身体状况

1. 症状　病人常有肛周脓肿的病史，肛门周围可见一个或数个外口，因排出少量脓、血性分泌物刺激肛门周围皮肤引起肛门局部潮湿、瘙痒，甚至出现湿疹。较大的高位肛瘘外口可排出粪便或气体。当外口因假性愈合而暂时封闭时，可再次形成脓肿，出现直肠肛管周围脓肿症状，脓肿破溃后脓液排出，则症状缓解。上述症状反复发作是肛瘘的特点。

2. 体征　肛门周围可见一个或数个外口，排出少量脓性、血性或黏液性分泌物，部分病人可发生湿疹。外口呈红色乳头状隆起，压之可排出少量脓液或脓血性分泌物，可有压痛。

（三）辅助检查

1. 肛门镜检查　可发现内口。

2. 特殊检查　若无法判断内口位置，可将白色纱布条填入肛管及直肠下端，并从外口注入亚甲蓝溶液，根据蓝色部位确定内口。

3. 实验室检查　当发生直肠肛管周围脓肿时，病人血常规检查可见白细胞计数和中性粒细胞比例增高。

4. 影像学检查　碘油瘘管造影是临床常规检查方法，MRI 检查可清晰显示瘘管位置及与括约肌之间的关系。

（四）治疗评估

治疗原则是清除内口及其相关的上皮化管道，并保护肛门括约肌功能。

1. 非手术治疗 ①堵塞法：瘘管用0.5%甲硝唑溶液、生理盐水冲洗后，自外口注入生物蛋白胶。该方法适用于单纯肛瘘，但治愈率较低。②挂线疗法：适用于距肛门3~5cm，有内、外口的低位单纯性肛瘘；高位单纯性肛瘘或作为复杂性肛瘘切开、切除的辅助治疗（图18-18）。

2. 手术治疗 原则是将瘘管切开或切除以形成敞开的创面来促进愈合。应注意避免损伤肛门括约肌，以防大便失禁，同时避免肛瘘复发。手术方式有瘘管切开术、肛瘘切除术。

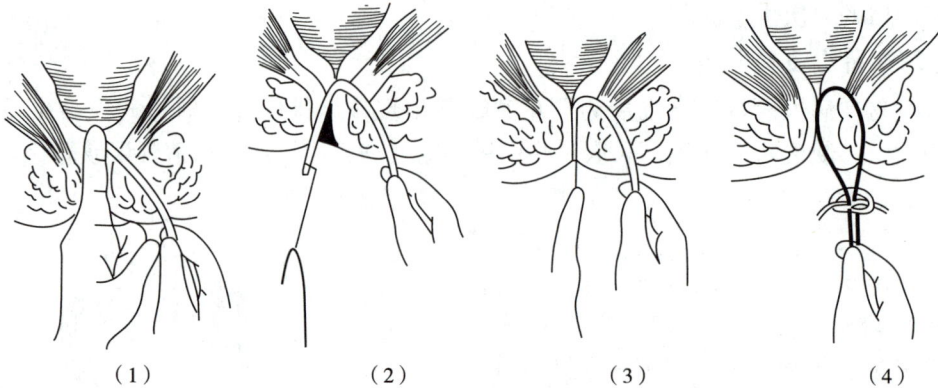

（1）　　　　　（2）　　　　　（3）　　　　　（4）

图18-18　肛瘘挂线疗法

（五）心理和社会支持状况

由于疾病经久不愈，且自外口排出脓性分泌物甚至气体或粪便，污染衣物，故病人可出现厌恶自己或焦虑等心理变化，同时还会担心影响别人。

五、直肠息肉

直肠息肉（rectal polyp）是指自直肠黏膜突向肠腔的隆起性病变。直肠息肉种类很多，病理上常将息肉分为肿瘤性息肉和非肿瘤性息肉。肿瘤性息肉可分为管状腺瘤、绒毛状腺瘤和混合性腺瘤，可有恶变倾向；非肿瘤性息肉可分为增生性（化生性）息肉、炎性息肉和幼年性息肉等。家族性腺瘤性息肉病是一种常染色体显性遗传性疾病，大肠内布满息肉状腺瘤，大小不等，可有蒂或无蒂，具有很高的癌变倾向，多在12岁以后发生。

（一）健康史

了解病人的家族发病史。除幼年性息肉发生于5~10岁幼儿外，其他多见于40岁以上人群。

（二）身体状况

1. 便血 是较大息肉的常见症状，多发生在排便后，为鲜红色血液，不与粪便相混，呈间歇性出血，量少，很少引起贫血。

2. 肛门脱出物 直肠下端的有蒂息肉可随排便脱出于肛门外，呈鲜红色，樱桃状，便后自行回纳。直肠息肉并发感染时，可出现黏液脓血便，排便频繁，有里急后重，排便不尽感。

（三）辅助检查

1. 直肠指检 直肠内可触及质软、有蒂的肿物，或无蒂、基底较宽、活动、表面光滑的球性肿物。

2. 内镜检查 直肠、乙状结肠镜可直接观察到息肉形态，并可取活组织做病理检查，以确定息肉性质。

（四）治疗评估

手术治疗的方式有电灼切除、经肛门切除、肛门镜下显微手术切除、开腹手术等。

（五）心理和社会支持状况

由于直肠息肉有家族遗传倾向及恶变的可能，病人容易出现焦虑或恐慌情绪。

【常见护理诊断/问题】

1. 急性疼痛 与内痔嵌顿或血栓性外痔、肛裂、手术创伤等有关。

2. 便秘 与惧怕排便疼痛或出血及饮水和纤维素摄入不足有关。

3. 尿潴留 与骶管麻醉、伤口疼痛及直肠内填塞压迫止血有关。

4. 知识缺乏 缺乏有关直肠肛管疾病的形成及防治知识。

5. 体温过高 与直肠、肛管感染有关。

6. 潜在并发症 贫血、手术后出血、伤口感染、肛瘘、肛门失禁等。

【护理目标】

1. 病人疼痛缓解。

2. 病人排便和排尿保持通畅。

3. 病人能叙述直肠肛管疾病的预防相关知识。

4. 病人体温恢复正常。

5. 病人未发生并发症或并发症能被及时发现和有效处理。

【护理措施】

（一）非手术疗法/术前准备

1. 保持大便通畅 指导病人多吃富含纤维素的蔬菜、水果，鼓励多饮水。养成每日定时排便习惯，纠正排便时看书看报等使排便时间过长的不良习惯。告知习惯性便秘者，轻症可每日服用适量蜂蜜，重症可用缓泻剂，如液状石蜡、酚酞等药物。粪便干结有排便困难者，应及时灌肠通便。

2. 肛门坐浴 肛门温水坐浴是肛管疾病常用的辅助治疗。坐浴有清洁肛门，改善血液循环，促进炎症吸收，促进裂口愈合，并能缓解括约肌痉挛、缓解疼痛的作用。可用 1∶5000 高锰酸钾温水坐浴，坐浴的盆具应足够大，能盛放 3000ml 溶液，消毒后放入已降温至 43～46℃ 的沸水，然后将整个肛门会阴部浸泡在温水中，一般每日 2～3 次，每次 20～30 分钟。如肛门或周围有暴露的伤口，或Ⅲ度内痔继发感染时或有肛窦炎者，可用 1∶5000 高锰酸钾溶液或 0.1% 苯扎溴铵溶液坐浴。对年老体弱病人要搀扶坐下或起身，以免跌倒。

3. 指导病人坚持保健活动 对长期站立或坐位工作的人，指导其坚持做保健操和肛门括约肌的舒缩活动，以促进盆腔静脉回流，促进肠蠕动和肛门括约肌功能。具体锻炼方法：可取站、卧、坐、躺等任意姿势，做肛门舒缩活动，产生盆底肌上提的感觉，在收缩肛门时，大腿及腹部肌肉放松，每次肛门收缩时，持续缩紧肛门 3 秒以上，然后放松，连续锻炼活动 10～15 分钟，每日锻炼 3～4 次，坚持数日便有疗效。

4. 缓解疼痛 对有剧烈疼痛的病人，可于肛管内注入有抗炎止痛的药膏或栓剂，肛门周围冷敷。如肛裂病人可在溃疡面上涂抗炎止痛药膏，以缓解疼痛、促进溃疡愈合。

5. 预防并发症 痔长期出血会致贫血。指导病人正确使用肛门栓剂，遵医嘱用止血药；严重贫血时需输血，平时注意饮食营养。并注意防止病人在排便时或坐浴时晕倒受伤，应有人陪伴。

6. 术前准备 行痔手术时，术前 1 天进流质饮食，术日晨禁食，术前排空大便，必要时手术当天早晨清洁灌肠。病人行灌肠时肛管应轻轻插入，以防擦伤黏膜，引起痔出血。

（二）术后护理

1. 体位 平卧位或侧卧位，臀部垫气圈，以防伤口受压引起疼痛。

2. 饮食 直肠肛管疾病手术后一般不严格限制饮食，手术后第 1 天进流质饮食，2～3 天内少渣饮食。

3. 观察病情 对施行内痔切除术的病人，手术后 12 小时内应警惕继发性出血，可查看创口敷料渗血情况，测血压、脉搏、呼吸及观察面色变化。如有出血征象，应及时通知医生，并准备好凡士林纱布，做填塞直肠肛管压迫止血用。

4. 减轻疼痛　肛门对痛觉非常敏感，加上有止血纱条的压迫，术后病人常有疼痛，可遵医嘱给予镇痛剂，并告诉病人不要穿过紧的内裤。

5. 保持大便通畅　直肠肛管手术后一般不控制排便，但要保持大便通畅，并告诉病人有便意时尽快排便。痔手术后2~3天可服阿片酊，以适当减少肠蠕动，有控制排便的作用，手术后3天内通过饮食管理等尽量不解大便，以保证手术切口良好愈合。直肠肛管手术后，一般在7~10天内不灌肠。

6. 换药与坐浴　直肠肛管手术后应保持局部清洁，肛门伤口要每天换药。可在排便后更换敷料，因排便时伤口易被粪便污染，便后用温水坐浴，坐浴后再更换敷料。肛瘘挂线疗法每隔3~5天应再次将橡皮筋拉紧、结扎，以免失效，一般10~14天橡皮筋脱落。肛瘘切开术后48~72小时内，如未排便可仅更换外面敷料，排便后用1：5000高锰酸钾溶液坐浴，坐浴后取出伤口内纱布，检查伤口引流情况，以后每次排便后应彻底清洗并坐浴，坐浴后更换敷料。

7. 并发症的护理　肛瘘手术如切断肛门直肠环可造成肛门失禁，病人粪便无法控制，粪便外流可造成局部皮肤糜烂，应采用坐浴以保持肛周皮肤清洁、干燥，为减少刺激可在局部皮肤涂氧化锌软膏。

（三）健康教育

1. 指导病人保持大便通畅。养成每天定时排便的习惯，在排便时避免读书看报，避免延长蹲坐的时间。鼓励病人多饮水，多吃蔬菜、水果等粗纤维食物，避免辛辣、刺激性食物，不宜饮烈性酒。粪便干结时宜口服缓泻剂。

2. 保持肛门局部清洁，养成每日或便后清洗肛门的习惯，常温水坐浴。

3. 鼓励年老体弱的病人进行适当的活动，长久站立或坐位工作的人要坚持做保健体操，做肛门括约肌锻炼活动。

4. 直肠肛管疾病应及时治疗，并耐心坚持治疗至治愈为止。

目标检测

答案解析

一、选择题

【A1/A2 型题】

1. 男性病人，56 岁。2 天前因急性阑尾炎行阑尾切除术。现腹胀，未排便排气，下列护理措施错误的是（　　）
   - A. 鼓励病人下地活动
   - B. 评估病人腹胀情况
   - C. 鼓励病人床上多翻身
   - D. 必要时给予肛管排气
   - E. 给予阿托品肌内注射

2. 直肠癌行根治术（Miles 术）后，造口周围皮肤保护的措施不包括（　　）
   - A. 擦干后涂上锌氧油
   - B. 注意有无红肿、破溃
   - C. 及时清洁皮肤
   - D. 常规使用乙醇清洁
   - E. 防止粪水浸渍

3. 女性病人，40 岁。6 个月前无明显诱因出现粪便表面有时带血及黏液，伴大便次数增多，每日 3~4 次，时有排便不尽感，但无腹痛。曾于当地医院按"慢性细菌性痢疾"治疗无效。发病以来体重下降3kg。该患者应疑为（　　）
   - A. 左半结肠癌
   - B. 直肠癌
   - C. 结肠炎
   - D. 慢性痢疾
   - E. 直肠息肉

4. 女性病人，54 岁。排便时肛门滴鲜血，截石位 3 点钟位置有痔核脱出，可自行回纳。病人最大的可能是（　　）
   - A. Ⅰ期内痔
   - B. Ⅱ期内痔
   - C. Ⅲ期内痔
   - D. 血栓性外痔
   - E. 混合痔

5. 男性病人，32 岁，右下腹隐痛 3 天，查体右下腹可扪及肿块，压痛，恶心、呕吐不明显，无排便排气，询问病史了解到病人曾于半年前行阑尾切除术。该病人首选的检查方法是（　　）

A. CT
B. MRI
C. 纤维结肠镜
D. B 超
E. X 线

【A3/A4 型题】

（6~8 题共用题干）

女性病人，40 岁，近 4 个月来排便次数增多，下腹隐痛，2 个月前出现排便时伴出血，为鲜红色，覆盖于大便之上，便血常持续数天，未经治疗出血能自止；但症状反复发作。发病以来，病人体重下降 3kg。

6. 此时应首先行（　　）

A. 纤维结肠镜检
B. 直肠镜检
C. 乙状结肠镜检
D. 直肠指检
E. 灌肠

7. 该病人出现血便的原因首先考虑（　　）

A. 内痔
B. 肛裂
C. 结肠癌
D. 直肠息肉
E. 直肠癌

8. 若病人需行手术治疗，对其术前的饮食指导中错误的是（　　）

A. 高蛋白
B. 维生素丰富
C. 高热量
D. 低脂
E. 高纤维

二、思考题

男性病人，28 岁，5 天前开始出现阵发性腹痛，近 2 天腹痛持续性加剧，进行性腹胀，肛门停止排气、排便，伴呕吐。体检：T 38.7℃，P 105 次/分，R 23 次/分，BP 90/62mmHg，表情淡漠，皮肤苍白。全腹压痛、反跳痛、肌紧张，肠鸣音消失，移动性浊音阳性。

请思考：1. 病人目前最可能的医疗诊断是什么？
2. 病人目前主要的护理问题有哪些？

（汪芝碧）

书网融合……

重点小结　　　微课　　　习题

第十九章 肝脏疾病病人的护理

PPT

第一节　门静脉高压症病人的护理 ▣ 微课

门静脉高压症（portal hypertension，PHT）是指门静脉血流受阻、血液瘀滞造成的门静脉压力持续增高超过 $24cmH_2O$，以脾大和脾功能亢进、食管胃底静脉曲张或破裂出血、腹水为主要表现的综合征。门静脉高压症时，其压力大都增至 $30 \sim 50cmH_2O$。

【分型】

门静脉是一个短而粗的静脉干，其主干由肠系膜上静脉和脾静脉汇合而成，是肝脏血液的主要来源。正常门静脉压力为 $13 \sim 24cmH_2O$，平均约 $18cmH_2O$，门静脉无静脉瓣，故当门静脉高压时，血液可经属支逆流。根据引起门静脉压力增高的原因或部位不同，可将门静脉高压症分为肝前型、肝内型和肝后型。

1. 肝前型　肝外门静脉血栓形成、门静脉主干的先天性畸形、肝门区肿瘤压迫等可以造成肝前型门静脉高压症。

2. 肝内型　又可分为窦前、窦后和窦型。在我国，90% 以上的门静脉高压症是由肝硬化引起的，肝炎后肝硬化是引起肝窦和窦后阻塞性门静脉高压症的常见病因；部分南方血吸虫流行地区，以血吸虫病肝硬化为主，血吸虫虫卵阻塞肝窦前的血管，是引起窦前型门静脉高压症的主要病因。

3. 肝后型　布 – 加综合征（Budd – Chiari syndrome）、严重右心衰竭、缩窄性心包炎等可引起肝后型门静脉高压症。

门静脉高压症主要引起以下病理生理变化。①脾大、脾功能亢进：门静脉血流受阻，出现充血性脾大，脾窦扩张，脾内纤维组织增生，单核吞噬细胞增多，进一步还可以吞噬红细胞、血小板和白细胞，造成全血细胞减少，引起脾功能亢进。②交通支扩张：门静脉系统无静脉瓣，门静脉血流受阻会导致消化系统器官淤血，突出的改变是四处门 – 腔静脉交通支开放、扩张，最常见的是食管下段及胃底交通支，该静脉曲张后，表面覆盖的黏膜变薄，容易被反流的胃酸和粗糙、带刺的食物损伤，引起急性大出血。其他还有肛管及直肠下段交通支、腹前壁交通支、腹膜后交通支。③腹水：门静脉系统毛细血管滤过压增加，肝硬化使肝内淋巴液回流受阻并从肝表面渗出、肝合成清蛋白减少使血浆胶体渗透压下降，体内醛固酮和 ADH 增加等多种因素导致腹水形成。

【护理评估】

（一）健康史

注意询问患者是否有病毒性肝炎、酒精性肝病、血吸虫病病史。既往是否出现肝性脑病、上消化道出血的病史，以及其诱发因素，是否进行过相关治疗。

（二）身体状况

1. 症状

（1）脾大和脾功能亢进 门静脉高压早期即可出现脾脏充血、肿大，伴脾功能亢进时，主要表现为周围血白细胞和血小板减少，容易并发感染以及出血。

（2）呕血和黑便 胃底、食管下段曲张静脉破裂出血，是门静脉高压症最危险的并发症，出血量一般较大，表现为呕吐鲜红色血液、排出柏油样黑便。由于肝功能损害引起凝血功能障碍、脾功能亢进导致血小板减少等因素，出血不易自止。严重者可导致失血性休克，大出血、休克引起肝细胞缺血、缺氧，容易诱发肝性脑病。

（3）腹水 是肝功能严重损害的表现，常伴有食欲下降、恶心、呕吐、腹泻、便秘和下肢水肿等。

2. 体征 门静脉高压症的早期即可出现脾脏充血肿大，在左肋缘下可扪及，质软，易活动，大小不一，可达脐下；肝硬化病人能触到质地硬、边缘钝、不规则的肝脏，有时也会由于肝硬化缩小而难以触及；也可出现黄疸、肝掌、蜘蛛痣及腹壁静脉曲张等体征。

（三）辅助检查

1. 实验室检查

（1）血常规检查 脾功能亢进时，全血细胞计数减少，尤其是白细胞和血小板。

（2）肝功能检查 可见血浆白蛋白降低，球蛋白升高，白蛋白与球蛋白比例倒置，凝血酶原时间延长。活动性肝病病人还可见血清转氨酶和血清胆红素升高，应做乙型肝炎病原免疫学和甲胎蛋白检查。

2. 影像学检查

（1）B 超检查 有助于了解肝硬化、腹水，以及脾大的程度、门静脉扩张等情况。

（2）食管吞钡 X 线检查 钡剂充盈于食管时，可见食管黏膜呈虫蚀样改变，排空时，曲张的静脉呈蚯蚓样或串珠状充盈缺损影。

（3）腹腔动脉造影的静脉相或肝静脉造影 门静脉系统或者肝静脉造影后，可以明确门静脉受阻的部位及侧支回流情况，还可以为手术方式提供参考资料。

3. 胃镜检查 不仅可明确胃底、食管下段静脉曲张程度及其出血情况，还可以用于急诊止血治疗。

（四）治疗评估

门静脉高压症以内科治疗为主，对于胃底、食管下段曲张静脉破裂出血、严重的脾大及脾功能亢进、顽固性的腹水，常采用外科手段治疗。

1. 胃底、食管下段曲张静脉破裂出血的治疗

（1）非手术治疗 重点是补充血容量、使用止血药物以及应用三腔二囊管压迫止血。具体措施如下。①常规处理：绝对卧床休息、禁食；建立静脉通道，输血、输液补充血容量；吸氧，维持呼吸通畅，防止呕吐物误吸；严密监测生命体征。避免过量扩容，防止肺水肿或门静脉压力反跳性增高而引起再出血。②药物止血：应用血管收缩药，减少门静脉血流，降低门静脉压力。常用药物有垂体后叶素、三甘氨酰赖氨酸加压素和生长抑素。③内镜治疗：包括食管曲张静脉硬化剂注射、皮圈套扎术和组织黏合剂治疗等，用于止血和预防再出血。④三腔二囊管压迫止血：利用充气的气囊分别压迫胃底和食管下段的曲张静脉进行止血，为紧急手术准备争取时间。通常用于对药物止血或内镜止血无效的病人。⑤经颈静脉肝内门体分流术（transjugular intrahepatic portosystem shunt，TIPS）：经颈静脉插管至肝静脉，穿刺肝实质至肝内门静脉分支，然后置入支架建立通道以实现门体分流。目前主要用于等待肝移植或药物止血和硬化剂治疗无效、肝功能差、不宜进行急诊手术的病人。

（2）手术治疗　包括断流术和分流术。①断流术：是通过手术的方法阻断门静脉和其他静脉之间的反常血流。临床上常采用门奇静脉断流术，即在脾切除的同时，阻断门-奇静脉交通支的反常血流，从而控制胃底、食管下段静脉的曲张及破裂出血。目前效果较好的手术方式是贲门周围血管离断加脾切除术。适用于肝功能差和不能做分流术的病人。②分流术：选择门静脉系和腔静脉系的主要血管进行吻合，使压力较高的门静脉血分流入腔静脉，从而降低门静脉压力，控制胃底、食管下段静脉的破裂出血。常用手术方式有中心性脾-肾静脉分流术、远端脾-肾静脉分流术、门-腔静脉分流术、肠系膜上静脉-下腔静脉桥式分流术、脾腔静脉分流术等。分流术会使门静脉向肝内的灌注量减少，从而加重肝损害；部分门静脉血未经肝处理而流入体循环，容易引发肝性脑病。因而，分流术适用于无活动性肝病和肝功能代偿良好的病人。

2. 单纯脾大、脾功能亢进的外科治疗　多见于晚期血吸虫病病人，因肝功能较好，单纯脾切除效果良好。若同时伴有食管、胃底静脉曲张破裂出血，应考虑在脾切除的同时做贲门周围血管离断术。

3. 腹水的外科治疗　对于肝硬化引起的腹水，肝移植是最有效的方法。其他疗法可采用经颈静脉肝内门-腔静脉分流术（TIPS）和腹腔-静脉转流术。

4. 肝移植　适用于终末期肝病伴静脉曲张破裂出血、顽固性腹水、肝性脑病等。但由于肝源短缺、需要终身服用免疫抑制剂、手术风险大和费用昂贵等使肝移植受到了很大限制。

（五）心理和社会支持状况

肝硬化导致门静脉高压症是一个慢性疾病过程，反复发作，迁延不愈，病人大多有不同程度的焦虑情绪，如易怒、意志消沉、悲观、哭泣等；当合并食管胃底曲张静脉破裂出血时，会产生恐惧等情绪。因此，应注意了解病人的心理状况以及家属对病人的治疗支持力度等。

【常见护理诊断/问题】

1. 体液不足　与胃底、食管下段曲张静脉破裂出血有关。

2. 体液过多　与门静脉系统毛细血管滤过压增加、肝功能损害导致的低蛋白血症有关。

3. 焦虑或恐惧　与突然呕血、便血、病情危重及担心治疗效果等有关。

4. 营养失调：低于机体能量需要　与肝功能损害、营养摄入不足、消化吸收障碍有关。

5. 知识缺乏　缺乏预防上消化道大出血、肝性脑病的相关知识。

6. 潜在并发症　上消化道大出血、肝性脑病、静脉血栓形成等。

【护理目标】

1. 病人体液不足能得到纠正。
2. 病人腹水消退，体液平衡得以维持。
3. 病人情绪稳定，焦虑恐惧减轻。
4. 病人营养得到补充，肝功能及全身营养状况得到改善。
5. 病人获得预防上消化道出血、肝性脑病的知识。
6. 病人上消化道大出血、肝性脑病等并发症得到有效预防，及时发现，及时处理。

【护理措施】

（一）非手术治疗/术前护理

1. 心理护理　及时了解病人的心理状态，针对性地做好解释和思想工作，给予病人安慰和鼓励，减轻病人焦虑和恐惧心理，使之树立治疗信心，积极配合各项治疗和护理。

2. 休息与活动　保证充分的休息，减少活动，必要时卧床休息。卧床可以降低肝脏的代谢率，减轻肝脏负担，增加肝血流，有利于保护肝功能。

3. 预防上消化道大出血　①避免进食干硬、粗糙、辛辣及多渣带刺的食物，饮食不宜过热，少喝浓茶和咖啡，禁烟、酒。②避免可引起腹内压增高的因素，如剧烈咳嗽、用力排便、负重等。③手术前一般不放置胃管，必要时可选细软的胃管，并充分涂以液状石蜡，手法轻巧地协助病人缓缓吞入。④择期手术前可输全血，补充维生素 K 及凝血因子，以防术中和术后出血。

4. 减少腹水形成或积聚　①限制水和钠的摄入，每日盐摄入量限制在 1.2 ~ 2.0g，进液量约为1000ml；少食含钠高的食物，如咸肉、酱菜、酱油、罐头和含钠味精等。②测量腹围和体重，每天测一次腹围，每周测一次体重；腹围应在每天的同一时间、同一体位和同一部位测量。③遵医嘱使用利尿剂，记录 24 小时出入液量，并观察有无低钾、低钠血症等不良反应。

5. 改善营养状况，保护肝脏　①肝功能尚好者，可给予高热量、维生素丰富、适量蛋白、低脂饮食。②肝功能损害严重者，静脉输入支链氨基酸，限制芳香族氨基酸的摄入；如有低蛋白血症，可静脉输入人体清蛋白或血浆等；如有肝性脑病先兆，应低蛋白饮食。③贫血及凝血功能障碍者，可输血，肌内注射或静脉滴注维生素 K。④适当使用肌苷、辅酶 A、葡醛内酯等保肝药，避免使用巴比妥类、盐酸氯丙嗪、红霉素等有损肝功能的药物。

6. 急性出血期的护理

（1）休息　绝对卧床休息，稳定病人情绪，必要时遵医嘱使用镇静药，以免情绪紧张加重出血。

（2）补充血容量　建立静脉通道，输血、输液，维持有效循环血量，保证重要脏器的血液灌注。

（3）止血　遵医嘱使用止血药，用冰盐水或冰盐水加血管收缩药进行胃内灌洗。

（4）三腔二囊管压迫止血的护理

1）置管前准备　向病人解释放置三腔二囊管止血的目的、意义、方法及注意事项，取得病人的配合；仔细检查三腔二囊管是否通畅，分别向胃气囊和食管气囊注入 200ml、150ml 的气体，观察气囊是否膨胀均匀，然后将气囊置于水中，观察有无漏气。确认无漏气后，抽空气囊，做好标记备用。

2）置管方法　充分润滑管壁后，经病人一侧鼻孔或口腔轻轻插入，边插边嘱病人做吞咽动作，直至插入 50 ~ 60cm；确定三腔二囊管在胃内后，向胃气囊内注入 150 ~ 200ml 气体，用止血钳夹闭管尾，将三腔二囊管轻轻向外提拉，使胃气囊压迫贲门胃底，感到不再被拉出并有轻度阻力时，利用滑轮装置作牵引压迫。观察止血效果，若仍有出血，再向食管气囊内注入 100 ~ 150ml 气体。放置三腔二囊管后，用生理盐水反复灌洗或将胃管连接胃肠减压器，观察胃内止血效果。

3）置管后护理　①协助病人取半卧位或头偏向一侧，及时清理口、鼻、咽腔内分泌物，防止吸入性肺炎。②妥善固定，注意观察并调整牵引绳松紧度，保持有效牵引压迫，压迫期间每 12 小时放空气囊 10 ~ 20 分钟，防止消化道黏膜受压糜烂、坏死。③床旁备剪刀，若气囊上升引起呼吸困难或窒息，应立即剪断、拔除三腔二囊管，以维持呼吸道的通畅。④观察并记录胃肠减压引流液的颜色、性状和量；若气囊压迫 48 小时后，胃管内仍有新鲜血液抽出，说明止血无效，应紧急手术止血。⑤拔管：三腔二囊管放置时间不宜超过 3 ~ 5 天。拔管前放松牵引，先抽空食管气囊，再抽空胃气囊，继续观察 12 ~ 24 小时，确认无出血后，让病人口服液状石蜡 30 ~ 50ml，缓慢拔出三腔二囊管，切忌动作粗暴。

（5）预防肝性脑病　应用缓泻剂或生理盐水灌肠，禁用肥皂水，服用肠道不吸收抗生素，减少肠道细菌数量，避免残血在肠道内被分解产生氨。

（6）病情观察　严密监测生命体征、意识、尿量及中心静脉压的变化。

7. 术前准备　除常规护理措施外，术前1周应用维生素K；分流术前2~3日口服新霉素等肠道不吸收抗生素减少肠道细菌数量，预防术后肝性脑病；术前1日晚用缓泻剂或生理盐水灌肠，避免术后肠胀气压迫血管吻合口；脾-肾静脉分流术前检查肾功能应正常。

（二）术后护理

1. 病情观察　严密观察病人意识状态及生命体征，密切关注手术后各种并发症的发生。

2. 一般护理　①体位与活动：脾切除和断流术后，麻醉苏醒，生命体征平稳后取半卧位；分流术后48小时内取平卧位或低半卧位，2~3日后改为半卧位，翻身时动作要轻柔，一般需卧床休息1周，以防血管吻合口破裂出血。②饮食护理：术后1~2日肠蠕动恢复后可给予流质饮食，逐步过渡到正常饮食；分流术后应限制肉类和蛋白质摄入；禁烟、酒，忌粗糙和过热的食物。

3. 引流管的护理　注意观察并记录引流液的颜色、性状和量，若引流出新鲜的血液量较多，应考虑是否发生内出血；保持引流通畅，更换引流袋接管时注意无菌操作；术后2~3日，引流量减少至10ml/d以下，颜色清淡，可以适时拔出引流管。

4. 保护肝功能　术后继续保肝治疗，禁用或慎用对肝脏有损害的药物。

5. 并发症的预防和处理　①肝性脑病：分流术后因部分门静脉血未经肝脏解毒直接进入体循环，使血液中氨含量增高，容易诱发肝性脑病。观察病人有无性格改变、定向力障碍、嗜睡等表现。若发现病人出现神志淡漠、嗜睡、谵妄，应立即遵医嘱测定血氨浓度，用谷氨酸制剂降低血氨水平；限制蛋白质的摄入，减少氨的产生；给予导泻，减少氨的吸收。②静脉血栓形成：脾切除术后注意监测血常规和凝血功能，若血小板超过600×10^9/L，应给予抗凝治疗，并注意用药前后凝血指标的变化。脾切除术后不应再使用维生素K和其他止血药物，必要时遵医嘱给予阿司匹林等抗凝治疗。

（三）健康教育

1. 生活指导　保持积极乐观的心态、心情愉悦。合理休息，适当活动，避免过度劳累。预防腹内压升高，如剧烈咳嗽、便秘、打喷嚏等，以免诱发曲张静脉破裂出血。

2. 饮食指导　做好饮食管理，禁烟、酒，避免进食粗糙、干硬、带刺、过热及刺激性食物；肝功能损害严重和分流术病人应限制蛋白质摄入；有腹水的病人限制水钠摄入。

3. 复诊指导　按医嘱继续服用保肝药物，定期来医院复查。指导病人及家属掌握出血的观察和急救方法以及紧急就诊的途径和方法。

第二节　原发性肝癌病人的护理

原发性肝癌（primary liver cancer）是我国常见恶性肿瘤之一，好发于东南沿海地区，以40~50岁多见，男性多于女性。

原发性肝癌大体可分为结节型、巨块型和弥漫型，以结节型最常见。组织学类型可分为肝细胞型、胆管细胞型和混合型，我国以肝细胞型最常见，占75%~85%。根据肿瘤直径大小，又可分为微小肝癌（直径≤2cm）、小肝癌（2cm＜直径≤5cm）、大肝癌（5cm＜直径≤10cm）、巨大肝癌（直径＞10cm）。

原发性肝癌以血行转移为主要转移途径，常先经门静脉系统形成肝内播散，甚至阻塞门静脉主干，引起门静脉高压；肝外血行转移最常见于肺，其次为骨、脑等。

【护理评估】

（一）健康史

原发性肝癌的病因尚未明确，可能与病毒性肝炎、肝硬化、黄曲霉素、亚硝胺类致癌物、环境因素、饮酒、遗传等有关。

（二）身体状况

原发性肝癌起病隐匿，早期缺乏特异性表现，多在普查或体检时被发现，一旦出现明显症状和体征多为中晚期。

1. 症状

（1）肝区疼痛　为最常见和最主要的症状，半数以上的病人以此为首发症状。多数为持续性钝痛或胀痛，夜间或劳累后加重。疼痛部位与肿瘤部位关系密切，如肝右叶顶部肿瘤常累及膈肌，疼痛可牵涉至右肩背部。当癌结节发生坏死、破裂时，可引起大出血，出现突发性右上腹剧痛和腹膜刺激征等急腹症表现。

（2）消化道症状　主要表现为食欲减退，也可伴恶心、呕吐、腹胀或腹泻等。

（3）全身症状　可出现不明原因的持续性低热或不规则发热，抗生素治疗无效，体重进行性下降。晚期出现贫血、黄疸、腹水、水肿等恶病质表现。如发生肺、骨、脑等肝外转移，可产生相应症状和体征；少数病人可有癌旁综合征的表现，如低血糖、红细胞增多症、高胆固醇血症及高钙血症；部分晚期肝癌病人还可发生肝性脑病、上消化道大出血、癌肿破裂出血及继发性感染等并发症。

2. 体征

（1）肝大　为中、晚期肝癌病人最常见的临床体征。呈进行性，右肋缘或剑突下可触及肿大的肝脏，质地较硬，表面高低不平，有明显结节或肿块，可伴压痛。

（2）黄疸与腹水　一般在晚期出现，多为阻塞性黄疸，少数为肝细胞性黄疸。

思政导学

焦裕禄精神

焦裕禄，1946年加入中国共产党，1962年被调到河南省兰考县担任县委书记。当时该县遭受严重的内涝、风沙、盐碱三害。他坚持实事求是、群众路线的领导方法，同全县干部、群众一起，与自然灾害进行顽强斗争，努力改变兰考面貌。他身患肝癌，依旧忍着剧痛，坚持工作，被誉为"党的好干部""人民的好公仆"。当时医疗水平有限，对晚期肿瘤病人没有特效疗法。疼得严重的时候，他就用木棍顶住肝部，生生把椅子顶出一个窟窿，还对医生说"把止疼药留给其他人，留给更需要的病人"。他用自己的实际行动，铸就了亲民爱民、艰苦奋斗、科学求实、迎难而上、无私奉献的焦裕禄精神，过去是、现在是、将来仍然是我们党的宝贵精神财富，永远不会过时。

（三）辅助检查

1. 实验室检查　血清甲胎蛋白（AFP）属肝癌的血清标记物，具有相对专一性，是目前肝癌普查最常用、最重要的方法。血清AFP定量持续≥400μg/L，并排除妊娠、活动性肝病、生殖腺胚胎性肿瘤等，应高度怀疑肝癌。

2. 影像学检查

（1）B超检查　可显示肿瘤的大小、形态、部位及肝静脉或门静脉有无栓塞等，诊断符合率可达90%以上。B超检查具有无损伤、无放射损害、简便、价廉、敏感度高、可重复性等优点，是目前定位检查首选的方法。

（2）CT和MRI检查　可显示肿瘤的位置、数目、大小及与周围血管和脏器的关系，能检出直径1.0cm左右的微小肝癌。CT和MRI检查具有安全、无创、分辨力高的特点，对肝癌的定位诊断很有价值，有助于选择手术方案。

（3）选择性肝动脉造影　可发现直径0.5cm的肿瘤，可明确病变的部位、大小、数目和分布范围，对于判断能否手术切除很有价值，但由于肝动脉造影为一种侵入性检查，故不列为首选，必要时才考虑采用。

3. 肝穿刺活组织检查 可确定病理类型，多在 B 超或 CT 引导下进行穿刺，有出血、肿瘤破裂和沿针道转移的风险，肝血管瘤者应禁用该项检查。

（四）治疗评估

早发现、早诊断、早治疗。原发性肝癌早期应尽量采取手术切除，对不能切除者可采取综合治疗。

1. 手术治疗 早期手术切除是目前治疗肝癌最有效的方法，可采用肝叶切除术、半肝切除、肝右三叶切除等手术方式。手术切除后有复发的可能，术后应加强综合治疗和随访。

2. 介入治疗 原则上不做全身化疗。经剖腹探查发现肿瘤已经不能切除者，或作为肿瘤姑息切除后的后续治疗者，可采用肝动脉和（或）门静脉置泵的方式作区域化疗或化疗栓塞；对未经手术或估计不能手术者，可经股动脉插管至肝动脉，注入栓塞剂和抗癌药。在超声引导下经皮穿刺肿瘤行射频、微波、冷冻、无水乙醇注射等治疗，用于不宜手术切除者，或者是肝切除后早期肿瘤复发者。

3. 非手术治疗 包括放射治疗、生物治疗、中医中药治疗、基因治疗等。综合治疗目前已经成为中晚期肝癌的主要治疗方法。

（五）心理和社会支持状况

发病早期，由于症状不明显，病人往往不易觉察；随着病情的发展，症状显现，加之病情进展快，病痛的折磨和对手术、预后的担忧，病人极易出现焦虑、恐惧、悲观等心理问题；家庭对病人手术、介入治疗、化疗的认知及经济承受能力等也会影响病人的心理感受和治疗的信心。

【常见护理诊断/问题】

1. 恐惧 与担心手术、疾病预后和生存期限等有关。

2. 疼痛 与肿瘤的生长导致肝包膜张力过大、癌结节破裂、放疗、化疗及手术创伤有关。

3. 营养失调：低于机体需要量 与食欲减退及机体高代谢状态等有关。

4. 潜在并发症 肝性脑病、上消化道出血、肝癌结节破裂出血、感染等。

【护理目标】

1. 病人恐惧减轻，能够正视疾病，积极配合治疗和护理。

2. 病人疼痛感减轻。

3. 病人营养状况得到改善。

4. 病人潜在并发症得到有效预防，或及时发现、及时处理。

【护理措施】

（一）术前护理

1. 心理护理 多沟通，鼓励病人及其家属说出对疾病预后的感受，帮助其正确认识疾病。解释各项治疗和护理知识。帮助病人建立新的人际关系，特别是医患关系，使病人尽早适应住院环境。稳定病人情绪，并结合一些成功治愈的实际病例，消除病人的紧张心理，帮助病人建立有利于治疗的最佳心理状态，并使其积极配合治疗和护理。

2. 疼痛护理 半数以上原发性肝癌的病人会出现疼痛，应注意保持环境安静舒适，给予适当安慰，减轻病人心理负担，提高痛阈。按照 WHO 癌症三阶梯止痛原则治疗癌痛，评估病人的状况选择合适的药物及用药方法进行镇痛治疗。

3. 改善营养状况 以高热量、维生素丰富、高蛋白饮食为原则，提供病人喜爱的色、香、味俱全的饮食，增进病人食欲，少量多餐。必要时遵医嘱给予病人营养支持，纠正营养失调、贫血、低蛋白血症，提高病人对手术的耐受力。

4. 防肝癌破裂出血 应告知病人尽量避免导致癌肿破裂的因素，如可致腹内压骤然升高的剧烈咳嗽、用力排便等；注意腹部症状和体征的变化，如突然出现腹痛或腹痛加剧，伴腹膜刺激征，应高度怀疑肿瘤破裂出血，须及时通知医生，积极配合抢救。

5. 保肝治疗护理　采取必要的保肝措施，如补充白蛋白、新鲜血浆、维生素、支链氨基酸及保肝药物等，避免使用对肝脏有损害的药物。

6. 改善凝血功能　监测出凝血时间和血小板等，术前3日应用维生素K，以改善凝血功能，预防和减少术中、术后出血。

（二）术后护理

1. 病情观察　注意监测病人生命体征、神志、腹部症状和体征以及各引流管引流液体情况，如出现腹腔内出血、胆瘘、肝性脑病等并发症征象，及时通知医生，做好相应治疗护理工作。

2. 一般护理　①体位及活动：为防止肝切除术后肝脏断面出血，一般不鼓励病人早期下床活动，术后24小时内应平卧休息，嘱病人避免剧烈咳嗽。术后48小时，若病情允许可取半卧位，降低切口张力，减轻疼痛。②饮食护理：术后禁食、胃肠减压，给予肠外营养支持。肠蠕动恢复拔出胃管后，进流质饮食，逐渐恢复至正常饮食。

3. 引流管护理　肝癌手术后可能放置多种引流管，应做好标记，妥善固定，防止意外脱出；避免受压、扭转和折叠，保持引流通畅；仔细观察并详细记录引流液的量、颜色和性状。手术后当日可从肝旁引流管引流出100～300ml的血性液体，若血性液体持续增加，应警惕腹腔内活动性出血；若引流液含有胆汁，应考虑胆瘘；严格遵循无菌操作原则，及时更换引流袋。

4. 维持体液平衡　对于肝功能不佳伴腹水者，积极进行保肝治疗，正确输液以维持水、电解质和酸碱平衡；严格控制水和钠的摄入量，准确记录24小时出入量，每天测量体重和腹围并记录。

5. 预防感染　术后遵医嘱合理应用抗生素，预防感染；同时保持腹腔引流通畅是预防腹腔感染的重要措施。

（三）经动脉插管化疗的护理

1. 插管前护理　向病人介绍经动脉插管化疗的目的、方法及注意事项；完善血常规、出凝血时间、肝肾功能及心电图等检查；进行碘和普鲁卡因过敏试验；术前禁食6小时；做好穿刺处的皮肤准备。

2. 导管护理　妥善固定导管；严格遵循无菌操作原则，每次注药前消毒导管，注药后用无菌纱布包扎，防止逆行感染；注药前后用肝素稀释液冲洗导管，防止堵塞。治疗期间病人可出现肝区疼痛、恶心、呕吐以及不同程度白细胞数减少等栓塞后综合征，疗程结束后可恢复。当症状严重，白细胞数 $<4\times10^9/L$ 时，暂停化疗。

3. 拔管后护理　拔管后穿刺处局部加压1小时，穿刺侧肢体制动6小时，卧床休息24小时，防止局部血肿形成；注意观察穿刺侧肢体皮肤的颜色、温度及足背动脉搏动情况。

（四）健康教育

1. 疾病预防　积极宣传和普及肝癌预防的有关知识，注意饮食习惯和饮食卫生，不吃发霉变质的食物，鼓励病人多食高蛋白、高糖、低脂、维生素丰富的食物和新鲜蔬菜、水果，戒烟酒，避免暴饮暴食；适时接种乙肝疫苗；积极治疗肝炎、肝硬化；原有肝炎或肝硬化病史者或者生活在高发区的人群，应定期体检，以便早发现、早诊断、早治疗。

2. 康复指导　告知病人及其家属病情发展过程中可能出现的变化及并发症，教会其自行识别；指导术后病人坚持辅助治疗，按医嘱用药，避免使用对肝脏有损害的药物，定期复查，如有异常及时就诊。

3. 心理指导　教育病人保持乐观情绪，以积极的态度面对生活，鼓励其参加社会活动；保持健康有规律的生活方式，防止情绪波动和劳累。

第三节　肝脓肿病人的护理

肝脓肿（liver abscess）是细菌、真菌或溶组织阿米巴原虫等多种微生物引起的肝脏化脓性病变。分为细菌性肝脓肿和阿米巴性肝脓肿，临床上以细菌性肝脓肿更多见。两者均有发热、肝区疼痛和肝大等表现，但病因、病程、临床表现及治疗均有各自的特点。

一、细菌性肝脓肿病人的护理

细菌性肝脓肿（bacterial liver abscess）是指化脓性细菌引起的肝内化脓性感染。

【护理评估】

（一）健康史

细菌性肝脓肿常见致病菌是大肠埃希菌和金黄色葡萄球菌。全身细菌感染，特别是腹腔内感染时，可发生肝脓肿，主要经以下途径侵入肝脏。

1. 胆道感染　是最常见的病因和最主要的入侵途径。胆道感染时细菌沿胆管上行、感染肝而形成肝脓肿。

2. 血液播散　化脓性阑尾炎等腹腔感染时，可经门静脉系统侵入肝脏；全身其他任何部位化脓感染时，可经肝动脉侵入肝脏形成肝脓肿。

3. 淋巴系统　肝毗邻部位发生感染时，细菌可经淋巴系统侵入肝脏。

4. 肝开放性损伤　细菌可经伤口直接侵入肝脏，引起感染，形成脓肿。

（二）身体状况

一般起病较急，主要表现为寒战、高热、肝区疼痛和肝大。

1. 症状

（1）寒战、高热　是最常见的早期症状，一般为骤起的寒战、高热、大汗，体温可达 39～40℃，多表现为弛张热或稽留热。

（2）肝区疼痛　多为持续性钝痛或胀痛，可伴有右肩牵涉痛，主要是由肝肿大致肝脏包膜张力过高和炎性渗出物刺激引发。

（3）消化道及全身症状　由于毒素吸收及全身消耗，病人可出现厌食、恶心、呕吐、乏力、体重减轻，也可伴有腹胀和顽固性呃逆等。

2. 体征　肝大和肝区压痛、叩击痛最为常见。如脓肿在肝脏下缘且位置表浅，可有右上腹触痛和腹肌紧张；脓肿破溃进入腹腔可有明显的腹膜刺激征，伴肠鸣音减弱或消失。严重者继发胆道梗阻时可出现黄疸。

（三）辅助检查

1. 实验室检查　白细胞计数升高，中性粒细胞可达 90% 以上，有核左移现象和中毒颗粒。病程较长者可出现贫血，肝功能检查可见轻度异常。

2. 影像学检查　X 线检查可见肝影增大；B 超为首选的检查方法，能分辨肝内直径 2cm 的液性病灶。必要时可行 CT 检查及选择性肝动脉造影。

3. 诊断性肝穿刺　在肝区压痛最明显处或在超声引导下穿刺，抽出脓液即可确诊。行脓液细菌培养和药敏试验，有助于明确致病菌，选择敏感的抗生素。

（四）治疗评估

细菌性肝脓肿必须早期诊断，积极治疗，同时处理原发病，避免并发症。

1. 非手术治疗　适用于尚未局限的肝脓肿或多发性小脓肿。在治疗原发疾病的同时，加强全身支持治疗，包括大剂量、联合应用抗生素，纠正水、电解质和酸碱失衡等。中医中药治疗，多与抗生素和手术治疗配合应用，以清热解毒为主。

2. 手术治疗　对于单个较大的脓肿，可在 B 超引导下穿刺抽脓或置管引流加抗生素冲洗；较大肝脓肿，估计有穿破可能或脓肿破溃，或脓液已进入胸腹腔者可行脓肿切开引流术；病期长的慢性局限性厚壁脓肿也可行肝叶切除。

（五）心理和社会支持状况

由于发病急且病情重，病人忍受较大痛苦，加之病人抵抗力低下易反复发作，治疗时间长，费用高，病人对疾病缺乏了解，对治疗及预后存在担忧等原因，病人常焦虑、悲伤或恐惧；出现严重并发症时反应更为明显。

【常见护理诊断/问题】

1. 体温过高　与细菌毒素吸收有关。

2. 急性疼痛　与肝大致肝脏包膜张力过高和炎性渗出物刺激有关。

3. 有体液不足的危险　与发热、呕吐、禁食等导致水分丢失多、摄入不足有关。

4. 营养失调：低于机体需要量　与食欲不振、禁食、感染所致的分解代谢增加有关。

5. 焦虑　与起病急、病情重、担心预后有关。

6. 潜在并发症　急性腹膜炎、膈下脓肿、胸腔内感染、感染性休克。

【护理目标】

1. 病人体温恢复。
2. 病人疼痛缓解。
3. 病人体液维持平衡。
4. 病人营养状况得到改善，抵抗力提高。
5. 病人焦虑情绪减轻，能够正确面对疾病。
6. 病人并发症得到有效防控。

【护理措施】

（一）非手术治疗的护理/术前护理

1. 病情观察　观察病人的生命体征、意识、尿量。加强对胸、腹部的观察，注意有无脓肿破溃引起急性腹膜炎、胸腔内感染、膈下脓肿、感染性休克等并发症。

2. 营养支持　给予高热量、高蛋白、维生素丰富、高纤维素饮食，必要时行肠内、外营养支持，改善全身营养状况。

3. 高热护理　保持病室空气新鲜、温湿度适宜；嘱病人着衣适量，及时更换汗湿的衣物；给予物理降温，如温水擦浴、头枕冰袋等，必要时遵医嘱进行药物降温；及时补液，防止脱水。

4. 用药护理　遵医嘱给予足量、有效的抗生素，观察药物副作用，警惕二重感染。

5. 心理护理　关心、安慰病人，加强与病人的交流和沟通，了解其心理状态和需求，讲解疾病知识，减轻其焦虑情绪，帮助病人树立战胜疾病的信心，使之积极配合治疗和护理，以达到更好的治疗效果。

（二）术后护理

1. 体位　病人病情平稳后采取半卧位，有利于术后引流。

2. 病情观察　手术后应严密观察病人意识状态、生命体征及腹部状况；观察引流和伤口情况。

3. 饮食护理　术后禁饮食期间应遵医嘱给予肠外营养支持，待肠蠕动恢复后，给予流质饮食，逐渐过渡到正常饮食。嘱病人多吃易消化、含纤维多的食物，以防便秘，避免腹压增高导致切口裂开。

4. 支持治疗的护理 遵医嘱继续应用抗生素，补液，纠正水、电解质失衡。

5. 引流管的护理 嘱病人取半卧位，有利于呼吸和引流；将引流管妥善固定于腹壁，避免牵拉，防止脱出；避免管道受压、扭曲，保持通畅；术后 1 周起开始每天用无菌生理盐水或加抗生素持续或多次冲洗脓腔，观察并记录引流物的颜色、性状和量，直至引流出的冲洗液无浑浊；严格遵循无菌操作原则，定时更换引流袋；脓液引流量 <10ml/d 时，可拔除引流管，适时换药，直至脓腔闭合。

（三）健康教育

1. 生活指导 指导病人术后加强营养，增强体质，提高免疫力。

2. 复诊指导 介绍肝脓肿的防治知识，出院后若出现发热、肝区疼痛等症状及时就诊。

二、阿米巴性肝脓肿病人的护理

阿米巴性肝脓肿（amebic liver abscess）是因阿米巴原虫感染引起的肝脓肿，是肠道阿米巴病最常见的并发症。阿米巴原虫从结肠壁溃疡处经门静脉、淋巴管或直接侵入肝脏，产生溶组织酶，导致肝细胞坏死、液化，形成脓肿。好发于肝右叶顶部，多为单发的大脓肿。

阿米巴性肝脓肿的治疗及护理措施和细菌性肝脓肿基本相同，不同之处是，遵医嘱应用抗阿米巴药物（氯喹、甲硝唑、依米丁）治疗时，注意观察药物不良反应。必要时可反复穿刺抽取脓液。经多次反复抽脓无效时，可行经皮肝穿刺留置导管做闭式引流、手术切开引流或肝叶切除。

目标检测

答案解析

一、选择题

【A1／A2 型题】

1. 门静脉高压症食管胃底静脉破裂出血，易造成死亡的原因是（ ）

    A. 肝衰竭   B. 失血性休克   C. 感染

    D. 腹水   E. 脾功能亢进

2. 门静脉高压症病人手术前不放置胃管是为了避免（ ）

    A. 引起呛咳   B. 引起呕吐   C. 减少插管的痛苦

    D. 损伤食管壁的静脉丛   E. 引起病人紧张

3. 与原发性肝癌的发生关系最密切的是（ ）

    A. 胆道感染   B. 肝炎后肝硬化   C. 血吸虫性肝硬化

    D. 酒精性肝硬化   E. 肝脏良性肿瘤

4. 细菌性肝脓肿致病菌侵入的主要途径是（ ）

    A. 肝动脉   B. 胆道   C. 门静脉

    D. 开放性肝损伤   E. 肝静脉

5. 女性病人，55 岁。肝癌肝叶切除术后第 1 天，病人感腹痛、心慌、气促、出冷汗、血压 90/60mmHg。首先考虑（ ）

    A. 胆汁性腹膜炎   B. 肠梗阻   C. 腹膜炎

    D. 膈下脓肿   E. 肝断面出血

二、思考题

女性病人，55 岁。因"呕血、黑便 12 小时"入院，呕血为暗红色，量约 900ml，解黑色糊状大便 3 次，伴食欲不振、乏力、中上腹部饱胀不适。查体：一般情况可，精神紧张，双下肢皮肤散在瘀斑。肝肋下未触及，脾大肋下约 8cm。心、肺无特殊。实验室检查：血常规示 WBC 2.6×10^9/L，RBC 3.6×10^{12}/L，Hb 106g/L，PLT 65×10^9/L。乙肝抗原抗体五项（－）。腹部彩超：脾脏重度肿大并脾静脉增宽，肝实质回声增粗并门静脉增宽，腹腔内未见明显积液征象，双肾、胰腺未见明显异常。CT 示：肝脏缩小、肝裂增宽、形态改变并脾大，脾门可见血管扩张影。

　　请思考：1. 该病人消化道出血的原因是什么？应如何预防？

　　　　　　2. 病人目前存在的主要护理问题有哪些？

　　　　　　3. 值班护士应采取哪些护理措施？

（孟　谦）

书网融合……

重点小结	微课	习题

第二十章 胆道疾病病人的护理

学习目标

素质目标：具备敏锐的观察能力、良好的沟通能力和人文关怀能力，体现较强的无菌观念和精益求精的品德。

知识目标：掌握胆道疾病特殊检查的护理要点，胆石症、胆道感染病人的护理评估、护理措施的内容和方法。

能力目标：能运用所学知识，评估胆石症、胆道感染病人的病情，提出护理诊断/问题，制订并实施护理措施和健康指导，能进行T管引流的护理。

情境导入

情境：女性病人，50岁，农民，因反复上腹部疼痛1年余入院。病人1年多前无明显诱因出现上腹部持续性隐痛，以右上腹为甚，伴右肩背部放射痛，尚可忍受，无明显缓解或加剧因素，无畏寒、发热，无恶心、呕吐等不适，每次持续数小时后疼痛能自行缓解，病人未予重视，未行特殊处理，上述症状反复发作，为求进一步诊治入院。既往体健，无药物过敏史。体格检查：体温36.5℃，脉搏78次/分，呼吸20次/分，血压150/85mmHg；皮肤巩膜无黄染，腹肌软，右上腹有轻压痛，Murphy征阴性。门诊超声示胆囊多发结石并颈部多发结石部分嵌顿，慢性胆囊炎。

思考：1. 病人目前主要的护理诊断/问题有哪些？

2. 病人将实施腹腔镜胆囊切除术，术后应采取哪些护理措施？

第一节 胆道疾病的特殊检查和护理

一、超声检查

超声检查是诊断胆道疾病的首选方法。超声对胆囊结石及肝内胆管结石诊断准确率达90%以上，肝外胆管结石诊断正确率为80%左右；对急慢性胆囊炎、胆囊及胆管肿瘤、先天性胆道畸形等其他胆道疾病也有较高的诊断准确率。超声可显示肝内、外胆管及胆囊病变部位和大小；判断胆道梗阻部位及原因；引导胆囊穿刺置管，经皮肝胆管穿刺造影、引流和取石；还可用于开腹手术中和腹腔镜手术中。

护理措施如下。①检查前准备：检查前3日避免豆制品、牛奶、糖类等易产气的食物；检查前1日晚餐进清淡饮食，以保证胆囊内胆汁充盈；检查当日需空腹，禁食8小时以上，以减少胃肠道内气体干扰。②检查中护理：病人一般取仰卧位，以减少腹腔脏器重叠效应，左侧卧位有利于显示胆囊颈及肝外胆管病变；当胆囊位置较高时可采用坐位或站立位。

二、放射学检查

用于诊断胆道疾病的放射学检查方法很多，常用的有逆行胰胆管造影（endoscopic retrograde cholangiopancreatography，ERCP）、经皮肝穿刺胆管造影（percutaneous transhepatic cholangiography，PTC）、胆管造影、CT、MRI及磁共振胰胆管造影（magnetic resonance cholangiopancreatography，MRCP）。CT及MRI检查无损伤、安全、准确，具有成像无重叠、分辨率高等特点，能清楚显示肝内

外胆管扩张的范围和程度、结石的分布、肿瘤的部位和大小、胆管梗阻的水平以及胆囊病变等。

1. ERCP　是在十二指肠镜直视下，通过十二指肠大乳头将导管插入胆管和（或）胰管内进行造影。可直接观察十二指肠及十二指肠大乳头的情况和病变，并进行活检；收集十二指肠液、胆汁、胰液进行理化及细胞学检查；造影可显示胆道系统和胰腺导管的解剖和病变；可行鼻胆管引流、Oddi 括约肌切开胆总管下端取石等治疗。ERCP 可诱发急性胰腺炎和胆管炎，诊断性 ERCP 现已部分被 MRCP 替代。

护理措施如下。①检查前准备：评估心肺功能、凝血功能和肝功能；检查前禁食 6~8 小时；检查开始前做碘过敏试验，并口服咽部局麻药，通过使用镇静药和镇痛药以减少病人检查中的不适反应。②检查中护理：插入内镜时指导病人深呼吸并放松；持续吸氧；监测血压、血氧饱和度及全身情况；检查过程中如若出现呼吸抑制、血压下降、呛咳、呕吐、躁动等异常情况，应及时终止操作并做相应处理。③检查后护理：观察生命体征及有无腹痛、呕血、黑便等情况；检查当日禁食、静脉补液，根据病情逐步恢复饮食；术后 3 小时及次日晨检查血常规及血清淀粉酶；根据病情应用抗生素；鼻胆管引流者，需妥善固定导管，保持引流通畅，观察引流液的颜色、性状和量。

2. PTC/PTCD　PTC 是在 X 线或超声引导下，用细针经皮肤穿刺将导管送入肝内胆管，注入造影剂使肝内外胆管迅速显影的检查方法。可显示肝内外胆管病变部位、范围、程度和性质，也可通过导管行胆管引流（PTCD）。PTC 为有创检查，可发生胆汁渗漏、出血、胆道感染等并发症。在评估肝内外胆管时，PTC 已经完全被非侵入性的影像学技术所取代。

护理措施如下。①检查前准备：评估凝血酶原时间及血小板计数，有出血倾向者予维生素 K₁ 注射 2~3 日，待出血倾向纠正后再行检查；检查前 1 日晚口服缓泻剂或灌肠，检查前 4~6 小时禁食；检查开始前做碘过敏试验并排空膀胱；根据病情应用抗生素。②检查中护理：根据穿刺部位采取相应的体位，指导病人保持平稳呼吸，避免屏气或深呼吸；严密观察病人神志、面色、血压、心率及血氧饱和度的变化，出现异常应立即停止操作并做相应处理。③检查后护理：平卧 4~6 小时，卧床休息 24 小时，避免增加腹内压；严密观察生命体征、腹部体征，及早发现和处理胆汁性腹膜炎、出血等并发症；指导病人进食低脂饮食，食物应富含维生素及优质蛋白；根据病情应用抗生素及止血药。PTCD 引流管管腔较细，置管早期因胆汁黏稠、出血或血凝块形成等极易造成管道堵塞，应仔细观察并维持管道通畅。

3. 胆管造影　胆道手术时可经胆囊管插管、胆总管穿刺或置管行胆道造影。行胆总管 T 管引流或其他胆管置管引流者，拔管前常规经 T 管或置管行胆道造影。了解胆道有无残余结石、狭窄、异物及通畅情况。

护理措施如下。①检查前准备：T 管造影检查一般于术后 2 周进行，检查前嘱病人排便，必要时给予灌肠。②检查中护理：协助病人取仰卧位，左侧抬高约 15°；消毒 T 管的体外部分，将装有造影剂的注射器连接 T 管，使造影剂借助自身重力的作用流入胆道，注入后立即摄片。③检查后护理：造影完毕后将 T 管连接引流袋，持续引流 24 小时以上，以排出造影剂；根据病情应用抗生素。

4. MRCP　为非侵入性检查，可显示肝、胆、胰的形态结构及其内部的结石、肿瘤、梗阻、扩张等情况。主要用于超声检查诊断不清、疑有胆道肿瘤者及指导术中定位。MRCP 绝对禁忌包括置有心脏起搏器、不明成分的颅内动脉瘤夹以及眼球植入物含金属部件的病人等。

护理措施如下。①检查前准备：嘱病人取下义齿、发夹、耳环、戒指、钥匙、手表等一切金属物品，以免造成金属伪影而影响成像质量；手机、磁卡不能带入检查室；指导病人完成吸气 - 呼气 - 闭气的呼吸方法，减少扫描中因腹部呼吸运动造成伪影；告知病人检查中磁场启动可有噪声，以取得配合；对儿童及不能配合检查者，检查前适当应用镇静药。②检查中护理：指导病人取平卧位，保持身体制动状态，采用正确的呼吸方法配合检查者完成扫描。

三、胆道镜检查

1. 术中胆道镜　采用纤维胆道镜或硬质胆道镜经胆囊管或胆总管切开处进行检查。术中通过胆道镜取出结石，评估胆管内肿瘤范围，并可行活组织检查。适用于疑有胆管内结石残留、胆管内肿瘤、胆总管下端及肝内胆管主要分支开口狭窄者。

护理：操作过程中应协助医师吸尽溢出的胆汁和腹腔内渗出物，防止发生胆道出血、胆道感染、胆瘘、腹膜炎等并发症。

2. 术后胆道镜　经 T 管窦道或皮下空肠盲袢插入纤维胆道镜进行检查，判断胆道内有无残余结石或胆管狭窄，可行取石、取虫、冲洗、扩张、止血等治疗。还可经胆道镜采用特制器械行 Oddi 括约肌切开术。

护理：注意穿刺点止痛、伤口换药和引流管的护理；检查后观察病人有无发热、恶心、呕吐、腹泻等；观察有无胆道出血、胆道感染、胆瘘等并发症发生，一旦发生及时处理。

第二节　胆石症病人的护理

胆石症（cholelithiasis）包括发生在胆囊和胆管内的结石，是胆道系统的常见病和多发病，女性与男性的比例为 2.57∶1。随着人民生活水平提高，我国胆囊结石的发病率逐渐增加，而原发性胆管结石的发病率显著降低。

【分类】

1. 胆固醇类结石　较多见，80% 以上胆囊结石为此类结石，胆固醇含量超过 70%，分为纯胆固醇结石和混合性结石。胆固醇结石外观呈白黄、灰黄或黄色，形状和大小不一，呈多面体、圆形或椭圆形，质硬，表面多光滑，剖面呈放射状排列的条纹，X 线检查多不显影。

2. 胆色素类结石　胆固醇含量应低于 40%，分为胆色素钙结石和黑色素结石。胆色素钙结石为游离胆色素与钙等金属离子结合形成，并含有胆汁酸、细菌、糖蛋白等成分，质软易碎，呈棕色或褐色，主要发生在肝内外各级胆管，形状及大小不一，呈粒状或长条形，一般为多发。黑色素结石不含细菌，质硬，由不溶性黑色胆色素多聚体、各种钙盐和糖蛋白组成，几乎均发生在胆囊内。

3. 混合性结石　由胆固醇、胆红素、钙盐等多种成分混合而成，根据所含成分比例的不同呈现不同的形状、颜色和剖面结构。

一、胆囊结石病人的护理

胆囊结石（cholecystolithiasis）指发生在胆囊内的结石，主要为胆固醇结石、以胆固醇结石为主的混合性结石或黑色素结石。主要见于成年人，40 岁以后发病率随年龄增长而增加，女性多于男性。

饱餐、进食油腻食物后胆囊收缩，或睡眠时体位改变致结石移位并嵌顿于胆囊颈部，导致胆汁排出受阻，胆囊强烈收缩引发胆绞痛。结石持续嵌顿和压迫胆囊颈部，或排入并嵌顿于胆总管，临床可出现胆囊炎、胆管炎。小结石经胆囊管排入胆总管，通过胆总管下端时可损伤 Oddi 括约肌或嵌顿于壶腹部引起胆源性胰腺炎。结石及炎症的长期刺激还可诱发胆囊癌。

【护理评估】

（一）健康史

胆囊结石与多种因素有关。任何影响胆固醇与胆汁酸磷脂浓度比例改变以及胆汁淤积的因素均可导致胆囊结石的形成，如肥胖、妊娠、高脂饮食、长期肠外营养、高脂血症、糖尿病、胃切除或胃肠道吻合术后、回肠末端疾病和回肠切除术后、肝硬化、胆石症家族史等。

（二）身体状况

大多数病人可无症状，称为无症状胆囊结石。典型症状为胆绞痛，只有少数病人出现。

1. 症状

（1）胆绞痛 右上腹或上腹部阵发性疼痛，或持续性疼痛阵发性加剧，可向右肩胛部或背部放射，可伴有恶心、呕吐。常发生于饱餐、进食油腻食物后。

（2）上腹隐痛 多数病人仅在进食油腻食物、工作紧张或疲劳时感觉上腹部或右上腹隐痛，或有饱胀不适、嗳气、呃逆等，常被误诊为"胃病"。

（3）胆囊积液 胆囊结石长期嵌顿或阻塞胆囊管但未合并感染时，胆囊黏膜吸收胆汁中的胆色素并分泌黏液性物质导致胆囊积液。积液呈透明无色，称为白胆汁。

（4）Mirizzi 综合征 是特殊类型的胆囊结石，由于胆囊管与肝总管伴行过长或胆囊管与肝总管汇合位置过低，持续嵌顿于胆囊颈部的结石或较大的胆囊管结石压迫肝总管，引起肝总管狭窄；炎症反复发作导致胆囊肝总管瘘，胆囊管消失，结石部分或全部堵塞肝总管，引起反复发作的胆囊炎、胆管炎以及明显的梗阻性黄疸（图 20 – 1）。

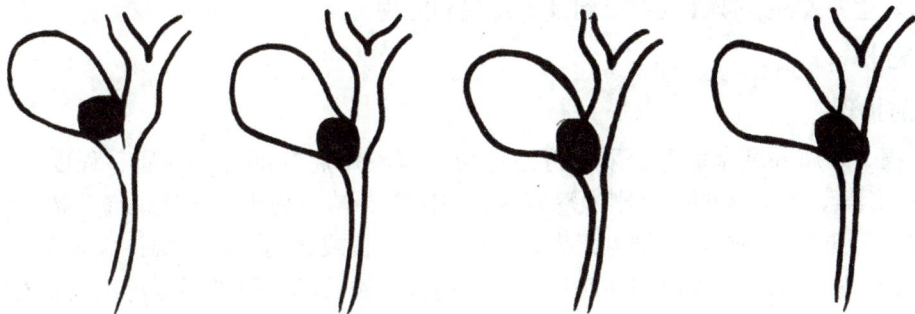

图 20 – 1 Mirizzi 综合征

2. 体征 右上腹有时可触及肿大的胆囊。若合并感染，右上腹可有明显压痛、反跳痛或肌紧张。

（三）辅助检查

首选超声检查，诊断胆囊结石的准确率接近 100%。CT、MRI 也可显示胆囊结石，但不作为常规检查。

（四）治疗评估

胆囊切除术是治疗胆囊结石的最佳选择。无症状胆囊结石不需预防性手术治疗，可观察和随访。手术方式包括腹腔镜胆囊切除术（laparoscopic cholecystectomy，LC）和开腹胆囊切除术（open chole-cystectomy，OC），首选 LC。LC 具有损伤小、疼痛轻、恢复快、瘢痕小等优点。行胆囊切除时，如有必要可同时行胆总管探查术。

（五）心理和社会支持状况

无症状的结石病人往往表现为对疾病的不重视；有症状的病人，由于结石所致的剧痛，病人常有焦虑或恐惧；选择手术治疗时，病人因担心手术风险、术后效果而产生焦虑或恐惧；家属对病人的关心、支持程度以及家庭对医疗费用的承受能力等也会影响病人的心理感受和对治疗的信心。

思政导学

中国肝胆外科之父——吴孟超

吴孟超院士被誉为"中国肝胆外科之父"。从医 70 多年，手中一把刀，游刃肝胆，成功救治了 1.6 万余名病人。尽管这在世人眼中已是天文数字，而他在生前常感慨地说："我老了，能工作的时间不像年轻人一样多了，所以更要争分夺秒"。吴孟超院士不仅医术高超，而且医德高尚。在吴孟超看来，"一个好医生，眼里看的是病，心里装的是人"。冬天查房，他会先把听诊器焐热了再使用；每次为病人做完检查，他都帮他们把衣服拉好、把腰带系好。作为医学生当以吴老为楷模，树立崇高的职业理想，心怀病人、苦练技能、勇于创新。

【常见护理诊断/问题】

1. 急性疼痛 与胆囊结石突然嵌顿、胆汁排空受阻、胆囊强烈收缩有关。

2. 知识缺乏 缺乏胆囊结石和腹腔镜手术的相关知识。

3. 焦虑或恐惧 与病情反复发作、担忧手术效果及预后有关。

4. 潜在并发症 出血、胆瘘、皮下气肿、高碳酸血症。

【护理目标】

1. 病人疼痛缓解或消失。

2. 病人知晓胆囊结石、腹腔镜手术及术后康复的相关知识。

3. 病人焦虑或恐惧情绪减轻或消失。

4. 病人未发生并发症，或并发症得到及时发现和处理。

【护理措施】

（一）术前护理

1. 缓解疼痛 嘱病人卧床休息，采取舒适体位；观察疼痛的部位、性质、程度、发作时间、诱因及缓解的相关因素；对诊断明确且剧烈疼痛者，遵医嘱予消炎利胆、解痉镇痛药物，以缓解疼痛。

2. 合理饮食 低脂、高热量、维生素丰富的半流质饮食或普通饮食，维持病人良好的营养状况。

3. 皮肤准备 腹腔镜手术入路多在脐周，指导病人清洗脐部，脐部污垢可用液状石蜡清洁。

4. 呼吸道准备 LC 术中需将 CO_2 注入腹腔形成气腹，保证腹腔镜手术操作所需空间，达到术野清晰的目的。CO_2 弥散入血可致高碳酸血症，病人术前应进行呼吸功能锻炼，避免感冒，戒烟，以减少呼吸道分泌物，利于术后早日康复。

（二）术后护理

1. 病情观察 观察并记录生命体征、伤口及引流情况；观察腹部症状和体征，了解有无腹痛、腹胀及腹膜刺激征等。

2. 体位与活动 LC 手术多采用全身麻醉，病人清醒且血压稳定后改为半卧位。指导病人有节律地深呼吸，达到放松和减轻疼痛的效果；鼓励病人早期下床活动。

3. 饮食护理 腹腔镜术后禁食 6 小时，术后 24 小时内饮食以无脂流质、半流质为主，逐渐过渡至低脂饮食。

4. 并发症的护理

（1）出血 观察生命体征、腹部体征和伤口渗血情况；有腹腔引流管者，观察引流液的颜色、性状及量。如出现面色苍白、冷汗、脉搏细弱、血压下降，腹腔引流管引流出大量血性液体等情况，及时报告医师并做好抢救准备。

（2）胆瘘 术中胆道损伤、胆囊管残端破裂是胆囊切除术后发生胆瘘的主要原因。病人出现发热、腹痛、腹膜刺激征等表现，或腹腔引流液呈黄绿色胆汁样，常提示发生胆汁渗漏。护理措施：①观察腹部体征及腹腔引流液情况，一旦发现异常，及时报告医师并协助处理。②取半卧位，安置腹腔引流管，保持引流通畅，将漏出的胆汁充分引流体外是治疗胆瘘最重要的措施。③长期大量胆瘘者应补液并维持水、电解质平衡。④及时更换引流管周围被胆汁浸湿的敷料，予氧化锌软膏或皮肤保护膜涂敷局部皮肤。

（3）CO_2 气腹相关并发症 常见并发症包括高碳酸血症与酸中毒、皮下气肿、气胸、心包积气、气体栓塞、心律失常、下肢静脉淤血等。CO_2 气腹使腹腔压力增加，导致膈肌上抬、肺顺应性降低、有效通气减少、心输出量减少、心率减慢、下肢静脉淤血、内脏血流减少，从而对心肺功能产生影响。腹腔内 CO_2 气压较高时，CO_2 逸入组织间隙并经腹膜大量吸收，引起高碳酸血症及酸中毒，多为可逆性。病人表现为腹胀、肩背部疼痛、皮下捻发音；呼吸困难、气促；低体温；心动过速、血压增高、颅内压增高等。护理措施如下。①预防：术中设置合适的 CO_2 气腹压力，腹腔镜手术气腹压力范围为 10 ~ 12mmHg；术毕缝合腹部切口前，在病人腹壁轻轻加压促使体内和皮下 CO_2 气体排出；术后低流量给氧，鼓励病人深呼吸，保持呼吸道通畅，促进体内 CO_2 排出。②处理：皮下气肿者取半卧位，症状轻者延长吸氧时间，CO_2 可自行吸收，症状严重者须及时报告医师，准备穿刺排气用物；监测呼吸功能和血氧饱和度，必要时做血气分析，纠正酸中毒。

（三）健康教育

1. 合理饮食 进食低脂、维生素丰富、富含膳食纤维的饮食，忌辛辣刺激性食物，多食新鲜蔬菜和水果，少量多餐。

2. 疾病指导 告知病人胆囊切除后出现消化不良、脂肪性腹泻等情况的原因，出院后如出现腹痛、黄疸等情况应及时就诊。

3. 复查指导 中年以上未行手术治疗的胆囊结石病人，应定期复查或尽早手术治疗，以防结石及炎症的长期刺激诱发胆囊癌。

二、胆管结石病人的护理

胆管结石为发生在肝内、外胆管的结石。左右肝管汇合部以下的肝总管和胆总管结石为肝外胆管结石，汇合部以上的结石为肝内胆管结石。肝内胆管结石是我国常见而难治的胆道疾病。

胆管结石的病理生理改变与结石的部位、大小及病程长短有关。主要病理变化如下。①胆管梗阻：结石可引起胆道不同程度的梗阻，阻塞近段的胆管扩张、胆汁淤滞。②胆管炎：结石导致胆汁引流不畅，容易引起胆管内感染。急性感染可引起化脓性胆管炎、肝脓肿、胆道出血、脓毒症。反复感染加重胆管的炎症狭窄。③肝损害：胆管梗阻并感染可引起肝细胞损害，最终可致胆汁性肝硬化。④胆源性胰腺炎：结石通过胆总管下端时可损伤 Oddi 括约肌或嵌顿于壶腹部，可引起胰腺的急慢性炎症。⑤胆管癌：胆管长期受结石、炎症及胆汁中致癌物质的刺激，可发生癌变。

【护理评估】

（一）健康史

1. 肝外胆管结石 分为原发性结石和继发性结石。原发性结石多为棕色胆色素类结石，其成因与胆道感染、胆道梗阻、胆道异物（包括蛔虫残体、虫卵、华支睾吸虫、缝线线结等）、胆管解剖变异等因素有关。继发性结石主要是胆囊结石排入胆总管并停留在胆管内引起，多为胆固醇类结石或黑色素结石。少数可来源于肝内胆管结石。

2. 肝内胆管结石 绝大多数为含有细菌的棕色胆色素结石，病因复杂，主要与胆道感染、胆道寄生虫（蛔虫、华支睾吸虫）、胆汁淤滞、胆管解剖变异、营养不良等有关。肝内胆管结石常呈肝段、肝叶分布，多见于肝左外叶和肝右后叶。

（二）身体状况

1. 肝外胆管结石 平时无症状或仅有上腹不适，当结石造成胆管梗阻时可出现腹痛或黄疸，如继发感染，可有较典型的 Charcot 三联征，即腹痛、寒战高热、黄疸。

（1）腹痛 发生在剑突下或右上腹，呈阵发性绞痛或持续性疼痛阵发性加剧，疼痛可向右肩背部放射，常伴恶心、呕吐。系结石嵌顿于胆总管下端或壶腹部，胆总管平滑肌或 Oddi 括约肌痉挛所致。

（2）寒战、高热 体温可达 39 ~ 40℃，呈弛张热。胆管梗阻并继发感染后导致胆管炎，细菌和毒素可逆行经毛细胆管入肝窦至肝静脉，再进入体循环引起全身性感染。

（3）黄疸　胆管梗阻后胆红素逆流入血所致。黄疸的程度取决于梗阻的程度、部位和是否合并感染。黄疸时，可出现尿色变黄、大便颜色变浅，严重者可出现皮肤瘙痒。胆管完全梗阻时呈陶土样大便。

2. 肝内胆管结石　可多年无症状或仅有上腹部和胸背部胀痛不适。多数病人因体检或其他疾病做影像学检查偶然发现。合并感染时可出现急性胆管炎或急性重症胆管炎的表现。体格检查可有肝大、肝区压痛和叩击痛等体征。并发肝脓肿、肝硬化、肝胆管细胞癌时则出现相应的症状和体征。

（三）辅助检查

1. 实验室检查　合并胆管炎时，白细胞计数和中性粒细胞比例明显升高。血清总胆红素及结合胆红素升高，血清转氨酶、碱性磷酸酶升高，尿胆红素升高，尿胆原降低或消失。糖链抗原（CA19 - 9）明显升高时应高度怀疑癌变。

2. 影像学检查　超声检查可明确结石大小和部位，常作为首选检查方法。ERCP、PTC 为有创性检查，能清楚显示结石及部位，但可诱发胆管炎及急性胰腺炎，并导致出血、胆瘘等并发症。CT、MRI 或 MRCP 等可显示梗阻部位、程度及结石大小、数量等，并能发现胆管癌。

（四）治疗评估

胆管结石以手术治疗为主。原则为尽量取尽结石、解除胆道梗阻、去除感染病灶、引流胆汁、预防结石复发。

1. 肝外胆管结石　以手术治疗为主。合并胆管炎者，通过应用抗生素、解痉、利胆、纠正水电解质紊乱、营养支持、保肝及纠正凝血功能障碍等措施，争取在胆道感染控制后再行择期手术治疗。

（1）胆总管切开取石、T管引流术　为常用术式，可采用腹腔镜或开腹手术。若伴有胆囊结石和胆囊炎，可同时行胆囊切除术。术中在胆总管内留置 T 管（图 20 - 2），目的为：①引流胆汁和减压：胆总管切开后胆道水肿，胆汁排出受阻，胆总管内压力增高，胆汁常外漏，可引起腹膜炎。②引流残余结石：使胆道内残余结石，尤其是泥沙样结石通过 T 管排出体外；亦可经 T 管行造影或胆道镜检查、取石。③支撑胆道：防止胆总管切开处粘连、瘢痕等导致管腔变小。

（2）胆肠吻合术　该术式废弃了 Oddi 括约肌的功能，使用逐渐减少。常用吻合方式为胆管空肠 Roux - en - Y 吻合（图 20 - 3），胆肠吻合术后，胆囊的功能已消失，故应同时切除胆囊。对于嵌顿在胆总管开口的结石不能取出时可在内镜下或手术行 Oddi 括约肌切开，这是一种低位的胆总管十二指肠吻合术，须严格掌握手术适应证。

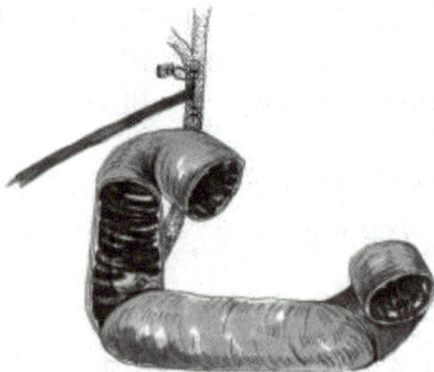

图 20 - 2　T 形引流管

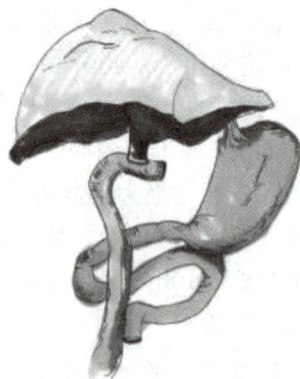

图 20 - 3　胆管空肠 Roux - en - Y 吻合

2. 肝内胆管结石　无症状的肝内胆管结石可不治疗，定期观察、随访即可。临床症状反复发作者应手术治疗，可采用胆管切开取石术、胆肠吻合术、肝切除术。胆管切开取石术是最基本的方法，争取切开狭窄部位，直视下或通过术中胆道镜取出结石，直至取尽。胆肠吻合术一般不宜应用胆管十二指肠吻合，而多采用肝管空肠 Roux - en - Y 吻合。肝切除术是治疗肝内胆管结石积极的方法，切除病变部分的肝，不仅去除了结石的再发源地，且可防止病变肝段、肝叶的癌变。肝内胆管结石手术后结石残留较常见，后续治疗包括经引流管窦道胆道镜取石，激光、超声、体外震波碎石以及中西医结合治疗等。

（五）心理和社会支持状况

无症状的结石病人往往表现为对疾病的不重视；有症状的病人，结石梗阻所致的阵发性绞痛，病人常有焦虑或恐惧；胆管结石梗阻需要手术治疗时，病人及家属常会担心麻醉和手术有生命危险、担心术后效果而产生焦虑或恐惧情绪；家属对病人的关心、支持程度以及家庭对医疗费用的承受能力等也会影响病人的心理感受和对治疗的信心。

【常见护理诊断/问题】

1. 急性疼痛　与结石嵌顿致胆道梗阻、感染有关。

2. 体温过高　与胆管感染、炎症反应有关。

3. 焦虑或恐惧　与病情反复发作、担忧手术效果及预后有关。

4. 有皮肤完整性受损的危险　与胆汁酸盐淤积于皮下引起皮肤瘙痒及引流液刺激皮肤有关。

5. 潜在并发症　胆瘘、出血。

【护理目标】

1. 病人疼痛缓解或消失。
2. 病人体温恢复正常。
3. 病人焦虑或恐惧情绪减轻或消失。
4. 病人皮肤完整无破损。
5. 病人未发生并发症，或并发症得到及时发现和处理。

【护理措施】

（一）术前护理

1. 病情观察　病人出现腹痛加重、寒战、高热、黄疸等情况，应考虑发生急性胆管炎，及时报告医师，积极处理。有黄疸者，观察和记录大便颜色，监测血清胆红素变化。

2. 缓解疼痛　对诊断明确且疼痛剧烈者，给予消炎利胆、解痉镇痛药物。禁用吗啡，以免引起Oddi括约肌痉挛，加重胆道梗阻。

3. 维持正常体温　根据病人的体温情况，采取冰敷、温水擦浴和（或）药物降温；遵医嘱使用抗生素控制感染。

4. 营养支持　给予低脂、高碳水化合物、维生素丰富的普通饮食或半流质饮食，如肝功能正常宜高蛋白质饮食。禁食、不能经口进食或进食不足者，给予肠外营养支持。

5. 纠正凝血功能障碍　肝功能受损者，遵医嘱肌内注射维生素 K_1，纠正凝血功能，预防术后出血。

6. 保持皮肤完整性　指导病人修剪指甲，勿搔抓皮肤，以防破损；保持皮肤清洁，用温水擦浴；穿宽松棉质衣裤。瘙痒剧烈者，遵医嘱使用炉甘石洗剂、抗组胺药或镇静药等。

（二）术后护理 微课

1. 病情观察　观察病人的意识、生命体征、腹部体征、伤口及引流情况，评估有无出血及胆汁渗漏。术前有黄疸者，观察和记录大便颜色并监测血清胆红素变化。

2. 营养支持　禁食期间通过肠外营养途径补充足够的热量、氨基酸、维生素、水及电解质等，维持和改善营养状态。胃管拔除后根据病人胃肠功能恢复情况，由无脂流质逐渐过渡至低脂饮食。

3. T 管引流的护理

（1）妥善固定　T 管用缝线固定于腹壁外侧，末端用胶布固定妥当，防止翻身、活动时牵拉造成

T 管脱出。

（2）保持通畅　防止 T 管受压、扭曲、折叠。引流液中有血凝块、絮状物、泥沙样结石时可阻塞管腔，需定时由近端向远端挤捏。必要时用生理盐水低压冲洗或用 50ml 注射器负压抽吸。

（3）加强观察　观察并记录 T 管引流出胆汁的量、颜色和性状。正常成人每日分泌胆汁 800～1200ml，呈黄绿色、清亮、无沉渣。术后 24 小时内引流量 300～500ml，恢复饮食后可增至每日 600～700ml，以后逐渐减少至每日 200ml 左右。如胆汁突然减少甚至无胆汁流出，先检查 T 管有无脱出、受压或阻塞；如胆汁过多，提示胆总管下端有梗阻的可能；如胆汁混浊，应考虑结石残留或胆管炎症未完全控制。

（4）预防感染　长期带管者需定期更换引流袋，严格遵守无菌操作原则。引流管口周围皮肤覆盖无菌纱布，保持清洁干燥，防止胆汁浸润皮肤引起红肿、糜烂。

（5）拔管护理　T 管一般留置 10～14 日，如引流出的胆汁色泽正常，且引流量逐渐减少，可考虑拔管。拔管前先试行夹管 1～2 日，观察病情变化，若无发热、腹痛、黄疸等症状，可经 T 管做胆道造影，造影后持续引流 24 小时以上排净造影剂，如胆道通畅，无结石或其他异常，可予拔管。拔管后，残留窦道用凡士林纱布填塞，1～2 日内可自行闭合。如胆道造影发现有结石残留，则 T 管需保留 6 周以上，再做取石或其他处理。

4. 并发症的护理

（1）出血　可能发生在腹腔、胆管内或胆肠吻合口。腹腔内出血可能与凝血功能障碍、术中血管结扎线脱落、肝断面渗血有关。胆管内或胆肠吻合口出血多因结石、炎症引起。腹腔内出血多发生于术后 24～48 小时内，可见腹腔引流管引流出的血性液体超过 100ml/h，持续 3 小时以上。胆管内或胆肠吻合口出血在术后早期或后期均可发生，表现为 T 管引流出血性胆汁或鲜血，大便呈柏油样。腹腔、胆管内或胆肠吻合口出血可出现面色苍白、血压下降、心率增快等失血性休克表现。应严密观察生命体征、腹部体征、腹腔引流及 T 管引流情况，一旦发现出血征兆，及时报告医师并采取相应措施。

（2）胆瘘　因术中胆管损伤、胆总管下端梗阻、T 管脱出所致。其表现和护理参见本节胆囊结石病人的护理。

（三）健康教育

1. 饮食指导　注意饮食卫生，进食低脂易消化食物，少量多餐。

2. 复诊指导　指导自我监测，定期复查，如出现腹痛、黄疸、发热等症状及时就诊。

3. 带 T 管出院病人的指导　穿宽松柔软的衣服，以防管道受压；保持伤口敷料清洁干燥；淋浴时可用塑料薄膜覆盖引流管口周围皮肤，以防感染；避免提举重物或过度活动，以免牵拉 T 管导致管道脱出；指导观察记录引流液的颜色、量及性状；如引流异常或 T 管脱出，及时就诊。

第三节　胆道感染病人的护理

胆道感染包括胆囊炎和胆管炎。胆道感染和胆石症互为因果关系，胆道结石可引起胆道梗阻，导致胆汁淤滞、细菌繁殖而致胆道感染，胆道反复感染又可促进胆石形成并进一步加重胆道梗阻。

一、急性胆囊炎病人的护理

急性胆囊炎（acute cholecystitis）是胆囊管梗阻和细菌感染引起的急性炎症。女性多见。根据胆囊内有无结石，分为结石性胆囊炎和非结石性胆囊炎。

急性结石性胆囊炎病变开始时结石致胆囊管梗阻，黏膜充血、水肿、渗出增多，此时为急性单纯性胆囊炎。如病情进一步加重，病变可累及胆囊壁全层，浆膜层有纤维素或脓性渗出，发展为急性化脓性胆囊炎。如胆囊内压继续增高，胆囊壁血管受压致血液循环障碍，引起胆囊壁缺血坏疽，则为急性坏疽性胆囊炎。坏疽性胆囊炎常并发胆囊穿孔，多发生于胆囊底部和颈部。急性非结石性胆囊炎病理过程与急性结石性胆囊炎基本相同，因胆汁淤滞和缺血，更易出现胆囊坏疽、穿孔。

【护理评估】

（一）健康史

1. 急性结石性胆囊炎　①胆囊管梗阻：结石移动至胆囊管附近，可堵塞胆囊管或嵌顿于胆囊颈，直接损伤黏膜，导致胆汁排出受阻，胆汁淤滞、浓缩；高浓度胆汁酸盐具有细胞毒性，引起细胞损害，加重黏膜的炎症、水肿甚至坏死。②细菌感染：细菌通过胆道逆行进入胆囊，或经血液循环或淋巴途径进入，在胆汁流出不畅时造成感染。主要致病菌为革兰阴性杆菌，常合并厌氧菌感染。

2. 急性非结石性胆囊炎　约占5%，通常见于严重创伤、烧伤、腹部非胆道手术后如腹主动脉瘤手术、脓毒症等危重病人。

（二）身体状况

1. 症状

（1）腹痛　典型表现为突发右上腹部绞痛，开始时仅有胀痛不适，逐渐发展至阵发性绞痛，疼痛可放射到右肩、肩胛和背部。常在饱餐、进食油腻食物后或夜间发作。

（2）消化道症状　腹痛发作时常伴有恶心、呕吐、厌食等消化道症状。

（3）发热　常为轻度至中度发热，无寒战。如出现寒战、高热，提示病变严重，可能出现胆囊化脓、坏疽、穿孔或合并急性胆管炎。

（4）黄疸　少数病人可出现轻度黄疸。

2. 体征　右上腹可有不同程度的压痛，炎症波及腹膜时可有反跳痛和腹肌紧张。Murphy 征阳性是急性胆囊炎的典型体征。如发生胆囊坏疽、穿孔，则出现急性弥漫性腹膜炎表现。

（三）辅助检查

1. 实验室检查　血常规示白细胞计数及中性粒细胞比例升高，部分病人可有血清胆红素、转氨酶或淀粉酶升高。

2. 影像学检查　超声检查可见胆囊增大，胆囊壁增厚，并可探及胆囊内结石影。CT、MRI 均能协助诊断。

（四）治疗评估

原则上争取择期手术治疗。急性非结石性胆囊炎因易发生坏疽、穿孔，一经诊断，应及早手术治疗。

1. 非手术治疗　可作为手术前的准备。方法包括禁食、补液、营养支持、抗感染、解痉镇痛等。大多数病人经非手术治疗后病情缓解，再行择期手术。如病情恶化，出现胆囊穿孔、弥漫性腹膜炎、并发急性化脓性胆管炎、急性坏死性胰腺炎等，应行急诊手术。

2. 手术治疗　①胆囊切除术：首选腹腔镜下胆囊切除。②胆囊造口术：对高危病人或局部粘连解剖不清者，可先行胆囊造口术减压引流，3 个月后再行胆囊切除。③超声引导下经皮经肝胆囊穿刺引流术（percutaneous transhepatic gallbladder puncture drainage，PTGD）：可降低胆囊内压，急性期后再行择期手术，适用于病情危重且不宜手术的化脓性胆囊炎病人。

（五）心理和社会支持状况

急性胆囊炎病人因疾病所致急性疼痛和对疾病的预后不了解会产生焦虑情绪；需要手术治疗时，病人常会对手术、术后效果及预后表现出极大的担忧；家庭对病人的关心、支持力度及家庭对医疗费用的承受能力等也会影响病人的心理感受和对治疗的信心。

【常见护理诊断/问题】

1. 急性疼痛　与结石嵌顿致胆囊强烈收缩、胆囊感染有关。

2. 体温过高　与胆囊化脓、坏疽、穿孔有关。

3. 焦虑或恐惧　与起病急、担忧手术效果及预后有关。

4. 潜在并发症　胆囊穿孔、胆瘘、出血。

【护理目标】

1. 病人疼痛缓解或消失。

2. 病人体温恢复正常。

3. 病人焦虑或恐惧减轻或消失。

4. 病人未发生并发症，或并发症得到及时发现和处理。

【护理措施】

（一）术前护理

1. 病情观察　观察腹部症状和体征变化，若出现腹痛加重、范围扩大、腹膜刺激征等，考虑病情加重，常提示胆囊坏疽、穿孔，及时报告医师积极处理。

2. 缓解疼痛　嘱病人卧床休息，取舒适体位；观察疼痛的部位、性质、程度、发作时间、诱因及缓解的相关因素；对诊断明确且剧烈疼痛者，遵医嘱予消炎利胆、解痉镇痛药物。

3. 降低体温　根据病人体温升高的程度，采用温水擦浴、冰袋冷疗等物理降温方法，必要时使用药物降温；遵医嘱使用足量有效的抗生素控制感染。

（二）术后护理

参见本章胆囊结石病人的术后护理。

（三）健康教育

1. 合理作息　合理安排作息时间，劳逸结合，避免过度劳累及精神高度紧张。

2. 合理饮食　进食低脂饮食，忌油腻食物，避免暴饮暴食。

3. 复查指导　非手术治疗、行胆囊造口术或 PTGD 者，遵医嘱服用消炎利胆药物，按时复查。出现腹痛、发热和黄疸等情况，及时就诊。

二、慢性胆囊炎病人的护理

慢性胆囊炎（chronic cholecystitis）是胆囊持续、反复发作的炎症过程。由于胆囊受炎症和结石的反复刺激，胆囊壁炎性细胞浸润和纤维组织增生，可使胆囊与周围组织粘连、囊壁增厚并逐渐瘢痕化，最终导致胆囊萎缩，完全失去功能。

【护理评估】

（一）健康史

超过 90% 的慢性胆囊炎病人有胆囊结石。

（二）身体状况

慢性胆囊炎病人的症状常不典型，多数病人有胆绞痛病史。常在饱餐、进食油腻食物后出现腹胀、不同程度上腹部疼痛，牵涉到右肩背部。体格检查可发现右上腹胆囊区有轻压痛或不适。

（三）辅助检查

超声检查显示胆囊壁增厚，胆囊排空障碍或胆囊内结石。

（四）治疗评估

对伴有胆囊结石或确诊为本病的无结石者应行胆囊切除，首选腹腔镜胆囊切除。对年老体弱等不能耐受手术者，可选择非手术治疗，方法包括限制油腻食物、服用胆盐和消炎利胆药物、中药治疗等。

【护理措施】

（一）术前/术后护理

慢性胆囊炎急性发作时护理措施参见本节急性胆囊炎病人的护理。手术治疗的护理措施参见本章胆囊结石病人的护理。

（二）健康教育

严格限制油腻饮食；遵医嘱服药，定期复查，以确定是否需要手术治疗；若出现腹痛、发热、黄疸等情况，及时就诊。

三、急性梗阻性化脓性胆管炎病人的护理

急性梗阻性化脓性胆管炎（acute obstructive suppurative cholangitis，AOSC）是急性胆管炎的严重阶段，也称急性重症胆管炎（acute cholangitis of severe type，ACST）。男女发病比例接近，青壮年多见。

本病的发病基础是胆道梗阻及细菌感染。胆管局部改变主要是梗阻以上胆管扩张，胆管黏膜充血水肿，炎症细胞浸润及溃疡形成，管腔内逐渐充满脓性胆汁或脓液，使胆管内压力升高。当胆管内压力超过 $30cmH_2O$ 时，胆管内细菌和毒素逆行进入肝窦，引起脓毒症，大量的细菌毒素可引起全身炎症反应、血流动力学改变和多器官功能障碍综合征（MODS）。

【护理评估】

（一）健康史

在我国，最常见的原因为肝内外胆管结石，其次为胆道寄生虫和胆管狭窄。在国外，恶性肿瘤、胆道良性病变引起狭窄、先天性胆道解剖异常等较常见。近年来，因手术及介入治疗的增加，由胆肠吻合口狭窄、PTC、ERCP、放置内支架等引起者逐渐增多。主要致病菌是革兰阴性杆菌，以大肠埃希菌最常见，常合并厌氧菌感染。

（二）身体状况

本病发病急，病情进展迅速，除有急性胆管炎的 Charcot 三联征外，还有休克及中枢神经系统受抑制的表现，称为 Reynolds 五联征。

1. 症状

（1）腹痛　突发剑突下或右上腹持续性疼痛，呈阵发性加重，并向右肩背部放射，肝外梗阻者腹痛较明显。常伴恶心、呕吐等消化道症状。

（2）寒战高热　体温可达 $39\sim40℃$，呈弛张热。

（3）黄疸　多数病人可出现不同程度的黄疸，肝外梗阻者比肝内梗阻者黄疸更明显。

（4）休克　呼吸浅快，脉搏细速，血压降低，全身皮肤可有出血点和皮下瘀斑。

（5）神经系统症状　神志淡漠、嗜睡、神志不清，甚至昏迷；合并休克可表现为烦躁不安、谵妄等。

2. 体征　剑突下或右上腹部不同程度压痛，可有腹膜刺激征。肝大并有压痛和叩击痛，胆总管梗阻者胆囊肿大。

（三）辅助检查

1. 实验室检查　白细胞计数升高，可超过 $20\times10^9/L$，中性粒细胞比例升高。肝功能出现不同程度损害，凝血酶原时间延长。动脉血气分析示 PaO_2 下降、氧饱和度降低。常见有代谢性酸中毒、低钠血症等。

2. 影像学检查　超声检查可了解胆道梗阻部位、肝内外胆管扩张情况及病变性质，可在床旁进行。如病情稳定，可行 CT 或 MRCP 检查。

（四）治疗评估

立即解除胆道梗阻并引流。当胆管内压降低后，病人情况暂时改善，有利于争取时间进一步治疗。

1. 非手术治疗 既是治疗手段，又可作为手术前准备。①抗休克治疗：补液扩容，尽快恢复血容量。②抗感染治疗：联合、足量用药，先选用针对革兰阴性杆菌及厌氧菌的抗生素。③纠正水、电解质及酸碱平衡失调：常发生等渗或低渗性缺水、代谢性酸中毒，应及时纠正。④其他治疗：包括吸氧、禁食和胃肠减压、降温、解痉镇痛、营养支持等；短时间治疗后病情无好转者，应考虑使用肾上腺皮质激素保护细胞膜和对抗细菌毒素。经以上治疗病情仍未改善，应在抗休克同时紧急行胆道引流。

2. 手术治疗 主要目的是解除梗阻，降低胆道压力，挽救病人生命。手术方法力求简单、有效，可采用胆总管切开减压、T 管引流术，也可采用经内镜鼻胆管引流术（endoscopic naso – biliary drainage，ENBD）或 PTCD 治疗。急诊手术一般不可能完全去除病因，待病人一般情况恢复，1~3 个月后根据病因选择彻底的手术治疗。

（五）心理和社会支持状况

急性梗阻性化脓性胆管炎起病急、病情危重，病人及家属常会对手术效果及预后表现出极大的担忧。家庭对病人的关心、支持力度及家庭对医疗费用的承受能力等也会影响病人的心理感受和对治疗的信心。

【常见护理诊断/问题】

1. 体液不足 与呕吐、禁食、感染性休克等有关。

2. 体温过高 与胆道感染有关。

3. 低效性呼吸型态 与感染中毒有关。

4. 焦虑或恐惧 与起病急、病情危重、担忧手术效果及预后有关。

5. 潜在并发症 胆瘘、出血、感染性休克、MODS。

【护理目标】

1. 病人体液维持平衡。
2. 病人体温恢复正常。
3. 病人呼吸功能改善，血氧饱和度维持在正常范围。
4. 病人焦虑或恐惧情绪减轻或消失。
5. 病人未发生并发症，或并发症得到及时发现和处理。

【护理措施】

（一）术前护理

1. 病情观察 观察神志、生命体征、皮肤黏膜情况，监测血常规、电解质、血气分析等结果的变化。若病人出现神志淡漠、少尿或无尿、PaO_2 降低、代谢性酸中毒及凝血酶原时间延长等，提示发生 MODS，及时报告医师并协助处理。

2. 维持体液平衡 ①观察指标：严密监测生命体征，特别是体温和血压的变化；准确记录 24 小时出入量，必要时监测中心静脉压及每小时尿量，为补液提供可靠依据。②补液扩容：迅速建立静脉通路，使用晶体液和胶体液扩容，尽快恢复有效循环血量；必要时使用肾上腺皮质激素和血管活性药物，以改善组织器官的血流灌注。③纠正水、电解质及酸碱平衡失调：监测电解质、酸碱平衡情况，遵医嘱补液，合理安排补液的顺序和速度。

3. 维持有效气体交换 密切观察呼吸频率、节律，动态监测 PaO_2 和血氧饱和度。非休克病人采取半卧位，使腹肌放松，膈肌下降，利于改善呼吸状况；休克病人取仰卧中凹位。可经鼻导管、面罩、呼吸机辅助等方法给氧，根据病人呼吸型态及血气分析结果选择给氧方式和确定氧气流量。

4. 维持正常体温　根据病人体温升高的程度，采用温水擦浴、冰袋冷疗等物理降温方法，必要时使用药物降温。遵医嘱使用足量有效的抗生素控制感染，使体温恢复正常。

5. 营养支持　禁食和胃肠减压期间，通过肠外营养途径补充能量、氨基酸、维生素、水及电解质，维持和改善营养状况。

6. 完善术前检查及准备　积极完善术前相关检查，如血常规、凝血功能、肝肾功能、心电图等。做好腹部手术术前常规准备，如禁食禁饮、备皮、药物皮试等。凝血功能障碍者，补充维生素 K_1。

（二）术后护理和健康教育

参见本章"胆管结石病人的护理"。

第四节　胆道蛔虫病病人的护理

胆道蛔虫病（biliary ascariasis）是指由于饥饿、胃酸降低或驱虫不当等因素，肠道蛔虫上行钻入胆道引起的一系列临床症状。随着生活环境、卫生条件和饮食习惯的改善，本病的发病率已明显下降。

蛔虫钻入胆道，机械性刺激可引起 Oddi 括约肌痉挛，导致胆绞痛和诱发急性胰腺炎。蛔虫将肠道的细菌带入胆道，造成胆道感染，严重者可引起急性化脓性胆管炎、肝脓肿。如经胆囊管钻至胆囊，可引起胆囊穿孔。Oddi 括约肌长时间痉挛致蛔虫死亡，其残骸日后可成为结石的核心。

【护理评估】

（一）健康史

蛔虫有钻孔习性，喜碱性环境。当胃肠功能紊乱、饥饿、发热、妊娠、驱虫不当等导致肠道内环境发生改变时，蛔虫可窜至十二指肠。如遇 Oddi 括约肌功能失调，蛔虫可钻入胆道。

（二）身体状况

"症征不符"是本病的特点，即剧烈的腹痛与较轻的腹部体征不相称。

1. 症状　胆道蛔虫病表现为突发性剑突下钻顶样绞痛，放射至右肩胛或背部，痛时辗转不安、呻吟不止、大汗淋漓，可伴有恶心、呕吐，甚至吐出蛔虫。疼痛可反复发作，持续时间不一，可突然缓解，间歇期可症状全无。合并胆道感染时，症状同急性胆管炎，严重者表现同急性梗阻性化脓性胆管炎。

2. 体征　体征轻微，仅有右上腹或剑突下轻度深压痛。如合并胆管炎、胰腺炎等则有相应的体征。

（三）辅助检查

1. 实验室检查　可见白细胞计数和嗜酸性粒细胞升高。

2. 影像学检查　超声检查为首选方法，可显示蛔虫影。

（四）治疗评估

以非手术治疗为主，仅在出现并发症时才考虑手术治疗。

1. 非手术治疗　①解痉止痛：口服33%的硫酸镁及解痉药可缓解 Oddi 括约肌痉挛。疼痛剧烈时可注射阿托品、山莨菪碱等，必要时加用哌替啶。②利胆驱虫：发作时口服食醋、乌梅汤，也可经胃管注入氧气驱虫。③抗感染。④ERCP 取虫。

2. 手术治疗　经积极非手术治疗病情未缓解，或合并胆管结石、急性梗阻性化脓性胆管炎等可行胆总管切开探查、T 管引流术，术中使用胆道镜去除虫体。术后仍需服药驱除肠道蛔虫，防止胆道蛔虫复发。

【常见护理诊断/问题】

同"胆石症和胆道感染病人的护理"。

【护理措施】

（一）术前/术后护理

参见本章第二节"胆石症病人的护理"。

（二）健康教育

1. 养成良好的饮食及卫生习惯 不喝生水，蔬菜要洗净煮熟，水果应洗净或削皮后吃，饭前便后要洗手。

2. 正确服用驱虫药 驱虫药应于清晨空腹或晚上临睡前服用，用药后注意观察大便中是否有蛔虫排出。

目标检测

答案解析

一、选择题

【A1/A2 型题】

1. 急性胆囊炎引起的腹痛常发生于（ ）
   - A. 剧烈运动时
   - B. 空腹时
   - C. 禁食期间
   - D. 进食油腻食物后
   - E. 紧张工作时

2. 胆管结石病人出现胆绞痛时禁用（ ）
   - A. 地西泮
   - B. 吗啡
   - C. 硝酸甘油
   - D. 33% 硫酸镁溶液
   - E. 阿托品

3. 胆道蛔虫病疼痛特点为（ ）
   - A. 剑突下"钻顶样"剧痛
   - B. 阵发性绞痛
   - C. 持续性钝痛
   - D. 上腹部钝痛
   - E. 持续性胀痛

4. 急性重症胆管炎病人胆总管梗阻原因最主要是（ ）
   - A. 胆管结石
   - B. 胆管畸形
   - C. 胆管肿瘤
   - D. 胆道狭窄
   - E. 胆道蛔虫

5. 女性病人，65 岁，因进食油腻食物后出现右上腹阵发性绞痛。为明确诊断，首选的辅助检查方法是（ ）
   - A. CT
   - B. ERCP
   - C. MRCP
   - D. PTC
   - E. 超声检查

6. 女性病人，45 岁，行胆总管切开取石、T 管引流术后，T 管引流液每天均在 2000ml 左右，提示（ ）
   - A. 胆汁量过少
   - B. 胆汁量正常
   - C. 胆管上端梗阻
   - D. 胆管下端梗阻
   - E. 胆管中部梗阻

二、思考题

男性病人，65 岁，因"反复上腹部疼痛 1 年余，再发加重 1 周"入院。病人 1 年余前出现上腹部持续性胀痛，以右上腹为甚，无放射痛，尚可忍受，1 年来上述症状反复发作。1 周前进食油腻食物后再发加重，出现右上腹部剧痛，并向右肩胛放射，伴恶心、呕吐 2 次，均为胃内容物，非喷射状。入当地医院对症治疗，症状无明显缓解，为求进一步治疗入院。2 年前曾行"胆囊切除术、右肝前叶切除术、胆总管探查术"。体格检查：体温 39.5℃，脉搏 114 次/分，呼吸 25 次/分，血压

80/60mmHg；呈急性面容，神志欠清，皮肤巩膜黄染，心肺未见异常；右上腹可见陈旧性纵形瘢痕，长约12cm，未见肠型及蠕动波，全腹压痛、反跳痛，以右上腹最明显，肠鸣音减弱。血常规示 WBC $26 \times 10^9/L$，中性粒细胞百分比95%；尿胆红素（＋）；腹部超声示胆道术后，胆汁性肝硬化，右肝萎缩，左肝代偿性大，肝内胆管扩张，肝后叶胆管多发结石。

请思考：1. 该病人目前主要的护理诊断/问题有哪些？

2. 若病人术中安置 T 管，术后护士针对 T 管应采取哪些护理措施？

（孟 谦）

书网融合……

重点小结　　　　微课　　　　习题

第二十一章 胰腺疾病病人的护理

PPT

学习目标

素质目标：秉持精益求精的职业追求和大爱无疆人文关怀精神，树立较强的无菌观念和医者仁心品德。

知识目标：掌握急性胰腺炎和胰腺癌病人的护理评估和护理措施，熟悉急性胰腺炎和胰腺癌病人的治疗要点、护理诊断和健康教育。

能力目标：能运用所学知识，评估急性胰腺炎和胰腺癌病人的病情，能运用护理程序对急性胰腺炎和胰腺癌病人实施整体护理。

情境导入

情境：男性病人，36 岁，5 小时前聚餐酗酒后出现上腹部持续性疼痛，疼痛剧烈，不能平卧，无法缓解。既往有胆囊结石病史 4 年，未予治疗。查体：T 38.3℃，P 110 次/分，R 22 次/分，BP 85/65mmHg。痛苦面容，神志清楚，心、肺未检及明显异常，腹部膨隆，腹肌紧张，全腹有压痛及反跳痛，肝脾触诊不满意，移动性浊音（+），肠鸣音减弱。血常规检查提示 WBC 19.5×10^9/L，N 0.90。腹部 B 超提示胆囊多发性结石，胆管扩张，胰腺肿大，弥漫性低回声改变，腹腔积液。

思考：1. 病人目前主要的护理诊断/问题有哪些？
2. 如病人施行急诊手术，术后应采取哪些护理措施？

第一节 急性胰腺炎病人的护理

急性胰腺炎（acute pancreatitis）是指胰腺分泌的消化酶被异常激活，对自身器官产生消化所引起的炎症性疾病。主要表现为急性上腹痛、发热、恶心、呕吐及血、尿淀粉酶高，重症伴腹膜炎、休克等并发症。病变程度轻重不等，轻者以胰腺水肿为主，预后良好，临床上常见；重者胰腺出血坏死，病情进展迅速，死亡率高。本病可见于任何年龄，以青壮年多见。

【病因】

引起急性胰腺炎的病因较多，最常见的是胆道疾病和酗酒。我国以胆道疾病为主要原因，西方国家以大量饮酒引起者多见。

1. 梗阻因素 胆总管与主胰管有着共同通道或共同开口，这种共同通道或共同开口是胰腺疾病与胆道疾病相互关联的解剖学基础。国内报道，50% 以上急性胰腺炎并发于胆石症、胆管炎或胆道蛔虫等胆道系统疾病，其中胆石症最常见。病变发生时可引起胆、胰管"共同开口"梗阻，胆汁逆流入胰管，使胰酶激活。胰管结石、狭窄、肿瘤或蛔虫钻入胰管等亦可引起胰管阻塞，胰管内压力增高，使胰小管和胰腺腺泡破裂，胰液外溢，损害胰腺组织。

2. 酗酒和暴饮暴食 大量饮酒和暴饮暴食可引起胰腺过度分泌，并刺激 Oddi 括约肌引起痉挛，十二指肠乳头水肿，使胰管内压力升高，胰液排出受阻，细小胰管破裂，胰液进入胰腺组织间隙，引起急性胰腺炎。

3. 其他 某些急性传染病、外伤、手术、某些药物，以及任何原因引起的高钙血症和高脂血症等，都可能直接或间接损伤胰腺组织，引起急性胰腺炎。

急性胰腺炎按病理改变分为急性水肿性及急性出血坏死性两型。急性水肿性胰腺炎较多见，病变轻，胰腺充血、水肿，多局限在胰体尾部，腹腔内脂肪组织可见皂化斑，有时可发生局限性脂肪坏死。出血坏死性胰腺炎相对较少，以广泛的胰腺出血、坏死为特征，胰腺肿胀，呈暗紫色，坏死灶呈灰黑色，严重者整个胰腺变黑。腹腔内可见皂化斑和脂肪坏死灶，腹膜后可出现广泛组织坏死，腹腔内有咖啡色或暗红色血性浑浊液体。晚期坏死组织合并感染形成胰腺或胰周脓肿。

【护理评估】

（一）健康史

了解病人的性别、年龄、体重、职业；详细询问病人的饮食习惯，有无嗜好油腻食物，发病前是否酗酒、暴饮暴食；既往有无胆道结石、胆道蛔虫等胆道疾病史；近期有无腹部手术、外伤、感染、用药等诱发因素。

（二）身体状况

1. 症状

（1）腹痛 为本病的首发症状和主要症状。大多为突然发作，常于饱餐或大量饮酒后发生，疼痛剧烈，呈持续性并有阵发性加重，疼痛常位于上腹正中或偏左，可向左肩、腰背部放射，仰卧位时加剧，坐位或前屈位时减轻，进食后疼痛加剧，一般胃肠解痉药无效。

（2）恶心、呕吐 起病后多出现恶心、呕吐，发生早而频繁，呕吐物为当日所进食物，呕吐后腹痛不缓解为其特点。同时伴有腹胀，出现麻痹性肠梗阻时腹胀尤为显著。

（3）发热 多数病人有中度以上发热。轻症的发热在 3~5 天内可自退；若持续发热一周以上伴白细胞升高，应考虑患有胰腺脓肿或胆道炎症等继发感染。

（4）黄疸 结石嵌顿或胰头水肿压迫胆总管时可引起黄疸，程度一般较轻。

（5）休克 见于重症胰腺炎，是最严重的表现。休克可逐渐发生或突然出现。早期以低血容量性休克为主，后期合并感染性休克。

（6）多器官功能衰竭 为出血坏死性胰腺炎主要死亡原因之一。肺功能衰竭最常见，其次是肾衰竭、肝衰竭、心力衰竭、消化道出血、DIC、脑损害等。

2. 体征

（1）腹膜炎体征 急性水肿性胰腺炎时，压痛局限于上腹部，常无明显肌紧张；出血坏死性胰腺炎压痛明显，并有肌紧张和反跳痛，移动性浊音阳性，肠鸣音减弱或消失。

（2）腹胀 麻痹性肠梗阻时有明显腹胀，与腹痛同时存在，是出血坏死性胰腺炎的重要体征之一。

（3）皮下出血 少数出血坏死性胰腺炎病人因胰酶、坏死组织及出血沿腹膜后间隙渗入腹壁下，致腰部两侧出现青紫色斑，称 Grey–Turner 征；脐周皮肤出现蓝色改变，称 Cullen 征。

（三）辅助检查

1. 实验室检查

（1）血常规检查 多有白细胞计数增多和中性粒细胞比增高。

（2）血、尿淀粉酶测定 血清淀粉酶一般在发病 2 小时后开始升高，24 小时达到高峰，持续 4~5 天；尿淀粉酶升高较晚，常在发病 24 小时后开始升高，48 小时达到高峰，持续 1~2 周逐渐恢复正常。一般认为血、尿淀粉酶升高超过正常值上限的 3 倍即可诊断本病，但淀粉酶的高低不一定反映病情轻重，如出血坏死性胰腺炎时血、尿淀粉酶值可正常或低于正常。

（3）血清脂肪酶测定 血清脂肪酶明显升高（正常值 23~300U/L）是诊断急性胰腺炎较客观的指标。

（4）其他 可有血钙降低，其下降程度与预后明显相关。若血钙低于 2.0mmol/L，常提示病情严重。暂时性血糖升高较常见，较长时间禁食后血糖仍超过 11.0mmol/L，同时伴有血钙明显降低，提示预后不佳。此外，可有肝功能异常、血气分析指标异常等。C 反应蛋白（CRP）增高提示病情较重。

2. 影像学检查 腹部 B 超可见胰腺弥漫性肿大和胰周液体积聚，胰腺水肿呈均匀的低回声分布，胰腺出血坏死可出现粗大的强回声。CT 检查是诊断胰腺炎及判断其程度的首选检查方法。胰腺水肿时，胰腺弥漫性增大，密度不均匀，边界模糊，胰周有渗出液；胰腺出血坏死时，肿大的胰腺内出现泡状密度减低区，增强时更为明显。MRI 检查可提供与 CT 相类似的诊断信息。

（四）治疗评估

水肿性胰腺炎采用非手术治疗；出血坏死性胰腺炎，尤其合并感染者以手术治疗为主；胆源性胰腺炎大多需要手术治疗。

1. 非手术治疗 为急性胰腺炎的基础治疗，包括：①禁食、胃肠减压；②补液、防治休克；③解痉、镇痛；④抑制胰腺分泌；⑤营养支持；⑥预防和控制感染；⑦中药治疗；⑧血液滤过治疗。

2. 手术治疗 最常采用坏死的胰腺和胰周坏死组织清除加引流术。若为胆源性胰腺炎则应同时解除胆道梗阻，保证胆道引流通畅。留置胃造瘘可引流胃液，减少胰腺分泌；行空肠造瘘可在肠道功能恢复时提供肠内营养。

（五）心理和社会支持状况

评估病人和家属对疾病和护理知识的了解程度；评估病人有无恐惧、悲观、孤独等情绪及程度；评估病人家庭对治疗的配合情况及家庭经济承受能力等。

【常见护理诊断/问题】

1. 疼痛：腹痛 与胰腺及其周围组织炎症、水肿、出血坏死及胆道梗阻有关。

2. 体温过高 与胰腺坏死或继发感染等有关。

3. 有体液不足的危险 与出血、呕吐、禁食、胃肠减压等有关。

4. 营养失调：低于机体需要量 与大量消耗、呕吐、禁食等有关。

5. 焦虑/恐惧 与剧烈腹痛、病情进展急剧等有关。

6. 潜在并发症 休克、多器官功能衰竭、感染、出血、胰瘘、肠瘘、胆瘘等。

【护理目标】

1. 病人腹部疼痛减轻或消失。
2. 病人感染得到控制，体温恢复正常。
3. 病人体液得以维持平衡。
4. 病人营养状况得以改善。
5. 病人无并发症发生，或并发症能被及时发现，并得到处理。

【护理措施】

（一）术前护理

1. 控制疼痛 嘱病人绝对卧床休息，协助其取弯腰屈膝、侧卧位，以减轻疼痛。疼痛剧烈时，在诊断明确后遵医嘱给予解痉、镇痛药物，应慎用吗啡。禁食禁水、持续胃肠减压、使用抑制胰腺分泌的药物，以减少胰液的分泌，减少对胰腺的刺激。

2. 维持水、电解质及酸碱平衡 严密监测生命体征，观察神志、皮肤黏膜温度和色泽的变化，准确记录 24 小时出入水量，必要时监测中心静脉压及每小时尿量。发生休克时，迅速建立静脉输液通路，补液扩容，尽快恢复有效循环血量。重症胰腺炎病人易发生低钾、低钙血症，应根据病情及时补充。

3. 营养支持 禁食期间给予肠外营养支持。轻症急性胰腺炎病人，一般 1 周后可开始进食无脂、低蛋白流质，逐渐过渡至低脂饮食。重症急性胰腺炎病人，待病情稳定、淀粉酶恢复正常、肠麻痹消失后，可通过空肠造瘘管行肠内营养支持，逐渐过渡至全肠内营养及经口进食。

4. 降低体温 发热病人给予物理降温，当病人体温超过 38.5℃时，可给予药物降温。遵医嘱应用敏感抗生素控制感染。

5. 预防及护理 MODS 急性胰腺炎并发 MODS 最常见的是急性呼吸窘迫综合征和急性肾衰竭。

严密观察病人的呼吸型态，动态监测血气分析，若出现 MODS 应配合医师行气管插管或气管切开，应用呼吸机辅助呼吸。准确记录 24 小时出入水量及每小时尿量，动态监测血尿素氮和肌酐，必要时应用利尿剂或行血透治疗。

6. 心理护理   为病人提供安全舒适的环境，多与病人交流，了解其感受，安慰、鼓励并讲解有关治疗、护理措施，可使病人以良好的心态接受治疗。

（二）术后护理

1. 做好管道的护理   重症胰腺炎病人手术后可能同时留置胃肠减压管、腹腔双套管、胰周引流管、胃造瘘管、空肠造瘘管、胆道引流管、导尿管、深静脉置管等。每根管道上需标注管道的名称和放置时间，分清各管道放置的部位和作用，与相应装置正确连接、妥善固定、保持通畅、严密观察。

2. 腹腔双套管灌洗引流护理   目的是冲洗脱落的坏死组织、黏稠的脓液、血块。

（1）妥善固定   术中缝线、术后胶布固定好引流管，经常检查固定情况，防止脱落。

（2）持续腹腔灌洗   常用生理盐水加抗生素，现配现用，冲洗速度为 20～30 滴/分。

（3）保持引流通畅   避免引流管扭曲、受压。持续低负压吸引，负压不宜过大，以免损伤内脏组织和血管。

（4）观察引流液的颜色、性状和量   引流液开始为暗红色混浊液体，含有血块及坏死组织，2～3 天后颜色变淡、清亮。若引流液呈血性，伴有脉速和血压下降，应考虑大血管受腐蚀破裂引起继发性出血，应立即通知医师并做好急诊手术准备。

（5）维持出入液量平衡   准确记录灌洗液量及引流液量，保持平衡。

（6）拔管护理   病人体温维持正常 10 天左右，白细胞计数正常，腹腔引流液量少于 5ml/d，引流液淀粉酶测定值正常，可考虑拔管。拔管后引流管口处敷料应保持清洁和干燥，如有渗湿应及时更换。

3. 并发症的护理

（1）出血   术后可能发生手术创面的活动性渗血、应激性溃疡出血、感染坏死组织侵犯引起的消化道大出血、腹腔内出血等。表现为引流管或手术切口流出血性液体，病人出现呕血、黑便等。严密观察生命体征，定时监测血压、脉搏，准确记录引流液和病人呕吐物的颜色、性状、量。遵医嘱应用止血药，并做好急诊手术的准备。

（2）胰瘘、胆瘘   为胰管或胆管损伤或破裂所致。表现为经腹壁切口渗出或引流管引流出无色透明的液体或胆汁样液体，合并感染时呈脓性。保持引流通畅，禁食、胃肠减压，涂氧化锌软膏保护切口周围皮肤。

（3）肠瘘   与胰液的消化和感染坏死病灶的腐蚀使肠壁坏死、继发穿孔有关。表现为病人术后出现明显的腹膜刺激征，引流出粪样液体或营养液样液体。保持引流通畅，维持水、电解质平衡，加强营养支持，做好术前准备。

（三）健康教育

1. 知识宣教   告知胰腺炎易复发的特性，向病人及家属介绍本病的主要诱发因素和疾病发生、发展的全过程，指导病人积极治疗胆道疾病，注意防治胆道蛔虫。

2. 生活指导   指导患者及家属掌握饮食卫生知识，病人平时应养成规律饮食习惯，避免暴饮暴食，戒除烟酒。腹痛缓解后，从少量低脂、低糖饮食开始逐渐恢复正常饮食，应避免刺激性强、产气多、脂肪和蛋白含量高的食物。

3. 出院指导   手术出院后 4～6 周避免过度劳累和提举重物，定期复查。

第二节   胰腺癌病人的护理 📱微课

胰腺癌（cancer of the pancreas）是一种较常见的恶性肿瘤，在我国其发病率呈明显上升趋势。好发于 40 岁以上的男性。90% 的病人在诊断后一年内死亡，5 年生存率仅有 1% ~ 3%。

胰腺位于腹膜后，紧贴第 1 ~ 2 腰椎椎体前，是人体第二大腺体，分为头、颈、体、尾 4 部分。其解剖位置深，位于胃的后方，临床症状出现较晚。胰管在胰头部与胆总管汇合进入十二指肠。胰腺具有外分泌和内分泌两种功能。外分泌为胰液，主要成分是各种消化酶，如胰蛋白酶、胰淀粉酶等，通过胰管进入十二指肠；内分泌是由胰岛细胞分泌的各种激素，如胰岛素、胰高血糖素、生长抑素、胃泌素等，进入血液循环。正常人每天分泌的胰液为 750 ~ 1500ml，呈碱性。

胰腺癌包括胰头癌、胰体尾癌和全胰腺癌，多发生于胰头部，占 70% ~ 80%。90% 的胰腺癌为导管细胞腺癌，此外有黏液癌和腺鳞癌，少见类型有囊腺癌和腺泡细胞癌。胰腺癌最常见的转移途径是淋巴转移。肿瘤细胞常浸润邻近器官，如胃、十二指肠、肠系膜根部等。淋巴转移多见于胰头前后、肝十二指肠韧带内、幽门上下、肠系膜根部、肝总动脉、腹主动脉；晚期可转移到锁骨上淋巴结。血行转移见于肝、肺、骨、脑。可发生腹腔内种植转移。

【护理评估】

（一）健康史

胰腺癌的病因尚不清楚。有些化学物质如亚硝基脲可能引起胰腺癌，吸烟是本病的主要危险因素。其他相关因素包括胆石症、糖尿病、高蛋白和高脂肪饮食、摄入过多及慢性胰腺炎等。

（二）身体状况

1. 症状

（1）上腹疼痛不适　多见于胰体及胰尾癌，是最常见的首发症状。位于上腹部、脐周或右上腹，早期为上腹部不适、钝痛、隐痛或胀痛，晚期疼痛加剧，呈阵发性或持续性、进行性加重的钝痛，大多向腰背部放射，可在饭后、卧位及晚间加重，坐、立、前倾位或走动时疼痛可减轻。

（2）黄疸　是胰头癌最主要的症状，出现较早。癌肿局限于体、尾部时多无黄疸。黄疸多属阻塞性，呈进行性加重，伴有皮肤瘙痒，小便深黄，大便呈白陶土样。

（3）消瘦和乏力　约 90% 病人有明显的体重减轻，在胰腺癌晚期常伴有恶病质。主要与饮食减少、胰腺功能减退、癌肿消耗和休息与睡眠不足有关。

（4）消化道症状　食欲减退伴有腹泻或便秘、腹胀、恶心、呕吐等胃肠道症状。部分病人可出现脂肪泻。晚期可出现上消化道梗阻或出血。

（5）发热　由于癌肿溃烂或感染，亦可因继发胆管感染而出现发热。

2. 体征　病人发生梗阻性黄疸可见皮肤、巩膜不同程度的黄染。上腹部压痛，晚期可于上腹部触及结节状、质硬的肿块，可于左锁骨上触及肿大的转移淋巴结，直肠指诊可触及盆腔转移。由于胆汁淤积，常可扪及肝脏、胆囊肿大。如癌肿压迫脾静脉或脾静脉血栓形成时，可扪及脾大。有腹水的病人可出现移动性浊音阳性。

（三）辅助检查

1. 实验室检查

（1）血清生化检查　可有血、尿淀粉酶一过性升高，空腹及餐后血糖升高。胆道梗阻时血清总胆红素和直接胆红素升高；碱性磷酸酶和转氨酶可升高。

（2）免疫学检查　多数胰腺癌病人有糖类抗原：19 - 9（CA19 - 9）、胰胚抗原（POA）、胰腺癌特异抗原（PaA）等升高。其中 CA19 - 9 常用于胰腺癌的辅助诊断和随访项目。

2. 影像学检查

（1）超声、CT 检查　B 超检查是首选的检查方法。CT 检查是诊断胰腺癌的重要手段。可显示胰管和胆管扩张，胰腺占位性病变。CT 效果优于 B 超。

（2）内镜超声（EUS）检查　能发现直径 1.0cm 的小胰癌，EUS 下行穿刺活检目前是诊断胰腺癌的重要手段。

（3）MRI、MRCP 检查　对胰腺癌的诊断也具有重要的价值。

（4）经内镜逆行胰胆管造影（ERCP）和经皮肝穿刺胆管造影（PTC）　对诊断胰胆管疾病有重要作用，还可置引流管或支架减轻胆管压力和黄疸。

（5）其他　选择性动脉造影可显示肿瘤与邻近血管的关系，对估计根治手术的可行性有一定意义；在 B 超或 CT 引导下穿刺肿瘤做细胞学检查可进一步确诊。

（四）治疗评估

1. 手术治疗　手术切除是胰腺癌最有效的治疗方法。不能切除者行姑息性手术，辅以放疗或化疗。

（1）胰头十二指肠切除术（Whipple 术）　切除范围包括胰头（含钩突）、胆囊、胆总管、远端胃、十二指肠和上段空肠，同时进行淋巴清扫，然后行胰、胆和胃与空肠重建。

（2）保留幽门的胰头十二指肠切除术（PPPD）　适用于幽门上下无淋巴转移，十二指肠切缘阴性，近年来国外较多采用。

（3）左半胰切除术　适于胰体尾癌。

（4）姑息性手术　适用于肿瘤已不能根治性切除或不能耐受较大手术的病人。包括胆肠吻合术、胃空肠吻合术、化学性内脏神经切断术及腹腔神经结节切除术。

2. 非手术治疗　主要是化疗，氟尿嘧啶和吉西他滨最为常用。还可选用放疗、免疫治疗、介入治疗、基因治疗及中医中药治疗等。

（五）心理和社会支持状况

由于胰腺癌病人预后差、生存期短、手术创伤大、术后引流管多，导致病人和家属焦虑和恐惧。

【常见护理诊断/问题】

1. 疼痛　与肿瘤压迫或侵犯腹膜后神经丛、手术创伤有关。

2. 营养失调：低于机体需要量　与进食减少、消化不良、呕吐、肿瘤消耗有关。

3. 焦虑/恐惧　与担心预后有关。

4. 潜在并发症　血糖异常、胆道感染、术后肠瘘、胰瘘、胆瘘、出血等。

【护理目标】

1. 病人疼痛减轻或消失。

2. 病人营养状况得到改善。

3. 病人焦虑/恐惧情绪减轻。

4. 病人未发生并发症或发生时被及时发现并处理。

【护理措施】

（一）术前护理

1. 心理护理　评估病人焦虑程度及造成其焦虑、恐惧的原因；鼓励病人说出不安的想法和感受。及时向病人列举同类手术后康复的病例，鼓励同类手术病人间互相访视；同时加强与家属及其社会支持系统的沟通和联系，尽量帮助解决病人的后顾之忧。教会病人减轻焦虑的方法。

2. 饮食与营养护理　了解病人喜欢的饮食和饮食习惯，给予高热量、高蛋白、低脂肪、富含维生素的食物。对于有摄入障碍的病人，给予肠外营养支持，遵医嘱合理安排补液，补充营养物质，对有恶病质病人要纠正水、电解质、酸碱失衡等。术前 3 天积极应用肠道抗生素，术前 2 天流质饮食，术前晚清洁灌肠。

3. 控制血糖　对血糖异常的病人调整胰岛素的用量，将血糖控制在正常水平。随时监测血糖的变化，避免发生低血糖，告知病人低血糖可能出现的症状；若出现低血糖者，适当补充葡萄糖。

4. 疼痛护理　对疼痛剧烈的病人合理应用止痛剂，并评估止痛效果。

（二）术后护理

1. 体位　生命体征平稳后改为半卧位，有利于呼吸和引流。

2. 病情观察 术后应严密观察生命体征、腹部体征、尿量、意识、黄疸、手术切口及各引流管引流液的情况。监测血常规、肝肾功能、血糖的变化。

3. 维持水、电解质和酸碱平衡 胰腺癌术后引流管多，消化液丢失多，易导致脱水、电解质紊乱，如低钾、低钙血症等。应准确记录出入量，维持体液平衡。

4. 营养支持 术后加强营养支持，常需 TPN 治疗，后逐渐过渡为肠内营养、口服进食。术中常留置空肠造瘘管或鼻肠营养管，可充分利用，及时进行肠内营养，减少菌群失调，促进恢复。

5. 引流管的护理 胰腺癌术后引流管较多，应知道每条引流管的引流部位、作用，常有胃肠减压管、胰引流管和腹腔引流管等。注意观察每条引流管引流的量、颜色和性状，引流是否通畅，警惕胰瘘和胆瘘的发生。行腹腔双套管引流者，术后 12 小时可接负压吸引，若有管腔堵塞，可用 20ml 生理盐水缓慢冲洗导管。腹腔引流管留置 5~7 天，胃肠减压管留置到胃肠功能恢复，胰管留置 2~3 周。

6. 并发症的观察和护理

（1）肠瘘 术后观察病人的腹部体征，保持胃肠减压持续有效。如果术后 1 周出现腹胀、腹痛、发热及腹膜炎征象，或腹壁切口、腹腔引流管引流出带有粪臭的液体，应及时通知医师。对发生肠瘘的病人，应禁食、持续胃肠减压，腹腔及腹壁切口引流接负压吸引。

（2）胰瘘 是胰头十二指肠切除术后最常见的并发症和导致死亡的主要原因。术后 1 周左右出现，应观察病人的腹部体征，如出现腹痛、腹胀、发热等症状，引流液淀粉酶明显增高，应警惕胰瘘的发生。遵医嘱给予静脉补充营养、水、电解质和抑制胰腺分泌的药物。

（3）胆瘘 术后 5~10 天出现，可有发热、腹痛、腹膜刺激征，可有胆汁从腹部切口和引流口流出，而 T 形管引流液突然减少。如已发生胆瘘，应持续负压吸引，局部皮肤保护，保持清洁，局部涂抹氧化锌软膏，多可自愈；长期大量胆瘘者，应禁食、胃肠减压，给予 TPN，必要时考虑手术治疗。

（4）出血 术后 1~2 天的出血，多由于手术创面渗血、止血不彻底或凝血机制障碍所致；术后 1~2 周内的出血可因胰液、胆汁腐蚀及感染所致。表现为引流管引流出血性液、呕血、便血、腹痛、血压下降。出血少者给予止血药、输血等，出血量大者应手术止血。术后应用制酸剂减少胃酸分泌并防治应激性溃疡。

7. 控制感染 合理联合应用广谱抗生素，积极预防感染，观察各引流管，如有浑浊液引出，要做细菌培养加药敏试验。协助其拍背咳痰，定时冲洗尿管，减少肺部和泌尿系感染。

8. 化疗和放疗的护理 见肿瘤病人的护理。

（三）健康教育

1. 年龄在 40 岁以上，出现消瘦、食欲不振、腹泻或便秘、腹胀、恶心等胃肠道症状者，应做胰腺检查。

2. 指导病人的饮食，少食多餐、均衡饮食。戒烟酒。定期测血糖。

3. 告知病人缓解疼痛的方法。

4. 告知病人术后每 3~6 个月复查一次。

5. 告知病人术后继续治疗，以巩固治疗效果，延长生命，减少痛苦。

6. 告知病人放疗和化疗的副作用，积极预防。

目标检测

答案解析

一、选择题

【A1/A2 型题】

1. 下列哪项检查对诊断急性胰腺炎最有意义（　　）
   - A. 血清淀粉酶
   - B. 尿淀粉酶
   - C. CRP（C 反应蛋白）
   - D. 腹部 X 线平片
   - E. 腹部 B 超

2. 下列哪种体位可以缓解急性胰腺炎病人的剧烈腹痛（　　）

    A. 中凹卧位　　　　　　　　B. 头高脚底位　　　　　　　C. 前倾位

    D. 平卧位　　　　　　　　　E. 半卧位

3. 胰腺癌最常发生的部位是（　　）

    A. 胰头部　　　　　　　　　B. 胰体部　　　　　　　　　C. 胰尾部

    D. 胰体尾部　　　　　　　　E. 全胰腺

4. 男性病人，32岁，因"暴饮暴食后突发急性上腹痛1天"急诊入院。查体示腹平软，上腹部有明显压痛、反跳痛，血清淀粉酶升高。考虑急性胰腺炎。入院后给予禁食和胃肠减压处理，其主要目的是（　　）

    A. 促进肛门排气　　　　　　B. 缓解腹胀　　　　　　　　C. 给予肠内营养支持

    D. 防止胃穿孔　　　　　　　E. 减少胃酸分泌

5. 女性病人，28岁，因急性胰腺炎入院，经治疗后好转出院。出院时护理人员对其进行健康教育，下列哪项是不正确的（　　）

    A. 出现腹痛可自服止痛药　　B. 如有不适，及时就诊　　　C. 戒酒

    D. 避免高脂肪饮食　　　　　E. 避免暴饮暴食

【A3/A4 型题】

（6~7题共用题干）

女性病人，42岁，因"突发上腹部疼痛伴恶心、呕吐1天"入院。查体示腹平软，中上腹明显压痛，无反跳痛。血生化检查提示血清淀粉酶升高。

6. 下列哪项是该病人发病最主要的原因（　　）

    A. 胆道系统疾病　　　　　　B. 糖尿病　　　　　　　　　C. 高血压

    D. 酗酒　　　　　　　　　　E. 暴饮暴食

7. 下列哪项不是该病人主要的护理措施（　　）

    A. 输液抗感染　　　　　　　B. 给予止痛药缓解腹痛　　　C. 密切观察生命体征

    D. 使用抑制胰酶分泌的药物　E. 胃肠减压

二、思考题

男性病人，58岁，近2天来出现上腹痛，为持续性胀痛，阵发性加重，未向他处放射，伴有恶心、呕吐，呕吐物为胃内容物，呕吐后腹痛无明显缓解，无畏寒、发热。查体示腹平软，上腹部有明显压痛，无反跳痛，移动性浊音（-）。实验室检查提示血清淀粉酶升高。

请思考：1. 病人首先考虑的诊断是什么？

       2. 病人目前存在的主要护理诊断/问题有哪些？

       3. 病人应采取的护理措施有哪些？

（林建兴）

书网融合……

重点小结　　　　微课　　　　习题

第二十二章　外科急腹症病人的护理

PPT

学习目标

素质目标：秉持精益求精的职业追求和大爱无疆人文关怀精神，树立较强的无菌观念和医者仁心品德。

知识目标：掌握外科急腹症病人的护理评估、护理措施的内容和方法；熟悉急腹症的腹痛特点。

能力目标：能运用所学知识，评估外科急腹症病人的病情，提出护理问题，制订并实施护理措施和健康指导。

情境导入

情境：男性病人，40 岁。突发右上腹痛 4 小时。4 小时前晚上睡觉时突发右上腹痛，为刀割样持续性剧烈疼痛，向右下腹扩展，逐渐发展为全腹疼痛，伴恶心、呕吐，呕吐物为胆汁。未曾就诊，未服用药物。为进一步诊治收入我院。发病以来，精神差，未排大便，小便正常。既往有十二指肠溃疡病史 3 年，服药不规律。查体：T 37.5℃，P 110 次/分，R 20 次/分，BP 110/85mmHg；神志清楚，痛苦表情，屈曲体位。双肺呼吸音清，未闻及干湿性啰音。心率 110 次/分，律齐，未闻及杂音。全腹肌紧张，压痛、反跳痛明显，肝浊音界消失，移动性浊音（±），肠鸣音未闻及。急诊腹部立位 X 线检查提示膈下游离气体。

思考：1. 病人目前主要的护理诊断/问题有哪些？

2. 如病人施行急诊手术，术后应采取哪些护理措施？

外科急腹症（surgical acute abdomen）是一类以急性腹痛为主要表现，需要早期诊断和紧急处理的腹部外科疾病。其临床特点为发病急、病情重、进展快、变化多，如果不能得到及时正确的诊疗和护理，将会给病人带来严重危害甚至死亡。因此，进行及时的护理评估并采取正确的护理措施是非常重要的。

急腹症不仅涉及外科疾病，还包括内科、妇产科等多种疾病，而外科急腹症又包括炎症、穿孔、出血、梗阻、绞窄等不同病理情况，因此，护士必须掌握不同病理类型疾病的腹痛原因和特点，才能做好门诊或急诊的接诊、分诊工作，才能对住院病人做好及时准确的护理评估和病情观察。

【概述】

1. 不同病理类型腹痛原因

（1）炎症性疾病　常见有：①外科疾病，如急性阑尾炎、胆囊炎、胆管炎、胰腺炎、消化道或胆道穿孔等。②内科疾病，如急性胃肠炎、大叶性肺炎等。③妇产科疾病，如急性盆腔炎、异位妊娠等。

（2）穿孔性疾病　常见于外科疾病，如胃十二指肠溃疡穿孔、肠破裂等。

（3）出血性疾病　常见有：①外科疾病，如外伤引起的肝脾破裂、腹腔内动脉瘤破裂、肝癌破裂等。②妇产科疾病，如输卵管妊娠破裂、巧克力囊肿破裂出血等。

（4）梗阻性疾病　常见于外科疾病，如急性肠梗阻、胆道结石或胆道蛔虫病引起的胆道梗阻、输尿管结石等。

（5）绞窄性疾病　常见有：①外科疾病，如肠扭转、肠系膜动脉栓塞、肠系膜静脉血栓形成等。②妇产科疾病，如卵巢囊肿蒂扭转等。

2. 不同病理类型腹痛分类

（1）内脏痛 内脏性疼痛是由内脏神经感觉纤维传入引起的疼痛。其特点如下。①疼痛定位不精准：内脏感觉纤维分布稀少，纤维较细，兴奋的刺激阈较高，传导速度慢，支配的范围不明显。痛感弥散，定位不准确。②疼痛感觉特殊：对来自外界的机械刺激如切、割、灼等反应迟钝，但对压力和张力性刺激所致的疼痛则极为敏感。如过度牵拉、突然膨胀、痉挛和内脏缺血等。③疼痛过程缓慢、持续，常伴有焦虑、不安、恐惧等情绪反应。

（2）躯体痛 对各种疼痛刺激表现出迅速而敏感的反应，能准确反映病变刺激的部位，主要特点为感觉敏锐，定位准确。

（3）牵涉痛 又称放射痛，指急腹症发生内脏痛的同时，体表的某一部位也出现疼痛感觉，是某个内脏病变产生的痛觉信号被定位于远离该内脏的身体其他部位。

3. 不同病理类型腹痛特点

（1）炎症性疾病 ①一般起病缓慢，腹痛由轻到重，呈持续性。②体温升高，血白细胞及中性粒细胞增多。③有固定压痛点，可伴有反跳痛与肌紧张。

（2）穿孔性疾病 ①腹痛突发，有时呈刀割样持续性剧痛。②迅速出现腹膜刺激征，易波及全腹，但病变处最为显著。③可有气腹征，如肝浊音界缩小或消失，X线见膈下游离气体。④可有移动性浊音，肠鸣音消失。

（3）出血性疾病 ①多在外伤后迅速发生，也见于肝癌破裂出血等。②以失血表现为主，常致失血性休克，可有程度不同的腹膜刺激征。③腹腔积液1000ml以上可叩出移动性浊音。④腹腔穿刺可抽出不凝固血液。

（4）梗阻性疾病 ①起病较急，以阵发性绞痛为主。②发病初期多无腹膜刺激征。③结合其他伴随症状（如呕吐、大便改变、黄疸、血尿等）和体征以及有关辅助检查，有助于肠绞痛、胆绞痛、肾绞痛的病情进行评估。

（5）绞窄性疾病 ①病情发展迅速，常呈持续性腹痛阵发性加重或持续性剧痛。②容易出现腹膜刺激征或发生休克。③可有黏液血便或腹部局限性固定浊音区等特征性表现。

【护理评估】

（一）健康史

了解病人的既往病史及手术史，有助于外科急腹症的诊断。如有胃十二指肠溃疡病史者或饱食后突发上腹剧痛可考虑溃疡穿孔；酗酒或饱食后发生上腹痛，有急性胰腺炎的可能；吃油腻食物后出现胆绞痛发作，应考虑急性胆囊炎；既往有腹部手术史而出现慢性或急性腹痛，多是粘连性肠梗阻；阑尾炎、胆道感染、胰腺炎等还可有多次发作性腹痛史。

（二）身体状况

1. 症状

（1）腹痛 外科急腹症的主要表现是腹痛，应注意腹痛的诱因、发生的部位、发病的缓急、性质及程度等。

1）腹痛的诱因 进食油腻饮食后出现的急性腹痛，可能为胆石症或急性胆囊炎；急性胰腺炎则多与暴饮暴食、过量饮酒有关；胃十二指肠溃疡穿孔多发生于饮食后。饱餐后剧烈活动出现急性腹痛首先考虑肠扭转。外伤后出现的腹痛，应考虑腹腔内脏损伤。胆囊结石病人的腹痛常于夜间睡眠变换体位后出现。胆道蛔虫病多因驱虫不当而诱发。

2）腹痛的部位 腹痛开始或最显著的部位通常是病变部位，如胃、十二指肠、胆道、胰腺的病变，腹痛大多位于中上腹。因此，可根据脏器的解剖位置，初步判断病变所在的脏器。急性腹痛由一点开始，然后波及全腹者多为实质脏器破裂或空腔脏器穿孔，如胃、十二指肠溃疡穿孔者疼痛始于上腹部，后波及全腹。转移性右下腹痛主要见于急性阑尾炎。胆囊炎、胆石症、急性胰腺炎、肾或输尿管结石可引起一定部位的牵涉痛。

3）腹痛发生的缓急 腹痛开始轻，以后逐渐加重，多为炎症性病变。腹痛突然发生，迅速恶化，多见于实质脏器破裂、空腔脏器急性梗阻、绞窄、脏器扭转等，如急性肠扭转、绞窄性肠梗阻。

4）腹痛的性质 腹痛性质反映了腹腔内脏器病变的性质。持续性钝痛或隐痛多见于腹内炎症性或出血性病变，如急性阑尾炎、急性胰腺炎、肝或脾破裂内出血等。阵发性绞痛往往提示空腔脏器发生痉挛或阻塞性病变，腹痛持续时间长短不一，有间歇期，间歇期无疼痛，如机械性肠梗阻、输尿管结石等。持续性疼痛伴阵发性加重，多表示炎症和梗阻并存，如肠梗阻发生绞窄，胆结石合并胆道感染。上述不同规律的腹痛可出现在同一疾病的不同病程中，并可互相转化。

5）腹痛的程度 一般可反映腹腔内病变的轻重，但由于个体对疼痛的敏感程度及耐受程度不同而有差别。一般炎症性病变初期引起的腹痛较轻。空肠脏器的痉挛、梗阻、嵌顿、扭转或绞窄缺血、化学刺激所产生的腹痛程度较重，难以忍受，如胆道蛔虫所致胆绞痛，输尿管结石、肾结石所致的肾绞痛，病人腹痛剧烈、辗转不安。胃、十二指肠穿孔，消化液对腹膜的刺激，腹痛呈刀割样痛，病人不敢翻动、不敢深吸气，拒按。

（2）其他伴随症状

1）恶心、呕吐 腹痛初起常因内脏神经末梢受刺激而有较轻的反射性呕吐；机械性肠梗阻因肠腔积液与痉挛，呕吐频繁而剧烈；腹膜炎致肠麻痹，其呕吐呈溢出性，也可因毒素吸收后刺激呕吐中枢所致。幽门梗阻时呕吐物无胆汁；高位肠梗阻可吐出大量胆汁；粪臭样呕吐物提示低位性肠梗阻；血性或咖啡色呕吐物常提示发生了绞窄性肠梗阻等情况。

2）腹胀 若腹胀逐渐加重，应考虑低位性肠梗阻；腹膜炎病情恶化应考虑发生了麻痹性肠梗阻。

3）排便 停止排便排气，是肠梗阻典型症状之一；腹腔脏器炎症疾病伴有排便次数增多或里急后重感，考虑盆腔脓肿形成；果酱样血便或黏液血便是肠套叠等肠绞窄的特征。

4）发热 腹痛后发热，表示有继发感染。

5）黄疸 可能系肝胆疾患或继发肝胆病变。

6）血尿 应考虑泌尿系损伤、结石等疾病。

2. 体征

（1）注意观察腹部形态及腹式呼吸运动，是否出现肠型、胃肠蠕动波，有无局限性隆起或腹股沟肿块等。

（2）腹部压痛处常是病变器官所在处。如有腹膜刺激征，应了解其部位、范围及程度，弥漫性腹膜炎压痛和肌紧张显著处也常为原发病灶处。触及腹部包块时，注意部位、大小、形状、质地、活动度等，并结合其他表现或检查以区别炎性包块、肿瘤、肠套叠或肠扭转、尿潴留等。

（3）胃肠穿孔或内脏器官出血时可有移动性浊音；膈下感染于季肋区叩痛明显。

（4）肠鸣音亢进、气过水声、金属音是机械性肠梗阻的特征；腹膜炎发生时肠鸣音减弱或消失。

（5）直肠指检是判断急腹症病因及病情变化简易而有效的方法。如急性阑尾炎时直肠右侧触痛；有直肠膀胱陷凹（或直肠子宫陷凹）脓肿时直肠前壁饱满、触痛、有波动感；指套染有血性黏液应考虑肠绞窄等。

（三）辅助检查

1. 实验室检查 血白细胞及中性粒细胞计数升高可提示有感染。血红细胞、血红蛋白、血细胞比容的持续降低提示腹腔内出血。尿中大量红细胞提示泌尿系损伤或结石。尿胆红素阳性说明存在梗阻性黄疸。粪便隐血试验阳性多为消化道出血。血、尿淀粉酶升高多为急性胰腺炎。

2. 影像学检查

（1）X线检查 腹部立位片或透视可观察有无膈下游离气体、小肠有无积气、液气平面、结肠有无气体、有无阳性结石影等，结合临床表现可辅助诊断，是急腹症辅助检查的重要项目之一。

（2）B超检查 对实质脏器的损伤、破裂和占位性病变等具有重要的诊断价值，对腹腔内出血和积液，不仅可探测积血、积液的量，而且可在 B 超引导下做腹腔穿刺抽液。B 超在探测阑尾粪石、管壁增厚及阑尾脓肿等方面较敏感。

（3）CT 检查　与 B 超检查的意义相似，且不受肠管内气体干扰。

（4）动脉造影　若疑有肝破裂出血、胆道出血或小肠出血等疾病，可采用选择性动脉造影确定诊断，部分出血性疾病还可采用选择性动脉栓塞止血。

3. 诊断性腹腔穿刺或灌洗　诊断不确切的急腹症时可选择采用此法协助诊断，根据抽出液体的性质（脓液、血性、粪便性）、颜色深浅、浑浊度或涂片显微镜检查、淀粉酶值测定结果等，可估计急腹症的病因及病情程度。对腹腔穿刺无结果的急性腹膜炎、腹部损伤病人进行腹腔灌洗，可得到有价值的评估资料。

（四）治疗评估

1. 非手术治疗　禁食；胃肠减压；解痉及抗感染药物治疗；纠正水、电解质失衡；严密观察生命体征、腹部体征和辅助检查的动态变化。

2. 手术治疗　病情日趋恶化及诊断明确的急腹症病人，需立即手术，具体手术方法见有关章节。

（五）心理和社会支持状况

外科急腹症由于发病急、病情重、进展快、变化多，病人除忍受疼痛、腹胀、呕吐等痛苦的折磨外，常有焦虑、烦躁等心理变化。当非手术治疗无效而转为手术治疗或因病情严重决定急诊手术时，更易产生恐惧不安全感，甚至不合作，拒绝手术。非手治疗期间或诊断不明确前，因不能使用镇痛剂，病人及家属也可能表现出不理解的情绪和言语。

思政导学

秉持精益求精的职业追求，践行医者仁心的崇高理念

外科急腹症以其发病急、病情重、进展快、变化多的特点，时刻考验着医护人员的专业技能和应变能力。我们要秉持精益求精的职业追求，在学习和实践的过程中，不断追求技术的精进，确保在面对急腹症病人时，能够迅速而准确地做出判断，给予他们最及时、最有效的治疗与护理。然而，医学不仅仅是技术的堆砌，它更蕴含着深厚的人文关怀。我们要时刻关注急腹症病人的心理状态，用我们的专业知识和温暖的话语，给予他们安慰和鼓励，让他们感受到医者的关怀与温暖，帮助他们更好地配合治疗，也能最大程度缓解他们的痛苦和恐惧。在护理过程中，我们要时刻保持一颗仁爱之心，要学会如何用心去关怀每一位病人，用我们的真心和爱心去呵护他们、照顾他们，用我们的行动去践行医者仁心的崇高理念。

【常见护理诊断/问题】

1. 急性疼痛　与腹腔器官的炎症、出血、穿孔、梗阻或损伤等有关。

2. 体温过高　与腹腔器官炎症或继发腹腔感染有关。

3. 体液不足　与限制摄入（禁饮食）和体液丢失过多（发热、呕吐、肠麻痹、胃肠减压等）有关。

4. 营养失调：低于机体需要量　与禁食、出血、呕吐、发热等有关。

5. 不舒适：腹痛、腹胀、恶心　与腹腔炎症、穿孔、出血、梗阻或绞窄等病变有关。

6. 焦虑/恐惧　与突然发病、剧烈疼痛、紧张手术、担心预后等因素有关。

7. 潜在并发症　休克、腹腔脓肿、肠瘘等。

【护理目标】

1. 病人疼痛（腹痛）得到缓解或控制。

2. 病人体温降至正常范围。

3. 病人体液维持正常水平。

4. 病人营养状况得到改善。

5. 病人舒适度增加。

6. 病人焦虑/恐惧心理减轻或消失。

7. 病人未发生并发症，或并发症能及时发现并正确处理。

【护理措施】 e 微课

（一）术前护理

1. 心理护理 适当地向病人或家属说明病情变化以及有关治疗方法、护理措施的意义，让他们正确认识疾病及其变化过程，使他们能更好地配合护理工作。

2. 体位 非休克病人宜取半卧位，可减轻腹壁张力，有助于缓解疼痛。

3. 饮食护理 一般病人入院后都暂禁饮食。对诊断不明确或病情较重者必须严格禁饮食。

4. 严密观察病情变化 ①定时观察生命体征变化。注意有无脱水等体液紊乱或休克表现。②定时观察腹部症状和体征的变化，如腹痛的部位、范围、性质和程度，有无牵涉痛。腹部检查见腹膜刺激征出现或加重，提示病情恶化。同时注意观察并分析有关伴随症状（呕吐、腹胀、发热、排尿排便改变、黄疸）以及呼吸、心血管、妇科等其他系统相关表现。③动态观察实验室检查结果变化，如血、尿、粪常规，血清电解质测定，二氧化碳结合力，肝肾功能等。同时注意 X 线、B 超、腹穿和直肠指检等特殊检查结果提示的有关情况。④记录 24 小时液体出入量。⑤观察有无腹腔脓肿等并发症发生。根据病情的需要或医嘱来决定是否实行胃肠减压。但急性肠梗阻和胃肠道穿孔或破裂者必须做胃肠减压，并保持有效引流，及时观察与记录引流情况。

5. 补液护理 建立静脉输液通道，必要时输血。防治休克，纠正水、电解质紊乱和酸碱平衡失调，纠正营养失调。

6. 遵医嘱使用抗生素 注意给药浓度、时间、途径及配伍禁忌等。

7. 做好疼痛护理 应采取适当措施，如安慰病人，给予舒适的体位，促使腹肌放松，有助于减轻对疼痛的敏感性。在病情观察期间应慎用镇痛剂，即对诊断明确的单纯性胆绞痛、肾绞痛等可给解痉剂和镇痛药，凡一切诊断不明或治疗方案未确定的急腹症病人应禁用吗啡、哌替啶等麻醉性镇痛药，以免掩盖病情。对已决定手术的病人，为减轻其痛苦，可以适当使用镇痛药。

8. 做好手术前准备 及时做好药物皮肤过敏试验、配血、备皮、有关常规实验室检查或器官功能检查等，以备急症手术的需要。急腹症病人一般禁止灌肠，禁止服用泻药，以免造成感染扩散或病情的加重，但蛔虫性肠梗阻病人口服液状石蜡或肠套叠早期灌肠复位等治疗性措施例外。

9. 其他护理工作 做好物理降温、口腔护理、生活护理等。

（三）术后护理

手术后护理参考其他章节腹部有关疾病病人的术后护理。

（四）健康教育

1. 向病人或家属恰当介绍急腹症发生的原因、病情转归和目前的治疗与护理计划。

2. 养成良好的饮食和卫生习惯，保持清洁、易消化的均衡膳食。

3. 积极控制急腹症的各类诱因，如有溃疡病者，应遵医嘱定时服药；胆道疾病、慢性胰腺炎者须适当控制油腻饮食；反复发生粘连性肠梗阻者避免暴饮暴食及饱食后剧烈活动。

4. 急腹症行手术治疗者，术后应早期开始活动，以预防粘连性肠梗阻。

目标检测

答案解析

一、选择题

【A1/A2 型题】

1. 以下哪项不是外科急腹症的临床特点（ ）
    A. 病情重　　　　　　B. 病程长　　　　　　C. 变化多
    D. 进展快　　　　　　E. 发病急

2. 以下哪项不是外科急腹症的腹痛特点（ ）
    A. 伴有腹膜刺激征　　B. 呕吐频繁　　　　　C. 疼痛定位准确
    D. 刀割样持续性剧痛　E. 可出现移动性浊音

3. 评估外科急腹症病人，以下哪项不是重要信息（ ）
    A. 家族遗传病史　　　　　　　　　　　B. 外伤史
    C. 饱餐后突发上腹痛　　　　　　　　　D. 既往有胃十二指肠溃疡病史
    E. 既往有腹部手术史

4. 女性病人，65 岁，突发上腹部疼痛，疼痛逐渐向右下腹扩展，并发展为全腹疼痛，伴恶心、呕吐，最可能的诊断是（ ）
    A. 急性胃肠炎　　　　B. 急性梗阻性化脓性胆管炎　C. 急性化脓性阑尾炎
    D. 胃十二指肠溃疡穿孔　E. 急性水肿型胰腺炎

5. 男性病人，75 岁，突发上腹部剧烈刀割样疼痛 2 小时，疼痛迅速扩展至全腹，查体提示全腹肌紧张，压痛、反跳痛明显，肝浊音界消失，首先考虑的诊断是（ ）
    A. 急性胆管炎　　　　B. 急性肠梗阻　　　　C. 腹股沟斜疝
    D. 急性胰腺炎　　　　E. 胃十二指肠溃疡穿孔

二、思考题

男性病人，58 岁，因突发中上腹疼痛 4 小时急诊入院。自述疼痛呈刀割样剧痛，无法缓解，逐渐出现全腹疼痛。查体：全腹肌紧张，压痛、反跳痛明显，肝浊音界消失，移动性浊音（＋）。血常规检查提示白细胞及中性粒细胞比值明显升高。腹部立位 X 线检查提示膈下游离气体。

请思考：1. 病人首先考虑的诊断是什么？
　　　　2. 病人目前存在的主要护理诊断/问题有哪些？

（林建兴）

书网融合……

重点小结　　　　微课　　　　习题

第二十三章 周围血管疾病病人的护理

PPT

学习目标

素质目标：秉承护理人文关怀理念，树立勇于创新的职业追求和医者的责任感。

知识目标：掌握原发性下肢静脉曲张、血栓闭塞性脉管炎的护理评估、护理措施的内容及方法；熟悉原发性下肢静脉曲张、血栓闭塞性脉管炎病人的健康教育。

能力目标：能学会运用护理程序的思维分析原发性下肢静脉曲张、血栓闭塞性脉管炎病人的护理重点，具有敏锐的观察能力，能针对病人存在的护理问题，给予针对性的护理措施。

情境导入

情境：女性病人，48岁，超市售货员。过久站立后下肢酸胀、疼痛5年余，活动后加重，休息后减轻。近期发现左小腿部皮肤瘙痒，经常搔抓后溃疡，难以愈合，遂来院检查。查体：左小腿内侧静脉曲张，呈蚯蚓状，足靴部皮肤色素沉着，皮肤出现溃烂。

思考：1. 病人目前存在哪些护理诊断/问题？
2. 若对病人行手术治疗，术后需要应采取哪些护理措施？

第一节 原发性下肢静脉曲张病人的护理

原发性下肢静脉曲张（primary lower extremity varicose veins）是指下肢浅静脉因静脉瓣膜关闭不全导致血液回流障碍，引起静脉壁伸长、交通支迂曲和扩张为主要表现的一种疾病，晚期常并发小腿慢性溃疡，是外科的一种常见病。多见于大隐静脉，单纯小隐静脉曲张较少见。

下肢静脉包括浅静脉、深静脉、交通静脉和肌静脉。浅静脉位于皮下，主要是大隐静脉和小隐静脉。大隐静脉起自足背静脉网的内侧，沿下肢内侧上行至腹股沟韧带下方的隐静脉裂孔处进入股静脉。在注入股静脉前主要有5个属支，即旋髂浅静脉、腹壁浅静脉、阴部外浅静脉、股内侧静脉和股外侧静脉（图23-1）。小隐静脉起自足背静脉网的外侧，在小腿后外侧上行到腘窝处穿过深筋膜进入腘静脉（图23-2）。下肢深静脉位于肌肉中与同名动脉伴行，在小腿称胫静脉，经腘窝称腘静脉，到大腿称股静脉，在于腹股沟韧带深面上行为髂外静脉。下肢浅、深静脉之间有交通支互相沟通，并都有静脉瓣，防止血液倒流。保持血液由远而近、由浅入深的正常流向。

下肢静脉曲张的主要血流动力学改变是下肢静脉血管压力升高。下肢静脉高压导致浅静脉扩张、毛细血管通透性增强，血液中的大分子物质渗入到组织间隙并积累，沉积在毛细血管周围，导致皮肤和皮下组织水肿、皮肤色素沉着、纤维化、皮下脂质硬化和皮肤萎缩、坏死，最后形成溃疡。当大隐静脉瓣膜遭到破坏而关闭不全后，可影响远侧和交通静脉瓣膜，甚至通过属支而影响小隐静脉。静脉瓣膜和静脉壁距离心脏愈远、强度愈差，承受的压力却愈高。因此，曲张的静脉在小腿部远比大腿部明显。

【护理评估】

（一）健康史

了解病人有无静脉壁薄弱、瓣膜发育不良等先天性因素，询问下肢静脉曲张的相关家族病史，评估病人是否存在长期从事重体力劳动、妊娠、慢性咳嗽、习惯性便秘和长时间站立等各种造成下肢静脉内压力升高的原因。

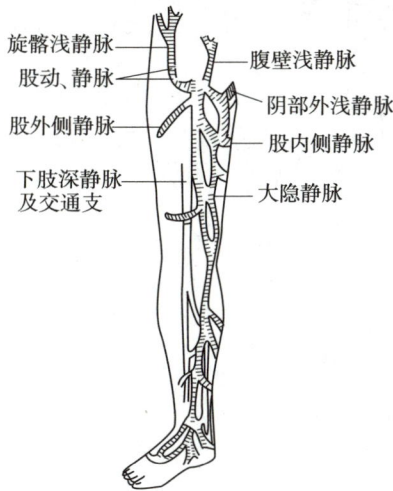

图 23 - 1　大隐静脉及其分

图 23 - 2　小隐静脉及其分支

（二）身体状况

1. 症状　病人长时间站立或行走后，常感有下肢乏力、沉重、酸胀、疼痛、紧绷、足部水肿等症状。

2. 体征　随着病情的进展，病人小腿内侧可出现下肢浅静脉扩张、弯曲、隆起于皮肤表面，直立时更明显。病程较长者的皮肤可发生营养障碍，小腿部易发生皮肤萎缩、脱屑、瘙痒、色素沉着、脂质硬化、湿疹等，可伴有血栓性浅静脉炎、曲张静脉破裂出血、小腿慢性溃疡。

（三）辅助检查

1. 特殊检查

（1）深静脉通畅试验（Perthes test）　即潘氏试验。病人站立，于大腿根部扎一止血带以阻断大腿浅静脉（图 23 - 3），待浅静脉明显充盈时，嘱病人用力踢腿或做下蹲、站立活动连续 10 余次，观察曲张静脉的变化。若浅静脉充盈的程度明显减轻或消退，表示深静脉通畅；反之，若静脉充盈更加明显、张力增高，并伴有胀痛不适，则提示深静脉不通畅，不能进行手术。

（2）大隐静脉瓣膜功能试验（Trendelenburg test）　即屈氏试验。病人仰卧，抬高患肢，使浅静脉血液回流排空，在大腿根部扎一止血带以阻止大隐静脉血液回流（图 23 - 4）。嘱病人站立，松开止血带后 10 秒内，见大隐静脉迅速自上而下充盈，则表示大隐静脉瓣膜功能不全。同理在腘窝部扎上止血带，可检测小隐静脉瓣膜的功能。

图 23 - 3　深静脉通畅试验

（3）交通静脉瓣膜功能试验（Pratt test）　病人仰卧，抬高患肢，在大腿根部扎止血带，先从足趾向上至腘窝缠缚第一根弹力绷带，再从止血带处向下缠绕第二根弹力绷带（图 23 - 5）。嘱病人站立，一边向下解开第一根弹力绷带，一边向下继续缠绕第二根弹力绷带。若在两根绷带之间的间隙内出现曲张静脉，则提示该处有功能不全的交通静脉。

2. 影像检查

（1）多普勒超声检查　通过可视化的血流管腔变化，可同时明确下肢的深静脉、浅静脉、穿通静脉和交通静脉的功能，判断瓣膜关闭情况及有无血流逆向现象。该检查安全、无创、简便、快捷、准确率高，可为手术提供直接的引导和辅助，是目前诊断下肢静脉曲张首选的辅助检查方法。

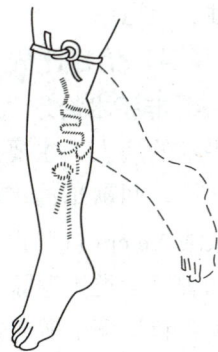

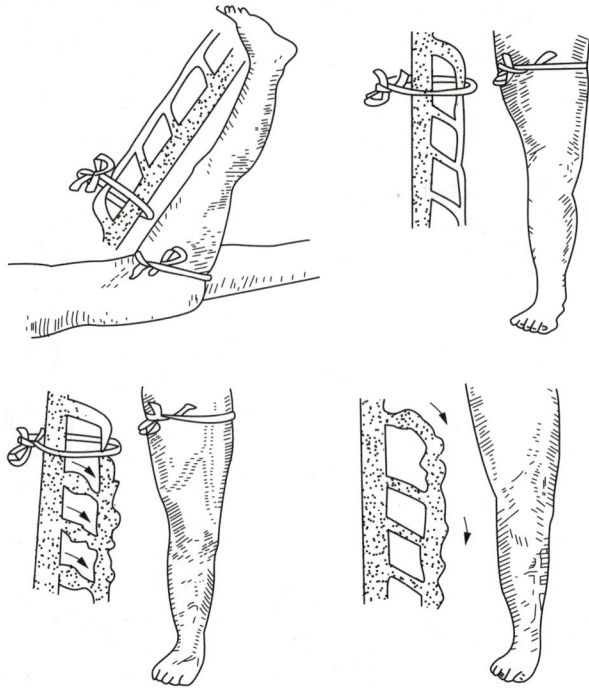

图23-4 大隐静脉瓣膜功能试验

（2）下肢静脉造影 可了解下肢静脉病变的性质、位置、范围和程度，是检查下肢静脉通畅情况和瓣膜功能的最可靠和最有效的方法。在先天性下肢静脉畸形、复杂交通静脉、深静脉功能不良、髂静脉病变等方面，该检查的直观性和准确性具有更大优势。

（3）断层扫描/磁共振静脉成像 可用于静脉阻塞性疾病和先天性静脉疾病的诊断，但准确度不及静脉造影，对于肿瘤性病变或外源性压迫适用。

（四）治疗评估

1. 非手术治疗 适用于早期轻度静脉曲张、病变局限或不能耐受手术的病人。主要措施如下。①支持疗法：注意休息，避免久坐和久站，间歇抬高患肢，可使用弹力袜、弹力绷带、间歇性充气加压泵或Velcro自调式压力装置等进行外部加压促进血液回流。②药物治疗：可使用黄酮类、七叶皂苷类和香豆素类等静脉活性药物来促进静脉或淋巴回流，缓解肢体酸胀、减轻水肿症状。③硬化剂注射治疗：将聚多卡醇或聚桂醇等泡沫硬化剂注入曲张静脉后，破坏静脉内膜，引起炎症反应使其发生粘连，导致纤维化闭合，从而消除或减轻局部的静脉高压，多作为手术后残留曲张静脉病人的辅助治疗。④并发症处理：血栓性静脉炎者可给予抗生素和至少6周的抗凝治疗；静脉性溃疡合并感染者，优先控制感染后再行曲张静脉的处理。曲张静脉破裂出血者，抬高患肢、局部加压包扎止血，必要时予以血管缝合止血，待并发症改善后再行手术治疗。

2. 手术治疗 是治疗下肢静脉曲张最有效、最根本的方法。适合于深静脉通畅且无手术禁忌证的病人。手术前需对病人进行全面的评估，明确病变的严重程度、部位和特征，明确是否有手术指征及选择个体化手术方式。常见传统的开放式手术方法有大隐静脉或小隐静脉高位结扎术、曲张静脉剥脱术等，近年来兴起的腔内微创手术治疗方法有腔内激光术、射频消融术、微波消融术、电凝治疗术、机械化学消融术、泡沫硬化剂闭合术、TriVex透光直视旋切术、经内镜行穿支静脉离断术等，交通静脉功能不全的病人，可选择行腔镜深筋膜下交通静脉结扎术。

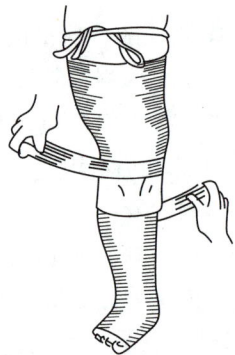

图23-5 交通静脉瓣膜功能试验

（五）心理和社会支持状况

了解病人对疾病治疗、预后的认识情况，及时观察、评估病人的心理状况，注意病人是否存在焦虑、悲观等负性情绪，了解家属、亲友对病人的关心和支持程度。

【常见护理诊断/问题】

1. 活动无耐力 与下肢静脉淤血有关。

2. 皮肤完整性受损 与静脉回流障碍、皮肤营养不良、慢性溃疡并发感染有关。

3. 知识缺乏 缺乏疾病的自我保健及治疗知识。

4. 潜在并发症 血栓性静脉炎、曲张静脉破裂出血、小腿慢性溃疡。

【护理目标】

1. 病人活动耐力增加。

2. 病人慢性溃疡创面感染得到控制，溃疡创面缩小。

3. 病人了解有关疾病的保健和治疗知识。

4. 病人未发生并发症或并发症得到及时发现和处理。

【护理措施】

（一）非手术治疗的护理及术前护理

1. 促进下肢静脉回流

（1）体位与活动 日常注意多休息，避免久站久坐或长时间行走；养成良好的坐姿习惯，坐时双膝勿交叉或盘腿，以免压迫腘窝，影响静脉回流。平卧时将下肢抬高30°~40°，并指导病人做足背伸屈运动以促进血液回流，有利于减轻患肢的酸胀、沉重感。

（2）正确使用弹力绷带或穿医用弹力袜 可使曲张静脉保持加压状态，达到控制和延缓病情发展的目的。使用弹力绷带或穿弹力袜时应注意：①宽度和松紧度适宜。弹力绷带应从肢体远端开始自下而上包扎，松紧度以能扪及足背动脉搏动和保持足部正常皮肤温度为宜；弹力袜的长短、薄厚度及压力应符合病人的腿部情况，穿着时保证平整无皱褶，短袜在膝下3cm结束，长袜应在腹股沟下1cm结束。②弹力绷带包扎前或穿弹力袜前应抬高患肢排空静脉，一般晨起前使用最好。③使用弹力绷带或医用弹力袜时，注意观察肢端的皮肤颜色、温度、动脉搏动情况。

（3）避免增加腹压 多进食高纤维的饮食，保持大便通畅；选择鞋跟较低的鞋子和宽松的衣裤，避免穿紧身的衣裤或过紧的腰带增加腹内压。

（4）避免高温 高温可使血管扩张、加重静脉血液瘀滞，因此淋浴时，病人避免使用温度过高的水进行淋浴，以免加重下肢的沉胀感。

2. 病情观察 密切观察肢体活动情况，曲张静脉局部皮肤有无色素沉着、脱屑、瘙痒、脂质硬化、湿疹等情况。

3. 保护曲张静脉患肢皮肤 避免抓挠皮肤或碰撞患肢肢体，避免造成曲张静脉破裂出血。

4. 并发症的处理及护理 ①血栓性静脉炎：嘱病人卧床休息，抬高患肢，使用抗凝治疗及抗生素治疗，禁止局部按摩，避免血栓脱落，待静脉炎控制后再行曲张静脉手术治疗。②曲张静脉破裂出血：嘱病人抬高患肢，使用弹力绷带加压包扎止血，必要时行手术止血。③小腿慢性溃疡：可使用生理盐水或1∶5000呋喃西林溶液局部湿敷，注意保持创面清洁，加强换药，预防继发感染。合并感染或化脓创面者应使用抗生素，创面可用紫外线灯照射。如需手术治疗，则术前2~3天用70%乙醇擦拭周围皮肤，每日1~2次，换药后用无菌巾包裹，以防污染手术视野，同时手术前按医嘱使用抗生素控制感染。

5. 心理护理 加强与病人及家属的沟通，向其介绍疾病的发生原因、治疗方法及护理措施，缓解病人的紧张、焦虑情绪，借助病友同伴支持的力量增强病人战胜疾病的信心。

（二）术后护理

1. 一般护理 卧床休息，抬高患肢 30°，指导病人术后早期进行踝关节伸屈活动，以促进静脉血回流，减轻肢体肿胀，防止深静脉血栓的形成。如病人无特殊异常不适，鼓励病人术后 24 小时下床活动。

2. 绷带加压包扎 术后使用弹力绷带包扎，应保持弹力绷带的松紧度，一般弹力绷带需维持 2 周左右。注意观察末梢血液循环。如患肢疼痛，应及时松开弹力绷带重新包扎。

3. 保护患肢 避免抓挠皮肤或外伤，如肢体有溃疡等情况，需加强治疗和更换伤口敷料，促进创面愈合，下床活动时需应用弹力绷带保护小腿。

4. 注意病情观察 密切观察伤口有无渗血、渗液，局部有无感染，注意观察术后有无继发性深静脉血栓形成，注意肢体末端的血供情况，如发现并发症应及时报告医生处理。

（三）健康教育

1. 休息与活动 适当的肢体活动，增强静脉壁弹性。休息时适当抬高患肢，养成良好的坐姿习惯，避免久站久坐、双膝勿交叉或盘腿，保持大便通畅，避免使用过紧的腰带和穿紧身衣物，选择鞋跟较低的鞋子和宽松的衣裤，加强锻炼，控制体重，尽量减少负重劳动消除，造成下肢静脉内压力升高的因素。

2. 保护肢体 保护好患肢，避免外伤。

3. 康复指导 指导病人正确使用弹力绷带或穿医用弹力袜，不适合长期穿戴，手术后病人宜继续使用 1~3 个月。

第二节　血栓闭塞性脉管炎病人的护理

血栓闭塞性脉管炎（thromboangitis obliterans）又称 Buerger 病，是一种累及血管的炎症性、节段性和反复周期性发作的慢性闭塞性疾病。主要侵犯四肢中、小动脉，常累及静脉，以下肢血管多见。我国寒冷的北方地区较为多见，好发于男性青壮年。

此病通常始于动脉，然后累及静脉，由肢体远端向近端进展，呈节段性分布，两段之间血管比较正常。活动期为受累动脉管壁全层非化脓性炎症，有内皮细胞和成纤维细胞增生，继而血管内膜增厚逐渐形成血栓，导致管腔被血栓堵塞。后期炎症消退，血栓逐步机化，血管壁和血管周围组织广泛纤维化并建立侧支循环，但不足以代偿，闭塞血管远端的组织出现缺血性改变，可发生肌肉萎缩、骨质疏松、肢体远端溃疡和坏死。

【护理评估】

（一）健康史

确切病因至今尚未明确，主要可能与以下因素有关。

1. 外来因素 长期吸烟、寒冷与潮湿的生活环境、慢性损伤和感染等多个因素相互作用，可使血管收缩及血管内膜损伤，导致血管炎症和闭塞，是引起的重要原因；其中吸烟包括主动、被动吸烟史是本病发生和发展的重要因素。

2. 内在因素 神经内分泌紊乱、自身免疫功能异常、性激素和前列腺素失调、家族遗传基因等因素可造成血管调节功能失调，促使内皮细胞受损和凝血功能异常，加速疾病的发生与发展。

（二）身体状况

本病起病隐匿，进展缓慢，常呈周期性发作。根据肢体缺血程度和临床表现可分为三期。

1. 局部缺血期 以血管痉挛为主，表现为患肢供血不足，出现肢端发凉、怕冷，有麻木不适和酸痛感。在行走一段距离后，因肌肉耗氧增多，代谢增强，导致患肢供血不足而代谢产物大量积聚，引起局部肌肉组织的刺激性疼痛和肌肉抽搐，被迫停止行走，休息后随着局部代谢产物被清除，疼痛症状缓解并能继续行走，但再度行走后又出现疼痛发作，这种现象称为间歇性跛行（intermittent claudication），是此时期的典型表现。小部分病人还可伴有反复发作的游走性静脉炎，表现为下肢浅小静脉处皮肤红、肿、压痛，并出现条索状硬块，2 周左右逐渐消失，可反复出现。此期患肢皮肤温度低于正常，患肢足背和胫后动脉搏动明显减弱。

2. 营养障碍期　血管痉挛持续加重，还伴有明显的血管壁增厚和血栓形成，仅靠侧支循环维持血供，以致即使休息也不能满足局部组织的血液供应，患肢出现持续性疼痛，以夜间尤甚，病人不能安睡，常屈膝抱足而坐，或将患肢置于下垂位，以增加血供缓解疼痛，这种现象称为静息痛（restpain）。此期患肢皮温下降，足部和小腿皮肤苍白、干冷，肌肉萎缩，趾甲增厚或脆裂，足背和胫后动脉搏动消失。

3. 组织坏死期　患肢动脉完全闭塞，侧支循环失代偿导致血液循环中断，缺血严重，以致肢端发生干性坏疽。常先从足趾尖端，向上蔓延逐渐累及全趾及足背，甚至超过踝关节。坏死组织可自行脱落，形成经久不愈的溃疡；当继发感染时，可转为湿性坏疽，患处红、肿、热、痛，流出恶臭脓液，常伴有高热、剧痛全身感染中毒症状。

（三）辅助检查 e 微课

1. 一般检查

（1）跛行距离和跛行时间试验　了解患肢动脉血供情况。

（2）皮肤温度测定　双侧肢体对应部位皮肤温度相差 2℃ 以上，则提示皮温降低侧有动脉血流减少。

（3）肢体抬高试验（Buerger 试验）　病人平卧，患肢抬高 45°，持续 3 分钟后，若患肢出现麻木、疼痛，足趾和足掌皮肤呈苍白色或蜡黄色为阳性。再让病人坐起，下肢自然下垂于床沿，若超过 45 秒钟皮肤色泽不能恢复或足部皮肤出现潮红或发绀者，提示患肢有严重供血不足。

2. 特殊检查

（1）多普勒超声检查　直观显示患肢血管情况，了解肢体病变范围及缺血程度；结合彩色多普勒血流描记，可测算血管的直径和流速，从而了解肢体血流通畅情况。

（2）CT 血管造影（CTA）　可准确检测患肢血管的病变节段和狭窄程度。

（3）磁共振血管造影（MRA）　是一种新发展起来的无损伤血管成像技术，可整体上显示患肢动、静脉的病变节段及狭窄程度，但对四肢末梢血管显像效果不佳。

（4）数字减影血管造影（DSA）　可明确患肢病变血管的部位、范围、程度和侧支循环等。还可显示闭塞血管周围有丰富的侧支循环建立，也可排除有无动脉栓塞的存在。

（四）治疗评估

1. 非手术治疗

（1）一般治疗　应绝对戒烟，防止患肢受潮、受冷、外伤感染，注意肢体适当保暖但不做热疗，以免增加组织耗氧量；做 Buerger 运动，促进侧支循环建立。

（2）药物治疗　应用血管扩张剂、抑制血小板聚集的药物，改善血液循环，缓解血管痉挛，可联合活血化瘀、抗炎镇痛类中医中药进行辅助治疗。疼痛严重者可适当使用镇痛、镇静药物；对合并溃疡感染者，应选用抗生素治疗。

（3）高压氧疗法（hyperbaric oxygen therapy）　能提高血液中的血氧含量，改善组织缺氧，减轻患肢疼痛，促进溃疡愈合。

（4）创面处理　干性坏疽创面需消毒后包扎，预防继发感染。湿性坏疽应去除坏死组织，创面湿敷，予以及时换药的同时抗感染治疗。

2. 手术治疗　目的是增加肢体血液供应和重建动脉供血，处理因缺血引起的并发症。常见的手术方式有腰交感神经节切除术、分期动静脉转流术、动脉重建术、大网膜移植术及截肢术等。新型术式如胫骨横向骨搬移术，包括球囊扩张、支架成型、局部射频消融术等腔内微创手术等。

3. 自体细胞疗法/干细胞移植 仅限于下肢远端动脉血流通道差，保守治疗无效且无法进行手术或不能接受手术治疗的病人。

4. 中医中药治疗 可作为辅助疗法。

（五）心理和社会支持状况

病人可因持续的患肢疼痛、肢端坏死及劳动能力丧失，严重影响到日常工作和生活，从而产生焦虑、急躁、悲观情绪，甚至对疾病治疗和日常生活丧失信心，需要家属、亲友给予病人足够的关心和支持。

【常见护理诊断/问题】

1. 疼痛 与患肢缺血、组织坏死有关。

2. 活动无耐力 与患肢供血不足有关。

3. 组织完整性受损 与患肢远端供血不足，肢端坏疽、脱落、溃疡有关。

4. 焦虑 与患肢剧痛、久治不愈，对治疗失去信心有关。

5. 知识缺乏 缺乏本病的预防及患肢功能锻炼的有关知识。

6. 潜在并发症 感染、出血、远端血管栓塞等。

【护理目标】

1. 病人患肢疼痛得到有效控制或缓解。

2. 病人活动耐力逐渐增加。

3. 病人患肢皮肤完整、无破损，溃疡创面逐渐缩小或愈合。

4. 病人焦虑心理减轻或消失，能积极接受治疗。

5. 病人获得疾病预防相关知识，并学会患肢功能锻炼的方法。

6. 病人未发生并发症，或并发症得到及时发现和治疗。

【护理措施】

（一）非手术治疗的护理及术前护理

1. 一般护理 ①绝对戒烟：是治疗的前提基础，可缓解烟碱对血管的收缩作用。②保护患肢：注意肢体保暖，避免寒冷刺激，但禁止以热水袋或热水给患肢直接加温，因局部温度升高会增加组织耗氧量，加重局部缺血、缺氧。③保持足部清洁干燥，洗澡或洗脚时水不宜过热，勿用脚趾试水温，以免烫伤。有足癣者宜及时治疗，勿挠抓引起皮肤破溃而形成经久不愈的溃疡。已发生溃疡或坏疽的部位，应避免受压、刺激，加强创面换药，防止感染，并遵医嘱应用抗生素。对于创面大、渗液多、相对清洁伤口，可使用负压封闭引流，动态评估伤口生长情况，有效促进伤口愈合。

2. 疼痛护理 ①早期疼痛较轻的病人，可应用前列腺素 E_1、硫酸镁等扩血管药物、低分子右旋糖酐、中医中药治疗等，以减少血液黏稠度和改善微循环，缓解血管痉挛。②对疼痛剧烈的中、晚期病人，常需使用麻醉性镇痛药物，但应避免成瘾，必要时可行连续性硬膜外阻滞止痛。

3. 病情观察 应定期测量肢体皮肤温度并予以记录，两侧对照以观察疗效，密切观察肢体远端的皮温、色泽、感觉和动脉搏动等，对于使用抗凝治疗的病人，应注意观察有无出血倾向。

4. 功能锻炼 鼓励病人适度活动，以不出现肢体疼痛为度，可用疼痛出现的行走时间和行走距离作为活动量指标。指导病人进行 Buerger 运动，促进侧支循环建立，改善局部症状。

密切观察肢体活动情况，曲张静脉局部皮肤有无色素沉着、脱屑、瘙痒、脂质硬化、湿疹等情况。

5. 心理护理 病人极易因持续的患肢疼痛、肢端溃疡、坏死甚至需截肢而产生悲观情绪。医护人员需要多与病人进行沟通，同情、关心和体贴病人，分散病人对疼痛的注意力，帮助病人消缓解不良情绪，减轻心理负担，树立战胜疾病信心。同时指导和鼓励家属给予病人足够的心理支持。

（二）术后护理

1. 体位与活动　①静脉血管重建术后需抬高患肢 30°，以助于静脉血液回流，制动 1 周；②动脉血栓内膜剥脱术或人造血管旁路移植等动脉血管重建手术后，病人应平放患肢，制动 2 周；③卧床期间应适当坚持做足背伸屈运动，促进小腿部静脉血液回流。

2. 病情观察　密切观察血压、脉搏、肢体温度及切口渗血等情况；动脉血栓内膜剥脱术及血管重建术后应观察患肢末梢循环状况，若出现肢端疼痛、麻木、苍白、动脉搏动减弱或消失时，应考虑手术部位可能发生血管痉挛或继发血栓形成，及时通知医生处理。对行抗凝治疗的病人，要注意切口有无渗血和全身出血倾向。定期测量肢体两侧皮肤温度，进行对照并做好记录，以观察疗效；注意观察术后肢体有无肿胀情况。

3. 功能锻炼　鼓励病人早期进行肌肉收缩和舒张交替运动，促进血液回流和组织间液重吸收，减轻患肢水肿，预防下肢深静脉血栓形成。

（三）健康教育

1. 生活指导　坚持戒烟，以消除烟碱对血管刺激作用。保证睡眠充足，进食低糖、低脂、富含维生素的饮食，保证营养摄入，维持血管平滑肌的弹性。避免久站久坐、双膝交叉而坐，适度活动。

2. 保护肢体　注意患肢保暖，保护患肢，避免外伤感染，保持足部清洁、干燥，洗脚时水温不宜过高，勿用脚趾试水温，以免烫伤。切勿赤脚走路，以防受伤，被蚊虫叮咬时应避免抓挠；以润肤液涂抹手、足、腿部以防皮肤干燥、皲裂；鞋子须合脚，不穿高跟鞋；选择棉质的鞋袜，勤更换，预防真菌感染，及时治疗脚癣。

3. 康复指导　指导病人进行 Buerger 运动，促进侧支循环建立。具体方法：病人平卧，抬高患肢 45°，坚持 2~3 分钟，然后病人坐起，双足自然下垂于床边 2~3 分钟，双足下垂期间进行足背伸屈和旋转运动，再将患肢平放 2~3 分钟，休息 5 分钟，如此重复以上动作 5 遍，每日 3~5 次。一旦发生以下情况则不宜此运动：①腿部发生溃疡及坏死时，运动会增加组织耗氧量，加重病情。②动脉及静脉血栓形成时，运动可导致血栓脱落造成栓塞。

4. 药物指导　药物治疗可使血管病变趋于稳定，注意观察药物疗效和副作用，合理使用止痛药。

•••• 目标检测

答案解析

一、选择题

【A1／A2 型题】

1. 原发性下肢静脉曲张的病因，下列无关的是（　）
   A. 先天性静脉瓣膜薄弱，缺陷　B. 遗传因素　　　　C. 从事重体力活动
   D. 经常参加体育活动　　　　E. 长期站立工作

2. 治疗下肢静脉曲张最根本、最有效的方法是（　）
   A. 抬高患肢休息　　　　B. 弹力绷带包扎　　　C. 手术治疗
   D. 静脉曲张处注射硬化剂　　E. 避免长时间站立

3. 血栓闭塞性脉管炎诊断要点中不包括（　）
   A. 多为有吸烟嗜好的青壮年男性
   B. 有游走性浅静脉炎病史
   C. 患肢有不同程度的缺血性症状
   D. 患肢足背动脉或胫后动脉搏动减弱或消失
   E. 多合并有高血压、高脂血症、糖尿病

（4～5题共用题干）

男性病人，45岁，吸烟近20年，每日1包，近两年自觉左下肢发凉，行走约10分钟后出现左下肢和足部间歇性疼痛，近3个月夜间呈持续性疼痛，足趾呈紫黑色干冷。

4. 病人最可能的诊断是（　）

　　A. 下肢静脉曲张　　　　　B. 深静脉血栓形成　　　　C. 动脉硬化闭塞症

　　D. 多发性大动脉炎　　　　E. 血栓闭塞性脉管炎

5. 该病人不应选择的治疗措施是（　）

　　A. 严格戒烟　　　　　　　B. 给予止痛剂及镇静剂　　C. 手术治疗

　　D. 热疗　　　　　　　　　E. 高压氧舱治疗

二、思考题

男性病人，42岁，北方人，从事冷库工作5年，感觉右下肢麻木发凉、怕冷半年余，自诉持续行走1km左右患肢疼痛，休息半小时后疼痛减轻，可继续行走，但继续行走一段路程又出现疼痛不适，近日来病情加重，疼痛明显，夜间加重，影响其日常生活和工作，病人心情焦虑，遂来院就诊。

请思考：1. 病人目前存在哪些护理诊断/问题有哪些？

　　　　2. 针对病人的护理诊断/问题，应采取非手术治疗的护理措施有哪些？

（李星凤）

书网融合……

重点小结　　　　　微课　　　　　习题

第二十四章 泌尿、男性生殖系统疾病病人的护理

PPT

>> **学习目标**

素质目标：具有关心泌尿系统疾病病人的心理问题和尊重病人隐私的态度和行为。

知识目标：掌握膀胱冲洗的护理要点，泌尿系统损伤、结石及前列腺增生和泌尿、男性生殖系统肿瘤、结核病人的护理评估、护理措施的内容和方法；了解泌尿、男性生殖系统疾病的常见症状及诊疗操作。

能力目标：学会运用护理程序，评估泌尿、男性生殖系统疾病病人的病情，提出护理问题，制订并实施护理措施和健康指导，能进行膀胱冲洗的护理。

>> **情境导入**

情境：男性病人，27岁，2小时前不慎从3m高处坠落，伤及右后腰肋处，伤后自觉腰腹部疼痛，急诊就医。体格检查：面色苍白，P 110次/分，BP 80/50mmHg。右侧上腹部略隆起，有压痛，轻度肌紧张，无反跳痛。辅助检查：血常规示 Hb 105g/L；尿常规示 RBC（＋＋＋）；超声检查显示右肾轮廓不清，右肾周中度积液。

思考：该病人的评估内容应重点关注什么？

第一节　泌尿及男性生殖系统疾病的主要症状、检查及护理

泌尿系统疾病常见症状有排尿异常、尿液异常、尿道分泌物、疼痛及肿块。本节着重介绍前两项内容。

一、排尿异常与护理

正常人一般日间排尿4~6次，夜间0~1次。尿的生成是个连续不断的过程，当膀胱中的尿量充盈到一定程度时（400~500ml），便可引发排尿的反射活动，此活动受机体神经系统调控。贮尿或排尿的任何一方发生障碍，排尿异常就随之发生。常见的排尿异常有尿频、尿急、尿痛、排尿困难、尿潴留及尿失禁等。

（一）常见症状

1. 尿频　指排尿次数增多，甚至每几分钟就排尿一次。其中每次尿量减少者，常由泌尿系统炎症、尿路梗阻等引起；若每次尿量不减少，则可能为生理性原因（例如大量饮水）或者糖尿病、尿崩症等病理性原因所引起。

2. 尿急　指有尿意便迫不及待地要排出而不能自制。原因常为下尿路（即膀胱、尿道）急性炎症或各种原因导致的膀胱容量显著减少。

3. 尿痛　指排尿过程或排尿后尿道疼痛感。疼痛程度烧灼样至刀割样不等，是尿道感染的特征性症状。常与尿频、尿急并存，合称膀胱刺激征。前列腺炎、膀胱结石、尿道结石亦伴有尿痛。

4. 排尿困难　指尿液排出不畅。表现为排尿延迟、费力、射程变短、尿线变细、尿滴沥等。多由下尿路梗阻引起。

5. 尿潴留 指膀胱内积有大量尿液而不能排出。按形成原因可分为机械性和功能性两类。前者多系尿道机械性梗阻，病人有尿意窘迫感，表情痛苦；后者由中枢、脊髓神经病变引起，膀胱弛缓，无尿意。

6. 尿失禁 指膀胱内尿液不受自主控制而自尿道流出。分为以下四类。

（1）真性尿失禁 膀胱或尿道括约肌失去收缩功能，膀胱内无残余尿。

（2）假性尿失禁 又称溢出性尿失禁。膀胱过度充盈致使其内压力大于尿道括约肌控制能力，尿液不随意地由尿道流出，见于前列腺增生等。

（3）压力性尿失禁 咳嗽、喷嚏或大笑等腹压增加时尿液不随意地流出，多见于女性。多次分娩或产伤造成膀胱支持组织或盆底松弛所致。

（4）急迫性尿失禁 严重尿频尿急时膀胱不受意识控制而发生排空，多继发于膀胱严重感染。

（二）护理

1. 心理护理 待病人热情，安慰病人，消除病人焦虑、紧张、羞涩、自卑等不良情绪。

2. 对症处理

（1）尿路刺激征者，适当休息，多饮水以增加尿量。

（2）尿潴留病人，取适当体位，病情允许时协助病人以习惯姿势排尿，如扶病人坐起或抬高上身。按摩、热敷下腹部，以便解除肌肉紧张，促进排尿，或者针刺中极、曲骨、三阴交穴等多可解除。经上述处理无效者，可行导尿术，但每次排尿量不宜超过1000ml。若导尿失败，可行耻骨上膀胱穿刺或膀胱造瘘术。

（3）尿失禁病人，保持病人会阴部清洁干燥，做好皮肤护理，应用接尿装置。长期尿失禁病人，必要时可留置导尿管。指导病人进行收缩和放松会阴部肌肉的锻炼，加强尿道括约肌的作用，恢复控制排尿功能。

3. 生活护理 病人常因尿液外溢而污染被褥、内裤，故应及时更换。保持床单位清洁干燥无异味。每日清洗会阴部2~3次，涂擦护肤剂，防止皮炎发生。

二、尿液异常

（一）常见症状

1. 血尿 血液随尿液排出。根据含血量不同可分为镜下血尿及肉眼血尿。

（1）镜下血尿 尿色正常，镜下每高倍镜视野下红细胞达3个以上，血量较少。

（2）肉眼血尿 病变已较明显，每1000ml尿液中含血量达1ml以上，肉眼观察尿液有血色。根据血尿出现的不同时段，可将肉眼血尿进行如下分类。①初血尿：血尿见于排尿开始，提示病变在尿道或膀胱颈部。②终末血尿：血尿见于排尿终末，提示病变在膀胱颈部、三角区或后尿道。③全程血尿：血尿见于排尿全程，提示病变在膀胱或者以上部位。

2. 脓尿 普通尿检显微镜下每高倍视野可见5个以上脓细胞者称为脓尿，提示有感染发生。肉眼血尿者多有恐惧心理，应耐心指导病人有关血尿知识，消除顾虑。

（二）护理

1. 心理护理 肉眼血尿者多有恐惧心理，应耐心指导病人有关血尿知识，消除顾虑。

2. 休息 适当限制活动，必要时绝对卧床，密切观察血压、脉搏等变化。

3. 正确留送标本 尿常规标本以清晨第一次尿为宜。采集尿液时男性应翻起包皮，局部清洗后留取。女性清洗外阴后留取中段尿以避免混入白带、经血或其他分泌物。采集后及时送检。血尿严重者可按排尿先后多次留取标本，动态比较血尿颜色变化，判断病情。

4. 尿三杯试验 初步判断血尿或脓尿的来源及病变部位。收集时尿流不应中断。最初10~15ml为第一杯，最后10ml为第三杯，中间部分为第二杯。第一杯尿液异常提示病变在前尿道；第三杯异常提示在后尿道或膀胱颈部；三杯均异常，提示病变于膀胱以上。

三、常用检查与护理

（一）影像学检查与护理

1. 尿路平片（KUB）　用于两侧肾脏、输尿管、膀胱及后尿道的检查。显示肾轮廓、大小、位置、钙化及尿路结石等。

2. 静脉肾盂造影　腹部加压下常规静脉注射有机碘造影剂（泛影葡胺或醋碘苯酸钠）20ml。分别于注射后5、15、30、45分钟摄片。观察肾盂、输尿管及膀胱的形态及肾功能。因造影剂经血液循环到达肾脏并由尿液排泄，又称排泄性尿路造影。妊娠及肾功能严重受损者禁忌此项检查。

3. 逆行肾盂造影　通过膀胱镜做输尿管插管，逆行注入造影剂于两侧输尿管、肾盂及肾盏，显示其形态。特点是造影清晰，且造影剂不通过血液循环，全身反应较少。

4. 肾动脉造影　经股动脉穿刺插管至肾动脉，注入造影剂显示双肾动脉、腹主动脉及其分支。适用于肾血管疾病、肾实质肿瘤等。

5. CT检查　是泌尿外科非上皮肿瘤诊断和临床分期的重要检查方法，对于泌尿系囊肿、结核、结石、畸形等病变亦有很高诊断价值。

护理措施：术前需做常规肠道准备。摄片前一日食少渣饮食，限制饮水12小时。术前晚服缓泻剂，术日晨禁食并排空膀胱以保证X线片清晰度。应用造影剂者行碘过敏试验。检查中注意观察病人的反应，如恶心、呕吐、胸闷、眩晕或心悸等，疑为早期碘过敏反应，应立即停止注药并皮下注射0.1%盐酸肾上腺素1mg，吸氧及观察生命特征。

（二）器械检查与护理

1. 常用的器械检查

（1）导尿管　用于诊断（测定残余尿、注入造影剂、确定有无膀胱损伤）或治疗（解除尿潴留、持引流尿液、膀胱内药物灌注等）。目前常用带有气囊的Foley导尿管，规格以法制（F）为计量单位，如21F表示其周径21mm，直径为7mm。成人导尿检查，一般选16F导尿管为宜。

（2）尿道探查　一般首选18~20F尿道探条，以免过细探条的尖锐头部损伤或穿破尿道，形成假道。适用于尿道扩张术及探查尿道有无结石。

（3）膀胱尿道镜及输尿管插管　可直接窥查尿道及膀胱内有无异常，并可取活体组织做病理检查、钳取异物、破碎结石及早期肿瘤电灼（图24-1）。

（4）输尿管镜和肾镜检查　在椎管麻醉下，将输尿管镜经尿道、膀胱置入输尿管及肾盂。肾镜通过经皮肾造瘘进入肾盂。可明确输尿管及肾盂内有无病灶、诊断上尿路梗阻、输尿管喷血的病因、治疗输尿管结石及取活体组织检查。

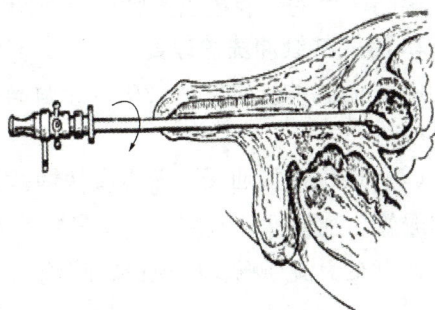

图24-1　膀胱镜检查

（5）尿流动力学测定　借助流体力学及电生理学方法研究和测定尿路输送、存储、排出尿液的功能，为分析排尿功能障碍原因、选择治疗方法及评定疗效提供客观依据。

2. 注意事项与护理

（1）心理护理　器械检查属于有创性检查，术前做好解释工作，让病人充分认识检查的必要性并消除恐惧心理，配合检查。

（2）严格无菌操作　侵入性检查可能把细菌带入人体内引起感染，检查前清洗病人会阴部，操作过程中严格无菌操作。操作后遵医嘱应用抗生素预防感染。

（3）排空膀胱　除导尿检查外，病人应排空膀胱。操作时动作轻柔，忌用暴力，以免损伤尿路。

（4）鼓励病人多饮水　内腔镜检查和尿道探查后，多数病人有肉眼血尿，2～3天后可自愈。鼓励多饮水，增加尿量，起到冲洗尿路作用。

（5）并发症处理　发生严重的损伤、出血、尿道疼痛者，留院观察、输液及应用抗生素，必要时留病人多饮水，增加尿量，起到冲洗尿路作用。

（三）膀胱冲洗与护理 🅔 微课1

膀胱冲洗是指将一定剂量的药液通过留置导尿管或耻骨上膀胱造瘘管注入膀胱后再由导管排出，反复数次加以冲洗的过程。常用0.9%氯化钠溶液。冲洗液温度一般以35～37℃为宜（膀胱出血时选用冷冲洗液）。主要用于泌尿外科术前准备、长期留置导管预防感染或前列腺、膀胱手术后清除膀胱内血液、脓汁等。

1. 冲洗方式　具体方式有开放式膀胱冲洗法和密闭式膀胱冲洗法。

（1）开放式膀胱冲洗法　先将留置导尿管或耻骨上膀胱造瘘管的玻璃连接管分开，将其远端引流管部分以无菌纱布保护好放置于一边，近端引流管末端部分用乙醇消毒外口。然后一手将无菌纱布托住近端引流管末端，另一手将抽有冲洗液的冲洗器或大注射器连接在其末端，将冲洗液缓慢注入膀胱。注入后使液体自然流出或缓慢吸出。如此反复冲洗至流出液澄清。术后将远端引流管也冲洗一次，重新以玻璃连接管连接在近端引流管上继续引流。

（2）密闭式膀胱冲洗法　将冲洗液倒入输液瓶内并悬吊于输液架上，距离病人骨盆约1m距离。膀胱冲洗的连接方法如下。

1）耻骨上经膀胱前列腺摘除术　传统方法是放置气囊导尿管和耻骨上膀胱造瘘管行膀胱冲洗，术后将这两根引流管分别连接于密闭式冲洗装置，通常气囊导尿管接输注瓶，膀胱造瘘管接引流瓶。用生理盐水间断或持续膀胱冲洗。

2）经尿道前列腺电切术　目前常采用三腔气囊导尿管接密闭式膀胱冲洗。导尿管其中一腔可以连接进水管，进行持续冲洗，中间较大的一腔接出水管，引流冲洗液及尿液（图24-2）。

2. 膀胱持续冲洗护理要点

（1）膀胱冲洗时应严格执行无菌操作。冲洗过程中观察病人的反应。

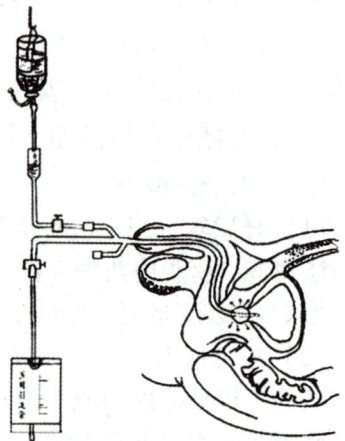

图24-2　密闭式膀胱冲洗法

（2）确保冲洗通畅　若血凝块堵塞管道致引流不畅，可采取挤捏尿管、加快冲洗速度、调整导管位置等方法；如无效可用注射器吸取无菌生理盐水进行反复抽吸冲洗，直至引流通畅，以免造成膀胱充盈或痉挛加重出血。

（3）观察记录　准确记录尿量、冲洗量和排出量，尿量＝排出量－冲洗量，同时观察记录引流液的颜色和性状；术后可有不同程度的肉眼血尿，随冲洗持续时间的延长，血尿颜色逐渐变浅，若尿液颜色逐渐加深，应警惕有活动性出血，及时通知医师处理。

第二节　泌尿系统损伤病人的护理

肾、输尿管、膀胱及后尿道受到周围组织和器官的良好保护，通常不易受损。一旦损伤往往以合并伤出现，合并于胸、腹、腰部或者骨盆受到严重暴力打击、挤压以及穿通伤等情况。因此上述部位严重损伤时（例如骨盆骨折），要注意有无泌尿系统损伤；反过来，确诊泌尿系统损伤后也要注意检查有无其他脏器的损伤。泌尿系统损伤中以男性尿道损伤最常见，其次是肾和膀胱损伤，输尿管损伤最少见。

泌尿系统损伤的主要表现是出血和尿外渗。大量出血可引起休克，尿外渗可继发感染，严重时导致肾周围脓肿、尿瘘或脓毒症。所以，对于泌尿系统损伤应尽早诊断，正确合理的初期处理，显得尤为重要。

一、肾损伤病人的护理

肾深埋于肾窝，受到肋骨、腰肌、脊椎和腹壁、腹腔内脏器、膈肌的保护，故不易受损。但肾质地脆、包膜薄，受暴力打击易引起肾损伤（renal injury）。

【病因与病理】

1. 病因

（1）开放性损伤　因刀刃、弹片等锐器贯穿致伤，常伴有胸腹部损伤，伤情复杂且严重。

（2）闭合性损伤　在肾损伤中最多见。因直接暴力（如撞击、跌倒、挤压、肋骨骨折等）或间接暴力（如对冲伤、突然暴力扭转等）所致。直接暴力时，上腹部或腰背部受到外力撞击或挤压是肾损伤最常见的原因。

2. 病理分类　根据损伤程度分为四种情况（图24-3）。

（1）肾挫伤　最多见。肾被膜及肾盂黏膜完整，血尿轻，多可自愈。

（2）肾部分裂伤　肾实质部分裂伤伴肾被膜破裂或肾盂、肾盏黏膜破裂。前者形成肾周围血肿和尿外渗，后者以血尿为主。亦可自愈。

（3）肾全层裂伤　肾被膜、肾实质、肾盂肾盏黏膜均破裂，有大量血、尿外渗及明显血尿。需手术治疗。

（4）肾蒂损伤　肾蒂血管破裂，血尿不明显，但可因大出血、休克而迅速致死。需立即手术治疗。

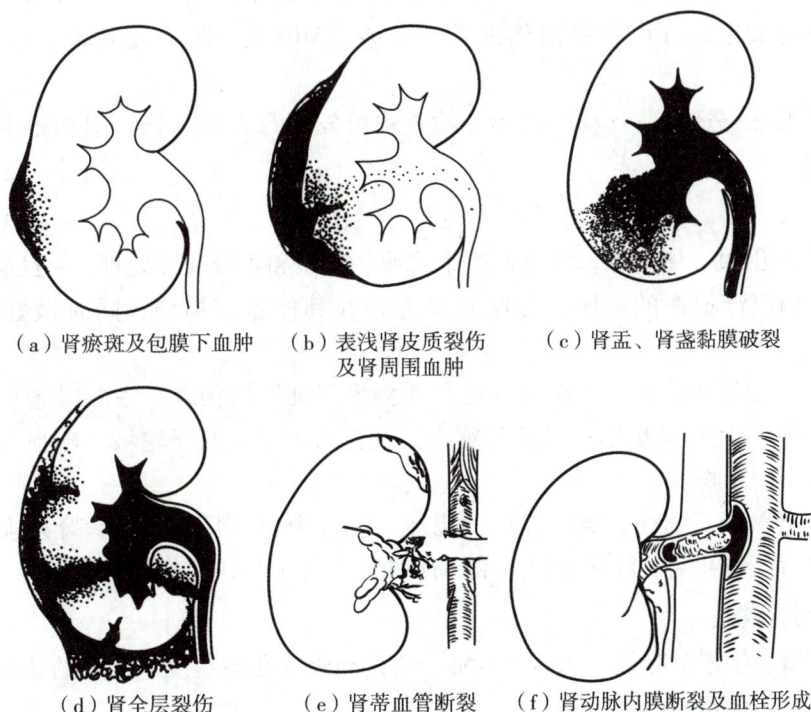

（a）肾瘀斑及包膜下血肿　　（b）表浅肾皮质裂伤　　（c）肾盂、肾盏黏膜破裂
　　　　　　　　　　　　　　及肾周围血肿

（d）肾全层裂伤　　（e）肾蒂血管断裂　　（f）肾动脉内膜断裂及血栓形成

图24-3　肾损伤常见类型

【护理评估】

（一）健康史

了解病人受伤的时间、地点、暴力性质、强度和作用部位。了解病人的临床表现、病理类型，有

无合并伤、尿外渗和感染情况，以及病人生命体征和重要脏器功能，有无休克和休克程度。

（二）身体状况

1. 症状

（1）疼痛　肾包膜下血肿、肾周围软组织损伤、出血或尿外渗等可引起患侧腰、腹部疼痛。血液、尿液进入腹腔或合并腹腔内器官损伤时，可出现腹膜刺激征、腹痛等。血块通过输尿管时，可引起同侧肾绞痛。

（2）血尿　肾损伤病人大多有血尿。损伤与血尿程度可能不一致，当肾挫伤时可出血镜下血尿或轻度肉眼血尿；轻微肾裂伤会导致肉眼血尿，严重肾裂伤或全层裂伤时呈大量肉眼血尿，并有血块堵塞尿路；当肾蒂血管断裂时，血尿可不明显，甚至无血尿。

（3）休克　重度肾损伤或合并其他脏器损伤时，因严重失血常发生休克，可危及生命。

（4）感染　血肿、尿外渗易继发感染并导致发热，多为低热。若继发肾周脓肿或化脓性腹膜炎，可引起全身中毒症状，出现寒战、高热。

2. 体征　出血及尿液外渗可使肾周围组织肿胀，形成腰部肿块，腰腹部可有明显触痛和肌紧张。

（三）辅助检查

1. 实验室检查　尿中含有不同程度红细胞，血红蛋白与血细胞比容持续降低，提示活动性出血；血白细胞计数增多提示感染。

2. 影像学检查

（1）超声检查　可提示肾损伤的部位和程度，有无包膜下和肾周血肿、尿外渗以及其他器官损伤，还可了解对侧肾情况。

（2）CT、MRI　CT可清晰显示肾实质裂伤程度、尿外渗和血肿范围，以及肾组织有无活力，并可了解与其他脏器的关系，可作为肾损伤的首选检查。MRI与CT作用相似，但对血肿的显示更清晰。

（3）其他　静脉尿路造影、肾动脉造影等检查也可发现肾有无损伤、损伤范围与程度，但临床上一般不作为首选。

（四）治疗评估

1. 急救处理　大出血、休克者，应迅速给予输液、输血和积极复苏处理。一旦病情稳定，尽快进行必要的检查，以确定肾损伤的范围、程度及有无合并其他器官损伤，同时做好急诊手术探查的准备。

2. 非手术治疗　适用于轻度肾损伤以及无合并胸腹部脏器损伤者。主要措施包括：绝对卧床休息2～4周；早期合理应用广谱抗生素以预防感染；补充血容量，给予输液、输血等支持治疗；合理应用镇痛、镇静和止血药物。

3. 手术治疗　开放性肾损伤、难以控制的出血、肾碎裂伤、肾盂破裂、肾蒂损伤等，尽早进行手术。手术方式包括肾修补术、肾部分切除术、肾切除术和肾周引流术。

（五）心理社会状况

评估病人对伤情、手术危险性、术后并发症产生的恐惧、焦虑程度，家属的认知程度，以及病人和家属对治疗所需费用的承受能力。

【常见护理诊断/问题】

1. 焦虑与恐惧　与对疾病缺乏正确认识、血尿的视觉刺激等有关。

2. 疼痛　与肾损伤有关。

3. 组织灌注改变　与肾损伤或同时合并其他器官损伤有关。

4. 潜在的并发症　休克、感染。

【护理目标】

1. 病人焦虑、恐惧减轻，情绪稳定。
2. 病人疼痛减轻或消失。
3. 病人组织灌注恢复正常。
4. 病人未发生并发症，或并发症得到及时发现和处理。

【护理措施】

(一) 非手术治疗/术前护理

1. 休息　绝对卧床休息 2～4 周，待病情稳定、血尿消失后病人可离床活动。肾损伤后需经 4～6 周才趋于愈合，过早过多离床活动有可能致再度出血。

2. 病情观察　密切观察血压、脉搏、呼吸、体温情况，观察有无休克征象；每 30 分钟～2 小时留取尿液于编号的试管内，观察尿色深浅变化，若颜色加深，说明有活动性出血；观察腰、腹部肿块范围的大小变化；动态监测血红蛋白和血细胞比容变化，以判断出血情况；观察疼痛的部位及程度。

3. 维持体液平衡　建立静脉通道，遵医嘱及时输液，必要时输血，以维持有效循环血量，保证组织有效灌流量。合理安排输液种类，及时输入液体和电解质，以维持水、电解质及酸碱平衡。

4．并发症的观察与护理　肾损伤并发症的发生率为 3%～33%，常见的有尿外渗、尿性囊肿、迟发性出血、肾周脓肿等。

(1) 尿外渗　是肾损伤最常见的并发症，静脉尿路造影和 CT 可明确诊断。应早期给予有效抗生素，多数情况下会自然消退。

(2) 尿性囊肿　多数为伤后近期发生，也可发生于伤后 3 周至数年。可疑病人首选 CT 扫描明确诊断。大部分尿性囊肿可以自行吸收，无须处理。若尿性囊肿巨大、持续存在，或出现发热、败血症等全身反应，则需经皮囊肿穿刺引流术、肾脏坏死组织清除术、输尿管内支架引流等处理。

(3) 迟发性出血　发生在创伤数周内，但通常不会超过 3 周。需密切观察生命体征，一旦发生内出血应绝对卧床、补液。选择性血管栓塞术是首选治疗手段。

(4) 肾周脓肿　常发生在伤后 5～7 天，病人出现持续性发热，糖尿病、HIV 感染、邻近空腔脏器损伤等属易患因素。一旦确诊，应用有效抗生素控制感染，首选经皮穿刺引流术，必要时行脓肿切开引流或肾脏切除。

5. 预防感染　①伤口护理：保持伤口的清洁、干燥，敷料渗湿时及时更换；②及早发现感染征象：若病人体温升高、伤口疼痛并伴有白细胞计数和中性粒细胞比值升高、尿常规示白细胞计数增多时，提示有感染；③用药护理：遵医嘱应用抗生素，并鼓励病人多饮水。

6. 心理护理　主动关心、安慰病人及其家属，稳定情绪，减轻焦虑与恐惧。加强交流，解释肾损伤的病情发展情况、主要的治疗护理措施，鼓励病人及家属积极配合各项治疗和护理工作。

7. 术前准备　有手术指征者，在抗休克的同时，紧急做好各项术前准备。①协助病人做好术前常规检查，特别注意病人的凝血功能是否正常；②尽快做好备皮、配血等，条件允许时行肠道准备。

(二) 术后护理

1. 休息　肾部分切除术后病人绝对卧床休息 1～2 周，以防继发性出血。

2. 病情观察　观察病人生命体征，引流液的颜色、性状及量；准确记录 24 小时出入液量。

3. 输液管理　合理调节输液速度，避免加重健侧肾脏负担。

4. 引流管护理　肾脏手术后常留置肾周引流管，以引流渗血和渗液。应妥善固定，标识清楚，严格无菌，保持引流管通畅，观察、记录引流液的颜色、性状与量，一般于术后 2～3 天，引流量减少时拔除。

(三) 健康教育

1. 预防出血　出院后 3 个月内不宜从事体力劳动或竞技运动，防止继发损伤。

2. 用药指导　行肾切除术者，须注意保护健侧肾脏，慎用对肾功能有损害的药物，如氨基糖苷类抗生素等。

二、膀胱损伤病人的护理

膀胱损伤（bladder injury）是指膀胱壁受到外力作用时发生膀胱浆膜层、肌层、黏膜层的破裂，引起膀胱腔完整性破坏、血尿外渗。膀胱为腹膜外器官，空虚时位于骨盆深处，受到周围筋膜、肌肉、骨盆及其他软组织的保护，很少为外界暴力所损伤。膀胱充盈时其壁紧张而薄，伸展高出耻骨联合至下腹部，易遭受损伤。

【病因与病理】

1. 病因

（1）开放性损伤　损伤膀胱损伤处与体表相通，多见于战伤。由弹片、子弹或锐器贯通所致，常合并其他脏器（如阴道、直肠）损伤，可形成腹壁尿瘘、膀胱直肠瘘或膀胱阴道瘘等。

（2）闭合性损伤　损伤膀胱充盈时，拳击、挤压、碰撞等极易导致膀胱损伤。骨盆骨折时，骨折片可直接刺破膀胱壁。

（3）医源性损伤　膀胱镜检查、膀胱镜碎石术、经尿道膀胱肿瘤电切除术等可造成膀胱损伤或穿孔。

（4）自发性破裂　有病变的膀胱（如膀胱结核、长期接受放射治疗的膀胱）因过度膨胀而发生破裂。

2. 病理

（1）膀胱挫伤　仅伤及膀胱黏膜或浅肌层，膀胱壁未穿破，局部有出血或形成血肿，无尿外渗，可出现血尿。

（2）膀胱破裂　严重损伤者可发生膀胱破裂，分为腹膜内型、腹膜外型和混合型（图 24 - 4）。

1）腹膜内型　膀胱壁破裂伴腹膜破裂，尿液流入腹腔引起腹膜炎。多见于膀胱后壁和顶部损伤。

2）腹膜外型　膀胱壁破裂但腹膜完整，尿液外渗至膀胱周围组织及耻骨后间隙。大多由膀胱前壁的损伤引起，伴骨盆骨折。

3）混合型　此型约占 10%，常合并多脏器损伤，死亡率高，火器或利器所致穿通伤是其主要原因。

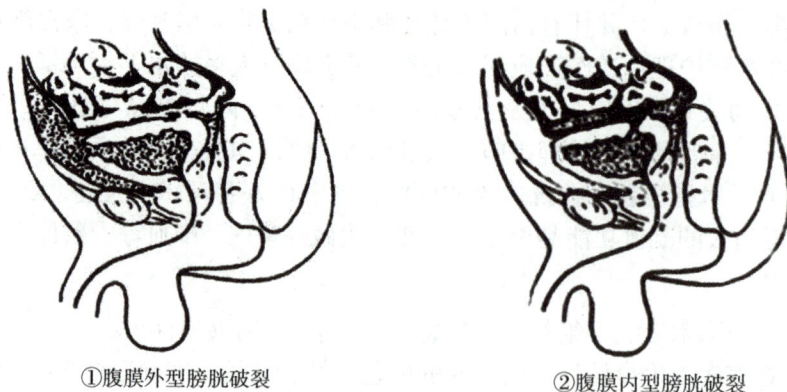

①腹膜外型膀胱破裂　　　　②腹膜内型膀胱破裂

图 24 - 4　膀胱损伤类型

【护理评估】

（一）健康史

了解病人受伤的时间、地点、暴力性质、强度和作用部位。了解病人的病情变化，有无休克及就诊前情况。

（二）身体状况

1. 症状

（1）腹痛　腹膜内型膀胱破裂时，尿液流入腹腔常引起急性腹膜炎症状；腹膜外型膀胱破裂时，可引起下腹部疼痛，压痛及肌紧张。

（2）血尿和排尿困难　膀胱破裂后，尿液流入腹腔和膀胱周围，病人有尿意，但不能排尿或仅排出少量血尿。

（3）休克　骨盆骨折所致剧痛、大出血可导致休克。

（4）尿瘘　开放性损伤时，因体表伤口与膀胱相通而有漏尿。若与直肠、阴道相通，则经肛门、阴道漏尿。闭合性损伤，尿外渗继发感染后可破溃而形成尿瘘。

2. 体征　闭合性损伤时，体表皮肤常有皮肤肿胀、血肿和瘀斑。腹膜内型膀胱破裂如腹腔内尿液较多可出现移动性浊音阳性；腹膜外型膀胱破裂，尿液外渗，直肠指诊可触及直肠前壁饱满并有触痛。

（三）辅助检查

1. 导尿试验　导尿管插入膀胱后，如引流出 300ml 以上的清亮尿液，基本上可排除膀胱破裂；如顺利插入膀胱但不能导出尿液或仅导出少量血尿，则膀胱破裂的可能性大。此时可经导尿管注入无菌生理盐水 200～300ml 至膀胱，片刻后再吸出。液体外漏时，吸出量会减少；腹腔液体回流时，吸出量会增多。若引流出的液体量明显少于或多于注入量，提示膀胱破裂。

2. 影像学检查

（1）X 线检查　腹部 X 线可显示骨盆骨折。膀胱造影是诊断膀胱破裂最可靠的方法，自导尿管注入 15% 泛影葡胺 300ml 后摄片，可见造影剂漏至膀胱外。

（2）CT 检查　可发现膀胱周围血肿，增强后延迟扫描也可发现造影剂外渗现象。

（四）治疗评估

原则是尽早闭合膀胱壁缺损，保持尿液引流通畅或完全尿流改道，充分引流外渗的尿液。

1. 急救处理　积极抗休克治疗，如输血、输液、镇痛等。尽早使用广谱抗生素预防感染。

2. 非手术治疗　膀胱轻度损伤，如挫伤或膀胱造影仅见少量尿液外渗、症状较轻者，可从尿道插入导尿管，持续引流尿液 7～10 天；合理使用抗生素预防感染。

3. 手术治疗　严重膀胱破裂伴出血、尿外渗，且病情严重者，应尽早施行手术。若为腹膜内膀胱破裂，应行剖腹探查，同时处理腹腔内其他脏器损伤。若为腹膜外破裂，手术时清除外渗尿液，修补膀胱裂口。盆腔血肿应尽量避免切开，以免再次引发大出血。出血难以控制时，可行选择性盆腔血管栓塞术。

（五）心理社会状况

评估病人对伤情、手术危险性、术后并发症产生的恐惧、焦虑程度，家属的认知程度，以及病人和家属对治疗所需费用的承受能力。

【常见护理诊断/问题】

1. 疼痛　与伤后局部肿胀和尿外渗有关。

2. 潜在的并发症　休克、感染等。

【护理目标】

1. 病人疼痛减轻或消失。

2. 病人未发生并发症，或并发症得到及时发现和处理。

【护理措施】

（一）非手术治疗/术前护理

1. 心理护理 主动关心、安慰病人与其家属，稳定情绪，减轻焦虑与恐惧。解释膀胱损伤的病情发展、主要治疗措施，鼓励病人及家属积极配合各项治疗和护理工作。

2. 维持体液平衡、保证组织有效灌流量 ①密切观察病人的生命体征，尿液颜色及尿量；②遵医嘱输血、输液，保持输液管路通畅，观察有无输液反应。

3. 感染的护理 ①做好伤口护理和导尿管护理；②遵医嘱应用抗生素；③及早发现感染征象，通知医师并协助处理。

4. 术前准备 有手术指征者，在抗休克的同时，紧急做好各项术前准备。

（二）术后护理

1. 病情观察 及早发现出血、感染等并发症。

2. 膀胱造瘘管护理 保持引流管通畅，防止逆行感染；观察记录引流液的颜色、性状、量及气味；保持造瘘口周围皮肤清洁、干燥，定期换药。膀胱造瘘管一般留置 10 天左右拔除；拔管前需先夹管，待病人的排尿情况良好后再行拔管，拔管后用纱布堵塞并覆盖造瘘口。

（三）健康教育

1. 膀胱造瘘管的自我护理 部分病人需带膀胱造瘘管出院，需做好病人的自我护理指导：①引流管和引流袋的位置切勿高于膀胱区；②间断轻柔挤压引流管以促进沉淀物的排出；③发现阻塞时不可自行冲洗，应随时就诊；④如出现膀胱刺激征、尿中有血块、发热等，也应及时就诊。

2. 用药指导 遵医嘱服药，详细告知病人药物的不良反应及注意事项。

三、尿道损伤病人的护理

尿道损伤（urethral injury）是泌尿系统最常见的损伤，多见于男性。男性尿道以尿生殖膈为界，分为前、后两段。前尿道包括球部和阴茎体部，后尿道包括前列腺部和膜部。男性尿道损伤是泌尿外科常见的急症，早期处理不当，会产生尿道狭窄、尿瘘等并发症。

【病因与病理】

1. 病因与分类

（1）按尿道损伤的部位分类

1）前尿道损伤 多发生于球部。球部尿道固定在会阴部，会阴部骑跨伤时，将尿道挤向耻骨联合下方，引起尿道球部损伤。

2）后尿道损伤 多发生于膜部。膜部尿道穿过尿生殖膈，当骨盆骨折时，附着于耻骨下支的尿生殖膈突然移位，产生剪切样暴力，使薄弱的膜部尿道撕裂。

（2）按致伤原因分类

1）开放性损伤 因弹片、锐器伤所致，常伴有阴茎、阴囊、会阴贯通伤。

2）闭合性损伤 因外来暴力所致，多为挫伤或撕裂伤。

3）医源性损伤 膀胱镜检查、膀胱镜碎石术、经尿道膀胱肿瘤电切除术等可造成膀胱损伤或穿孔。

2. 病理分类 根据损伤程度分为四种情况。

（1）尿道挫伤 尿道内层损伤，阴茎和筋膜完整；仅有水肿和出血，可以自愈。

（2）尿道裂伤 尿道壁部分断裂，引起尿道周围血肿和尿外渗，愈合后可引起瘢痕性尿道狭窄。

（3）尿道断裂 尿道完全离断，断端退缩、分离，尿道周围血肿和尿外渗明显，可发生尿潴留。前尿道损伤尿液渗入会阴、阴囊及阴茎周围；后尿道损伤同腹膜外型膀胱破裂一样，尿液渗入膀胱周围组织及耻骨后间隙（图24-5）。

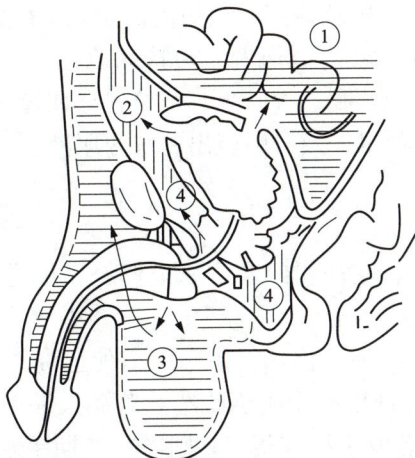

图24-5　下尿路损伤尿外渗范围
①腹膜内型膀胱损伤；②腹膜外型膀胱损伤；③前尿道损伤；④后尿道损伤

【护理评估】

（一）健康史

了解病人受伤的时间、地点、暴力性质、强度和作用部位。了解病人的病情变化，有无休克及就诊前情况。

（二）身体状况

1. 症状

（1）疼痛　尿道球部损伤时受伤处疼痛，可放射到尿道口，尤以排尿时为甚。后尿道损伤表现为下腹部疼痛，局部肌紧张并有压痛。

（2）尿道出血　前尿道损伤时，可见尿道外口滴血、血尿；后尿道破裂时，可无尿道口流血或仅少量血液流出。

（3）排尿困难　尿道挫裂伤后，因局部水肿或疼痛性括约肌痉挛，发生排尿困难。尿道断裂时，可发生尿潴留。

（4）休克　骨盆骨折致后尿道损伤，常因合并大出血，引起创伤性、失血性休克。

（5）尿外渗　尿道断裂后，用力排尿时尿液可从裂口处渗入周围组织，形成尿外渗，并发感染时则出现脓毒血症；膜部尿道损伤致尿生殖膈撕裂时，会阴、阴囊部出现尿外渗及血肿。

2. 体征　直肠指诊对确定尿道损伤部位极为重要。后尿道断裂时，可触及直肠前方有柔软、压痛的血肿，前列腺向上移位，有浮球感。

（三）辅助检查

1. 导尿试验　导尿检查尿道是否连续、完整。严格无菌下轻缓插入导尿管，若能顺利插入至膀胱，说明尿道连续而完整。若一次插入困难，不应勉强反复试插，以免加重局部损伤，导致感染。后尿道损伤伴骨盆骨折时，一般不宜导尿。

2. 影像学检查

（1）X线检查　盆前后位X线可显示骨盆情况及是否存在异物。尿道造影可显示尿道损伤部位及程度，尿道断裂可有造影剂外渗，而尿道挫伤则无外渗征。

（2）CT、MR　用于尿道损伤的初期评估，对观察损伤后骨盆变形的解剖情况和脏器的损伤程度有重要意义。

（四）治疗评估

1. 急救处理 损伤严重伴大出血可致休克，须积极抗休克治疗，尽早施行手术治疗。

2. 非手术治疗 治疗尿道挫伤及轻度裂伤者无须特殊治疗，可止血、镇痛、应用抗生素预防感染。排尿困难者，可试插导尿管，如顺利进入膀胱，可留置导尿管 2 周左右。如试插导尿管失败、尿潴留者，可行耻骨上膀胱穿刺或造瘘术，及时引流出膀胱内尿液。损伤较重者，一般不宜导尿，以免加重局部损伤和引起感染。

3. 手术治疗

（1）前尿道裂伤 如导尿失败，立即行经会阴尿道修补；尿道断裂者及时清除血肿后行尿道端端吻合术，并留置导尿管 2~3 周。

（2）后尿道损伤 早期行尿道会师复位术，借牵引力使已断裂的尿道两断端复位对合，术后留置导尿管 3~4 周。尿道愈合后注意观察有无尿道狭窄。若病人一般情况差，或尿道会师复位术不成功，可做膀胱高位造瘘，3 个月后若发生尿道狭窄，则需行二期手术，即施行尿道瘢痕切除及尿道端端吻合术。

（3）并发症

1）尿外渗 在尿外渗区做多处切口，置多孔引流管进行皮下引流，彻底引流外渗尿液。

2）尿道狭窄 尿道损伤后常并发尿道狭窄，狭窄轻者可定期行尿道扩张术，狭窄严重者可行内镜下尿道内冷刀切开狭窄部位、切除瘢痕组织；必要时可经会阴切除瘢痕狭窄段，行尿道端端吻合术。

3）直肠损伤 后尿道合并直肠损伤时应立即修补，并做暂时性结肠造瘘。若并发尿道直肠瘘，应等待 3~6 个月后再施行修补手术。

（五）心理社会状况

评估病人对伤情、手术危险性、术后并发症产生的恐惧、焦虑程度，家属的认知程度，以及病人和家属对治疗所需费用的承受能力。

【常见护理诊断/问题】

1. 疼痛 与尿道损伤、尿外渗有关。

2. 尿潴留 与尿道断裂、损伤引起血肿有关。

3. 潜在的并发症 休克、感染、尿道狭窄。

【护理目标】

1. 病人疼痛减轻或消失。

2. 病人无尿潴留发生。

3. 病人未发生并发症，或并发症得到及时发现和处理。

【护理措施】

（一）非手术治疗/术前护理

1. 心理护理 尿道损伤以青壮年男性为主，常合并骨盆骨折、大出血，甚至休克，伤情重，故病人及家属的精神负担大，极易产生恐惧、焦虑心理。护士应主动关心、安慰病人与家属，稳定情绪，减轻焦虑与恐惧，告诉病人及家属尿道损伤的病情发展、主要的治疗护理措施，鼓励病人及家属积极配合。

2. 维持体液平衡 ①急救护理：有效止血，及时进行骨折复位固定，减少骨折断端的活动，以免损伤血管，导致休克；骨盆骨折者须卧硬板床，勿随意搬动，以免加重损伤。②输液护理：迅速建立 2 条静脉通路，遵医嘱合理输液、输血，并确保输液通道通畅。

3. 病情观察 监测病人的神志、脉搏、呼吸、血压、体温、尿量、腹肌紧张度、腹痛、腹胀等的变化，并详细记录。

4. 感染的护理 ①做好伤口护理和导尿管护理；②嘱病人勿用力排尿，避免引起尿外渗而致周围组织继发感染；③遵医嘱应用抗生素，嘱病人多饮水；④及早发现感染征象，通知医师并协助处理。

5. 术前准备 有手术指征者，在抗休克的同时，紧急做好各项术前准备。

（二）术后护理

1. 引流管护理

（1）尿管 尿道吻合术与尿道会师术后均留置尿管，引流尿液。

1）妥善固定 尿管一旦滑脱均无法直接插入，须再行手术放置，直接影响损伤尿道的愈合。应妥善固定尿管于大腿内侧、减缓翻身动作，防止尿管脱落。

2）有效牵引 尿道会师术后行尿管牵引，有利于促进分离的尿道断面愈合。为避免阴茎阴囊交界处尿道发生压迫性坏死，需掌握牵引的角度和力度。牵引角度为尿管与体轴呈 45°，牵引力度约 0.5kg，维持 1～2 周。

3）保持通畅 血块堵塞是导致尿管堵塞的常见原因，需及时清除。可在无菌操作下，用注射器吸取无菌生理盐水冲洗、抽吸血块。

4）预防感染 严格无菌操作，定期更换引流袋。留置尿管期间，每日清洁尿道口 2 次。

5）拔管 尿道会师术后尿管留置时间一般为 1～2 周，创伤严重者可酌情延长留置时间。

（2）膀胱造瘘管 同引流管护理常规，膀胱造瘘管留置 10 天左右拔除。

2. 尿外渗区切开引流的护理 保持引流通畅；定时更换切口浸湿敷料；抬高阴囊，以利外渗尿液吸收，促进肿胀消退。

（三）健康教育

1. 定期行尿道扩张术 经手术修复后，尿道损伤病人尿道狭窄的发生率较高，需要定期进行尿道扩张以避免尿道狭窄。因尿道扩张术有明显不适，应向病人说明该治疗的意义，鼓励病人定期返院行尿道扩张术。

2. 自我观察 若发现有排尿不畅、尿线变细、滴沥、尿液浑浊等现象，可能为尿道狭窄，应及时来医院诊治。

第三节 泌尿系统结石病人的护理

泌尿系统结石（urolithiasis）又称尿石症，是泌尿外科 3 大疾病之一。泌尿系统结石包括肾结石、输尿管结石、膀胱结石及尿道结石。按泌尿系统结石所在的部位分为上尿路结石和下尿路结石。临床以上尿路结石多见。我国泌尿系统结石的患病率为 1%～5%。尿石症的好发年龄为 30～50 岁，男女之比为（2～3）：1。全球范围内，尿石症的发病有明显的地区差别，热带和亚热带地区是其好发地区。我国南方的发病率明显高于北方地区。

尿路结石的治疗方法很多，且疗效满意。但结石的患病率、治疗后复发率均很高。因此，做好尿路结石病人护理的同时，采取有效措施预防尿路结石的发生或延迟结石复发十分重要。

泌尿系统结石病因复杂，形成机制尚未完全清楚，可能是多种因素共同影响所致。泌尿系统结石的形成和尿中盐类代谢紊乱密切相关。尿液浓缩，尿路感染，尿路梗阻，长期卧床尿钙增加，尿酸盐、磷酸盐或草酸盐等析出沉淀附着于细菌、感染产物或坏死物质的核心，最终形成结石。

【护理评估】

（一）健康史

主要了解病人生活环境，平时饮食及饮水情况；有无泌尿系梗阻、感染和异物史；有无肾绞痛、血尿、排石史；有无甲状旁腺功能亢进症、痛风或长期卧床病史；有无长期用药，如长期或大量使用维生素 C、维生素 D 及磺胺类等药物。

（二）身体状况

1. 上尿路结石　好发于青壮年男性，肾是形成结石最主要的部位。肾结石主要位于肾盏肾盂内；输尿管结石 90% 以上来自肾结石并停留、嵌顿于三个生理狭窄处。但实际上结石最易停留或嵌顿的部位是上输尿管的第三腰椎水平及附近。

（1）疼痛　病人多有肾区疼痛，疼痛程度取决于结石大小和位置。结石大、移动小的肾盂肾盏结石可无明显临床症状，活动后可引起上腹和腰部钝痛或隐痛。肾内小结石与输尿管结石可引起肾绞痛，常见于结石活动并引起输尿管梗阻的情况。肾绞痛的典型表现为突发性严重疼痛，多在深夜至凌晨发作，可使人从熟睡中痛醒，剧烈难忍。疼痛位于腰部或上腹部，沿输尿管放射至同侧腹股沟，甚至涉及同侧睾丸或阴唇。疼痛持续数分钟至数小时不等。发作时病人精神恐惧、坐卧不安，痛极时可伴恶心、呕吐、面色苍白、出冷汗，甚至休克。发作时肾区叩击痛明显，沿输尿管走行部位有深压痛。疼痛原因为较小而活动的结石引起肾盂、输尿管平滑肌强烈蠕动及痉挛导致肾盂内高压。结石较大者反而因其不易活动疼痛表现不明显，仅有患侧腰部隐痛。

（2）血尿　多为镜下血尿，少数为肉眼血尿。有时活动后出现镜下血尿是上尿路结石的唯一症状。

（3）膀胱刺激症状　结石伴感染或输尿管膀胱壁段结石时，可有尿频、尿急、尿痛。

（4）排石　少数病人可自行排出细小结石，是尿石症的有力证据。

（5）感染和梗阻　结石继发急性肾盂肾炎或肾积脓时，可有发热、畏寒等全身症状。小儿上尿路结石以尿路感染为主要表现。双侧上尿路完全性梗阻时可导致无尿，甚至出现尿毒症。

2. 下尿路结石　原发性膀胱结石多发于男性儿童，与营养不良及低蛋白血症等有关，发生较少。继发性膀胱结石可来源于肾、输尿管结石或因膀胱出口梗阻，如前列腺增生、异物、长期留置导尿等情况引起，男性为多。尿道结石绝大多数来于肾和膀胱。

（1）排尿困难　呈滴状排尿，伴尿痛。膀胱结石时可表现典型的排尿突然中断，于跑跳或改变排尿姿势后缓解而继续排尿。

（2）血尿　膀胱结石常有终末血尿。

（3）膀胱刺激征　于继发感染时加重，并有脓尿。

（三）辅助检查

1. 实验室检查

（1）尿液分析　常能见到肉眼血尿或镜下血尿；伴感染时有脓尿；还可检测尿 pH，持续性酸性尿（尿 pH <6）提示尿酸结石，持续性碱性尿（尿 pH >7.2）提示磷酸铵镁结石。还可测定尿钙、钠、镁、磷、尿酸、草酸盐、胱氨酸等的水平。

（2）血液检查　检测血钙、磷、尿酸、尿素氮和肌酸等的水平。代谢异常者应作相关检查。

（3）结石成分分析　可确定结石性质，也是制定结石预防措施和选用溶石疗法的重要依据。常用物理方法和化学方法 2 种。

2. 影像学检查

（1）超声检查　是肾结石重要的筛查手段，能显示结石的特殊声影，可发现平片不能显示的小结石和透 X 线结石，还能显示肾积水和肾实质萎缩情况。

（2）X 线检查　① KUB：能发现 90% 以上的泌尿系统结石。但结石过小、钙化程度不高或纯尿酸结石常不显示。②排泄性尿路造影：可显示结石所致的尿路形态和肾功能改变。透 X 线的尿酸结石可显示充盈缺损。③逆行肾盂造影：常用于其他方法不能确定结石的部位或结石以下尿路系统病情不明时，一般不作为初始检查手段。

（3）CT 和 MRU　平扫 CT 能发现较小的结石，包括 X 线透光结石。增强 CT 可显示肾积水的程度和肾实质的厚度，反映肾功能的改变情况。磁共振水成像（MRU）能够了解结石梗阻后肾输尿管积水的情况，不适合做静脉尿路造影者可考虑采用。

3. 内镜检查　包括肾镜、输尿管镜和膀胱镜检查。通常用于泌尿系统平片未显示结石，排泄性尿路造影有充盈缺损而不能确诊时，借助于内镜可明确诊断和进行治疗。

（四）治疗评估

1. 上尿路结石

（1）病因治疗　如切除甲状旁腺瘤、解除尿路梗阻可防止结石复发。

（2）非手术治疗　适用于结石直径 <0.6cm 、表面光滑、无尿路梗阻、无感染的病人。

1）饮食与运动　每日饮水 2500～3000ml，保持每日尿量在 2000ml 以上。少食富含草酸的食物，适当运动。

2）中药和针灸　可解痉镇痛，常用中药有金钱草、车前子，常用针刺穴位是肾俞、膀胱俞、三阴交、阿是穴等。

3）肾绞痛的处理　是泌尿外科常见的急症，需紧急处理。常用镇痛药物包括非甾体抗炎镇痛药，如双氯芬酸、吲哚美辛；阿片类镇痛药，如哌替啶、曲马朵等；解痉药物主要有阿托品、钙离子通道阻滞药、黄体酮等。

（3）体外冲击波碎石（ESWL）　通过 X 线或超声检查对结石进行定位，利用高能冲击波聚焦后作用于结石，使之裂解、粉碎成细砂，随尿流排出。临床实践证明它是一种安全而有效的非侵入性治疗，大多数的上尿路结石可采用此方法治疗。常见并发症包括出血、"石街"形成、肾绞痛、高血压等。

（4）手术治疗

1）内镜取石或碎石术

①经皮肾镜取石或碎石术（PCNL）：利用超声或 X 线检查定位，经腰背部细针穿刺直达肾盏或肾盂，扩张并建立皮肤至肾内的通道，插放肾镜，直视下取石或碎石。取石后酌情放置双 J 管和肾造瘘管。此法适用于 >2cm 的肾结石、有症状的肾盏结石、体外冲击波治疗失败的结石。术中术后出血是 PCNL 最常见及危险的并发症。

②输尿管镜取石或碎石术（URL）：经尿道插入输尿管镜至膀胱，经膀胱输尿管口进入输尿管，直视找到结石，进行套石或取石。若结石较大可用超声、液电、激光或气压弹道碎石。此法适用于中、下段输尿管结石，因肥胖、结石硬、停留时间长而用 ESWL 困难者，亦可用于 ESWL 治疗后所致的"石街"处理。常见并发症主要有感染、黏膜下损伤、穿孔、撕裂等。

③腹腔镜输尿管取石（LUL）：适用于直径 >2cm 的输尿管结石，原考虑开放手术，或经 ESWL、输尿管镜手术失败者。一般不作首选方案。

2）开放手术少用。适用于结石远端存在梗阻、部分泌尿系统畸形、结石嵌顿紧密、其他治疗无效，肾积水感染严重或患肾功能丧失的尿石症。

2. 下尿路结石　主要采取手术治疗。膀胱感染严重时，应用抗生素；若有排尿困难则先留置导尿管，以利引流尿液及控制感染。

（1）经尿道膀胱镜取石或碎石术　大多数结石应用碎石钳机械碎石，并将碎石取出，适用于结石直径 <2～3cm 者。较大的结石需采用超声、液电、激光或气压弹道碎石。

（2）耻骨上膀胱切开取石术　为传统的开放手术方式。小儿及膀胱感染严重者，应先做耻骨上膀胱造瘘，以加强尿液引流，待感染控制后再行取石手术。

（五）心理社会状况

评估病人是否了解尿石症的治疗方法，是否担心尿石症的预后，是否知晓尿石症的预防方法；对手术、术后并发症产生的恐惧、焦虑程度，家属的认知程度，以及病人和家属对治疗所需费用的承受能力。

【常见护理诊断/问题】

1. 疼痛 与结石刺激引起的炎症、损伤及平滑肌痉挛有关。

2. 潜在并发症 感染、"石街"形成、出血。

3. 知识缺乏 缺乏预防尿石症的知识。

【护理目标】

1. 病人自述疼痛减轻，舒适感增强。

2. 病人未发生并发症，或并发症得到及时发现或处理。

3. 病人知晓尿石症的预防知识。

【护理措施】

（一）非手术治疗的护理

1. 缓解疼痛 嘱病人卧床休息，局部热敷，指导病人深呼吸、放松以减轻疼痛。遵医嘱应用解痉镇痛药物，并观察疼痛的缓解情况。

2. 饮水与活动 大量饮水可稀释尿液、预防感染、促进排石。在病情允许的情况下，适当作一些跳跃运动或经常改变体位，有助于结石的排出。

3. 病情观察 观察体温、尿液颜色与性状、尿中白细胞数，及早发现感染征象。观察结石排出情况，排出结石可做成分分析，以指导结石治疗与预防。

（二）体外冲击波碎石的护理

1. 术前护理

（1）心理护理 向病人及家属解释 ESWL 的方法、碎石效果及配合要求，解除病人的顾虑嘱病人术中配合做好体位固定，不能随意变换体位，以确保碎石定位的准确性。

（2）术前准备 术前 3 日忌食产气食物，术前 1 日口服缓泻药，术晨禁饮食；教病人练习手术配合体位、固定体位，以确保碎石定位的准确性；术晨行泌尿系统 X 线复查，了解结石是否移位或排出，复查后用平车接送病人，以免结石因活动再次移位。

2. 术后护理

（1）鼓励病人多饮水 每日饮水 2500～3000ml，可根据出汗量适当增减饮水量，促进排石。

（2）采取有效体位，促进排石 术后卧床休息 6 小时；若病人无全身反应及明显疼痛，适当活动、变换体位，可增加输尿管蠕动、促进碎石排出。①肾结石碎石后一般取健侧卧位；②结石位于中肾盏、肾盂、输尿管上段，碎石后取头高脚低位，上半身抬高；③结石位于肾下盏，碎石后取头低位。

（3）病情观察 严密观察和记录碎石后排尿及排石情况。可用纱布过滤尿液，收集结石碎渣作成分分析；定时摄腹部平片观察结石排出情况。若需再次治疗，间隔时间不少于 7 日。

（4）并发症的护理

1）血尿 碎石术后多数病人出现暂时性肉眼血尿，一般无须特殊处理。

2）发热 感染性结石病人，由于结石内细菌播散而引起尿路感染，往往引起发热。遵医嘱应用抗生素，高热者采用降温措施。

3）疼痛 结石碎片或颗粒排出可引起肾绞痛，应给予解痉止痛等处理。

4）"石街"形成 是常见且较严重的并发症之一。

①原因：体外冲击波碎石术后，碎石过多地积聚于输尿管与男性尿道内没有及时排出，可引起"石街"阻碍尿液排出。

②表现：病人有腰痛或不适，有时可合并继发感染。如果"石街"形成2周后不及时处理，肾功能恢复将会受到影响。

③预防及处理：重在预防，严格掌握适应证。较大的肾结石进行体外冲击波碎石之前常规留置双J管，以预防"石街"形成；无感染的"石街"可继续用体外冲击波碎石；对于有感染迹象者，给予抗生素治疗，待感染控制后，用输尿管镜碎石将结石击碎排出。

（三）手术治疗的护理

1. 术前护理

（1）心理护理 向病人及家属解释手术治疗的方法与优点，术中的配合要求与注意事项。解除病人的顾虑，使其更好地配合治疗与护理。

（2）控制感染 术前感染的控制是手术安全的保证。对于伴有感染的病人，选择合适的抗生素。

（3）术前准备 ①除常规检查外，应注意病人的凝血功能是否正常，并了解病人近期是否服用阿司匹林、华法林等抗凝药物，若有则嘱病人停药，待凝血功能正常后再行碎石术。②体位训练：术中病人需取截石位或俯卧位。俯卧位时病人有不舒适感，其呼吸、循环功能可受到影响。因此术前指导病人做俯卧体位练习，从俯卧30分钟开始，逐渐延长至2小时，以提高病人对术中体位的耐受性。

2. 术后护理

（1）病情观察 观察病人生命体征及尿液的颜色和性状。

（2）引流管护理

1）肾造瘘管 经皮肾镜取石术后常规留置肾造瘘管，目的是引流尿液及残余碎石渣。护理措施如下。①妥善固定：搬运、翻身、活动时勿牵拉造瘘管，以防脱出；②防止逆流：引流管的位置不得高于肾造瘘口，以防引流液逆流引起感染；③保持通畅：保持引流管位置低于肾造瘘口，勿压迫、冲洗、折叠导管；定期挤捏，防止堵塞；④观察记录：观察引流液的颜色、性状和量，并做好记录；⑤拔管：术后3~5日若引流尿液转清、体温正常，则可考虑拔管，拔管前先夹闭24~48小时，观察病人有无排尿困难、腰腹痛、发热等不良反应，如无不适则可拔除。

2）双J管 碎石术后于输尿管内放置双J管，可起到内引流、内支架的作用，防止输尿管内"石街"形成。术后指导病人尽早取半卧位，多饮水、勤排尿，勿使膀胱过度充盈而引起尿液反流。鼓励病人早期下床活动，但避免剧烈活动、过度弯腰、突然下蹲等活动；防止增加腹压的动作，以防引起双J管滑脱或上下移位。双J管一般留置4~6周，经复查腹部超声或X线确定无结石残留后，在膀胱镜下取出双J管。

（3）术后并发症的观察与护理

1）出血 经皮肾镜取石或碎石术后早期，肾造瘘管引流出血性尿液，一般1~3日内尿液颜色转清，无须特殊处理。若术后短时间内造瘘管引出大量鲜红色血性液体，须警惕出血。应安慰病人，嘱其卧床休息，并及时报告医师处理。除应用止血药、抗感染等处理外，可再次夹闭造瘘管1~3小时不等，造成肾盂内压力增高，达到压迫性止血的目的。若经止血处理后，病人生命体征平稳，再重新开放肾造瘘管。

2）感染 术后应密切观察病人体温变化。遵医嘱应用抗生素，嘱病人多饮水；保持各引流管通畅，留置导尿管者做好尿道口与会阴部的清洁。

3）输尿管损伤 术后观察有无漏尿及腹膜炎征象。一旦发生，及时处理。

（四）健康教育

1. 尿石症的预防

（1）饮食指导 嘱病人大量饮水。根据结石成分、代谢状态调节饮食。含钙结石者应合理摄入钙量；草酸盐结石病人应限制浓茶、菠菜、巧克力、草莓、麦麸、芦笋和各种坚果（松子、核桃、板栗等）；尿酸结石者不宜食用含嘌呤高的食物如动物内脏，限制各种肉类、鱼、虾等高蛋白的食物；对于胱氨酸结石，主要限制富含蛋氨酸的食物，包括蛋、奶、花生等。

（2）药物预防　根据结石成分，血尿钙磷、尿酸、胱氨酸和尿 pH，应用药物预防结石发生。草酸盐结石病人可口服维生素 B_6 以减少草酸盐排出；口服氧化镁可增加尿中草酸盐的溶解度。

（3）特殊性预防　伴甲状旁腺功能亢进者，必须摘除腺瘤或增生组织。鼓励长期卧床者多活动，防止骨脱钙，减少尿钙排出。尽早解除尿路梗阻、感染、异物等因素。

2. 双 J 管的自我观察与护理

（1）自我护理　部分病人行碎石术后带双 J 管出院，期间若出现排尿疼痛、尿频、血尿时，多为双 J 管膀胱端刺激所致，一般经多饮水、减少活动和对症处理后均能缓解。嘱病人术后 4～6 周回院复查并拔除双 J 管。避免体力活动强度过大，一般的日常生活活动不受限。

（2）自我观察　如果出现无法缓解的膀胱刺激征、尿中有血块、发热等症状，应及时就诊。

3. 复诊指导　定期行 X 线或超声检查，观察有无残余结石或结石复发。若出现腰痛、血尿等症状，及时就诊。

第四节　良性前列腺增生病人的护理

良性前列腺增生（benign prostatic hyperplasia，BPH）简称前列腺增生，俗称前列腺肥大，是男性老年人排尿障碍原因中最为常见的一种良性疾病。

【病因与病理】

1. 病因　本病病因尚未完全清楚。目前公认高龄和有功能的睾丸是前列腺增生发病的 2 个重要因素，两者缺一不可。男性在 45 岁以后前列腺可有不同程度的增生，多在 50 岁以后出现临床症状。此外，受性激素的调控，前列腺间质细胞、腺体上皮和基质的相互影响，各种生长因子的作用，随年龄增长，体内性激素平衡失调以及雌、雄激素的协同效应等，可能是前列腺增生的重要病因。

2. 病理　前列腺腺体由移行带（占5%）、中央带和外周带组成（共占95%）。前列腺增生主要发生于前列腺尿道周围移行带。增生的前列腺体将外围的腺体挤压萎缩成前列腺外科包膜。与增生的腺体有明显界限。增大的腺体压迫尿道使之弯曲、伸长、变窄，尿道阻力增加，从而引起排尿困难。此外，前列腺内尤其是围绕膀胱颈部的平滑肌内含丰富的 α 肾上腺素能受体，这些受体的激活使该处平滑肌收缩，可明显增加前列腺尿道的阻力。

为了克服排尿阻力，逼尿肌增强其收缩力，代偿性肥大，加之长期膀胱内高压，膀胱壁黏膜面出现小梁、小室或假性憩室。如膀胱容量较小，逼尿肌退变，顺应性变差。出现逼尿肌不稳定收缩，病人有明显尿频、尿急和急迫性尿失禁。如梗阻长期未能解除，逼尿肌萎缩，收缩力减弱，导致膀胱不能排空而出现残余尿。随着残余尿量增加，膀胱无张力扩大，可出现充溢性尿失禁，尿液反流引起上尿路积水及肾功能损害。梗阻引起膀胱尿潴留，易继发感染和结石。

【护理评估】

（一）健康史

了解病人的年龄、发病诱因，既往有无尿潴留、尿失禁、腹股沟疝、内痔、脱肛等病史；有无高血压、糖尿病、脑血管疾病等慢性病；有无使用治疗前列腺增生的药物等；目前或近期是否服用影响膀胱出口功能或导致下尿路症状的药物。

（二）身体状况

前列腺增生多在 50 岁以后出现症状，70 岁左右更加明显。症状取决于梗阻的程度、病变发展速度以及是否合并感染和结石，与前列腺体积大小不完全一致。

1. 尿频　是前列腺增生最常见的早期症状，夜间更为明显。早期是因增生的前列腺充血刺激引起。随着梗阻加重，残余尿量增多，膀胱有效容量减少，尿频更加明显，可出现急迫性尿失禁等症状。

2. 排尿困难　进行性排尿困难是前列腺增生最重要的症状，病情发展缓慢。典型表现是排尿迟缓、断续、尿细而无力、射程短、终末滴沥、排尿时间延长。严重者需用力并增加腹压以帮助排尿，常有排尿不尽感。

3. 尿失禁、尿潴留　当梗阻加重到一定程度时，残余尿量逐渐增加，继而发生慢性尿潴留及充溢性尿失禁。在前列腺增生的任何阶段，可因气候变化、劳累、饮酒、便秘、久坐等因素，使前列腺突然充血、水肿导致急性尿潴留。病人因不能排尿，膀胱胀满，常需到医院急诊导尿。

4. 并发症　①前列腺增生若合并感染或结石，可有尿频、尿急、尿痛症状；②增生的腺体表面黏膜血管破裂时，可引起无痛性肉眼血尿；③梗阻引起严重肾积水、肾功能损害时，可出现慢性肾功能不全，如食欲缺乏、恶心、呕吐、贫血、乏力等症状；④长期排尿困难导致腹压增高，还可引起腹股沟疝、内痔或脱肛等。

（三）辅助检查

1. 直肠指检　是重要的检查方法。典型 BPH 可扪及腺体增大，边缘清楚，表面光滑，中央沟变浅或消失，质地柔韧而有弹性。

2. 超声检查　可经腹壁或直肠测量前列腺体积，测定增生腺体是否突入膀胱，还可测定膀胱残余尿量。经直肠超声检查更为精确。

3. 尿流率检查　一般认为排尿量在 150～400ml 时，如最大尿流率 <15ml/s 表示排尿不畅；如 <10ml/s，则提示梗阻较为严重。

4. 前列腺特异性抗原（PSA）测定　前列腺有结节或质地较硬时，PSA 测定有助于排除前列腺癌。

（四）治疗评估

1. 非手术治疗

（1）观察等待　若症状较轻，不影响生活与睡眠，一般无须治疗，可观察等待，但需门诊随访。一旦症状加重，应进行治疗。

（2）药物治疗　包括 α_1 肾上腺素能受体阻断剂、5α-还原酶抑制剂和植物类药等。

1）α_1 受体阻断剂　能有效降低膀胱颈及前列腺平滑肌张力，减少尿道阻力，改善排尿功能。一般用药后数小时至数天即可改善症状，适用于伴有中至重度下尿路症状的病人。常用药物有特拉唑嗪、阿夫唑嗪、坦索罗辛等。

2）5α-还原酶抑制剂　在前列腺内阻止睾酮转变为有活性的双氢睾酮，进而使前列腺体积缩小，改善排尿症状。一般在服药 3～6 个月起效，适用于前列腺体积增大同时伴有中至重度下尿路症状的病人。常用药物有非那雄胺、度他雄胺、依立雄胺。

3）其他　目前临床普遍应用的植物药有伯泌松、通尿灵、舍尼通等。

2. 手术治疗　经尿道前列腺切除术（transurethral resection of the prostate，TURP）是目前最常用的手术方式。近年来，经尿道前列腺切除手术和经尿道前列腺激光手术得到广泛应用。开放手术仅在巨大的前列腺或合并巨大膀胱结石者选用，多采用耻骨上经膀胱或耻骨后前列腺切除术。

3. 其他疗法　经尿道球囊扩张术、前列腺尿道支架以及经直肠高强度聚焦超声等对缓解前列腺增生引起的梗阻症状均有一定疗效，适用于不能耐受手术的病人。

（五）心理社会状况

了解病人是否因夜尿、排尿困难、尿潴留感到焦虑及生活不便，病人与家属是否了解该病的治疗方法及自我护理方法。

【常见护理诊断/问题】

1. 排尿型态改变 与膀胱出口梗阻有关。

2. 疼痛 与逼尿肌功能不稳定、导尿管刺激、膀胱痉挛等有关。

3. 潜在并发症 术后出血、TUR 综合征、尿失禁、尿道狭窄。

【护理目标】

1. 病人恢复正常的排尿型态，排尿通畅。

2. 病人主诉疼痛减轻或消失。

3. 病人未发生并发症，或并发症得到及时发现和控制。

【护理措施】

(一) 非手术治疗/术前护理

1. 急性尿潴留的护理

(1) 预防 避免急性尿潴留的诱发因素，如受凉、过度劳累、饮酒、便秘、久坐；指导病人适当限制饮水尤其是晚上，以缓解尿频症状，但每日的摄入量不应少于 1500ml；勤排尿、不憋尿，避免尿路感染；注意保暖，预防便秘。

(2) 护理 当发生急性尿潴留时，首选置入导尿管，置入失败者可行耻骨上膀胱造瘘；一般留置导尿管 3~7 天，如同时服用 α 受体阻断剂 3~7 天，可提高拔管成功率。

2. 用药护理 观察用药后反应。α_1 受体阻断剂的主要副作用为头痛、头晕、体位性低血压等，病人改变体位时应预防跌倒，应在睡前服用。5α－还原酶抑制剂的主要副作用为勃起功能障碍、性欲低下、男性乳房女性化等，必要时遵医嘱用药。

3. 安全护理 夜尿次数较多的病人，嘱病人白天多饮水，睡前少饮水。夜间睡前在床边为病人准备便器。如需起床如厕，应有家属或护士陪护，以防跌倒。

4. 术前准备 ①前列腺增生病人多为老年人，常合并慢性病，术前应协助做好心、脑、肝、肺、肾等重要器官功能的检查，评估其对手术的耐受力。②慢性尿潴留者，应先留置尿管引流尿液，改善肾功能；尿路感染者，应用抗生素控制炎症。③术前指导病人有效咳嗽、排痰的方法。

5. 心理护理 护士应理解病人的身心痛苦，帮助病人更好地适应前列腺增生给生活带来的不便。给病人解释前列腺增生的主要治疗方法。鼓励病人树立治疗疾病的信心。

(二) 术后护理

1. 病情观察 观察病人神志、生命体征、心功能、尿量、尿液颜色和性状。

2. 饮食 术后 6 小时无恶心、呕吐者，即可进流食。病人宜进食易消化、富含营养与含纤维的食物，以防便秘。留置尿管期间鼓励病人多饮水，每日 2000ml，预防泌尿系统感染。

3. 膀胱冲洗的护理

(1) 冲洗 术后用生理盐水持续冲洗膀胱 1~3 天，以防血凝块形成致尿管堵塞。

(2) 冲洗液温度 建议与体温接近，保持在 25~30℃，避免过冷或过热，可预防膀胱痉挛的发生。

(3) 调整冲洗速度 根据尿液颜色来定，色深则快，色浅则慢。

4. 引流管的护理 术后利用导尿管的水囊压迫前列腺窝与膀胱颈，起到局部压迫止血的目的。

(1) 导尿管护理 ①妥善固定，将导尿管牵拉并固定于大腿内侧。稍加牵引。以利于止血，防止因坐起或肢体活动致气囊移位，影响压迫止血效果；②保持通畅，防止导尿管折叠、扭曲、受压、堵塞；③保持会阴部清洁。

(2) 各引流管的拔管 ①经尿道前列腺切除术：术后 5~7 天尿液颜色清澈，即可拔除导尿管；

②开放性手术：耻骨后引流管在术后 3～4 天，待引流量很少时拔除；耻骨上前列腺切除术后 7～10 天拔除导尿管。

5. 并发症的护理

（1）膀胱痉挛　可由前列腺切除术后逼尿肌不稳定、导管刺激、血块堵塞冲洗管等引起。病人出现自觉尿道烧灼感、疼痛，强烈的便意或尿意不尽感。常伴有尿道血液或尿液渗出，引流液多为血性。持续膀胱冲洗液逆流。一旦出现，应及时安慰病人，缓解其紧张焦虑情绪；保持膀胱冲洗液温度适宜，可用温热毛巾湿热敷会阴部；减少气囊/尿管囊内液体；保持尿管引流通畅；遵医嘱给予解痉镇痛，必要时给予镇静药。

（2）经尿道切除术综合征　是 TURP 手术病情最为凶险的并发症。多因经尿道前列腺切除术中大量的冲洗液被吸收，可致血容量急剧增加，出现稀释性低钠血症。病人出现烦躁不安、血压下降、脉搏缓慢等，严重者出现肺水肿、脑水肿、心力衰竭等症状，血清钠浓度低于正常水平。前列腺静脉窦开放、前列腺被膜穿孔、冲洗液压力高、手术时间长（>90 分钟）、使用低渗冲洗液（如蒸馏水）是经尿道电切综合征的危险因素。术后应加强病情观察，注意监测电解质变化。一旦出现，立即吸氧，遵医嘱给予利尿药、脱水剂，减慢输液速度，并静脉滴注 3% 氯化钠溶液纠正低钠血症；注意保护病人安全，避免坠床、意外拔管等。有脑水肿征象者遵医嘱行降低颅内压治疗。

（3）尿失禁　可能原因为尿道括约肌功能受损、膀胱逼尿肌不稳定和膀胱出口梗阻等因素。病人出现拔导尿管后尿液不随意流出。术后尿失禁多为暂时性，一般无须药物治疗，可指导病人行盆底肌训练、膀胱功能训练，必要时行电刺激、生物反馈治疗。

（4）出血　术后保持排便通畅，避免用力排便时腹压增高引起出血；术后早期禁止灌肠或肛管排气，避免刺激前列腺窝引起出血。若发生前列腺窝引起出血，应做以下处理：①对于非凝血功能障碍造成的出血，用气囊尿管牵拉压迫前列腺窝止血，同时持续膀胱冲洗或配合间断人工冲洗，避免血块形成堵塞尿管，尿管引流不畅可致膀胱腔及前列腺窝过度扩张，加重出血。②对于凝血功能障碍的出血，根据不同原因给予止血药物治疗或输血。

（5）尿道狭窄　属远期并发症，与尿道瘢痕形成有关。定期监测残余尿量、尿流率，必要时行尿道扩张术或尿道狭窄切除术。

（三）健康教育

1. 活动指导　前列腺切除术后 1～2 个月内避免久坐、提重物，避免剧烈活动。如跑步、骑自行车等，防止继发性出血。

2. 康复指导

（1）肛提肌训练　若有溢尿现象，指导病人继续做肛提肌训练，以尽快恢复尿道括约肌功能。

（2）自我观察　经尿道前列腺切除术后病人可能发生尿道狭窄。术后若尿线逐渐变细。甚至出现排尿困难者，应及时到医院检查和处理。附睾炎常在术后 1～4 周发生。故出院后若出现阴囊肿大、疼痛、发热等症状应及时去医院就诊。

3. 性生活指导　前列腺经尿道切除术后 1 个月、经膀胱切除术后 2 个月，原则上可恢复性生活。前列腺切除术后常会出现逆行射精，但不影响性交。少数病人可出现阳痿，可先采取心理治疗，同时查明原因，再进行针对性治疗。

4. 复诊指导　定期进行尿流动力学、前列腺超声检查。复查尿流率及残余尿量。

第五节　泌尿、男性生殖系统肿瘤病人的护理

泌尿、男性生殖系统各个部位均可发生肿瘤，最常见的是膀胱癌，其次是肾肿瘤。前列腺癌在欧美最常见，近年我国有上升趋势。

一、肾癌病人的护理

肾癌（renal carcinoma）是指起源于肾实质泌尿小管上皮系统的恶性肿瘤，又称肾细胞癌（renal cell carcinoma，RCC），占肾恶性肿瘤的80%～90%。发病年龄可见于各年龄段，60～70岁达发病高峰，男性发病率、死亡率明显高于女性，男女比例约为2：1，城市发病率高于农村。

【病因与病理】

1. 病因　肾癌的确切病因至今未明。目前认为，具有循证医学证据的肾癌发病相关因素有遗传、吸烟、肥胖、高血压与抗高血压治疗。

2. 病理　肾癌常为单发，双侧肾脏先后或同时发病者仅占2%～4%。肾癌主要有3种基本细胞类型：肾透明细胞癌、乳头状肾细胞癌、嫌色性肾细胞癌。

3. 转移途径　肾癌经血液和淋巴途径转移，最常见的转移途径是肺，其次是肝、骨骼、肾上腺等。

【护理评估】

（一）健康史

了解病人的年龄、性别、工作生活环境、职业、吸烟史、肿瘤家族史。

（二）身体状况

1. 肾癌三联征　即疼痛、血尿、肿块，目前同时具备"三联征"表现的病人已很少见。疼痛常为腰部钝痛和隐痛，血块通过输尿管时可发生肾绞痛。血尿常为无痛性、间歇性，表明肿瘤已经侵犯肾盏、肾盂。肿瘤较大时在腹部和腰部易被触及。

2. 副瘤综合征　10%～40%的肾癌病人有副瘤综合征，常有高血压、贫血、体重减轻、恶病质、发热、红细胞增多症、肝功能异常、高钙血症、高血糖、血沉增快、溢乳症和凝血机制异常等。

3. 转移症状　肾癌因转移部位和程度不同可出现咳嗽和咯血、黄疸、骨痛和病理性骨折、神经系统症状等症状。男性病人，如发现同侧阴囊内精索静脉曲张且平卧位不消失，提示肾静脉或下腔静脉癌栓可能。

（三）辅助检查

1. 影像学检查　能对肾癌病人进行临床诊断和临床分期。①腹部超声：无创伤，可作为肾癌的常规筛查。②CT：包括平扫和增强CT，对肾癌的确诊率高，可发现0.5cm以上的病变，同时显示肿瘤部位、大小、有无累及邻近器官等，是目前诊断肾癌最可靠的影像学检查方法。③MRI：MRI检查对肾肿瘤分期判定的准确性略优于CT，特别在静脉癌栓大小、范围及脑转移的判定方面。

2. 肾穿刺活检检查　不宜手术治疗的肾癌病人或不能手术治疗的晚期肾癌病人，全身系统治疗前行穿刺活检明确病理诊断，有助于选择治疗用药。选择消融治疗的肾癌病人，消融前应行肾肿瘤穿刺活检获取病理诊断。

（四）治疗评估

1. 手术治疗　外科手术是局限性肾癌的首选方式，主要术式有根治性肾切除术和保留肾单位手术。微创治疗：射频消散、冷冻消融、高强度聚焦超声可用于不适合手术的小肾癌病人的治疗，应严格按照适应证慎重选择。

2. 辅助治疗　肾癌对放疗和化疗均不敏感。20世纪90年代中期起，以中高剂量的干扰素和（或）白介素为代表的细胞因子治疗是晚期肾癌的重要辅助治疗方式，但疗效欠佳。近年来，靶向治疗取得了快速发展，我国目前已经批准索拉菲尼、舒尼替尼、培唑帕尼、依维莫司、阿昔替尼用于转移性肾癌治疗。

（五）心理社会状况

评估病人对手术危险性、术后并发症产生的恐惧、焦虑程度，家属的认知程度，以及病人和家属对治疗所需费用的承受能力。

【常见护理诊断/问题】

1. 焦虑与恐惧 与血尿、疼痛担心愈后等有关

2. 营养失调：低于机体需要量 与长期血尿、肿瘤消耗等有关。

【护理目标】

1. 病人焦虑愈恐惧减轻，情绪稳定。

2. 病人营养状况逐步恢复正常。

【护理措施】

（一）术前护理

1. 营养支持 提供色香味俱全、营养丰富的食品，增进病人食欲，必要时给予肠外营养支持，贫血者可予少量多次输血。

2. 心理护理 主动关心病人，倾听病人诉说，适当解释病情，告知手术治疗的必要性和可行性，以稳定病人情绪，争取病人配合。

（二）术后护理

1. 卧位与休息 行肾切除术者术后 6 小时，指导病人床上适当活动，术后第 1 天鼓励病人下床活动，注意循序渐进；行肾部分切除术者常需卧床休息 3～5 天，取健侧卧位或半卧位。具体需结合病人手术情况、术后身体状况等因素综合考虑。

2. 并发症的观察与护理

（1）出血 术中和术后出血是最主要的并发症。护理应密切注意病人生命体征的变化，若病人引流液较多、色鲜红且很快凝固，同时伴有血压下降、脉搏增快等失血性休克表现，常提示活动性出血，应及时通知医师，必要时行介入治疗栓塞出血动脉。

（2）尿瘘 可能由术中误伤输尿管、破损的肾集合系统缝合欠佳或局部肾组织坏死等引起。护理应密切观察尿量变化；大多数尿性囊肿可行经皮置管引流和（或）留置输尿管内支架管解决。

（三）健康教育

1. 生活习惯 低脂饮食，戒烟减肥，坚持运动，避免感冒。

2. 定期复查 包括 B 超、CT、实验室检查等，及时发现病情变化。

二、膀胱癌病人的护理

膀胱癌（carcinoma of bladder）是泌尿系统最常见的肿瘤，膀胱癌绝大多数来自上皮组织，其中 90% 以上为尿路上皮癌。发病年龄大多数为 50～70 岁，男女之比约为 4：1，城市居民发病率高于农村居民。

【病因与病理】

1. 病因

（1）吸烟 30%～50% 的膀胱癌由吸烟引起，吸烟者膀胱癌发病概率是非吸烟者的 2～4 倍。吸烟量越大，持续时间越长，初始成瘾年龄越小，膀胱癌发病风险越高。目前对吸烟诱发膀胱癌的机制尚缺乏直接、明确的证据，普遍认为与香烟中的致癌物多环芳香烃有关。

（2）职业因素 约 20% 的膀胱癌由职业因素引起，多见于纺织、燃料工业、皮革业、金属加工、橡胶化学、油漆等相关工作。一些芳香胺类化学物质，如 β - 萘胺、4 - 氨基联苯、联苯胺，经皮肤、呼吸道或消化道吸收后，自尿液中排出其代谢产物作用于尿路上皮而引起肿瘤；因尿液在膀胱中停留时间最长，故膀胱癌发生率最高。

（3）非职业性因素 ①食物：大量摄入脂肪、胆固醇、油煎食物和红肉可增加膀胱癌发病风险。

②药物：环磷酰胺在代谢过程中有羟基化物质产生，可诱发膀胱癌发生。镇痛药非那西汀是苯胺的衍生物，在代谢过程中可形成邻羟氨基酚，具有致癌作用。③其他：膀胱癌的发病与遗传、慢性感染（细菌、血吸虫、HPV 感染）、长期尿潴留、异物刺激（留置导尿管、结石）、盆腔放疗等因素亦有密切关系。

2. 病理分类

（1）组织学分级　目前建议使用 WHO 2004 分级法。此分级法将尿路上皮肿瘤分为：乳头状瘤；低度恶性潜能尿路上皮乳头状瘤；乳头状尿路上皮癌，低级别；乳头状尿路上皮癌，高级别。

（2）生长方式　分为原位癌、乳头状癌、浸润性癌。原位癌局限在黏膜内，无乳头亦无浸润基底膜现象，但与肌层浸润性直接相关。尿路上皮癌多为乳头状，高级别者常有浸润。不同生长方式可单独或同时存在。

（3）浸润深度　是指癌浸润膀胱壁的深度，是判断膀胱肿瘤预后的最有价值指标之一。

（4）转移途径　膀胱癌易复发，非肌层浸润性膀胱癌的复发率达 50% ~ 70%，少部分病人复发后可进展为肌层浸润性膀胱癌。肿瘤的扩散主要向膀胱壁内浸润，直至累及膀胱旁脂肪组织及邻近器官。淋巴转移是最主要的转移途径，主要转移到盆腔淋巴结。血行转移多在晚期，主要转移至肝、肺、肾上腺和小肠等处。

【护理评估】

（一）健康史

了解病人的年龄、性别、职业、吸烟史，有无长期接触致癌物，有无其他疾病。

（二）身体状况

1. 血尿　是膀胱癌最常见的症状。肿瘤乳头的断裂、肿瘤表面坏死和溃疡均可引起血尿。典型血尿为无痛性和间歇性，可自行减轻或停止，容易造成"治愈"或"好转"的错觉。血尿持续时间、严重程度和肿瘤恶性程度、分期、大小、数目和形态并不一致。

2. 膀胱刺激症状　是膀胱癌病人第二常见症状，包括尿急、尿频、尿痛，常见于膀胱原位癌和浸润癌病人，往往同时伴有血尿。

3. 其他　当肿瘤浸润达肌层时，可出现疼痛症状。肿瘤发生在膀胱内口或三角区，阻碍排尿活动；肿瘤破坏逼尿肌或支配排尿神经，可引起排尿困难甚至尿潴留。肿瘤位于输尿管口附近影响上尿路尿液排空时，可造成患侧肾积水，甚至肾功能不全。晚期病人常有体重减轻、贫血、水肿、下腹部肿块等症状，盆腔淋巴结转移可引起腰骶部疼痛和下肢水肿。

（三）辅助检查

1. 尿液检查　在新鲜尿液中，易发现脱落的肿瘤细胞，但干扰因素过多。近年来开展的尿液膀胱肿瘤抗原检查（BTA）、纤维蛋白和纤维蛋白降解产物（FDPs）、核基质蛋白（NMP – 22）等检查方法有助于提高膀胱癌检出率。

2. 影像学检查　超声检查能分辨 0.5cm 以上的膀胱肿瘤，是目前诊断膀胱癌最为简便、经济、具有较高检出率的诊断方法。CT 尿路造影（CTU）对较大的肿瘤可显示为充盈缺损，并可了解肾盂、输尿管有无肿瘤以及膀胱肿瘤对上尿路的影响。CT 和 MRI 可以判断肿瘤浸润膀胱壁深度、淋巴结及内脏转移情况。

3. 膀胱镜检查　是诊断膀胱癌最可靠的方法，可以明确膀胱肿瘤的数目、大小、形态、部位以及周围膀胱黏膜的异常情况，同时可以对肿瘤和可疑病变进行活检以明确病理诊断。

（四）治疗评估

以手术治疗为主。根据肿瘤的分化程度、临床分期并结合病人全身情况，选择合适的手术方式。

1. 非肌层浸润性膀胱癌　采用经尿道膀胱肿瘤切除术（TURBT）。TURBT 既是非肌层浸润性膀胱癌的重要诊断方法，同时也是主要的治疗手段，具有创伤小、恢复快的特点。术后应辅助膀胱灌注化疗或免疫治疗。对于中危病人还应进行维持膀胱腔内化疗或免疫治疗。常用化疗药物有表柔比星、丝裂霉素、阿霉素等。卡介苗是最有效的膀胱内免疫治疗制剂，疗效优于膀胱腔内化疗药物，一般在术后2周使用。

2. 肌层浸润性膀胱癌 根治性膀胱切除术同时行盆腔淋巴结清扫术，是肌层浸润性膀胱癌的标准治疗，是提高浸润性膀胱癌病人生存率、避免复发和转移的有效治疗方法。术后需行尿流改道和重建术，主要包括原位新膀胱术、回肠通道术、输尿管皮肤造口术、利用肛门控尿术式等。近年来，腹腔镜行膀胱癌根治术得到广泛应用；机器人辅助的腹腔镜手术使手术操作更加精确和迅速。

3. 其他 对于身体条件不能耐受或不愿意接受根治性膀胱切除术，可以考虑行保留膀胱的综合治疗。在接受合适的保留膀胱手术后，应辅以化疗和放疗，并密切随访，必要时行挽救性膀胱切除术。

化疗是根治性膀胱切除术的重要治疗手段，主要包括术前新辅助化疗和术后辅助化疗。对于无法手术治愈的转移性膀胱癌首选治疗方法是全身化疗，但这类病人常伴有严重血尿、排尿困难、泌尿系统梗阻等，因此，姑息性膀胱切除术及尿流改道也是这类病人较常用的方法。

（五）心理社会状况

膀胱癌往往需要行尿流改道，病人难以适应自我形象的紊乱。需评估病人和家属对疾病的预后认知程度，治疗所需费用的承受能力。

【常见护理诊断/问题】

1. 焦虑与恐惧 与对疾病认知不足、担忧疾病预后有关。

2. 体像紊乱 与尿流改道术后留有造口，化疗导致脱发等有关。

3. 潜在并发症 膀胱穿孔、尿失禁、尿潴留、尿瘘、代谢异常、造口相关并发症。

【护理目标】

1. 病人焦虑、恐惧缓解，情绪稳定。
2. 病人及家属能够接受形象改变。
3. 病人未发生并发症，或并发症得到及时发现、处理。

【护理措施】

（一）非手术治疗/术前护理

1. 心理护理 术前宣教与沟通，让病人及家庭成员充分认识可供选择的改道方式，不同术式相应的风险与受益，以及功能、生存质量的改变。

2. 肠道准备 根治性膀胱切除术须做肠道准备。传统肠道准备要求术前3日口服不经肠道吸收的抗生素，如甲硝唑、庆大霉素等，这可能导致菌群失调和维生素K缺乏，破坏肠道自身免疫功能，因此不建议常规使用。目前推荐行膀胱切除尿流改道病人在术前1日服用泻药，如甘露醇、复方聚乙二醇电解质等，不行清洁灌肠，不使用肠道抗生素。但对于严重便秘的病人，建议术前给予充分的肠道准备，并联合口服抗生素。

（二）术后护理 微课2

1. 病情观察及体位 密切观察生命体征、意识与尿量的变化。生命体征平稳后，病人取半坐卧位，以利伤口引流及尿液引流。

2. 引流管护理 标记引流管，妥善固定，保持引流通畅，观察记录引流管、支架管、尿管、胃管、膀胱造瘘管引流液的颜色、性状、量，发现异常及时报告医师，并协助处理。

3. 造口护理 回肠通道术后留置腹壁造口，病人需终身佩戴造口集尿袋。应检查记录造口颜色、形状、大小，注意有无缺血坏死、造口回缩、造口狭窄以及造口周围皮肤是否异常等情况。注意对病人进行心理护理。

4. 膀胱灌注治疗护理 为消除非肌层浸润性膀胱癌术后残留肿瘤，预防或延长肿瘤复发以及肿瘤进展时间，防止肿瘤种植或原位癌的发生。因此，推荐所有非肌层浸润性膀胱癌病人术后进行膀胱灌注治疗。①膀胱灌注药物前避免大量饮水，灌注前排空膀胱，以便使膀胱内药液达到治疗药物浓度。②灌注时，保持病室温度适宜，充分润滑导尿管，以减少尿道黏膜损伤。③膀胱内药液保留 0.5~2 小时，协助病人每 15~30 分钟变换 1 次体位，分别取俯、仰、左、右侧卧位，使药液均匀地与膀胱壁接触。④灌注后，嘱病人大量饮水，稀释尿液以降低药物浓度，减少对尿道黏膜刺激。⑤如有化学性膀胱炎、血尿等症状，遵医嘱延长灌注时间间隔、减少剂量、使用抗生素等，特别严重者暂停膀胱灌注。

5. 新膀胱冲洗 术后早期对新膀胱进行低压冲洗、灌流，可以有效预防膀胱内肠道黏液或血块堵塞。冲洗可通过尿管、膀胱造瘘管进行；常用冲洗液为生理盐水、碳酸氢钠；可以是持续低压，或是间断 6~8 小时一次，或视冲洗液性状有所增减，直至冲洗液澄清为止；注意冲洗液温度与体温接近。

6. 并发症观察与护理

（1）膀胱穿孔 为经尿道膀胱肿瘤切除术后常见并发症，常因膀胱过度膨胀、膀胱壁变薄时切割和闭孔反射等因素引起；一般为腹膜外穿孔，经适当延长导尿管留置时间，多可自行愈合。

（2）尿瘘 由新膀胱与尿道吻合口瘘、新膀胱与输尿管吻合口瘘和（或）新膀胱自身裂开导致。原因是：①吻合口瘘，可能原因包括缝合欠佳、吻合口血供不佳；②新膀胱裂开，多数由于新膀胱自身尿管、造瘘管引流不畅，内部压力升高等引起。表现为当病人术后出现引流量明显增多，而尿管引流量明显减少时，应注意尿瘘可能。应指导病人养成定时排尿、及时排尿习惯，避免长时间憋尿，以预防新膀胱自发破裂。若发生尿瘘，应加强引流，换用非负压持续引流管，保持引流通畅。

（3）代谢异常 与肠道黏膜对尿液成分的吸收和使用肠道替代后、肠道功能变化等原因有关。表现为：①水、电解质、酸碱平衡失调，出现高氯性代谢性酸中毒、低钠血症、高钾血症。需定期行血气分析监测病人血 pH 及电解质水平；②脂溶性维生素缺乏，如维生素 B_{12} 缺乏，应遵医嘱补充维生素；③碱性尿液、持续合并感染，可促进新膀胱结石形成。术后应规律排空膀胱、规律冲洗，以减少结石发生率。

（4）尿失禁 是新膀胱术后不良后果之一，症状夜间较重。原因可能与神经反馈和括约肌逼尿肌反射消失及夜间括约肌张力降低有关。需指导病人通过排尿日记和尿垫监测尿失禁程度；睡前完全排空膀胱，夜间用闹钟唤醒 2~3 次以帮助减少夜间尿失禁；坚持盆底肌肉功能锻炼以辅助控尿。

（三）健康教育

1. 自我护理 进食清淡食物，减少葱、姜、蒜等刺激性食物摄入，适当多饮水；教会病人掌握更换造口袋、造口皮肤护理等造口护理常识：①非可控术后病人更换尿袋的动作要快，避免尿液外流，并准备足够纸巾吸收尿液；睡觉时可调整尿袋方向与身体纵轴垂直，并接引流袋将尿液引流至床旁的容器中（如尿盆），避免尿液压迫腹部影响睡眠。②可控膀胱术后病人自我导尿时，注意清洁双手及导尿管，间隔 3~4 小时导尿 1 次；外出或夜间睡觉可使用尿袋避免尿失禁。积极参与社会活动，树立健康自信的形象。

2. 原位新膀胱训练 应教会病人掌握有效排空新膀胱的技巧，通过锻炼逐渐扩大新膀胱容量，增强排尿可控性。①贮尿功能：夹闭导尿管，定时放尿，初起每 30 分钟放尿 1 次，逐渐延长至 1~2 小时。放尿前收缩会阴，轻压下腹，逐渐形成新膀胱充盈感。②控尿功能：收缩会阴及肛门括约肌 10~20 次/日，每次维持 10 秒。③排尿功能：选择特定的时间排尿，如餐前 30 分钟、晨起或睡前；定时排尿，一般白天每 2~3 小时排尿 1 次，夜间 2 次，减少尿失禁。④排尿姿势：病人自行排尿早期可采用蹲位或者坐位排尿，如排尿通畅，试行站立排尿。注意排尿时先放松盆底肌，然后稍微增加腹内压。

3. 定期复查 指导保留膀胱手术后，每 3 个月进行 1 次膀胱镜检查，2 年无复发者，改为每半年

1 次；根治性膀胱手术后，终身随访，复查内容包括血常规、尿常规、生化、超生检查、CT 等。

三、前列腺癌病人的护理

前列腺癌（prostate cancer）是老年男性常见的恶性肿瘤，发病率具有明显的地理和种族差异。世界范围内，前列腺癌发病率在男性所有恶性肿瘤中位居第二，在美国的发病率已经超过肺癌，成为第一位危害男性健康的肿瘤。随着我国人口老龄化以及诊疗技术不断进步，前列腺癌发病率亦逐年增高。

【病因与病理】

1. 病因　前列腺癌的病因尚不清楚，可能与年龄、遗传、慢性炎症、种族、饮食、环境污染等有关。

2. 病理　腺癌最常见，占 98%，其他少见有移行细胞癌、鳞癌、黏液癌、小细胞癌等。5% ~ 20% 的病人可发生局部浸润和远处转移，常直接向精囊和膀胱底部浸润。血行转移主要转移至骨，以脊椎骨最为常见，其次为股骨近端、盆骨和肋骨。淋巴转移首先至闭孔淋巴结，随之到内脏淋巴结、胃底淋巴结、骶骨前淋巴结和主动脉旁淋巴结。

【护理评估】

（一）健康史

了解病人的年龄、性别、饮食习惯、生活习惯、职业、家族史等。

（二）身体状况

早期前列腺癌通常无明显症状，当肿瘤增大至阻塞尿道或侵犯膀胱颈时，出现与前列腺增生相似的膀胱颈梗阻症状，可出现逐渐加重的尿流缓慢、尿频、尿急、排尿不尽、排尿困难，甚至尿潴留或尿失禁等症状。晚期可出现腰痛和腿痛、贫血、下肢水肿、排便困难、少尿、无尿、尿毒症等症状。少数病人以转移症状就医而无明显前列腺癌原发症状。

（三）辅助检查

1. 直肠指检　有助于前列腺癌的诊断和分期。典型的前列腺癌前列腺坚硬如石头、边界不清、不规则结节、无压痛、活动度差，但是差异大，浸润广、高度恶性的癌灶可能相当软。

2. 实验室检查　前列腺特异性抗原（PSA）是目前诊断前列腺癌、评估各种治疗效果和预测预后的重要肿瘤标志物。前列腺癌病人血清 PSA 常升高，有转移病灶者血清 PSA 可显著升高。

3. 影像学检查　①经直肠超声（TRUS）：可帮助寻找可疑病灶，初步判断肿瘤大小；引导行穿刺活检。②MRI、CT：MRI 可显示前列腺包膜的完整性，肿瘤是否侵犯前列腺周围组织及器官，盆腔淋巴结受侵犯情况及骨转移的病灶。CT 对早期前列腺癌的诊断敏感性明显低于 MRI，主要是协助进行肿瘤临床分期。③全身核素骨显像检查（ECT）：可比常规 X 线片提前 3 ~ 6 个月发现骨转移灶。

4. 前列腺穿刺检查　经直肠超声引导前列腺穿刺活检可确诊前列腺癌。

（四）治疗评估

根据病人的年龄、全身状况、临床分期及病理分级等综合因素考虑。

1. 非手术治疗

（1）观察等待　适用于偶然发现的局限性前列腺癌。

（2）抗雄激素内分泌治疗　又称药物去势。①促性腺激素释放激素：如醋酸戈舍瑞林、醋酸亮丙瑞林等。②雄激素受体阻断药：有甾体类药物，如环丙孕酮（CPA）、醋酸甲地孕酮和醋酸甲羟孕酮；非甾体类药物，如尼鲁米特、比卡鲁胺和氟他胺。

2. 手术治疗　根治性前列腺切除术是治愈局限性前列腺癌最有效的方法之一。目前主要术式有腹腔镜前列腺癌根治术、机器人辅助腹腔镜前列腺癌根治术和开放式耻骨后前列腺癌根治术。

3. 新辅助内分泌治疗 对术前预测手术难以彻底切除肿瘤组织的病人,在根治术前推荐进行内分泌治疗,减少手术切缘阳性率,但不能消退淋巴结转移灶和精囊的浸润。

4. 其他治疗 如放疗、化疗等。目前,冷冻治疗、高能聚焦超声、组织内射频消融等物理疗法亦用于前列腺癌的治疗,具有一定的效果。

(五)心理社会状况

评估病人是否知情,病人和家属对疾病的预后认知程度,对治疗所需费用的承受能力。

【常见护理诊断/问题】

1. 营养失调:低于机体需要量 与肿瘤消耗、手术创伤有关。

2. 潜在的并发症 术后出血、感染。

【护理目标】

1. 病人营养状态得到改善。

2. 病人未发生并发症,或并发症得到及时发现和处理。

【护理措施】

术前肠道准备和术后引流管的护理等,参见本节膀胱癌病人的护理,前列腺癌病人的特殊护理主要为并发症的护理。

1. 手术治疗并发症的护理

(1)尿失禁 主要由括约肌功能不全、逼尿肌功能不稳定和顺应性下降引起,通常在术后1年内得到改善。应鼓励病人坚持盆底肌锻炼,配合电刺激和生物反馈治疗等措施进行改善。

(2)勃起功能障碍 术中损伤血管、神经;继而诱发缺氧,导致勃起组织纤维化,出现勃起功能障碍。应注意对病人心理护理,遵医嘱行相应治疗。

2. 健康教育

(1)定期复查 前列腺癌病人通常需要定期复查DRE和PSA测定。最初每3~6个月复查一次。如病人有治愈可能,则复查间隔可缩短。

(2)生活习惯 保持良好的饮食习惯,适度的身体锻炼,避免肥胖,戒烟、限酒,适当喝绿茶,高质量睡眠,良好的心态。

(3)高危筛查 年龄50岁以上的男性,每年应做一次专科检查,包括直肠指检、PSA和经直肠超声检查,对可疑者,行前列腺穿刺活检。

第六节 泌尿、男性生殖系统结核病人的护理

泌尿系统结核是全身结核病的一部分,往往在肺结核发生或愈合后3~10年或更长时间才出现症状。其中以肾结核最为常见、最主要。男性生殖系统结核大多继发于肾结核,一般来自后尿道感染,少数由血行直接播散所致。首先在前列腺和精囊中引起病变,以后再经输精管蔓延到附睾和睾丸。单纯前列腺、精囊结核,因部位隐蔽,临床症状不明显,不易发现。附睾结核临床症状较明显,容易被病人和临床医师发现。本节仅就肾结核加以阐述。

肾结核常发生于20~40岁男性青壮年,男女发病率之比为2∶1,约90%为单侧性。幼儿和老人发病较少,儿童发病多在10岁以上,婴幼儿罕见。肾结核绝大多数继发于肺结核,少数来源于骨、关节结核或者消化道结核。它是由结核杆菌引起的慢性、进行性、破坏性病变。结核杆菌自原发病灶经血行感染肾脏,若没有得到及时救治,细菌沿尿流而下则引发输尿管、膀胱或尿道结核。

【护理评估】

（一）健康史

了解病人有无肺、骨关节、肠结核病史或结核接触史，有无其他疾病史，病人体质情况、免疫力等。

（二）身体状况

1. 尿频、尿急、尿痛　是肾结核典型症状之一。尿频出现最早，继而出现尿急和尿痛。系含有结核杆菌的尿液感染了膀胱黏膜，引起了结核性膀胱炎。晚期膀胱痉挛，尿频更严重，甚至出现尿失禁。

2. 血尿和脓尿　结核性膀胱炎、结核溃疡出血，可出现肉眼或镜下血尿，多为终末血尿，少数可有全程血尿。病肾排出干酪样物，可引起脓尿，呈淘米水样，镜检见大量脓细胞。

3. 肾区疼痛和肿块　一般无明显腰痛，仅少数病变严重者有腰部钝痛或绞痛。较大肾积脓时可触及肿块。

4. 全身症状　晚期可有结核中毒症状。严重双肾结核或单侧肾结核伴对侧肾积水时，可出现慢性肾衰竭症状。

（三）辅助检查

1. 尿液检查　尿常规：尿液呈酸性，可见红细胞、白细胞及少量蛋白等，在尿液未被污染情况下可呈现典型的"无菌性脓尿"。尿沉渣抗酸染色：尿沉渣涂片做齐－内抗酸染色，检查前 1 周停用抗结核药物及抗生素，留取第 1 次新鲜晨尿送检，连续检查 3~5 次，或收集 24 小时尿液送检。即使找到抗酸杆菌，亦不可作为诊断肾结核的唯一依据。尿结核杆菌培养耗时长（4~8 周），但对肾结核诊断有决定性意义。

2. 影像学检查　泌尿系平片、排泄性尿路造影均有特征性异常表现。CT 与 IVU 互补，侧重于肾实质检查。

（1）B 超检查　简单易行，可明确病变部位、对侧肾有无积水及膀胱有无挛缩。

（2）膀胱镜检查　可见黏膜充血、水肿、结核结节甚至溃疡，必要时可做活检。

（3）CT 和 MRU　CT 对中晚期肾结核能清楚显示扩大的肾盏肾盂、皮质空洞及钙化灶，三维成像还可以显示输尿管全长病变。MRU 是了解上尿路梗阻的无创性检查。

3. 膀胱镜检查　可见黏膜充血、水肿、结核结节甚至溃疡，必要时可做活检。

（四）治疗评估

1. 全身支持疗法　包括注意营养、休息及避免劳累等。

2. 抗结核药物治疗　用于早期肾结核或有手术禁忌的病人。常用的药物有异烟肼、利福平、吡嗪酰胺及乙胺丁醇等，治疗需半年以上，注意有无肝损害。

3. 手术治疗　用于肾广泛破坏、功能受损严重且对侧肾功能正常、全身耐受者。手术方式有肾切除术、肾部分切除术或肾病灶清除术等。手术前后都应该配合药物治疗。

思政导学

精湛医术，高尚医德，为推动我国医学事业发展做出卓越贡献——吴阶平

吴阶平是享誉海内外的医学家，是新中国泌尿外科事业的创始人，医学科学家、医学教育家、泌尿外科专家、社会活动家，中国科学院院士、中国工程院院士。长期从事泌尿外科的临床治疗和科研工作，是中国泌尿外科的开拓者之一。"肾结核对侧肾积水"的研究使一些无法挽救的肾结核病人得到恢复，在国内外医疗实践中得到证实。肾上腺髓质增生的研究在医学上确立了一种新的疾病，受到国际上的重视和承认。肾切除后留存肾代偿性增长的研究，纠正了对肾切除长期存在的一种不全面的认识。曾获全国科学大会奖、何梁何利基金科学与技术进步奖等奖项。吴阶平医德高尚，平易近人，毕生心系病人、服务群众，始终保持为人民无私奉献的大爱之心。他主张医生必须把病人当作亲人，诊疗时一定要考虑到病人的痛苦和心情。

（五）心理社会状况

肾结核是进行性疾病，不能自愈，病程长，需长期坚持服药，病人易出现焦虑、烦躁情绪。需手术治疗者对手术有恐惧心理。

【常见护理诊断/问题】

1. 焦虑与恐惧　与病程长或对手术缺乏认识有关。

2. 排尿异常　与结核性膀胱炎等有关。

3. 知识缺乏　缺乏术后继续抗结核治疗等相关知识。

4. 潜在并发症　感染、肾功能不全或术后出血等。

【护理目标】

1. 病人对疾病有正确认识，情绪稳定。

2. 排尿异常得以解除。

3. 病人了解结核病相关知识。

4. 未发生并发症，或并发症被及时发现并有效处理。

【护理措施】

（一）非手术治疗/术前护理

1. 心理护理　临床肾结核为进行性疾病，不经治疗不能自愈。向病人解释疾病的特点及规范抗结核治疗的意义，全身治疗可增强抵抗力，合理的药物治疗及必要的手术治疗可清除病灶，缩短病程。

2. 休息与营养　适当活动，避免劳累；改善并纠正全身营养状况。鼓励病人进食营养丰富、富含维生素饮食，多饮水以减轻结核性脓尿对膀胱的刺激。必要时给予肠外营养支持。

3. 用药护理　指导病人按时、足量、足疗程服用抗结核药物；观察药物副作用，及时报告医师并协助处理。①肝功能损害：遵医嘱使用护肝药物，定期检查肝功能。②肾功能损害：勿用或慎用对肾脏有毒性的药物，如氨基糖苷类、磺胺类药物，尤其是双肾结核、孤立性结核双肾积水的病人。③听力损害：链霉素对第Ⅷ对脑神经有损害，影响听力，一旦发生，应通知医生停药、换药。向病人解释合理药物治疗及必要的手术治疗的重要性，亦要说明治疗的长期性，取得病人的配合。

4. 术前准备　完善尿培养、尿涂片及 IVU 等检查；术前 1 日备皮、配血，术前晚行肠道清洁灌肠。对于肾积水的病人，需经皮留置引流管处理肾积水。待肾功能好转后再行手术治疗。因此须做好引流管及皮肤护理。

（二）术后护理

1. 休息与活动　行肾全切除术者建议早期下床活动，行肾部分切除术者常需卧床 3～7 日，以避免继发性出血或肾下垂。

2. 预防感染　术后监测生命体征；遵医嘱复查血常规、使用抗生素；保持切口敷料清洁干燥。有渗血、渗液及时换药；保持引流通畅，适时拔管；定时翻身、拍背、雾化吸入，必要时予以吸痰。

3. 管道护理　妥善固定引流管和导尿管，保持引流管通畅。密切观察并记录引流液的颜色、性状和量。

4. 并发症的护理

（1）肾衰竭　术后准确记录 24 小时尿量。若手术后 6 小时仍无尿或 24 小时尿量较少，可能发生肾衰竭，及时报告医师并协助处理。

（2）尿漏　保持肾窝引流管、双 J 管及导尿管等引流通畅，指导病人避免憋尿及减少腹部用力。若出现肾窝引流管和导尿管的引流量减少、切口疼痛、渗尿、触及皮下波动感等情况。提示可能发生尿漏，应及时报告医师并协助处理。

（三）健康教育

1. 康复指导　保持心情愉悦，加强营养，适当活动，避免劳累。

2. 用药指导　严格遵医嘱行抗结核治疗，勿随意增减剂量或停药。告知病人可能发生的副作用，并嘱咐发现相关症状时及时与医师沟通。

3. 复诊指导　术后应每月检查尿常规、尿结核分枝杆菌、血沉，连续半年尿中无结核分枝杆菌称为稳定阴转，5 年不复发，可认为治愈。但如果有明显膀胱结核或伴有其他器官结核，随诊时间延长至 10～20 年或更长。

目标检测

答案解析

一、选择题

【A1/A2 型题】

1. 前列腺增生引起尿潴留，膀胱过胀，尿液从尿道口溢出属（　　）
   A. 压力性尿失禁　　　　　B. 神经性尿失禁　　　　　C. 充盈性尿失禁
   D. 真性尿失禁　　　　　　E. 尿瘘

2. 男性病人，58 岁。近期出现间歇性无痛性肉眼血尿，为了查清病情，首选（　　）
   A. 尿路平片　　　　　　　B. 静脉肾盂造影　　　　　C. CT
   D. 膀胱镜检查　　　　　　E. MRI

3. 男性病人，55 岁。膀胱癌，行尿道膀胱肿瘤电切术后 3 日，不正确的护理措施是（　　）
   A. 心理护理　　　　　　　B. 导尿管护理　　　　　　C. 鼓励病人用力排尿
   D. 饮食指导　　　　　　　E. 加强尿漏病人的护理

4. 尿道损伤术后，预防尿道狭窄的主要措施是（　　）
   A. 预防感染　　　　　　　B. 留置导尿管 7～10 日　　C. 注射抗生素
   D. 后期应定期做尿道扩张　E. 局部理疗

5. 男性病人，68 岁。既往有高血压、冠心病史，因前列腺增生行经尿道前列腺切除术，术后护理中发现病人血钠较低，其主要原因是（　　）
   A. 术前禁食　　　　　　　B. 病人手术中有失血　　　C. 术中冲洗液被吸收致血液稀释
   D. 术后伤口出血　　　　　E. 术前病人服用过利尿剂

6. 男性病人，28 岁。因左腰被撞伤后左腰疼痛 3 小时入院，病人尿液呈洗肉水样，初步诊断为肾损伤。该病人肾损伤类型最可能的是（　　）
   A. 肾挫伤　　　　　　　　B. 肾部分裂伤　　　　　　C. 肾全层裂伤
   D. 肾蒂损伤　　　　　　　E. 肾挫裂伤

7. 肾结核肾部分切除术后，护理措施不正确的是（　　）
   A. 观察出血及排尿情况　　B. 卧床 3～5 日　　　　　C. 每月复查尿常规 2 次
   D. 术后仍坚持药物治疗　　E. 每 3～6 个月做泌尿系造影检查 1 次

【A3/A4 型题】

（8～10 题共用题干）

男性病人，27 岁。不慎从 3m 高处坠落，伤及右后腰肋处，伤后自觉腰腹部疼痛，急诊就医。体格检查：面色苍白，P 110 次/分，BP 80/50mmHg；右侧上腹部略隆起，有压痛，无反跳痛，轻度肌紧张。辅助检查：血常规示血红蛋白9.2g/L；尿常规示尿外观红色，镜检红细胞满视野；超声检查示右肾轮廓不清，右肾周中度积液。

8. 考虑病人的损伤最可能为（　　）

    A. 肝损伤　　　　　　　B. 升结肠损伤　　　　　　C. 右下肺挫伤

    D. 右肾损伤　　　　　　E. 后尿道损伤

9. 目前该病人最重要的护理诊断/问题为（　　）

    A. 恐惧/焦虑　　　　　　B. 体液不足　　　　　　　C. 尿潴留

    D. 组织灌注量改变　　　E. 疼痛

10. 目前最主要的处理措施是（　　）

    A. 镇痛　　　　　　　　B. 抗休克　　　　　　　　C. 抗感染

    D. 卧床休息　　　　　　E. 立即手术

二、思考题

男性病人，38岁。下腹部受到剧烈撞击后出现轻压痛，导尿有少量血尿。6小时后尿量仅100ml，呈血性，病人腹痛加重，并蔓延至全腹，移动性浊音阳性。入院诊断：膀胱损伤。

请思考：1. 病人目前存在的主要护理诊断/问题有哪些？

         2. 如何协助病人做导尿试验与注水试验以确定诊断？

         3. 请为病人制订术前护理措施。

（孙振洁）

书网融合……

重点小结　　微课1　　微课2　　习题

第二十五章 骨与关节疾病病人的护理

PPT

>> 学习目标 ///

素质目标： 具有关心骨折病人心理和尊重骨折病人隐私的态度和行为。

知识目标： 掌握牵引、石膏绷带固定的护理要点，骨折、关节脱位、化脓性骨髓炎、骨与关节结核、颈椎病、腰椎间盘突出症、截瘫、骨肿瘤病人的护理评估、护理措施的内容和方法。

能力目标： 学会运用所学知识，评估骨折、关节脱位、化脓性骨髓炎、骨与关节结核、颈椎病、腰椎间盘突出症、截瘫、骨肿瘤病人的病情，提出护理问题，制订并实施护理措施和健康教育。

>> 情境导入 ///

情境： 男性病人，23 岁。车祸致右小腿疼痛、肿胀、出血 2 小时余，被送进医院。查体：右小腿中段肿胀、畸形，内侧皮肤有一长 3cm 裂口，流鲜血，骨质外露，有反常活动，右足背动脉搏动有力，感觉正常，足趾活动正常。X 线检查：右胫腓骨中段横断性骨折。

思考： 1. 在现场如何对病人进行急救？
2. 病人目前主要的护理诊断/问题有哪些？
3. 如何对此病人进行护理？

第一节 骨 折

骨的完整性和连续性中断称为骨折（fracture）。多数因外伤所致，称为创伤性骨折；少数由于骨病所致，称为病理性骨折。

【概述】

（一）分类

根据骨折处皮肤、黏膜是否完整和骨折端是否与外界相通分为闭合性骨折和开放性骨折。根据骨折的程度和形态分为：①不完全性骨折，骨的完整性和连续性部分中断，如裂缝骨折、青枝骨折。②完全性骨折，骨的完整性和连续性全部中断，如横行骨折、斜行骨折、螺旋形骨折、粉碎性骨折、嵌插骨折、压缩性骨折、凹陷性骨折、骨骺分离（图 25-1）。根据骨折端稳定程度分为：①稳定性骨折，骨折端不易移位或复位后在适当外固定下不易发生移位的骨折，如裂缝骨折、青枝骨折、横行骨折、压缩骨折、嵌插骨折等。②不稳定性骨折，指骨折端易移位或复位后易再移位的骨折，如斜行骨折、螺旋形骨折、粉碎性骨折等。根据骨折的移位情况分为成角移位、侧方移位、缩短移位、分离移位及旋转移位（图 25-2）。临床上常见几种移位同时存在。

（二）病理生理

骨折愈合是一个复杂的、连续进行的过程。从组织学和生物学的变化，可将其分为三个阶段。①血肿机化演进期：骨折后血肿形成并逐渐机化，骨内膜、骨外膜处开始形成骨样组织，时间为 2~3 周。②原始骨痂形成期：骨内、外膜增生，新生血管长入，成骨细胞大量增殖，形成新骨，分别称为内骨痂和外骨痂，这些骨痂不断钙化加强，至骨折达到临床愈合，时间为 12~24 周。③骨痂改造塑形期：外骨痂、内骨痂、环状骨痂及腔内骨痂形成，并改造塑形，最后形成适应生理需要的永久骨痂，时间为 1~2 年。

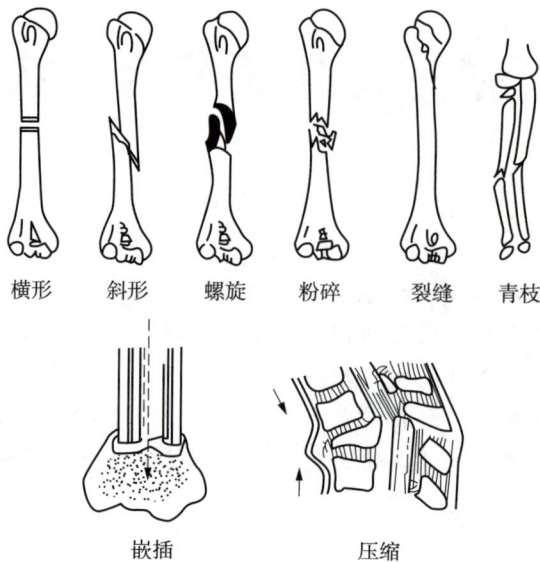

横形　斜形　螺旋　粉碎　裂缝　青枝

嵌插　压缩

图 25 - 1　骨折的形态分类

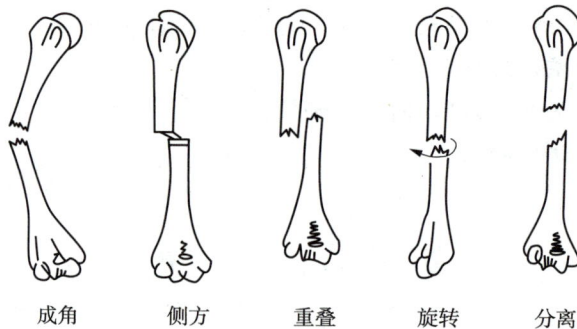

成角　侧方　重叠　旋转　分离

图 25 - 2　完全性骨折的移位

（三）影响骨折愈合的因素

骨折的愈合受多种因素影响，影响骨折愈合的因素如下。①全身因素：儿童骨折愈合快，老年人愈合慢；患有营养不良、糖尿病、钙磷代谢紊乱及恶性肿瘤等疾病时，愈合较慢。②局部因素：骨折断端成角大、错位及分离，骨缺损过多，骨折局部的血液供应差，周围软组织损伤严重，有软组织嵌入骨折段间，局部感染等均可引起骨折延迟愈合或不愈合。③治疗方法的影响：反复多次的手法复位、清创及手术不当、固定不牢固、过度牵引、过早或不恰当的功能锻炼等，都会影响骨折的愈合。

【护理评估】

（一）健康史

1. 评估力作用的时间、方式、性质和程度　引起骨折的外力有：①直接暴力。暴力直接作用于局部骨骼使受伤部位发生骨折，常伴有不同程度的软组织损伤。如小腿受到撞击，于撞击处发生胫腓骨骨折。②间接暴力。暴力通过传导、杠杆、旋转和肌收缩使肢体远处发生骨折（图 25 - 3）。如跌倒时以手掌撑地，可致桡骨远端骨折或肱骨髁上骨折。③积累性劳损。长期、反复、轻微的直接或间接损

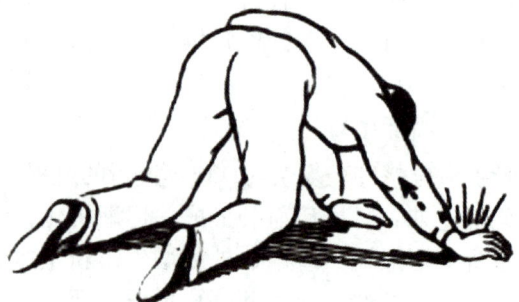

图 25 - 3　间接暴力引起骨折

伤可使肢体某一特定部位骨折，如远距离行军易致第 2、3 跖骨及腓骨下 1/3 骨折，称为疲劳性骨折。

2. 评估骨骼疾病史　了解有无骨髓炎、骨肿瘤、骨质疏松症等病史，如骨质疏松引起股骨颈骨折。

（二）身体状况

大多数骨折一般只引起局部症状，严重骨折和多发性骨折可导致全身反应。

1. 骨折的一般表现

（1）疼痛与压痛　骨折处出现疼痛，伴有明显压痛。

（2）肿胀与瘀斑　骨折处出血、水肿，可使患肢严重肿胀，甚至出现张力性水疱。伤后 1～2 天，皮下瘀斑可呈紫色、青色或黄色。

（3）功能障碍　骨折后，肢体活动功能部分或全部丧失。

2. 骨折特有体征

（1）畸形　骨折段移位后，使受伤局部出现缩短、成角或旋转等特殊外形改变。

（2）异常活动　正常情况下肢体不能活动的部位出现不正常的类似关节样活动。

（3）骨擦音与骨擦感　两骨折端相互摩擦时所产生的声音或感觉。

具有以上三个骨折特有体征之一者，即可诊断为骨折。三个骨折特有体征均阴性不能排除骨折。

3. 骨折并发症　骨折常由较严重的创伤所致，有时骨折伴有或导致重要组织、器官的损伤比骨折本身更严重，甚至可以危及病人的生命。

（1）早期并发症

1）休克　严重创伤、骨折引起大出血或重要脏器损伤可致休克。

2）脂肪栓塞综合征（fatembolism syndrome）　成人多见，多发生于粗大的骨干骨折，如股骨干骨折。由于骨折部位的骨髓组织被破坏，血肿张力过大，使脂肪滴经破裂的静脉窦进入血液循环，引起肺、脑、肾等部位的脂肪栓塞。通常发生在骨折后 48 小时内，典型表现有进行性呼吸困难、发绀，低氧血症可致烦躁不安、嗜睡甚至昏迷和死亡，胸部 X 线显示有广泛性肺实变。

3）重要内脏器官损伤　严重的下胸部损伤可导致肋骨骨折和肝脾破裂出血，肋骨骨折可损伤肋间血管和肺组织，骨盆骨折可损伤膀胱和尿道，骶尾骨骨折可损伤直肠等。

4）重要周围组织损伤　骨折可导致重要血管、周围神经和脊髓等损伤，如伸直型肱骨髁上骨折可造成肱动脉损伤（图 25-4），脊柱骨折和脱位可伴发脊髓损伤。

5）骨筋膜室综合征（osteofascial compartment syndrome）　骨筋膜室是由骨、骨间膜、肌间隔和深筋膜形成的密闭腔隙。骨筋膜室综合征是由骨筋膜室内的压力增高，导致肌肉、神经等组织急性缺血、缺氧而产生的一系列临床综合征。好发于前臂和小腿。引起骨筋膜室内压力增高的因素包括：骨折的血肿和组织水肿，使室内内容物体积增加；包扎过紧、局部压迫，使室内容积减小。当压力达到一定程度，供应肌肉血液的小动脉关闭（图 25-5），形成缺血-水肿-缺血的恶性循环。根据缺血程度不同可导致以下不同结果：濒临缺血性肌挛缩、缺血性肌挛缩、坏疽。

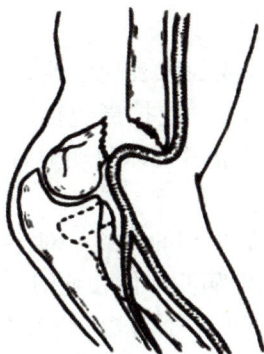

图 25-4　伸直型肱骨髁上骨折可造成肱动脉损伤

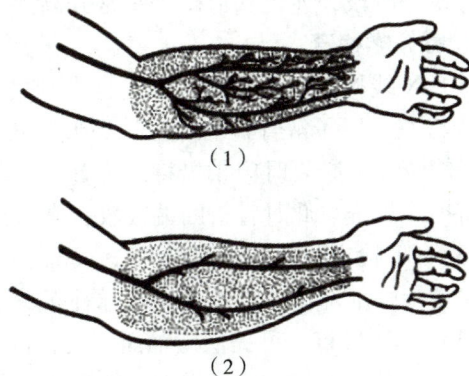

（1）

（2）

图 25-5　前臂骨筋膜室综合征发展过程

（2）晚期并发症

1）坠积性肺炎　主要发生于因骨折长期卧床不起者，以老年、体弱和伴有慢性病者多见。有时甚至可危及病人生命。

2）压疮　骨突处受压时，局部血液循环障碍易形成压疮。常见部位有骶骨部、髋部、足跟部等。截瘫病人由于肢体失去神经支配，局部缺乏感觉且血液循环更差，因此压疮更易发生且更难治愈。

3）下肢深静脉血栓形成（deep venous thrombosis，DVT）　多见于骨盆骨折或下肢骨折病人。由于下肢长时间制动、静脉血液回流缓慢以及创伤导致的血液高凝状态等，易导致下肢深静脉血栓形成。若血栓脱落阻塞肺动脉及其分支可引起肺栓塞（pulmonary embolism，PE）。深静脉血栓形成和肺栓塞合称为静脉血栓栓塞症（venous thromboembolism，VTE）。

4）感染　开放性骨折时，由于骨折断端与外界相通而存在感染的风险，严重者可能发生化脓性骨髓炎。

5）损伤性骨化　又称骨化性肌炎。关节扭伤、脱位或关节附近骨折时，骨膜剥离形成骨膜下血肿，若血肿较大或处理不当使血肿扩大，血肿机化并在关节附近的软组织内广泛骨化，严重影响关节活动功能。多见于肘关节周围损伤，如肱骨髁上骨折反复暴力复位，或骨折后肘关节活动受限时强力反复牵拉所致。

6）创伤性关节炎　关节内骨折后若未能准确复位，骨折愈合后关节面不平整，长期磨损，易引起活动时关节疼痛。多见于膝关节、踝关节等负重关节。

7）关节僵硬　最常见。由于患肢长时间固定导致静脉和淋巴回流不畅，关节周围组织发生纤维粘连，并伴有关节囊和周围肌肉挛缩，致使关节活动障碍。

8）急性骨萎缩　是损伤所致关节附近的痛性骨质疏松，又称反射性交感神经性骨营养不良。好发于手、足骨折后，典型症状是疼痛和血管舒缩紊乱。疼痛与损伤程度不一致，随邻近关节活动而加剧，局部有烧灼感，因关节周围保护性肌肉痉挛而致关节僵硬。

9）缺血性骨坏死　骨折使某一断端的血液供应被破坏，导致该骨折段缺血坏死。常发生在腕舟状骨骨折后近侧骨折段或股骨颈骨折后股骨头部位。

10）缺血性肌挛缩　是骨折最严重的并发症之一，是骨筋膜室综合征处理不当的严重后果。常见原因是骨折处理不当，特别是外固定过紧，也可由骨折和软组织损伤直接导致。一旦发生则难以治疗，可造成典型的爪形手（图25-6）或爪形足。

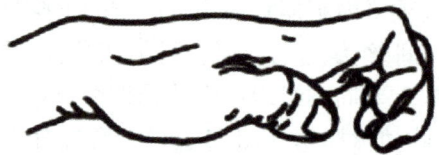

图25-6　前臂缺血性肌挛缩后典型畸形——爪行手

（三）辅助检查

1. 实验室检查　①血常规：骨折致大量出血时可见血红蛋白和血细胞比容降低。②血钙、血磷：在骨折愈合阶段，血钙和血磷水平常升高。③尿常规：脂肪栓塞综合征时尿液中可出现脂肪球。

2. 影像学检查

（1）X线检查　是骨折时首选且常规的检查方法。对怀疑骨折或临床表现已明确骨折者都应进行X线检查，以了解骨折的部位、类型和移位情况，有助于指导治疗。应拍摄包括邻近一个关节在内的正侧位片，必要时应拍摄特殊位置。有些轻微的裂缝骨折在急诊拍片时未见明显骨折线，应于伤后2周拍片复查。此时骨折断端吸收，常可出现骨折线。

（2）CT检查　尤其是三维CT，具有分辨率高、无重叠和图像后处理的优点。对于早期、不典型病例和复杂解剖部位的骨折，能够弥补X线检查的不足，有助于确定病变部位和范围。

（3）MRI检查　可提供横轴面、矢状位、冠状位或任意断层的扫描图像。所获图像清晰而精细，分辨率高，对比度好，信息量大，特别是对软组织层次的显示和观察椎体周围韧带、脊髓损伤和椎体挫伤较好。

（四）治疗评估

1. 现场急救　在现场抢救时不仅要处理骨折，更要注意全身情况的处理。骨折急救的目的是用最为简单而有效的方法抢救生命、保护患肢并迅速转运，以便尽快妥善处理。

2. 临床处理　骨折的治疗有三大原则，即复位、固定和功能锻炼。

（1）复位　是将移位的骨折段恢复正常或接近正常的解剖关系，重建骨的支架作用，是骨折固定和功能锻炼的基础。临床可根据对位（两骨折端的接触面）和对线（两骨折段在纵轴上的关系）是否良好衡量复位程度。复位可分为解剖复位和功能复位。复位方法有：①手法复位，又称闭合复位，是应用手法使骨折或脱位复位，适用于大多数骨折。②切开复位，手术切开骨折部位的软组织，暴露骨折端，在直视下降骨折复位。

（2）固定　是将骨折断端维持在复位后的位置直至骨折愈合，是骨折愈合的关键。常用方法有外固定和内固定 2 类。

1）外固定　常用方法有小夹板、石膏绷带、外展支具、持续牵引和外固定器等。

①小夹板：利用有一定弹性的柳木板、竹板或塑料板制成的长、宽合适的小夹板，在适当部位加固定垫。用横带绑在骨折部肢体的外面固定骨折。此法主要适用于四肢闭合性、无移位、稳定性骨折。

②石膏绷带：可根据肢体形状塑形，固定可靠，维持时间较长。

③头颈及外展支具：前者主要用于颈椎损伤；后者可将肩、肘、腕关节固定于功能位，适用于肩关节周围骨折、肱骨骨折及臂丛神经损伤等。

④持续牵引：既有复位作用，也有外固定作用。方法包括皮肤牵引、骨牵引和兜带牵引等。

⑤外固定器：骨折复位后将钢针穿过远离骨折处的骨骼，利用夹头在钢管上的移动和旋转矫正骨折移位，最后用金属外固定器固定（图 25 - 7）。外固定器主要用于开放性骨折，或闭合性骨折伴有局部软组织损伤或感染灶等情况。它具有固定可靠、易于处理伤口、不限制关节活动、可早期功能锻炼等优点。

2）内固定　切开复位后，将骨折段固定在解剖位置。内固定物包括接骨板、螺丝钉、髓内钉和加压钢板等。但取出内固定器材多需要二次手术。

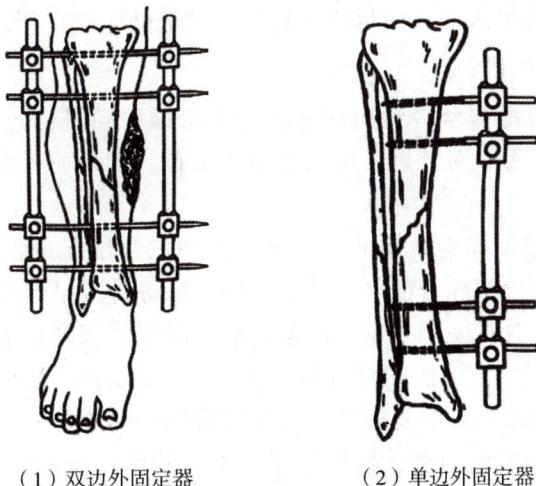

（1）双边外固定器　　　　　（2）单边外固定器

图 25 - 7　骨外固定器固定

3. 功能锻炼　指在不影响固定的情况下，尽快地恢复患肢肌肉、肌腱、韧带、关节囊等软组织的舒缩活动。功能锻炼是尽早恢复患肢功能和预防并发症的重要保证。在锻炼过程中，可配合理疗、中医和中药治疗等。

（五）心理和社会支持状况

骨折早期，急性创伤的痛苦会使病人情绪剧烈变化，出现烦躁、焦虑、易怒等心理。骨折中后期，由于长时间的治疗，会使病人疑虑、萎靡，对治疗失去信心。当肢体发生暂时性或永久性功能丧失时，病人容易有悲观、失望甚至轻生的心理。

【常见护理诊断/问题】

1. 疼痛　与骨折部位神经损伤、软组织损伤、肌肉痉挛和水肿有关。

2. 有外周神经血管功能障碍的危险　与骨和软组织损伤、外固定不当有关。

3. 躯体活动障碍　与骨折、牵引或石膏固定有关。

4. 潜在并发症　休克、脂肪栓塞综合征、骨筋膜室综合征、静脉血栓栓塞症、关节僵硬等。

【护理目标】

1. 病人主诉骨折部位疼痛减轻或消失。

2. 病人患肢末端维持正常的组织灌注，皮肤温度和颜色正常，末梢动脉搏动有力，感觉正常。

3. 病人能够在不影响牵引或固定的情况下有效移动。

4. 病人未出现并发症，或并发症得到及时发现和处理。

【护理措施】

（一）急救护理

1. 抢救生命　骨折病人，尤其是严重骨折者，往往合并其他组织和器官的损伤。应检查病人全身情况，首先处理休克、昏迷、呼吸困难、窒息或大出血等可能威胁病人生命的紧急情况。

2. 包扎止血　绝大多数伤口出血可用加压包扎止血，大血管出血时可用止血带止血。最好使用充气止血带，并记录所用压力和时间。创口用无菌敷料或清洁布类包扎，以减少再污染。若骨折端已戳出伤口并已污染，又未压迫重要血管或神经，则不应现场复位，以免将污物带到伤口深处。

3. 妥善固定　妥善地固定可以防止骨折断端活动，从而避免其对周围血管、神经或内脏等重要组织的损伤，减轻疼痛，并便于搬运。凡疑有骨折者均应按骨折处理。对闭合性骨折者，在急救时不必脱去患肢的衣裤和鞋袜，患肢肿胀严重时可用剪刀将患肢衣袖和裤脚剪开。

4. 迅速转运　病人经初步处理后，应尽快地转运至就近的医院进行治疗。

（二）非手术治疗/术前护理

1. 心理护理　向病人及其家属解释骨折的愈合是一个循序渐进的过程，正确的功能锻炼可以促进断端生长愈合和患肢功能恢复。对骨折后可能遗留残疾者，应鼓励其表达自己的思想，减轻病人及其家属的心理负担。

2. 病情观察　观察病人意识和生命体征。患肢固定和愈合情况，患肢远端感觉、运动和末梢血液循环等。若发现休克、脂肪栓塞综合征、骨筋膜室综合征等骨折早期并发症征象，或下肢深静脉血栓形成、感染、损伤性骨化等骨折晚期并发症征象，应及时报告医师，采取相应处理措施。

3. 疼痛护理　根据疼痛原因，对因对症处理。若因创伤性骨折造成的疼痛，在现场急救中予以临时固定可缓解疼痛。若因伤口感染引起疼痛，应及时清创并应用抗生素等进行治疗。

4. 患肢缺血护理　骨折局部内出血、包扎过紧、不正确使用止血带或患肢严重肿胀等原因均可导致患肢血液循环障碍。应严密观察肢端的颜色、温度、毛细血管回流试验和血管搏动，判断肢体血液循环状况。一旦出现须立即查明原因，对因对症处理，如调整外固定松紧度、定时放松止血带等。若出现骨筋膜室综合征，应立即将患肢平放于心脏水平，并通知医师全层剪开固定的石膏。骨折固定包扎后，肢体远端感觉、运动和末梢循环应视为观察重点。

5. 外固定护理　行石膏或牵引外固定病人的护理参见本章第十节。

6. 体位与功能锻炼　骨折复位后，遵医嘱将患肢维持于固定体位。在保证牢固固定的前提下，应循序渐进地进行患肢功能锻炼，以促进骨折愈合，预防并发症发生。功能锻炼按动静结合、主动与被动运动相结合、循序渐进的原则进行。以病人不感到疲劳、骨折部位不发生疼痛为度。

（1）骨折早期　1~2周内，伤肢肿胀较重，骨折端连接不牢固，容易再移位。功能锻炼的主要目的是促进患肢血液循环，以利消肿和稳定骨折。功能锻炼以患肢肌肉等长舒缩运动为主。注意骨折部上、下关节不活动，身体其他部位均应进行正常活动。

（2）骨折中期　2~3周后，即手术切口愈合、拆线到解除牵引或外固定支具之间的时间，伤肢肿胀消退，疼痛减轻，骨折部趋于稳定。在原功能锻炼基础上，逐步恢复骨折部上、下关节的活动，并逐渐由被动活动转为主动活动。

（3）骨折后期　6~8周后，骨折愈合较牢固，外固定支具已拆除。应加强患肢关节主动锻炼和负重锻炼，使各关节迅速恢复正常活动范围和肢体正常力量。

7. 生活护理　指导病人在患肢固定制动期间进行力所能及的活动，为其提供必要的帮助。如协助进食、进水、排便和翻身等。

8. 加强营养　指导病人进食高蛋白、高钙和高铁的食物，多饮水。增加晒太阳时间以促进骨中钙和磷的吸收。促进骨折修复。对不能到户外晒太阳者要注意补充鱼肝油滴剂、维生素 D、牛奶和酸奶等。

（三）术后护理

术后早期维持肢体于固定体位（如抬高患肢）。鼓励病人积极进行功能锻炼。早期下床活动，及时拆除外固定，促进肿胀消退，预防压疮、下肢深静脉血栓、关节僵硬和急性骨萎缩等。其他护理措施参见本节术前护理和第六章围手术期病人的护理。

（四）健康教育

1. 安全指导　指导病人及家属评估家居环境的安全性。妥善放置可能影响病人活动的障碍物，如小块地毯、散放的家具等。指导病人安全使用步行辅助器械或轮椅。行走练习需有人陪伴，以防跌倒。

2. 功能锻炼　告知病人出院后继续功能锻炼的意义和方法。指导家属如何协助病人完成各种活动。

3. 复诊指导　告知病人若骨折远端肢体肿胀或疼痛明显加重，肢体感觉麻木、肢端发凉。夹板、石膏或外固定器械松动等，应立即到医院复查并评估功能恢复情况。

第二节　常见四肢骨折病人的护理

一、肱骨髁上骨折病人的护理

肱骨髁上骨折是指肱骨干与肱骨髁交界处发生的骨折。肱骨髁上骨折多发生于 10 岁以下儿童，占小儿肘部骨折的 30%~40%。在肱骨髁内、前方有肱动脉和正中神经，肱骨髁的内侧和外侧分别有尺神经和桡神经。骨折断端向前移位或侧方移位时可损伤相应神经血管。在儿童期，肱骨下端有骨骺，若骨折线穿过骺板有可能影响骨骺发育，导致肘内翻或外翻畸形。

【病因及分类】

肱骨髁上骨折多为间接暴力引起。根据暴力和骨折移位的方向的不同，肱骨髁上骨折分为伸直型和屈曲型（图 25-8）。

1. 伸直型　占 97%。跌倒时手掌着地，肘关节处于半屈曲或伸直位，暴力经前臂向上传递，同时身体前倾，由上向下产生剪式应力，造成肱骨干与肱骨髁交界处骨折。骨折近端向前下方移位，远端向后上方移位。若跌倒同时受到侧方暴力，可发生尺侧或桡侧移位。

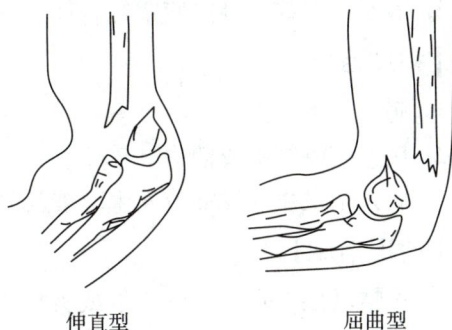

伸直型　　屈曲型

图 25-8　肱骨髁上骨折分型

2. 屈曲型 跌倒时肘后方着地，肘关节处于屈曲位，暴力传导致肱骨下端骨折。骨折近端向后下方移位，远端向前上方移位。很少合并神经和血管损伤。

【护理评估】

（一）健康史

了解病人外伤史，一般多有手着地受伤史，应仔细了解受伤时的情况。

（二）身体状况

1. 症状 受伤后肘部出现疼痛、肿胀和功能障碍。肘后凸起，患肢处于半屈曲位，可有皮下瘀斑。

2. 体征 局部明显压痛和肿胀，有骨擦音及反常活动，肘部可扪及骨折断端，肘后三角关系正常。若正中神经、尺神经或桡神经受损，可有手臂感觉异常和运动功能障碍。若肱动脉挫伤或受压，可有前臂缺血表现。屈曲型骨折时，由于肘后方软组织较少，骨折断端锐利，骨折端可刺破皮肤形成开放性骨折。

（三）辅助检查

肘部正、侧位 X 线检查能够确定骨折的存在并判断骨折移位情况。

（四）治疗评估

1. 手法复位外固定 对受伤时间短、局部肿胀轻、没有血液循环障碍者，可进行手法复位外固定。复位后用后侧石膏托在屈肘位固定 4～5 周。

2. 切开复位内固定 手法复位困难、复位失败或有神经血管损伤者，在切开直视下复位后用交叉克氏针做内固定。

3. 功能锻炼 复位固定后应严密观察肢体血液循环及手的感觉、运动功能，同时进行功能锻炼。

伸直型肱骨髁上骨折，由于近折端向前下移位，极易压迫或刺破肱动脉。加上损伤后的组织反应使局部严重肿胀，均会影响远端肢体血液循环，导致前臂骨筋膜室综合征。因此在治疗过程中，一旦确定骨筋膜室高压存在，应紧急手术。切开前臂掌、背侧深筋膜充分减压，辅以脱水剂、扩张血管药等治疗，则可能预防前臂缺血性肌挛缩的发生。

若儿童骨折的桡侧或尺侧移位未被纠正，合并骨骺损伤，骨折愈合后可出现肘内翻或外翻畸形，因此治疗时应尽量达到解剖复位。不严重的畸形可在儿童生长发育过程中逐渐得到纠正。若随着生长发育，畸形有加重趋势并有功能障碍者，可在 12～14 岁时行肱骨下端截骨矫正术。

（五）心理和社会支持状况

10 岁以下儿童多见，儿童容易发生恐惧、哭闹情绪等，家长比较担心骨折的恢复情况。

【常见护理诊断/问题】

1. 恐惧 与小儿惧怕治疗操作有关。

2. 疼痛 与外伤有关。

3. 潜在并发症 骨筋膜室综合征、创伤性骨化、骨折畸形愈合。

【护理目标】

1. 病人恐惧消失。

2. 病人疼痛缓解或消失。

3. 病人未发生并发症或发生时被及时发现并处理。

【护理措施】

1. 病情观察 观察石膏绷带或夹板固定的松紧度，必要时及时调整，以免神经、血管受压，影响有效组织灌注。密切观察前臂血液循环、肿胀程度以及手的感觉、运动功能，如果出现高张力肿胀，手指主动活动障碍，被动伸指剧痛，桡动脉搏动减弱或消失，手指发凉、感觉异常，即应确定骨筋膜室高压的存在，须立即通知医师，并做好手术准备。

2. 局部制动　抬高患肢，或用吊带或三角巾将患肢托起。

3. 功能锻炼　复位固定后尽早开始手指及腕关节屈伸活动，并进行上臂肌肉的主动舒缩运动，有利于减轻水肿。4～6周后外固定解除，开始肘关节屈伸活动。手术切开复位且内固定稳定者，术后2周即可开始肘关节活动。若病人为小儿，应耐心向病儿及其家属解释功能锻炼的重要性，并指导锻炼的方法，使家属能协助病儿进行功能锻炼。

4. 健康教育

（1）注意观察患肢情况　如出现皮肤发绀、发凉、剧烈疼痛或感觉异常，应立即就诊。

（2）定期复查　一般于骨折固定后2周、1个月、3个月、6个月复查，了解骨折的愈合情况，以便及时调整固定，防止畸形愈合。

二、桡骨远端骨折病人的护理

桡骨远端骨折是指距桡骨远端关节面3cm以内的骨折，常见于有骨质疏松的中老年女性。桡骨远端骨折多为间接暴力引起，因跌倒时手部着地，暴力向上传导导致。根据受伤机制的不同，可发生伸直型骨折和屈曲型骨折，其发生率分别占全身骨折的4.6%和0.4%。伸直型骨折（Colles骨折）多因跌倒后手掌着地，骨折远端向背侧和桡侧移位。屈曲型骨折（Smith骨折）常由于跌倒后手背着地，骨折远端向掌侧和桡侧移位，也称为反Colles骨折。

【护理评估】

（一）健康史

了解病人是否有跌倒摔伤史，了解受伤的姿势，跌倒时是手掌撑地还是手背着地，以便估计骨折的类型。

（二）身体状况

1. 症状　伤后腕关节局部疼痛、皮下瘀斑、肿胀和功能障碍。

2. 体征　患侧腕部压痛明显，腕关节活动受限。伸直型骨折从侧面看腕关节呈"银叉"畸形，从正面看呈"枪刺样"畸形（图25-9）。屈曲型骨折者腕部出现下垂畸形。

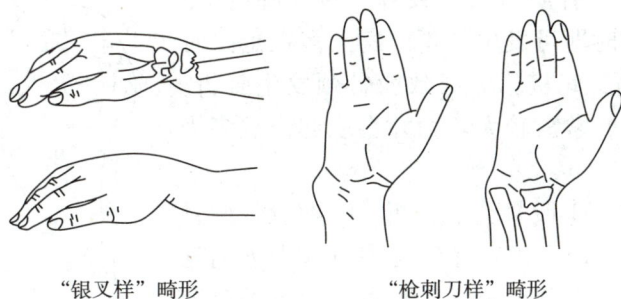

"银叉样"畸形　　　　　"枪刺刀样"畸形

图 25-9　Colles 骨折

（三）辅助检查

X线检查可见腕部典型移位。骨折还可合并下尺桡关节损伤、尺骨茎突骨折和三角纤维软骨损伤。

（四）治疗评估

1. 手法复位外固定　对伸直型骨折者行手法复位后，在旋前、屈腕、尺偏位用石膏绷带固定。2周后水肿消退，在腕关节中立位改用石膏托或前臂管型石膏继续固定。屈曲型骨折的处理原则基本相同，复位手法相反。

2. 切开复位内固定 严重粉碎骨折移位明显、手法复位失败或复位后外固定不能维持复位者，可行切开复位内固定。

（五）心理和社会支持状况

对意外导致的骨折表现比较焦虑，担心预后情况。

【常见护理诊断/问题】

1. 有周围神经血管功能障碍的危险 与骨折或骨折未及时处理损伤周围神经血管有关。

2. 焦虑 与担心预后有关。

【护理目标】

1. 病人焦虑减轻或消失。

2. 病人未发生周围神经血管功能障碍等并发症或发生时被及时发现并处理。

【护理措施】

1. 病情观察 观察石膏绷带或夹板固定的松紧度，前臂血液循环、肿胀程度和感觉、运动功能。

2. 局部制动 支持并保持患肢在复位后体位。

3. 功能锻炼 复位固定后尽早开始手指伸屈和用力握拳活动，并进行前臂肌肉舒缩运动。4～6周后可去除外固定，逐渐开始腕关节活动。

4. 健康教育

（1）固定肢体出现皮肤发绀或苍白、剧烈疼痛、肿胀、麻木等应立即就诊。

（2）告知病人要定期随诊。

三、股骨颈骨折病人的护理

股骨颈骨折多发生在中老年人，以女性多见，占成人骨折的 3.6%，占髋部骨折的 48%～54%。随着医学技术的进步，股骨颈骨折的治疗效果显著提高，但骨折不愈合和股骨头缺血性坏死的发生率仍较高。

【概述】

股骨颈骨折的发生常与骨质疏松导致骨质量下降有关，病人在遭受轻微扭转暴力时即可发生骨折。病人多在走路时滑倒，身体发生扭转倒地，间接暴力导致股骨颈发生骨折。青少年股骨颈骨折较少见，常需较大暴力才会引起，且多为不稳定型。

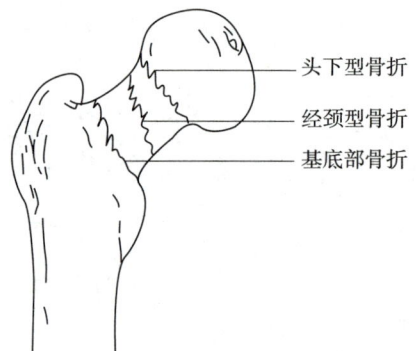

图 25-10 股骨颈骨折分型

头下型骨折
经颈型骨折
基底部骨折

1. 按骨折线部位分类 ①股骨头下骨折。②经股骨颈骨折。③股骨颈基底骨折（图 25-10）。前二者属于关节囊内骨折，由于股骨头的血液供应大部分中断，易发生骨折不愈合或股骨头缺血坏死。基底骨折由于两骨折端的血液供应受干扰较小而较易愈合。

2. 按骨折线方向分类 ①内收骨折：远端骨折线与两侧髂嵴连线的夹角（Pauwels 角）大于 50°。由于骨折而接触较少，容易再移位，故属于不稳定性骨折。②外展骨折：远端骨折线与两侧髂嵴连线的夹角小于 30°。由于骨折面接触多，不容易再移位，故属于稳定性骨折。

【护理评估】

（一）健康史

了解病人是否有跌倒摔伤史，了解受伤时的体位和环境，明确外力的方式、性质，推断骨折的类型及伤情。询问既往有无高血压、心脏病、糖尿病等病史。

（二）身体状况

1. 症状　中老年人有跌倒外伤史，伤后感髋部疼痛。下肢活动受限，不能站立和行走。部分外展嵌插型骨折病人受伤后仍能行走，但数日后髋部疼痛逐渐加重，活动后更疼，甚至完全不能行走，提示可能由受伤时的稳定性骨折发展为不稳定性骨折。

2. 体征　内收型骨折病人可有患肢缩短，出现45°～60°的外旋畸形（图25-11）。患侧大转子突出，局部压痛和纵向叩击痛。病人较少出现髋部肿胀和瘀斑。

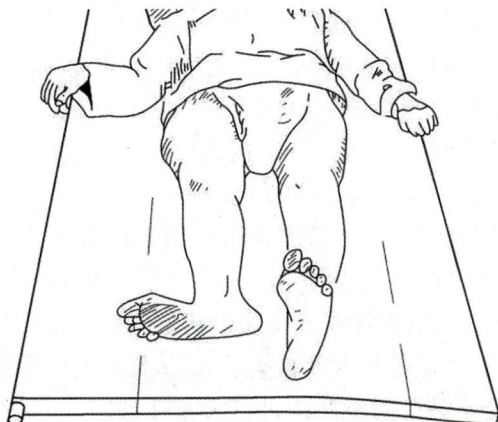

图 25-11　股骨颈骨折患肢外旋畸形

（三）辅助检查

髋部正侧位 X 线检查可明确骨折的部位、类型和移位情况，是选择治疗方法的重要依据。

（四）治疗评估

1. 非手术治疗　适用于年龄过大，全身情况差，或合并有严重心、肺、肾、肝等功能障碍者。病人可穿防旋鞋。下肢外展中立位皮牵引卧床6～8周。对全身情况很差的高龄病人，以挽救生命和治疗并发症为主，骨折可不进行特殊治疗。尽管可能发生骨折不愈合，但部分病人仍能扶拐行走。

2. 手术治疗

（1）闭合复位内固定　对所有类型股骨颈骨折病人均适用。闭合复位成功后，在股骨外侧打入多根空心拉力螺纹钉内固定或动力髋螺钉固定。

（2）切开复位内固定　对手法复位失败、固定不可靠或青壮年病人的陈旧骨折不愈合，可在切开直视下进行复位和内固定。

（3）人工关节置换术　对65岁以上的股骨头下骨折病人，已合并骨关节炎或股骨头坏死者，可选择单纯人工股骨头置换术或全髋关节置换术。

（五）心理和社会支持状况

股骨颈骨折多发生在中、老年人，家属及病人担心意外情况发生，出现焦虑等。

【常见护理诊断/问题】

1. 躯体移动障碍　与骨折、牵引、手术有关。

2. 焦虑　与病程较长，预后难以估计有关。

3. 潜在并发症　股骨头缺血坏死、骨折不愈合、心脑血管意外等。

【护理目标】

1. 病人躯体移动功能改善。

2. 病人焦虑减轻或消失。

3. 病人未发生并发症或发生时被及时发现并处理。

【护理措施】

（一）非手术治疗/术前护理

1. 搬运　尽量避免搬运或移动病人。搬运时将髋关节与患肢整个平托起，防止关节脱位或骨折断端移位造成新的损伤。

2. 体位　卧床期间保持患肢外展中立位，即平卧时两腿分开，腿间放枕头。脚尖向上或穿丁字鞋。不可侧卧，不可使患肢内收，坐起时不能交叉盘腿，以免发生骨折移位。

3. 功能锻炼　指导患肢股四头肌等长收缩、踝关节和足趾屈伸、旋转运动。每小时练习 1 次，每次 5～20 分钟，以防下肢深静脉血栓形成、肌肉萎缩和关节僵硬。在锻炼患肢的同时，指导病人进行双上肢及健侧下肢全范围关节活动和功能锻炼。在病情允许的情况下。遵医嘱指导病人借助吊架和床栏更换体位、坐起、移动以及使用助行器、拐杖的方法。

4. 牵引护理　具体牵引护理措施参见本章第十节骨科常用诊疗技术及护理。一般牵引 6～8 周后复查 X 线，若无异常，可去除牵引后在床上坐起。3 个月后骨折基本愈合，可扶双拐患肢不负重活动。6 个月后根据骨折愈合情况决定是否挂拐或使用助行器行走。

5. 术前准备　拟行手术治疗者应完善术前检查。拟行人工关节置换术者若有肥胖或超重，应减轻体重以减少新关节负荷；对受累关节附近肌肉进行力量性训练。

（二）术后护理

1. 一般护理　做好生命体征监测、引流管护理、术后并发症的护理等。

2. 体位和活动

（1）内固定术后　卧床期间患肢不内收，坐起时不交叉盘腿。若骨折复位良好，术后早期即可遵医嘱床上坐起和扶双拐下床活动，逐渐增加负重量。X 线检查证实骨折完全愈合后可弃拐负重行走。

（2）人工关节置换术后　术后一般采取外展中立位。在病人麻醉清醒后即可开展肌力训练，包括踝关节背伸和跖屈，以及股四头肌和髋部肌肉的收缩舒张运动，之后逐渐开始髋关节外展、膝关节和髋关节屈伸、抬臀、直腿抬高等运动。病人可以在术后 24 小时后开始使用助行器、拐杖等做行走练习。根据病人个体情况制订具体康复计划，如果活动后感到关节持续疼痛和肿胀，说明练习强度过大。

3. 人工关节置换术后并发症的护理　人工关节置换术后病人可能出现关节脱位、关节感染、关节磨损、假体松动、深静脉血栓形成以及神经、血管损伤等并发症，严重影响其治疗效果。因此，应做好病情观察、保护关节，积极预防并发症的发生。

（1）关节脱位　人工关节置换术后，若关节周围软组织没有充分愈合、体位摆放不当或锻炼方法不当等均可引起关节脱位。若病人髋部不能活动，伴有疼痛、双下肢不等长，应警惕是否出现了关节脱位。为预防关节脱位，应避免屈髋大于 90°（如上身向前弯腰超过 90°，或患侧膝关节抬高超过髋关节）。避免下肢内收超过身体中线。应告诉病人：①避免下蹲、坐矮凳、坐沙发、脆姿、过度弯腰拾物、盘腿、交叉腿站立、跷二郎腿或坐位时向侧方弯腰等动作。②侧卧时应健肢在下、患肢在上，两腿间夹枕头。③病人平时应坐高椅，排便时使用坐便器。上楼时健肢先上，下楼时患肢先下。

（2）关节感染　关节感染虽然少见，但却是最严重的并发症，可导致手术治疗彻底失败。若手术后关节持续肿胀疼痛，伤口有异常液体渗出，皮肤发红，局部皮温较高，应警惕是否为关节感染。轻者可经抗感染治疗治愈，重者需要取出假体，二期手术。

（三）健康教育

告知病人股骨颈骨折愈合时间较长，无论是否接受手术治疗，都需要长期、循序渐进地进行患肢功能锻炼。尽量不做或少做容易磨损关节的活动。如爬山、爬楼梯和跑步等。避免在负重状态下反复做髋关节伸屈动作，或做剧烈跳跃和急停急转运动。肥胖病人应控制体重。预防骨质疏松症，避免过多负重。若人工关节置换术后多年后关节松动或磨损，可在活动时出现关节疼痛、跛行、髋关节功能减退等表现，嘱病人出现上述情况尽快就诊。

四、脊柱骨折病人的护理

脊柱骨折占全身骨折的 5%～6%，其中以胸腰段脊柱骨折最多见。脊柱骨折可以并发脊髓或马尾神经损伤，特别是颈椎骨折－脱位合并有脊髓损伤者，往往能严重致残甚至致命。

每块脊椎骨分为椎体与附件两部分。据解剖结构和功能划分，脊柱可以被分成前、中、后三柱。其中，中柱和后柱包裹了脊髓和马尾神经，此处损伤可以累及神经系统，特别是中柱的损伤，碎骨片和髓核组织可以突入椎管的前半部导致脊髓损伤，因此对每个脊柱骨折病人都必须了解有无中柱损伤。

【概述】

多数脊柱骨折因间接暴力引起，少数为直接暴力所致。间接暴力多见于从高处坠落后头、肩、臀或足部着地，由于地面对身体的阻挡，使暴力传导至脊柱造成骨折。直接暴力所致的脊柱骨折多见于战伤、爆炸伤、直接撞伤等。

1. 颈椎骨折　按照受伤时病人颈椎所处的位置分为屈曲型损伤、垂直压缩型损伤、过伸型损伤、齿状突骨折 4 种类型。

2. 胸腰椎骨折　胸腰段脊柱（T_{10}～L_2）处于两个生理弧度的交汇处，是应力集中部位，因此该处骨折十分常见。按照骨折的稳定性分类，可分为稳定性骨折和不稳定性骨折；按照骨折形态分类，分为压缩骨折、爆裂骨折、Chance 骨折、骨折－脱位 4 种类型。

【护理评估】

（一）健康史

应详细了解病人受伤的时间、原因和部位，受伤时的体位、症状和体征，搬运方式、急救情况，有无昏迷史和其他部位复合伤等。

（二）身体状况

1. 症状

（1）局部疼痛　颈椎骨折者可有头颈部疼痛，不能活动。胸腰椎损伤后，因腰背部肌肉痉挛、局部疼痛，病人无法站立，或站立时腰背部无力，疼痛加重。

（2）腹痛、腹胀　腹膜后血肿刺激了腹腔神经节，常出现腹痛、腹胀、肠蠕动减弱等症状。

（3）其他　伴有脊髓损伤者可有四肢或双下肢感觉和运动障碍。病人还可伴有颅脑、胸、腹部和盆腔脏器等损伤，出现相应的症状。

2. 体征

（1）局部压痛和肿胀　后柱损伤时中线部位有明显压痛，局部肿胀。

（2）活动受限和脊柱畸形　颈、胸、腰段骨折病人常有活动受限、站立及翻身困难、强迫体位，胸腰段脊柱骨折时常可摸到后凸畸形。

（三）辅助检查

1. X 线检查　有助于明确骨折的部位、类型和移位情况。

2. CT　凡有脊柱损伤或有神经症状者均须做 CT 检查，可以显示出椎体的骨折情况、椎管内有无出血和碎骨片。

3. MRI　有助于观察和确定脊髓、神经及椎间盘损伤的程度和范围。

（四）治疗评估

1. 急救处理　脊柱损伤病人伴有颅脑、胸、腹腔脏器损伤或并发休克时，首先处理紧急情况，抢救生命，待病情稳定后再处理脊柱骨折。

2. 卧硬板床　胸腰椎单纯压缩骨折时应卧硬板床，骨折部位垫厚枕，使脊柱处于过伸位。

3. 复位固定 稳定性颈椎骨折脱位、压缩或移位较轻者，应卧床休息，并采用枕颌带卧位牵引复位、颅骨牵引或 Halo 头胸固定架牵引等方法固定。待 X 线证实已复位，可改用头颈胸石膏或支具固定，石膏干硬或支具固定牢固后即可起床活动。对有神经症状、骨折块挤入椎管内以及不稳定性骨折等损伤严重者，应行切开复位内固定。

4. 腰背肌锻炼 利用背伸肌的肌力和背伸姿势使脊柱过伸，借助椎体前方的前纵韧带和椎间盘纤维环的张力，使压缩的椎体自行复位，恢复原状。

（五）心理和社会支持状况

突如其来的创伤、疼痛、活动障碍以及担心致残，可使病人及家属产生焦虑、恐惧、紧张不安等不良的心理反应。

【常见护理诊断/问题】

1. 躯体移动障碍 与疼痛及神经损伤有关。

2. 急性疼痛 与脊柱骨折、软组织损伤及手术有关。

3. 恐惧 与担心疾病的预后可能致残有关。

4. 潜在并发症 脊髓损伤、压疮、肺部感染、泌尿系感染、下肢静脉血栓形成。

【护理目标】

1. 病人躯体移动功能改善。

2. 病人疼痛减轻或消失。

3. 病人恐惧减轻或消失。

4. 病人未发生并发症，或发生时被及时发现并处理。

【护理措施】

（一）术前护理

1. 急救搬运 对疑有脊柱骨折者应尽量避免移动。若确实需要搬运，可采用平托法或滚动法移至硬担架、木板或门板上。前者是将病人平托至担架上；后者是使病人身体保持一条直线的状态，整体滚动至担架上。无论采用何种搬运方法，都应让病人保持脊柱中立位（图 25 - 12）。严禁 1 人抬头 1 人抬脚，或用搂抱的方法搬运，以免因增加脊柱弯曲而使碎骨片挤入椎管，从而造成或加重脊髓损伤。颈椎损伤者需有专人托扶头部并沿纵轴向上略加牵引。搬运后用沙袋或折好的衣服放在颈部两侧以固定头颈部。

2. 病情观察 观察生命体征，观察病人肢体感觉、运动、反射和括约肌功能是否随着病情发展而变化，及时发现脊髓损伤征象，报告医师并协助处理。尽量减少搬动病人，搬运时保持病人的脊柱中立位，以免造成或加重脊髓损伤。

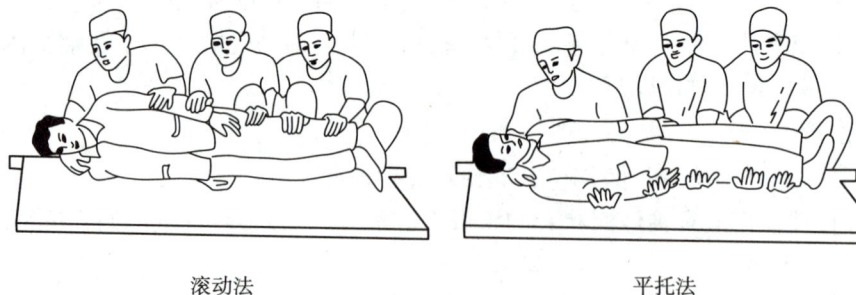

滚动法　　　　　　　　　　　　　平托法

图 25 - 12　脊柱骨折病人的正确搬运

3. 预防压疮

（1）定时翻身　间歇性解除压迫是有效预防压疮的关键，故在卧床期间应每 2～3 小时翻身 1 次。

翻身时采用轴线翻身法：胸腰段骨折者双臂交叉胸前，两护士分别托扶病人肩背部和腰腿部翻至侧卧位；颈段骨折者还需一人托扶头部，使其与肩部同时翻动。病人自行翻身时应先挺直腰背部再翻身，以利用绷紧的躯干肌肉形成天然内固定夹板。侧卧时，病人背后从肩到臀用枕头抵住，以免胸腰部脊柱扭转，上腿屈髋屈膝而下腿伸直，两腿间垫枕以防髋内收。颈椎骨折病人不可随意低头、抬头或转动颈部，遵医嘱决定是否垫枕及枕头放置位置。避免在床上拖拽病人，以减少局部皮肤剪切力。

（2）合适的床单位　床单应清洁、平整、干燥和舒适，有条件时可使用气垫床，保持病人皮肤清洁干燥。

（3）增加营养　保证足够的营养摄入，提高机体抵抗力。

4. 急救准备　备好各种急救药品和器械，如呼吸兴奋药、强心药、吸引器、气管切开包、人工呼吸器、心电监护仪等。

（二）术后护理

1. 搬运与体位　颈椎手术后的病人搬动时，应保护颈部，防止旋转及屈伸，减少搬动对内固定的影响；翻身时要保持头颅、躯干在同一平面上，如要侧卧位，一般侧卧30°～40°即可。腰椎术后的病人翻身时，应保持肩、髋在同一平面上。

2. 伤口护理　颈椎手术后，颈部保持中立位，平卧2小时以压迫止血。腰椎术后的病人，需平卧8小时以压迫止血。对伤口引流管要注意观察引流量与引流液颜色，并保持引流管通畅，以防积血压迫脊髓。及时观察有无脑脊液漏。

3. 病情观察　手术后可出现血肿压迫，肢体感觉、运动及括约肌功能障碍，要密切观察。当出现瘫痪平面上升、肢体麻木、肌力减退或不能活动时，应立即报告医师及时处理。

4. 呼吸道并发症的护理　颈椎手术后，要保证有效的气体交换，警惕窒息发生。出现声音嘶哑、呼吸表浅，提示有喉头水肿的可能，易并发窒息，需严密观察并妥善处理。出现呼吸困难、口唇发绀及鼻翼扇动，伴颈部肿胀，提示血肿压迫气管，应立即配合医师剪开缝线，清除积血。

5. 功能锻炼　正确指导和督促病人早期进行腰背肌功能锻炼。根据骨折部位、程度和功能锻炼计划，指导和鼓励病人早期活动和功能锻炼。单纯压缩骨折病人卧床3日后开始锻炼腰背部肌肉，开始时臀部左右移动，然后做背伸动作，使臀部离开床面，随着腰背肌力量的增加，臀部离开床面的高度也逐渐增高。2个月后骨折基本愈合，第3个月可以下地少量活动，但仍以卧床休息为主。3个月后逐渐增加下地活动时间。除了腰背肌锻炼，还应定时进行全身各个关节的全范围被动或主动活动，每日数次，以促进血液循环，预防关节僵硬和肌肉萎缩。鼓励病人适当进行日常活动能力的训练，以满足其生活需要。方法有仰卧位锻炼法和俯卧位锻炼法。

（1）仰卧位锻炼法　①五点支撑法：病人用头、双肘及双足作为支撑点，使背部、腰臀部向上抬，悬空后伸。②三点支撑法：病人双臂放于胸前，用头及双足支撑，使全身呈弓形撑起。③四点支撑法：病人用双手及双足支撑，使全身腾空后伸呈拱桥形。

（2）俯卧位锻炼法　第一步：病人俯卧于床上，两上肢向背后伸，抬头挺胸，使头、胸及两上肢离开床面。第二步：两腿伸直向上抬起，离开床面，可交替进行抬起，然后同时后伸抬起。第三步：头、颈、胸及双下肢同时抬起，两上肢后伸，仅使腹部着床，身体呈弓形。

（三）健康教育

1. 继续功能锻炼　第1个月主要在床上进行四肢活动和腰背肌锻炼，2～3个月后逐渐下床进行步行及适度的活动。

2. 定期复查　告知病人定期返院复诊，随时监测病情变化，及时发现并发症并处理。

第三节　关节脱位病人的护理

关节脱位（dilocation）是指由于直接或间接暴力作用于关节，或关节有病理性改变，使骨与骨之间相对关节面失去正常的对合关系，失去部分正常对合关系的称半脱位（subluration）。关节脱位多见于青壮年和儿童；四肢大关节中以肩关节和肘关节脱位最为常见，髋关节次之，膝、腕关节脱位则少见。

一、概述

【病因及分类】

1. 创伤 由外来暴力间接作用于正常关节引起的脱位，是导致脱位最常见的原因，多发生于青壮年。

2. 病理改变 关节结构发生病变，骨端遭到破坏，不能维持关节面正常的对合关系，如关节结核或类风湿关节炎所导致的脱位。

3. 先天性关节发育不良 胚胎发育异常导致关节先天性发育不良，出生后即发生脱位且退变加重，如由于髋臼和股骨头先天性发育不良或异常引起的先天性髋关节脱位。

4. 习惯性脱位 创伤性脱位后，关节囊及韧带松弛或在骨附着处被撕脱，使关节结构不稳定，轻微外力即可导致再脱位，如此反复，形成习惯性脱位，如习惯性肩关节脱位、习惯性颞下颌关节脱位等。

按脱位程度分类，分为：①全脱位，关节面对合关系完全丧失。②半脱位，关节面对合关系部分丧失。按脱位发生的时间分类，分为：①新鲜性脱位，脱位时间未超过2周。②陈旧性脱位，脱位时间超过2周。按脱位后关节腔是否与外界相通分类，分为：①闭合性脱位，局部皮肤完好。脱位处关节腔不与外界相通。②开放性脱位，脱位处关节腔与外界相通。按远侧骨端的移位方向进行分类，分为前脱位、后脱位、侧方脱位、中央脱位等。

【护理评估】

（一）健康史

询问病人的年龄、出生时的情况、日常运动的量和强度等；有无突发外伤，受伤后的症状和处理方法；病人既往有无类似外伤病史、有无习惯性关节脱位、既往脱位后的治疗及恢复情况等。

（二）身体状况

1. 症状 病人常出现关节疼痛、肿胀、局部压痛和关节功能障碍。早期全身可合并复合伤、休克等，局部可合并骨折和神经血管损伤。晚期可发生骨化性肌炎、缺血性骨坏死和创伤性关节炎等。

2. 体征

（1）畸形 关节脱位后肢体出现旋转、内收或外展、外观变长或缩短等畸形，与健侧不对称。关节的正常骨性标志发生改变。

（2）弹性固定 关节脱位后，由于关节囊周围未撕裂的肌肉和韧带的牵拉，使患肢固定在异常的位置，被动活动时感到弹性阻力。

（3）关节盂空虚 脱位后可触到空虚的关节盂，移位的骨端可在邻近异常位置触及，但肿胀严重时常难以触及。

（三）辅助检查

1. X 线检查 可确定脱位的方向、程度，有无合并骨折，有无骨化性肌炎或缺血性骨坏死等。

2. CT 检查 有助于诊断 X 线不能确诊的脱位。

3. MRI 检查 可评价相关软组织损伤。

（四）治疗评估

1. 复位 以手法复位为主，最好在脱位后3周内进行，因为早期复位容易成功，且功能恢复好。若脱位时间较长，关节周围组织发生粘连，空虚的关节腔被纤维组织充填，常导致手法复位难以成功。若发生以下情况，考虑行手术切开复位：①合并关节内骨折。②经手法复位失败或手法难以复位。③有软组织嵌入。关节脱位复位成功的标志是被动活动恢复正常、骨性标志恢复、X线检查提示已复位。

2. 固定　即将复位后的关节固定于适当位置，以修复损伤的关节囊、韧带、肌肉等软组织。固定的时间视脱位情况而定，一般为2~3周。陈旧性脱位经手法复位后，固定时间适当延长。

3. 功能锻炼　鼓励早期活动，在固定期间经常进行关节周围肌肉的收缩练习和患肢其他关节的主动或被动活动，防止肌肉萎缩及关节僵硬。固定解除后，逐步扩大患部关节的活动范围，并辅以理疗、中药熏洗等治疗，逐渐恢复关节功能。功能锻炼过程中切忌粗暴的被动活动，以免加重损伤。

（五）心理和社会支持状况

病人往往担心是否能完全恢复，有无后遗症发生；担心家庭生活和工作是否会受到影响等，会产生不同程度的焦虑、不安、恐惧等不良心理反应。

【常见护理诊断/问题】

1. 疼痛　与关节脱位引起局部组织损伤及神经受压有关。

2. 躯体活动障碍　与关节脱位、疼痛、制动有关。

3. 有皮肤完整性受损的危险　与外固定压迫局部皮肤有关。

4. 潜在并发症　血管、神经受损。

【护理目标】

1. 病人疼痛减轻或消失。
2. 病人关节活动能力和舒适度改善。
3. 病人皮肤完整，未出现压疮或感染。
4. 病人未出现血管、神经损伤等并发症，或得到及时发现和处理。

【护理措施】

（一）术前护理

1. 病情观察　移位的骨端压迫邻近血管和神经，可引起患肢缺血，感觉、运动功能障碍。定时观察患肢远端血运、皮肤颜色、温度、感觉和活动情况等；发现患肢苍白、发冷、肿胀、疼痛加剧、感觉麻木等，及时通知医师并配合处理。

2. 体位护理　抬高患肢并保持患肢于关节的功能位，以利于静脉回流，减轻肿胀。

3. 疼痛护理

（1）避免加重疼痛的因素　进行护理操作或移动病人时，托住患肢，动作轻柔，以免用力不当加重疼痛。

（2）镇痛　受伤24小时内局部冷敷以消肿镇痛，24小时后局部热敷以减轻肌肉痉挛引起的疼痛。还可应用心理暗示、转移注意力或松弛疗法等非药物镇痛方法缓解疼痛，必要时遵医嘱应用镇痛药。

4. 外固定护理　保持各类外固定维持有效状态，行石膏或牵引外固定病人的护理参见本章第十节。

5. 皮肤护理　使用石膏固定或牵引者，避免因外固定物持续压迫而损伤皮肤。此外，髋关节脱位固定后需长期卧床者，每2小时更换体位，保持床单位整洁，预防压力性损伤。对于皮肤感觉功能障碍的肢体，防止冻伤和烫伤。

6. 功能锻炼　讲解并示范功能锻炼的方法，根据病人恢复情况制订循序渐进的锻炼计划。

7. 心理护理　关节脱位多由意外事故造成，病人常有焦虑、恐惧以及自信心不足，要耐心讲解有关疾病知识，鼓励家属多陪伴。

（二）术后护理

1. 病情观察 密切观察病人意识、生命体征、肢体活动、血液循环情况，发现异常及时处理。

2. 疼痛护理 评估疼痛的性质、时间、程度，听取病人的主诉，分散病人注意力，适当应用镇痛药或使用镇痛泵。

3. 管道护理 密切观察伤口敷料渗血情况，留置引流管者保持引流通畅，防止折叠、堵塞，记录引流液的颜色、性状和量。

（三）健康教育

1. 疾病知识 向病人及其家属讲解关节脱位治疗和康复的知识。说明复位后固定的目的、方法、重要意义及注意事项，使其充分了解固定的重要性、必要性及复位后的固定时限。讲述功能锻炼的重要性和必要性，并指导其进行康复锻炼，使病人能自觉按计划实施。

2. 功能锻炼 固定期间进行关节周围肌肉收缩活动及邻近关节主动或被动运动；固定拆除后逐步进行肢体的全范围关节功能锻炼，防止关节粘连和肌肉萎缩。习惯性脱位者，须保持有效固定并严格遵医嘱坚持功能锻炼，避免各种导致再脱位的原因。

二、常见关节脱位病人的护理

肩关节脱位 🅔 微课1

肩关节运动涉及盂肱关节、肩锁关节、胸锁关节及肩胸关节，其中以盂肱关节的活动最重要，故临床上习惯将盂肱关节脱位称为肩关节脱位（dloction of the shouldejoint）。

【病因及分类】

创伤是肩关节脱位的主要原因，多由间接暴力引起。当身体侧位跌倒时，手掌或肘撑地，肩关节处于外展、外旋和后伸位，肱骨头在外力作用下突破关节囊前壁，滑出肩胛盂而致脱位；当肩关节极度外展、外旋和后伸时，肱骨颈或肱骨大结节抵触于肩峰时构成杠杆的支点，使肱骨头向盂下滑出发生脱位。若肩关节后方受到直接暴力的碰撞，可使肱骨头向前脱位。

根据脱位的方向，肩关节脱位分为前脱位、后脱位、下脱位和上脱位。由于肩关节前下方组织薄弱，因此以前脱位多见。肩关节脱位常合并肱骨大结节撕脱骨折和肩袖损伤。

【护理评估】

（一）健康史

询问病人有无突发外伤，受伤后的症状和处理方法；病人既往有无类似外伤病史、有无习惯性关节脱位、既往脱位后的治疗及恢复情况等。

（二）身体状况

1. 症状 肩关节疼痛，周围软组织肿胀，活动受限。常用健侧手扶持患肢前臂，头倾向患肩。

2. 体征 肩关节脱位后，关节盂空虚，肩峰明显突出、肩部失去正常饱满圆钝的外形，呈"方肩"畸形（图 25 – 13）；在腋窝、喙突下或锁骨下可触及肱骨头；Dugas 征阳性。病人常出现关节疼痛、肿胀、局部压痛和关节功能障碍。早期全身可合并复合伤、休克等，局部可合并骨折和神经血管损伤。晚期可发生骨化性肌炎、缺血性骨坏死和创伤性关节炎等。

（三）辅助检查

X 线检查能帮助明确脱位的类型及发现是否合并有骨折。

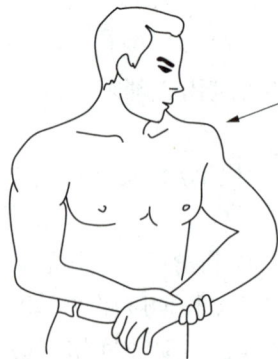

图 25 – 13　肩关节前脱位方肩畸形

（四）治疗评估

1. 复位

（1）手法复位　对于新鲜肩关节脱位，在进行充分的临床评估后，手法复位多能获得成功，常用手拉足蹬法（Hippocrates法）（图25-14）。小儿非创伤性脱位很少需要手法复位，通常可自行复位。

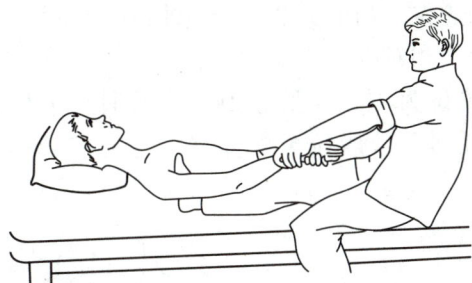

图 25-14　Hippocrates 法

（2）切开复位　当合并大结节骨折、肩胛盂骨折移位、软组织嵌入等时，积极采取手术治疗。

2. 固定　单纯肩关节脱位，复位后腋窝处垫棉垫，用三角巾悬吊上肢，保持肘关节屈曲90°；关节囊破损明显或仍有肩关节半脱位者，将患侧手置于对侧肩上，上肢以绷带与胸壁固定，腋下垫棉垫（图25-15）。一般情况下，固定3周，合并大结节骨折者应延长1~2周，有习惯性脱位病史的年轻病人适当延长固定期；40岁以上的病人，固定时间可相应缩短，因为年长病人关节制动时间越长，越容易发生关节僵硬。

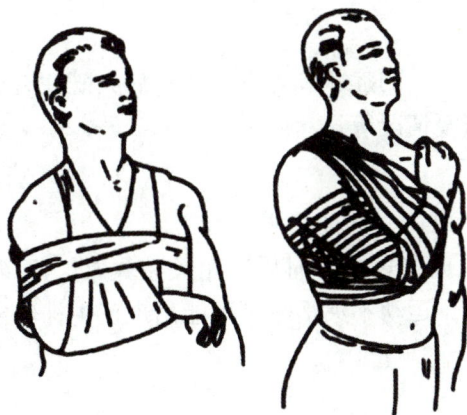

图 25-15　肩关节复位固定

3. 功能锻炼　固定期间须主动活动腕部与手指；疼痛肿胀缓解后，用健侧手缓慢推动患肢行外展与内收活动，活动范围以不引起患侧肩部疼痛为限。解除固定后，开始进行肩关节的活动锻炼；锻炼须循序渐进，主动进行肩关节各方向的活动，使其活动范围得到最大限度恢复，切忌操之过急。配合理疗按摩，效果更好。

【护理措施】

参见本节概述部分。

肘关节脱位

肘关节脱位（dislocation of elbow joint）的发生率仅次于肩关节脱位，好发于10~20岁青少年，多为运动损伤，占肘关节损伤的3%~6%，发病高峰年龄在13~14岁，即骺板闭合后。

【病因及分类】

肘关节脱位多由间接暴力所致，根据脱位的方向可分为后脱位、侧方脱位及前脱位。①后脱位：为最常见的肘关节脱位（图 25 – 16）。当肘关节处于伸直位、前臂旋后位跌倒时，手掌着地，暴力沿尺、桡骨上端向近端传导，在尺骨鹰嘴处产生杠杆作用，导致前方关节囊撕裂，使尺、桡骨近端同时向肱骨远端后方脱出，形成肘关节后脱位。②侧方脱位：当肘关节处于内翻或外翻位时遭受暴力，可发生尺侧或桡侧侧方脱位。③前脱位：当肘关节处于屈曲位时，肘后方受到直接暴力作用，可产生尺骨鹰嘴骨折和肘关节前脱位，此类相对少见。

小儿肘关节脱位以后外侧脱位为主，常见原因是手或肘关节伸直位跌倒，杠杆的力量使得鹰嘴自滑车脱出，导致脱位。小儿肘关节脱位可能伴有尺骨冠突骨折，也可能伴有肱骨内、外上髁骨折。

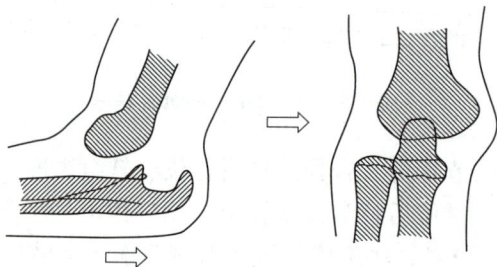

图 25 – 16　肘关节后脱位

【护理评估】

（一）健康史

询问病人有无突发外伤，受伤后的症状和处理方法；病人既往有无类似外伤病史，有无习惯性关节脱位，既往脱位后的治疗及恢复情况等。

（二）身体状况

1. 症状　肘关节局部疼痛、肿胀、功能受限。

2. 体征　肘部变粗、后突，前臂短缩，肘后三角关系失常。鹰嘴突高出内外髁，可触及肱骨下端。若患肢前臂或手麻木、胀痛、运动不灵活等则可能出现正中神经或尺神经损伤，亦可出现动脉受压的临床表现。

（三）辅助检查

X 线检查帮助明确脱位的类型、移位情况及有无合并骨折。对于陈旧性关节脱位，X 线检查有助于明确有无骨化性肌炎或缺血性骨坏死。

（四）治疗评估

1. 非手术治疗

（1）复位　一般情况下，通过手法闭合复位可完成脱位关节的复位。复位方法为：助手配合沿畸形关节方向行前臂和上臂牵引和反牵引，术者从肘后用双手握住肘关节，以指推压尺骨鹰嘴向前下，同时矫正侧方移位，助手在复位过程中维持牵引并逐渐屈肘，出现弹跳感表示复位成功。手法复位失败时，不可强行复位，应采取手术复位。合并有神经损伤者，手术时先探查神经，在保护神经的前提下进行手术复位。

小儿肘关节脱位须在镇静、止痛甚至采用局部或全身麻醉后，才能进行闭合复位。8 岁以下的患儿可取俯卧位，患侧上肢自床边下垂，将鹰嘴向前推挤，以获得复位；8 岁以上的患儿取仰卧位，在远侧牵引下，前臂旋后、肘关节屈曲可获得复位。

（2）固定 复位后，用超关节夹板或长臂石膏托固定患肢于屈肘90°功能位，再用三角巾悬吊于胸前，2~3周后去除固定。

（3）功能锻炼 固定期间，可做伸掌、握拳、手指屈伸等活动。去除固定后，练习肘关节的屈伸、前臂旋转活动及锻炼肘关节周围肌力，通常需要3~6个月方可恢复。

【护理措施】

参见本节概述部分。

髋关节脱位

髋关节由股骨头和髋臼构成，是人体最大的杵臼关节。髋臼为半球形，深而大，周围有强大韧带和肌肉附着，结构相当稳定，故往往只有强大暴力才能导致髋关节脱位（dislocation of hip joint），约50%髋关节脱位同时合并有骨折。

小儿髋关节脱位的发病时间呈双峰分布，发病的第一高峰在2~5岁，这与关节松弛及软骨比较柔韧有关，常发生于轻微外伤，如站立位时跌倒。第二个高峰出现在11~15岁，与运动损伤和交通事故增多有关，且常合并髋臼骨折。

【病因及分类】

发生交通事故时，如病人处于坐位，膝、髋关节屈曲，暴力使大腿急剧内收、内旋，以致股骨颈前缘抵于髋臼前缘而形成一个支点，股骨头因受杠杆作用冲破后关节囊而向后方脱出。此外，房屋倒塌时，若病人处于下蹲位，下肢强力外展、外旋时，大转子抵于髋臼缘上，形成杠杆的支点，股骨头向前滑出穿破关节囊，发生髋关节前脱位。

按股骨头的移位方向，分为后脱位（图25-17）、前脱位和中心脱位，其中以后脱位最常见，占全部髋关节脱位的85%~90%。脱位时常造成关节囊撕裂、髋臼后缘或股骨头骨折，有时合并坐骨神经挫伤或牵拉伤。

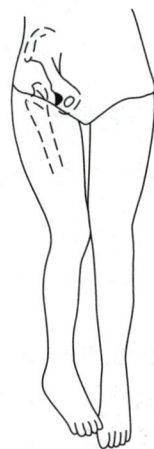

图25-17 髋关节后脱位

【护理评估】

（一）健康史

询问病人受伤当时的情况，了解受伤机制。了解有无关节结核或类风湿关节炎等病史。

（二）身体状况

1. 症状 患侧髋关节疼痛，主动活动功能丧失，被动活动时引起剧烈疼痛。

2. 体征 不同方向的脱位，其体征有所不同。

（1）后脱位 髋关节呈屈曲、内收、内旋及短缩畸形。臀部可触及向后上突出移位的股骨头。

（2）前脱位 髋关节呈明显外旋、轻度屈曲和外展畸形，患肢很少短缩，合并周围骨折损伤也较少见。

（三）辅助检查

X线检查可明确诊断，必要时行CT检查髋臼后缘及关节内骨折情况。

（四）治疗评估

1. 复位 脱位后力争在24小时内、麻醉状态下进行闭合复位，常用的复位方法有提拉法（Allis法）（图25-18）和悬垂法（Stimson法）（图25-19）。闭合复位不成功时采用手术切开复位，同时将伴发的骨折进行复位、内固定。小儿髋关节脱位后12小时内，可行闭合复位；对不能行闭合复位需行手术治疗的患儿，术后行骨牵引或人字形石膏固定4~6周以获得髋关节稳定。

2. 固定 用绷带将双踝暂时捆在一起，于髋关节伸直位下将病人搬运至床上，患肢做皮肤牵引或穿丁字鞋2~3周，不必用石膏固定，保持患肢处于伸直、外展位，防止髋关节屈曲、内收、内旋。

3. 功能锻炼 卧床期间作股四头肌收缩动作，2~3周后开始活动关节，4周后扶双拐下地活动，3个月后可完全承重。

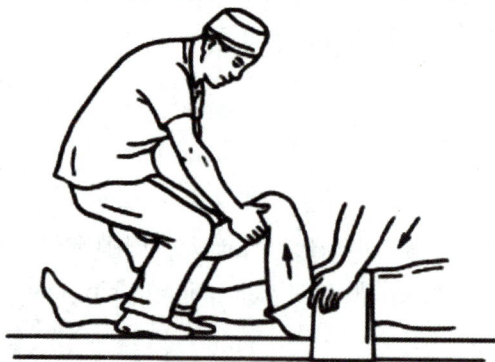

图 25 – 18　Allis 法　　　　　　　　　　　　图 25 – 19　Stimson 法

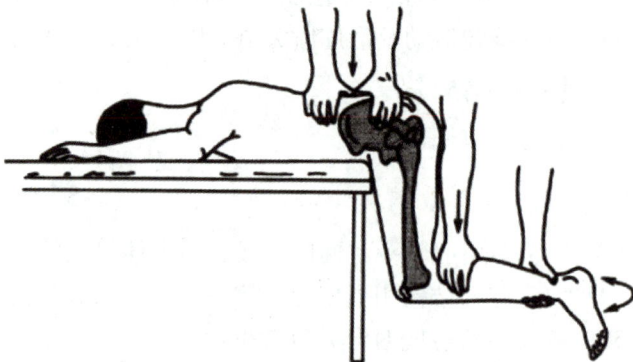

【护理措施】

参见本节概述部分。

第四节　化脓性骨髓炎病人的护理

化脓性骨髓炎（pyogenic osteomyelitis）是化脓性细菌感染引起的骨膜、骨皮质和骨髓组织的炎症。本病感染主要源于3个方面。①血源性感染：身体其他部位化脓性病灶，如上呼吸道感染、毛囊炎或胆囊炎等，经血液循环散播至骨组织，称为血源性骨髓炎。②创伤后感染：骨组织创伤，如开放性骨折直接污染，或骨折手术后出现骨感染，称为创伤后骨髓炎。③邻近感染灶：邻近软组织感染直接蔓延至骨骼，如脓性指头炎蔓延引起指骨骨髓炎，小腿溃疡引起胫骨骨髓炎等。

化脓性骨髓炎按病程发展可分为急性和慢性骨髓炎2类。急性骨髓炎反复发作，病程超过10日即进入慢性骨髓炎阶段。两者没有明显时间界限，一般认为死骨形成是慢性骨髓炎的标志，死骨出现约需6周时间。

一、急性血源性化脓性骨髓炎病人的护理

身体其他部位化脓性病灶中的细菌经血源性播散引起骨膜、骨皮质和骨髓的急性化脓性炎症，称急性血源性化脓性骨髓炎（acute hematogenous osteomyelitis）。80%以上为12岁以下儿童，男性多于女性。好发部位为长骨的干骺端，如胫骨近端、股骨远端、肱骨近端，还可见于脊椎骨及髂骨等。

【病因与病理】

本病最常见的致病菌是溶血性金黄色葡萄球菌，其次为β溶血性链球菌，其他包括流感嗜血杆菌、大肠埃希菌、产气荚膜杆菌和白色葡萄球菌等。

病人先有身体其他部位的感染灶，如疖、痈、扁桃体炎和中耳炎等。若原发病灶处理不当或机体抵抗力下降时，细菌经血液循环播散至骨组织。由于儿童干骺端骨滋养血管为终末血管，血流缓慢，容易使细菌滞留，引发急性感染，因此儿童长骨干骺端为好发部位。外伤可能是本病诱因。

本病基本病理变化是脓肿、骨质破坏、骨吸收和死骨形成，同时出现反应性骨质增生。早期以骨质破坏为主，晚期以死骨形成为主。脓肿使骨膜掀起，阻碍外层密质骨的血液供应，形成死骨；在坏死骨的周围形成炎性肉芽组织，长期存留在体内。病灶周围的骨膜因炎症和脓液刺激而生成新骨，包在骨干外层，形成骨性包壳。死骨和包壳可使病灶经久不愈，发展成为慢性骨髓炎。

【护理评估】

（一）健康史

了解病人有无其他部位感染和外伤史，病程长短，采取过哪些治疗措施，治疗效果如何；疾病有无反复，既往有无药物过敏史和手术史等。

（二）身体状况

1. 症状

（1）全身中毒症状　起病急骤，寒战，体温达39℃以上，患儿可有烦躁不安、呕吐或惊厥等，重者有昏迷或感染性休克。

（2）局部症状　早期为患部剧痛，肌肉保护性痉挛，肢体呈半屈曲状，小儿因疼痛而抗拒主动与被动活动。数日后局部出现水肿，压痛更为明显，说明该处已形成骨膜下脓肿。当脓肿穿破骨膜形成软组织深部脓肿时，疼痛反而减轻，但局部红、肿、热、痛更为明显。若脓液扩散至骨髓腔，则疼痛和脓肿范围更大。

2. 体征　患肢局部皮肤温度增高。当脓肿进入骨膜下时，局部有明显压痛。被动活动肢体时，患儿常因疼痛而啼哭。若整个骨干均受破坏，易继发病理性骨折，出现骨折的相应体征。

（三）辅助检查

1. 实验室检查　白细胞计数明显升高，中性粒细胞比值可占90%以上。红细胞沉降率加快，血中C反应蛋白（CRP）升高。病人高热寒战时或应用抗生素之前抽血培养，可获得阳性致病菌。

2. 影像学检查

（1）X线检查　早期检查无异常。起病2周后，X线表现为层状骨膜反应和干骺端稀疏，继之出现干骺端散在虫蚀样骨质破坏，骨皮质表面形成葱皮状、花边状或放射状致密影。少数病人伴病理性骨折。

（2）CT、MRI检查　CT可以发现骨膜下脓肿。MRI有助于早期发现骨组织炎性反应。

（3）核素骨显像　发病48小时内可发现感染灶核素浓聚，具有早期诊断价值。

3. 局部脓肿分层穿刺　对早期诊断具有重要价值。在肿胀和压痛最明显部位穿刺，先穿入软组织内抽吸，若无脓液，则逐层深入抽吸，不可一次穿入骨内，以免将单纯软组织脓肿的细菌带入骨内。抽出脓液、混浊液或血性液时应及时送检。若涂片中发现多是脓细胞或细菌，即可明确诊断，同时可做细菌培养和药物敏感试验。

（四）治疗评估

处理的关键是早期诊断与正确治疗，尽快控制感染，防止炎症扩散，及时切开减压引流脓液，防止死骨形成及演变为慢性骨髓炎。

1. 非手术治疗

（1）全身支持治疗　①补液，维持水、电解质和酸碱平衡。②高热期间予以降温。③营养支持，增加蛋白质和维生素摄入量，经口摄入不足时，经静脉途径补充。④必要时少量多次输新鲜血、血浆或球蛋白，以增强病人抵抗力。

（2）抗感染治疗　早期足量联合应用抗生素治疗。发病5日内抗生素治疗多可控制感染。由于致病菌主要为金黄色葡萄球菌，选用的抗生素一种应针对革兰阳性球菌，另一种则为广谱抗生素，待细菌培养和药物敏感试验结果出来后调整为敏感抗生素，并持续应用至少3周，直至体温正常，局部红、肿、热、痛等症状消失，红细胞沉降率和C反应蛋白水平必须正常或明显下降后，停用抗生素。

（3）局部制动　患肢用皮牵引或石膏托固定于功能位，以利于炎症消散和减轻疼痛，防止感染扩散，同时也可防止关节挛缩畸形和病理性骨折。

2. 手术治疗　手术的目的在于引流脓液、减压或减轻毒血症症状，防止急性骨髓炎转变为慢性骨髓炎。手术治疗宜早，最好在抗生素治疗48～72小时后仍不能控制局部炎症时进行手术。手术方式分为局部钻孔引流术或开窗减压引流术。

（五）心理和社会支持状况

病人往往担心是否能完全恢复，有无后遗症发生，会产生不同程度的焦虑不安、恐惧等不良心理反应。

【常见护理诊断/问题】

1. 体温过高 与化脓性感染有关。

2. 疼痛 与化脓性感染和手术有关。

3. 组织完整性受损 与化脓性感染和骨质破坏有关。

【护理目标】

1. 病人体温维持在正常范围。

2. 病人疼痛减轻或消失。

3. 病人感染得到控制，创面愈合。

【护理措施】

（一）非手术治疗/术前护理

1. 维持正常体温

（1）控制感染 配合医师尽快明确致病菌。及时抽取血培养，配合医师行局部脓肿分层穿刺，及时送检标本。遵医嘱应用抗生素，以控制感染和发热。用药时注意：①合理安排用药顺序，注意药物浓度和滴入速度，保证药物在单位时间内有效输入。②注意病人用药后有无副作用和毒性反应。③警惕双重感染的发生，如假膜性肠炎和真菌感染引起的腹泻。

（2）降温 病人发热且体温较高时，鼓励病人多饮水，可用冰袋、温水擦浴、冷水灌肠等措施进行物理降温，以防高热惊厥发生。遵医嘱使用退热药物，观察并记录用药后的体温变化。

（3）卧床休息 病人高热期间，卧床休息，以保护患肢和减少消耗。

2. 缓解疼痛

（1）制动患肢 抬高患肢，促进血液和淋巴回流。限制患肢活动，维持肢体于功能位，以减轻疼痛及局部病灶修复。移动患侧肢体时，动作轻稳，做好支托，尽量减少刺激，避免患处产生应力。

（2）应用镇痛药 遵医嘱给予镇痛药物缓解疼痛，并观察用药效果。

（3）转移注意力 让病人听音乐、与人交谈等，使之分散对患处疼痛的注意力。

3. 避免意外伤害 密切观察病情变化，对出现高热、惊厥、谵妄、昏迷等中枢神经系统功能紊乱症状者，应用床栏、约束带等保护措施，必要时遵医嘱给予镇静药物。

（二）术后护理

1. 保持有效引流

（1）妥善固定 拧紧连接接头防止松动；翻身或转运病人时妥善安置管道，以防脱出；躁动病人适当约束四肢，以防自行拔出引流管。

（2）保持通畅 ①保持引流管与一次性负压引流袋（瓶）连接紧密，并维持负压状态。②切开引流术后病人一般会放置 2 条引流管，置于高处为冲洗管，其接的输液瓶高于伤口 60～70cm，以 1500～2000ml 抗生素溶液作 24 小时持续冲洗；置于低位为引流管，接负压引流袋（瓶），引流袋（瓶）低于伤口 50cm（图 25-20）。③观察引流液的量、颜色和性状，保持出入量的平衡。④根据冲洗后引流液的颜色和清亮程度调节灌洗速度。一般钻孔或开窗引流术后 24 小时内连续快速灌洗，以防血块堵塞，以后每 2 小时快速冲洗一次，引流液颜色变淡时逐渐减少冲洗液的量，维持冲洗直至引流液清亮为止。若出现滴入不畅或引流液突然减少，应检查是否有血凝块堵塞或管道受压扭曲，并及时处理，以保证引流通畅。

（3）拔管指征　引流管留置3周，体温下降，引流液连续3次培养阴性，引流液清亮无脓时，先将冲洗管拔除，3日后再考虑拔除引流管。

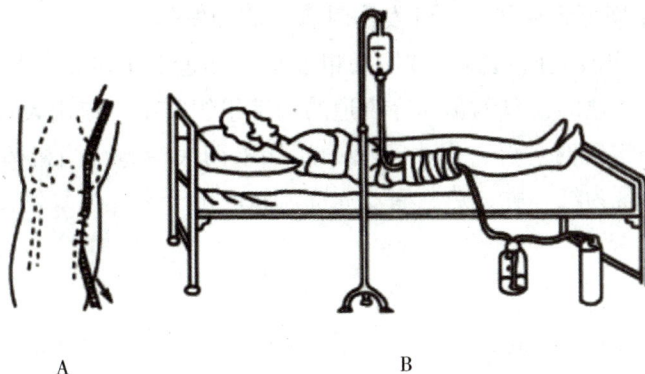

图 25 – 20　闭式冲洗、负压引流术

2. 功能锻炼　为防止长期制动导致肌萎缩或关节挛缩畸形，病人术后麻醉清醒即可练习踝关节跖屈、背伸和旋转运动，股四头肌等长收缩运动；待炎症消退后，关节未明显破坏者可进行关节功能锻炼。

（三）健康教育

1. 饮食　加强营养，鼓励病人进食高蛋白、高热量、维生素丰富且易消化食物，必要时给予肠内或肠外营养支持，以改善病人的营养状况，增强机体抵抗力，防止疾病反复。

2. 引流　向病人及家属说明维持伤口冲洗和引流通畅的重要性。

3. 活动　指导病人每日进行患肢肌肉等长收缩练习及关节被动或主动活动，避免患肢功能障碍。教会病人使用辅助器械，如拐杖、助行器等，减轻患肢负重，经 X 线检查证实病变恢复正常时才能开始负重，以免诱发病理性骨折。

4. 用药　出院后继续按医嘱联合足量应用抗生素治疗，持续用药至症状消失3周左右，以巩固疗效，防止转为慢性骨髓炎。密切注意药物副作用和毒性反应，一旦出现，应立即停药并到医院就诊。

5. 预防压疮　对卧床病人，要保持床单位整洁，帮助病人翻身或变换体位，预防压疮发生。

6. 复诊指导　出院后应注意自我观察，并定期复诊。骨髓炎病人易复发，若伤口愈合后又出现红、肿、热、痛、流脓等则提示转为慢性，需及时就诊。

二、慢性血源性化脓性骨髓炎病人的护理

急性血源性化脓性骨髓炎在急性感染期未能彻底控制，反复发作，遗留死骨、无效腔和窦道，形成骨性包壳，即演变为慢性血源性化脓性骨髓炎（chronic hematogenous osteomyelitis）。

【病因与病理】

慢性血源性化脓性骨髓炎大多继发于急性血源性化脓性骨髓炎，若细菌毒性低，也可在发病时即表现为慢性血源性化脓性骨髓炎。

慢性血源性化脓性骨髓炎的基本病理变化是病灶区域内有死骨、无效腔、骨性包壳和窦道。

【护理评估】

（一）健康史

了解有无急性血源性骨髓炎或外伤史、手术史，有无反复发作的局部红、肿、疼痛及窦道流脓，

有无死骨从窦道流出。

（二）身体状况

1. 症状 在病变静止期可无症状，急性发作时有疼痛和发热。

2. 体征 长期病变使患肢表面粗糙，肢体增粗变形，邻近关节畸形。周围皮肤有色素沉着或湿疹样皮炎，局部可见经久不愈的伤口和窦道。窦道的肉芽组织突出，流出大量臭味脓液，偶有小的死骨片经窦道排出。有时伤口暂时愈合，但由于感染病灶未彻底治愈，当机体抵抗力下降时，炎症扩散，可引起急性发作，表现为红、肿、热、痛及局部流脓。由于炎症反复发作，可出现肌肉萎缩和病理性骨折。

（三）辅助检查

1. X 线检查 可以证实有无死骨，并能了解死骨形状、数量、大小和部位，以及附近包壳情况。

2. CT 检查 可显示出脓腔与小型死骨，经窦道插管注入碘造影剂可显示出脓腔的部位、大小及延伸方向。

（四）治疗评估

手术治疗为主，原则是清除死骨和炎性肉芽组织、消灭无效腔和切除窦道。有死骨形成、无效腔和窦道流脓者均应手术治疗。慢性骨髓炎急性发作时不宜行病灶清除，仅行脓肿切开引流。若有大块死骨而包壳未充分形成者，不宜摘除死骨，以免造成长段骨缺损。

（五）心理和社会支持状况

病人慢性炎症，反复发作，导致肌肉萎缩、患肢功能障碍等，病人和家人出现焦虑、恐惧心理。

【常见护理诊断/问题】

1. 营养失调：低于机体需要量 与感染中毒、体温过高致分解代谢增强有关。

2. 有皮肤完整性受损的危险 与脓肿穿破皮肤形成窦道有关。

3. 有失用综合征的危险 与慢性炎症反复发作，导致肌肉萎缩、患肢功能障碍有关。

【护理目标】

1. 病人营养状况改善。

2. 病人皮肤完整。

3. 病人未发生失用综合征。

【护理措施】

1. 心理护理 病人因病程长，行动不便，社交活动少，反复多次手术，使其对手术效果悲观失望，对生活和工作的能力担忧。护士要理解病人的心情，尽量满足其合理需求。对病人多加鼓励，做好心理诱导，介绍成功治愈的病例，以增加其对疾病和手术的认识和信心。

2. 伤口护理 术后注意观察伤口大小、形状、边缘与颜色，肉芽组织的生长情况以及脓液的颜色、性状和量；保持创口清洁，按无菌操作进行换药。

3. 移植皮瓣的护理 术后观察皮瓣色泽、温度、肿胀、毛细血管充盈反应，若皮瓣苍白，局部皮温下降、毛细血管充盈时间延长，考虑动脉供血不足；若有发绀、水疱、肿胀等现象，考虑静脉回流障碍，及时报告医师处理。

4. 健康教育

（1）向病人及其家属说明本病特点。

（2）对未闭合的伤口，定期换药，预防复发。

（3）加强营养，提高机体抵抗力。

第五节　骨与关节结核病人的护理

骨与关节结核（bone and joint tuberculosis）是由结核分枝杆菌侵入骨或关节而引起的一种继发性结核病。其原发病灶大多源于肺结核。骨与关节结核的发病率占结核病人总数的 5%～10%。本病好发于儿童和青少年，30 岁以下的病人约占 80%。好发于负重大、活动多、易于发生损伤的部位，如脊柱、膝关节、髋关节等。

【病因与病理】

人体感染结核分枝杆菌后，结核分枝杆菌由原发病灶经血液循环到达骨与关节部位，但不一定会立刻发病。它在骨关节内可以潜伏若干年，当机体抵抗力降低，如有外伤、营养不良、过度劳累等诱发因素时，潜伏的结核分枝杆菌活跃起来而出现临床症状。

结核分枝杆菌一般不能直接侵入骨或关节的滑膜引起骨关节结核，主要是原发肺结核或胃肠道结核通过血液传播继发引起。根据病变部位和发展情况不同，骨关节结核可分为 3 种类型：单纯性骨结核、单纯性滑膜结核和全关节结核。在发病初期病灶局限于长骨干骺端，关节软骨面完好，如能在此阶段治愈，则关节功能不受影响。如果病变进一步发展，结核病灶侵及关节腔，破坏关节软骨面，即为全关节结核。全关节结核若不能控制，便会出现破溃，产生瘘管或窦道，并引起继发感染，此时关节已完全毁损，必定会遗留各种关节功能障碍。

【护理评估】

（一）健康史

了解病人的年龄，好发于儿童和青少年。病人及家族成员是否有肺结核病史，或结核病接触史。

（二）身体状况

1. 全身结核中毒症状　多有低热、盗汗、乏力、食欲减退、消瘦、贫血等慢性结核中毒症状。

2. 疼痛　早期病变部位即有轻度疼痛，于活动后加剧。儿童的髋关节和膝关节结核常有"夜啼"。

3. 局部体征

（1）脊柱结核　脊柱生理弯曲改变，以胸段后突畸形明显。可出现肢体感觉，运动和括约肌功能障碍，甚至完全性截瘫。

（2）髋关节结核　早期患肢外旋、外展、屈曲、相对变长。后期出现内旋、内收、屈曲畸形，相对变短。髋关节前后方有压痛，关节运动障碍。

（3）膝关节结核　局部肿胀，膝关节上下肌肉因失用而萎缩，可呈梭形。晚期全关节结核时，膝关节处于屈曲位。

4. 寒性脓肿和窦道　全关节结核时，在病灶部位积聚了大量脓液、结核性肉芽组织、死骨和干酪样坏死物，由于缺乏红、热等反应，称为"寒性脓肿"或"冷脓肿"。寒性脓肿破溃后形成经久不愈的窦道，常易并发混合性感染。

5. 功能障碍　骨与关节结核由于病变部位疼痛及周围肌肉的保护性痉挛，常有活动受限或者姿势异常。如腰椎结核的病人，腰椎活动度受到限制，当捡拾地上物品时，常需要挺腰屈膝下蹲，此征称为拾物试验阳性。髋关节结核早期就有跛行，让病人双手抱紧健侧屈曲的膝下蹲时，骨盆平置，则患侧髋与膝关节呈屈曲状态，此为托马斯征阳性。

（三）辅助检查

1. 实验室检查　可有轻度贫血，少数病人白细胞计数升高。红细胞沉降率在结核活动期明显增快，是检测病变是否静止和有无复发的重要指标。C 反应蛋白的高低与疾病的炎症反应程度关系密切，可用于结核活动性及临床治疗疗效的判定。结核菌素试验强阳性对成年人有助于支持结核病的诊断，对儿童特别是 1 岁以下幼儿可作为结核诊断的依据。脓液结核菌素培养一般阳性率为 70% 必要时做活体组织病理检查。

2. 影像学检查

（1）X 线检查　早期 X 线检查无明显改变，6～8 周后可有区域性骨质疏松和钙化的骨质破坏病灶，周围有软组织肿胀影。病变进一步发展，可见边界清楚的囊性变并伴有明显硬化反应和骨膜反应。

（2）CT 和 MRI 检查　CT 能发现 X 线检查不能发现的病灶，确定软组织病变程度，清晰显示病灶、死骨和寒性脓肿；MRI 可在炎症浸润阶段显示异常信号，有助于早期诊断。

（四）治疗评估

骨与关节结核应采用综合的治疗方法，其中抗结核药物治疗贯穿整个治疗过程，在治疗中占主导地位。

1. 非手术治疗

（1）全身支持疗法　充分休息，避免劳累，加强营养，每日摄入足够的蛋白质和维生素，以增强机体抵抗力。贫血严重者，可给予少量多次输血。

（2）抗结核药物治疗　遵循早期、联合、适量、规律和全程应用的原则，以增强药效，降低细菌的耐药性。按规定疗程用药是确保疗效的前提。对于骨关节结核，主张疗程不得少于 12 个月，必要时可延长至 18～24 个月。

（3）局部制动　根据病变部位和病情轻重分别用夹板、石膏绷带、支具固定和牵引等方法使病变关节制动，以保持关节处于功能位，减轻疼痛，防止病理性骨折，预防与矫正患肢畸形。一般小关节固定 4 周，大关节要延长至 12 周左右。

（4）局部注射　适用于早期单纯滑膜结核。局部注射抗生素，可使局部药物浓度增高，增强杀菌效果，减少全身反应。常用药物为异烟肼。注射次数视关节积液的多少而定。每次穿刺时发现积液逐渐减少，颜色清亮，表明药物治疗有效。对于寒性脓肿，避免反复穿刺抽脓和注入抗结核药物，以免诱发混合性感染和形成窦道。

2. 手术治疗　在全身支持疗法和抗结核药物的控制下，及时进行手术治疗可以缩短疗程，预防或矫正畸形，减少肢体残疾和复发。手术方法如下。

（1）脓肿切开引流。

（2）病灶清除术。

（3）其他手术：①关节融合术，用于关节不稳定者。②截骨术，用以纠正关节畸形。③关节成形术，用以改善关节功能。④脊柱融合固定术，用以维护脊柱稳定性。⑤脊柱畸形矫正术，用以矫正严重后凸畸形。

（五）心理和社会支持状况

骨与关节结核病程长，抗结核药物应用时间长，加之病人体质虚弱生活自理能力下降，大部分病人处于贫困状态，容易产生悲观厌世情绪。

【常见护理诊断/问题】

1. 营养失调：低于机体需要量　与结核病慢性消耗有关。

2. 疼痛　与局部病灶有关。

3. 躯体移动障碍　与结核、固定、手术或截瘫有关。

【护理目标】

1. 病人营养状况改善。

2. 病人疼痛缓解。

3. 病人患肢功能得到最大程度的保留与恢复。

【护理措施】

（一）术前护理

1. 休息与卧位　注意卧床休息，保持肢体于功能位，防止关节畸形。脊柱结核病人需卧硬板床休息。

2. 饮食与营养　给予高蛋白、高热量、富含维生素、易消化的饮食，改善营养状况，提高抵抗力。

3. 活动　适当限制活动，常采用石膏托或石膏管型及皮肤牵引做患肢制动，有利于缓解疼痛，以免感染扩散蔓延，预防病理性脱位或骨折。

4. 药物　遵医嘱合理使用抗结核药物，注意药物毒性反应及副作用的发生，定时监测肝、肾功能。骨与关节结核手术前，抗结核治疗至少 2 周，以改善全身症状，避免手术后病变复发或扩散。

（二）术后护理

1. 体位　根据麻醉及手术方式选择体位。颈椎结核术后，需用颈托或沙袋固定颈部，以防颈部扭曲致内置物松动与断裂。而腰椎结核前路术后，需用沙袋压迫伤口，以防止病灶处渗血及无效腔形成。

2. 严密观察病情　注意观察肢端的颜色、温度、感觉及毛细血管充盈反应等。

3. 脊柱结核术后　脊柱不稳定或脊柱融合术后，必须局部制动，避免继发损伤及植骨块脱落等。

4. 关节结核行滑膜切除术的病人　术后多采用皮肤牵引，注意保证牵引有效；关节融合术后，多用石膏固定，注意石膏固定的护理。进食高热量、高蛋白、富有维生素的流质或半流质饮食。若不能进食者，可提供肠内、肠外营养。

（三）健康教育

结核病疗程长、易复发，告诉病人要坚持用药，并讲明应用抗结核药物的剂量、用法，注意观察药物的毒副作用。如出现耳鸣、听力异常应立即停药，同时注意肝、肾功能受损及多发性神经炎的发生。

第六节　颈椎病病人的护理 📱 微课 2

颈椎病（cervical spondylosis）是指颈椎间盘退行性变及其继发性椎间关节退行性变所致脊髓、神经、血管损害而表现的相应症状和体征。引起颈椎病最常见的原因是颈椎间盘退行性变，颈椎先天性椎管狭窄也可引起，损伤为颈椎病的主要诱因。好发部位依次为颈 5～6、颈 4～5、颈 6～7。

【护理评估】

（一）健康史

该病多为中老年人，要询问既往健康状况，有无高血压、心脏病、糖尿病等病史。询问是否有颈椎慢性劳损或外伤病史；是否长时间低头伏案工作。

（二）身体状况

由于颈椎退行性变的程度、部位不同，压迫或刺激脊髓、神经、血管的表现也不同，临床上将颈椎病分为以下几种类型。

1. 神经根型颈椎病　此型的发病率最高，占 50%～60%。表现为颈肩痛，当用力咳嗽、打喷嚏、颈部活动时疼痛加重，并向上肢放射。当头部或上肢姿势不当，或突然牵拉患肢即可发生剧烈的闪电样锐痛；皮肤可有麻木、过敏等感觉异常；上肢肌力可下降，手指动作不灵活。患侧颈部肌肉痉挛，头部歪向患侧，且患侧肩部上耸，以减轻疼痛不适；肩部有局限性压痛；颈部、肩关节可有不同程度的活动受限;上肢牵拉试验及压头试验阳性。

2. 脊髓型颈椎病 占 10% ~ 15%。侧束、锥体束损害表现突出,以四肢乏力、行走、持物不稳为最先症状;随病情加重发生自下而上的运动神经源性瘫痪;有时也有其他不同类型的脊髓损害。

3. 交感神经型颈椎病 表现为一系列的交感神经症状。①兴奋性症状:头痛、头晕,可伴有恶心、呕吐等消化道反应;眼部胀痛,视力下降,瞳孔扩大或缩小;耳鸣,听力减退,发音障碍;心率加快,心律失常,血压高,有时感心前区疼痛不适;头颈及四肢异常出汗等。②抑制性症状:头晕、视物模糊、流泪、鼻塞、心率过缓、血压下降、胃肠道胀气等。

4. 椎动脉型颈椎病 表现为椎动脉供血不足的症状。①眩晕:是本型的主要症状,表现为旋转性或摇晃性,当头部活动时可诱发或加重。②头痛:多为发作性胀痛。③视觉改变:可发生突发性弱视、复视、失明。④猝倒:多在头部突然旋转或伸屈时发生,倒地后再站立可恢复正常活动。

(三)辅助检查

1. X 线检查 正位、侧位、斜位、过伸及过屈位片,可见退行性改变征象。

2. CT 或 MRI 检查 可见椎间盘突出、椎管及神经管狭窄、脊神经受压、脊髓受压。

3. 脑脊液动力学测定 反映椎管通畅程度。

(四)治疗评估

早期均采用非手术疗法,颌枕带牵引是治疗颈椎病常用的方法;推拿按摩疗法,但脊髓型颈椎病不宜采用此法,以免加重脊髓的损伤;还可采用理疗、药物治疗等方法治疗。诊断明确的颈椎病经非手术疗法无效,尤其是脊髓型颈椎病,考虑手术治疗。根据手术的入路途径不同,可分为前路手术、前外侧手术及后路手术。

(五)心理和社会支持状况

颈椎病多发生于中老年人,症状复杂多样,病人心理负担加重。症状严重者影响工作、生活。颈椎病手术风险较大,病人及家属担心预后,恐惧手术。

【常见护理诊断/问题】

1. 急性疼痛 与神经根受刺激或压迫,椎基底动脉供血不足而侧支循环血管代偿性扩张有关。

2. 有受伤的危险 与上肢肌力下降、手指运动不灵活,持物不稳或椎动脉受到刺激突然痉挛致猝倒有关。

3. 潜在并发症 肢体运动感觉障碍、原有内脏疾病恶化。

【护理目标】

1. 病人的疼痛减轻。

2. 病人未发生意外损伤。

3. 病人未发生并发症,或并发症发生时能及时发现并正确处理。

【护理措施】

(一)术前护理

1. 心理护理 多与病人交流,向病人讲解手术目的、注意事项,稳定病人情绪。

2. 保持地面干燥,嘱病人穿平跟软底鞋 过道、浴室、厕所等公共与日常生活场所置有扶手,以防步态不稳而摔倒。椎动脉型颈椎病病人,应避免头部过快转动或屈伸,以防猝倒。

3. 做好手术前常规准备工作 需植骨者,备皮时注意供骨部位的皮肤准备。对决定行前路手术的病人手术前 2 ~ 3 天进行推移气管训练。颈椎后路手术者,术前应俯卧位练习,以适应术中体位。

(二)术后护理

1. 颈部制动,防止植骨块松动、移动、脱落 术后返回病房时应保持稳定的头颈部体位。勿使头部旋转且轻搬轻放,以减少对内固定的影响;颈部两侧置沙袋或配戴颈围制动,但颈围松紧要适宜，过松不能固定，过紧则致呼吸不畅，还可形成压疮；翻身时也不能扭曲颈部。

2. 根据手术方式决定卧床时间　①颈椎内固定术：只要固定牢固、稳定，术后第 2 天采取半卧位并逐渐下床活动。②上颈椎单纯植骨融合术：卧石膏床 3 个月。③下颈椎前路减压植骨术：未给予内固定或内固定不牢固时，必须卧床，且尽可能减少颈部活动。

3. 注意伤口渗血及引流通畅　经前路手术常因骨创面渗血，或因术中止血不彻底而发生伤口出血。注意观察敷料有无被渗血湿透，一旦湿透及时更换敷料；保持引流通畅，记录引流液的量、性质；病人一旦出现呼吸困难、发绀，应立即通知医生，揭开敷料，剪开切口缝线，排出积血，解除气管压迫；床边要常规备气管切开包。

4. 观察肢体感觉、运动功能　由于手术创伤刺激脊髓易出现水肿而致肢体感觉、运动功能障碍。术后 48 小时内为水肿高峰期，应严密观察四肢感觉、运动每小时 1 次。当出现肢体麻木、肌力减弱时，应立即报告医师并给予脱水、营养神经等治疗，必要时行手术探查。

（三）健康教育

1. 选择正确的睡眠体位和适宜的枕头睡眠时，以保持颈、胸、腰部自然曲度，髋、膝部以略屈曲为佳。

2. 工作、休息时保持颈部平直；长期伏案工作时应定期远视以缓解颈部肌肉的慢性劳损。

3. 鼓励病人增加自信心、学会自我照顾。一旦出现头痛、头晕等病情变化及时就诊。

第七节　腰椎间盘突出症病人的护理

腰椎间盘突出症（lumbar intervertebral dic hemiation）是指由于椎间盘变性、纤维环破裂、髓核组织突出刺激和压迫马尾神经或神经根所引起的一种综合征，是腰腿痛最常见的原因之一。腰椎间盘突出症可发生于任何年龄，最多见于中年人。20 ~ 50 岁为多发年龄，男性多于女性。好发部位是腰 4 ~ 腰 5 椎间盘和腰 5 ~ 骶 1 椎间盘。

【病因与病理】

导致腰椎间盘突出的原因既有内因也有外因，内因主要是腰椎退行性变，外因则有外伤、劳损、受寒受湿等。主要原因包括：①椎间盘退行性变，是腰椎间盘突出发生的根本病因。随着年龄增长，纤维环和髓核水分减少，弹性降低。②损伤，积累损伤是椎间盘退行性变的主要原因。反复弯腰、扭转等动作最易引起椎间盘损伤。③妊娠，妊娠期间体重突然增长，腹压增高，而韧带相对松弛，腰骶部承受比平时更大的压力，易导致椎间盘膨出。④其他，如遗传因素、腰骶部先天发育异常、吸烟、糖尿病、高脂血症、感染等也是本病的危险因素。

由于椎间盘组织承受人体躯干及上肢的重量，在日常生活及劳动中，劳损较其他组织更为严重。但其仅有少量血液供应，营养极为有限，从而极易退变。一般认为，人在 20 岁以后，椎间盘即开始退变，髓核的含水量逐渐减少，椎同盘的弹性和抗负荷能力也随之减退。在外力及其他因素的影响下，椎间盘继发病理性改变，以至于纤维环破裂。

【护理评估】

（一）健康史

询问病人是否有腰椎慢性劳损或外伤病史，以及病程长短；询问发作及治疗情况，包括疼痛性质、部位、加重和减轻的因素、经过及其效果等。

（二）身体状况

1. 症状

（1）腰痛　超过 90% 的病人有腰痛表现，也是最早出现的症状。疼痛范围主要是在下腰部及腰骶部，多为持久性钝痛。

（2）下肢放射痛　一侧下肢坐骨神经区域放射痛是本病的主要症状，多为刺痛。典型表现为从下腰部向臀部、大腿后方、小腿外侧直至足部的放射痛，伴麻木感。咳嗽、打喷嚏时，因腹压增高，疼痛加剧。

（3）马尾综合征　突出的髓核或脱垂的椎间盘组织压迫马尾神经，出现鞍区感觉迟钝、大小便功能障碍。

2. 体征

（1）腰椎侧凸　系腰椎为减轻神经根受压而引起的姿势性代偿畸形。

（2）腰部活动障碍　腰部活动在各方向均有不同程度的障碍，尤以前屈受限最明显。

（3）压痛、叩痛　在病变椎间隙的棘突间，棘突旁侧1cm处有深压痛、叩痛，向下肢放射。

（4）直腿抬高试验及加强试验阳性。

（5）感觉及运动功能减弱　由于神经根受损，导致其支配区域的感觉异常、肌力下降和反射异常。病人出现皮肤麻木、发凉、皮温下降等，部分病人出现踝反射、肛门反射减弱或消失。

（三）辅助检查

影像学检查系诊断腰椎间盘突出症的重要手段。

1. X 线检查　能直接反映腰部有无侧突、椎间隙有无狭窄等。

2. CT 检查　可显示黄韧带是否增厚及椎间盘突出的大小、方向等。

3. MRI 检查　显示椎管形态，全面反映出各椎体、椎间盘有无病变及神经根和脊髓受压情况，对本病有较大诊断价值。

（四）治疗评估

依据临床症状的严重程度，采用非手术或手术方法治疗。

1. 非手术治疗　适用于初次发作、病程较短且经休息后症状明显缓解、影像学检查无严重突出者。80%～90%的病人可经非手术治疗而治愈。

（1）绝对卧床休息　包括卧床大小便。卧床休息可以减少椎间盘承受的压力，缓解脊柱旁肌肉痉挛引起的疼痛。一般卧床3周或至症状缓解后可戴腰围下床活动。

（2）骨盆牵引　牵引可增大椎间隙，减轻对椎间盘的压力和对神经的压迫，改善局部循环和血肿。多采用骨盆持续牵引，抬高床脚做反牵引。牵引重量一般为7～15kg，持续2周；也可采用间断牵引法，每日2次，每次1～2小时，但效果不如前者。

（3）物理治疗　正确的理疗，如推拿、按摩可缓解肌痉挛及疼痛，减轻椎间盘压力，减轻对神经根的压迫。

（4）皮质激素硬膜外注射　皮质激素可减轻神经根周围的炎症与粘连。常选用长效皮质类固醇制剂加2%利多卡因经硬膜外注射，每周1次，3次为1个疗程。

（5）髓核化学溶解法　将胶原酶注入椎间盘或硬脊膜与突出的髓核之间，达到选择性溶解髓核和纤维环、缓解症状的目的。

2. 手术治疗　10%～20%的病人需要手术治疗。

（1）手术指征　①急性发作，具有明显马尾神经症状。②诊断明确，经系统的保守治疗无效，或保守治疗有效但经常反复发作且疼痛较重，影响工作和生活。③病史虽不典型，但影像学检查证实椎间盘对神经或硬膜囊有严重压迫。④合并腰椎管狭窄症。

（2）手术类型　根据椎间盘位置和脊柱的稳定性选择手术类型。①椎板切除术和髓核摘除术：摘除或切除1个或多个椎板，减轻神经受压，是最常用的手术方式。②椎间盘切除术：将椎间盘部分切除。③植骨融合术：在椎体间插入一楔形骨块或骨条以稳定骨柱。④经皮穿刺髓核摘除术：在X线监控下插入椎间盘镜或特殊器械，切除或吸出椎间盘以达到减轻椎间盘内压力和缓解症状的效果。

⑤人工椎间盘置换术：是近年来临床开展的术式，其手术适应证尚存在争论，选择此手术须谨慎。

（五）心理和社会支持状况

急慢性腰腿疼痛时间长，下肢感觉异常，给病人带来很大的痛苦。严重时，影响病人正常生活与工作，可出现抑郁、焦虑等心理情绪。

【常见护理诊断/问题】

1. 慢性疼痛　与椎间盘突出压迫神经、肌肉痉挛及术后切开疼痛有关。

2. 躯体活动障碍　与疼痛、牵引或手术有关。

3. 潜在并发症　神经根粘连、脑脊液漏等。

【护理目标】

1. 病人疼痛减轻或消失。

2. 病人能够使用适当的辅助器具增加活动范围。

3. 病人未发生并发症，或并发症发生时能及时发现并正确处理。

【护理措施】

（一）非手术治疗/术前护理

1. 休息　卧位时椎间盘承受的压力比站立时降低50%，故卧床休息可减轻负重和体重对椎间盘的压力，缓解疼痛。视病情需要绝对卧床休息、一般休息或限制活动量，绝对卧床休息主要用于急性期病情突然加重者。

2. 戴腰围　腰围能加强腰椎的稳定性，对腰椎起到保护和制动作用。卧床3周后，戴腰围下床活动。

3. 有效镇痛　因疼痛影响病人睡眠时，遵医嘱给予口服非甾体抗炎药物、肌松剂、营养神经药物，外敷镇痛消炎药及理疗等，缓解疼痛。

4. 保持有效牵引　牵引前，在牵引带压迫的髂缘部位加减压保护贴，防止压疮。牵引期间观察病人体位、牵引线及重量是否正确。经常检查牵引带压迫部位的皮肤有无疼痛、红、肿、破损、压疮等。

5. 心理护理　鼓励病人多与家属交流，使家属能够帮助他们克服困难；介绍病人与病友进行交流，以增加自尊和自信心。

6. 术前准备　术前常规戒烟、训练床上排便，根据对手术的了解程度，向病人解释手术方式及术后可能出现的问题，如疼痛、麻木等，告知其医护人员将采取的措施，增加其对手术及术后护理的认知度。

（二）术后护理

1. 病情观察　包括生命体征、伤口敷料、疼痛等方面；观察手术切口敷料有无渗液及渗出液的颜色、性状、量等，渗湿后及时通知医师更换敷料，以防感染；观察病人术后有无疼痛，疼痛严重者予以镇痛剂或镇痛泵。

2. 体位护理　术后平卧，2小时后可通过轴线翻身侧卧。

3. 伤口引流管护理　防止引流管脱出、折叠，观察并记录引流液的颜色、性状和量，有无脑脊液漏，是否有活动性出血，有异常则及时报告医师处理。

4. 功能锻炼　为预防长期卧床所致的肌肉萎缩、关节僵硬等并发症，病人宜早期行床上肢体功能锻炼。若病人不能进行主动锻炼，在病情许可的情况下，由医护人员或家属协助活动各个关节、按摩肌肉，以促进血液循环，预防并发症。

（1）四肢肌肉、关节的功能锻炼　卧床期间坚持定时活动四肢关节，以防关节僵硬。

（2）直腿抬高锻炼　术后第1日开始进行股四头肌收缩和直腿抬高锻炼，每分钟2次，抬放时间相等，每次 15 ~ 30 分钟，每日 2 ~ 3 次。以能耐受为限；逐渐增加抬腿幅度，以防神经根粘连。

（3）腰背肌锻炼　根据术式及医嘱，指导病人锻炼腰背肌。以增加腰背肌肌力、预防肌萎缩和增强脊柱稳定性（图 25 - 21）。一般术后第 7 日开始，用五点支撑法。1 ~ 2 周后采用三点支撑法；每日 3 ~ 4 次，每次 50 次，循序渐进，逐渐增加次数。但腰椎有破坏性改变、感染性疾患、内固定物植入、年老体弱及心肺功能障碍者不宜进行腰背肌锻炼。

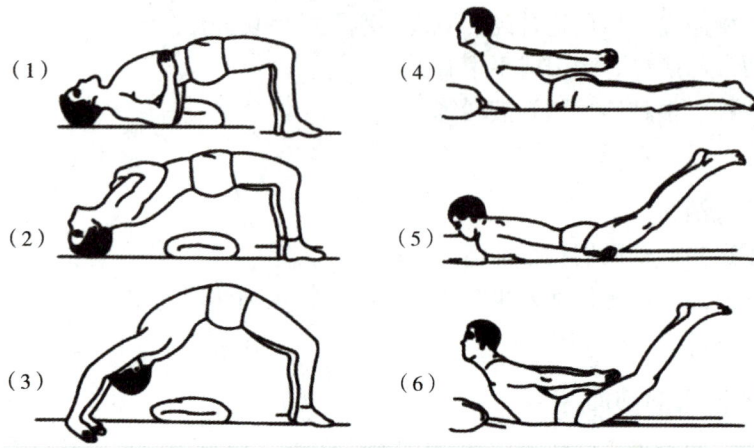

图 25 - 21　腰背肌锻炼仰卧法和俯卧法

（4）行走训练　制订活动计划，帮助病人按时下床活动。一般卧床 2 周后借助腰围或支架下床活动。须根据手术情况适当缩短或延长下床时间。指导病人正确起床。预防长时间卧床引起的直立性低血压及肌无力。方法为：协助病人戴好腰围或支架。抬高床头，先半卧位 30 秒；然后移向床的一侧，将腿放于床边，胳膊将身体支撑起，移到床边休息 30 秒；无头晕、视物模糊等不适后，再在护士或家属的扶助下利用腿部肌肉收缩使身体由坐位改为站立位。躺下时按相反顺序进行。

5. 并发症的护理　常见并发症为神经根粘连和脑脊液漏，需予以积极预防。

（1）神经根粘连　术后及时评估脊髓神经功能情况，观察下肢感觉、运动情况，并与健侧和术前对比，评估病人术后疼痛情况有无缓解。

（2）脑脊液漏　若引流袋内引流出淡黄色液体，病人出现头痛、呕吐等症状，应考虑发生脑脊液漏，须立即报告医师予以处理；同时适当抬高床尾，去枕平卧 7 ~ 10 日；监测及补充电解质；遵医嘱按时使用抗生素预防颅内感染发生。

（三）健康教育

1. 预防指导　指导病人采取正确卧、坐、立、行和劳动姿势，减少急、慢性损伤发生的机会。

（1）保持正确的坐、立、行姿　坐位时选择高度合适、有扶手的靠背椅，保持身体与桌子距离适当，膝与髋保持同一水平，身体靠向椅背，并在腰部衬垫一软枕；站立时尽量使腰部平坦伸直、收腰、提臀；行走时抬头、挺胸、收腹，利用腹肌收缩支持腰部。

（2）经常变换姿势　避免长时间保持同一姿势，适当进行原地活动或腰背部活动，以解除腰背肌肉疲劳。长时间伏案工作者，积极参加课间操活动，以避免肌肉劳损。勿长时间穿高跟鞋站立或行走。

（3）合理应用人体力学原理　如站位举起重物时，高于肘部，避免膝、髋关节过伸；蹲位举重物时，背部伸直勿弯：搬运重物时，宁推勿拉；搬抬重物时，弯曲下蹲髋膝，伸直腰背，用力抬起重物后再行走。

（4）采取保护措施　腰部劳动强度过大的工人、长时间开车的司机可戴腰围保护腰部。脊髓受压者，也可戴腰围，直至神经压迫症状解除。

2. 加强营养　加强营养可缓解机体组织及器官退行性变。

3. 体育锻炼　适当体育锻炼，增强腰背肌肌力，以增加脊柱稳定性。参加剧烈运动时，运动前应有预备活动，运动后有恢复活动，切忌活动突起突止，应循序渐进。

第八节　脊髓损伤病人的护理

脊髓损伤（spinal cord injury）是脊柱骨折的严重并发症，由于椎体的移位或碎骨片突出于椎管内，使脊髓或马尾神经产生不同程度的损伤，多发生于颈椎下段和胸腰段。

根据脊髓损伤的程度，可分为脊髓震荡（spinal shock）（脊髓休克）、脊髓挫伤和出血、脊髓断裂、脊髓受压以及马尾损伤。

脊髓损伤后，受伤平面以下感觉（痛觉、触觉和温度觉等）、运动、反射完全消失，膀胱、肛门括约肌功能丧失，称为截瘫（paraplegia）。功能完全丧失称为完全性截瘫，部分功能丧失称为不完全性截瘫。脊髓颈段损伤后，可造成高位截瘫，双上肢也有神经功能障碍，称为四肢瘫。还可能出现呼吸困难，甚至呼吸停止，危险性大。

【护理评估】

（一）健康史

询问脊柱损伤的情况，包括受伤原因、时间、部位、受伤时体位、急救情况、搬运方式等。询问感觉、运动功能丧失是伤后立即出现还是随后逐渐出现。

（二）身体状况

1. 脊髓损伤　胸段脊髓损伤表现为截瘫，颈段脊髓损伤则表现为四肢瘫、呼吸衰竭。受损平面以下出现弛缓性瘫痪，感觉丧失，运动、反射及括约肌功能丧失，大小便失禁，逐渐演变成痉挛性瘫痪。脊髓震荡是最轻微的脊髓损伤，是脊髓遭受强烈震荡后出现弛缓性瘫痪，损伤平面以下的感觉、运动、反射及括约肌功能全部丧失，在数分钟或数小时内即可完全恢复。

2. 脊髓圆锥损伤　表现为会阴部皮肤呈鞍状感觉缺失，括约肌功能丧失致大小便失禁和性功能障碍，双下肢的感觉和运动仍保留正常。

3. 马尾神经损伤　表现为损伤平面以下弛缓性瘫痪，有感觉及运动功能障碍及括约肌功能丧失，肌张力降低，腱反射消失，没有病理性锥体束征。

脊髓损伤严重程度分级可作为脊髓损伤的自然转归和治疗前后对照的观察指标。依据脊髓损伤的临床表现进行分级，目前较常用的是美国脊髓损伤学会 ASIA 分级（表 25 - 1）。

表 25 - 1　ASIA 分级

级别	损伤程度	功能
A	完全损伤	损伤平面以下无任何感觉、运动功能
B	不完全损伤	损伤平面以下，包括腰骶段感觉存在，但无运动功能
C	不完全损伤	损伤平面以下有运动功能，一半以上关键肌肉肌力 <3 级
D	不完全损伤	损伤平面以下有运动功能，一半以上关键肌肉肌力 ≥3 级
E	正常	感觉和运动功能正常

（三）辅助检查

CT 和 MRI 检查：可清楚地显示骨折情况、椎管的变化及脊髓、神经受损的情况。

（四）治疗评估

脊髓损伤的治疗原则是合适的固定；减轻脊髓水肿和继发性损害；对骨折严重移位、碎骨片压迫脊髓或椎管内有活动性出血者，采用手术解除脊髓的压迫，恢复脊柱的稳定性。

（五）心理和社会支持状况

由于脊髓损伤后，病情重，并发症多，可出现截瘫，病人可有焦虑、紧张、易怒、烦躁、悲伤、沮丧等不良心理反应。

【常见护理诊断/问题】

1. 低效型呼吸型态 与呼吸肌神经损伤及活动受限有关。

2. 躯体移动障碍 与神经肌肉损伤、肌无力及制动等有关。

3. 便秘 与脊髓损伤有关。

4. 焦虑 与对疾病治疗缺乏信心，对预后的担忧有关。

5. 潜在并发症 呼吸道感染、压疮、泌尿系感染。

【护理目标】

1. 病人呼吸功能维持正常。

2. 病人生活基本能自理。

3. 病人能保持大小便通畅。

4. 病人焦虑程度减轻。

5. 病人未发生并发症，或并发症得到预防或及时处理。

【护理措施】

（一）非手术治疗/术前护理

1. 病情观察 损伤早期生命体征变化较大，要密切观察体温、脉搏、呼吸、血压。颈部脊髓损伤时，由于自主神经系统功能紊乱，病人常出现高热或低温。详细观察肢体感觉、运动及反射等功能的恢复情况，肢体有无抽搐和麻痹平面的变化。

2. 维持呼吸平稳

（1）观察病人的呼吸频率、幅度和呼吸型态，判断有无呼吸困难及呼吸道梗阻存在。

（2）鼓励病人定时进行深呼吸及有效咳嗽训练，以利于肺部膨胀和排痰。对于痰液黏稠者，可给予雾化吸入。必要时，用吸引器吸痰或经气管镜吸痰，以保持呼吸道通畅，防止感染。

（3）病人床旁应备好各种急救药品和器械，如呼吸兴奋药、氧气、气管切开包、电动吸引器、人工呼吸机等。

（4）高位脊髓损伤的病人，应早期实行气管切开，减少呼吸道梗阻和防止肺部感染。

3. 用药护理 常用甲泼尼龙、地塞米松等药物减轻水肿。要准确执行医嘱，注意观察药物的疗效以及不良反应。

4. 其他 做好手术前一切准备工作。

（二）术后护理

1. 动态评估瘫痪程度，判断疗效 常以截瘫指数作为评定指标，截瘫指数是用"0，1，2"来表示肢体运动、感觉与括约肌功能丧失情况。"0"表示功能正常；"1"表示功能部分丧失；"2"表示功能完全丧失。

2. 教会病人如何独立地完成某些日常生活活动 护士应与专业治疗师合作，教会病人如何自行完成从床上移至轮椅、进食、穿衣、沐浴等基本活动，提高病人独立生活的能力。

3. 常见并发症及护理

（1）压疮 脊髓损伤的病人，因长期卧床，皮肤感觉减弱或消失，自主神经功能紊乱导致局部缺血，容易发生压疮。最常发生的部位为骶部、股骨大粗隆、髂嵴和足跟等处。预防压疮是脊髓损伤病人护理的主要工作。

（2）肺部感染　因长期卧床，使呼吸道引流不畅，痰液、分泌物沉积引起坠积性肺炎。护士应鼓励病人定时进行深呼吸及有效咳嗽训练，叩击背部，定时翻身，以利于痰液排出。痰液黏稠时，给予超声雾化吸入。对于年龄较大，分泌物多，且不易排出者，应早期行气管切开术，以预防肺部感染。

（3）泌尿系感染　脊髓损伤的病人因膀胱功能障碍、尿潴留、长期留置尿管，易发生泌尿系感染。鼓励病人多饮水，注意保持会阴部和尿道口的清洁卫生，定时进行膀胱冲洗，预防泌尿系感染。

4. 功能锻炼　活动瘫痪肢体，保持关节处于功能位，防止关节屈曲、过伸或过展。可用矫正鞋或支足板固定足部，以防足下垂。每日应对瘫痪肢体做被动的全范围关节活动和肌肉按摩，以防止肌肉萎缩和关节僵硬，减少截瘫后并发症。上肢功能良好者可以通过举哑铃和拉拉力器等方法增强上肢力量，为今后的生活自理做准备。

5. 训练规律排便

（1）评估病人神经功能和括约肌功能损伤情况，制订训练计划。

（2）摄入足够的液体，多吃高纤维食物，以利于排便。每天固定排便时间。

（3）对于便秘者，在餐后30分钟腹部按摩，从右到左，沿大肠走行的方向，以刺激肠蠕动。对顽固性便秘者可遵医嘱给予灌肠或缓泻剂。部分病人通过持续的排便训练可逐渐建立起反射性排便。方法为尽量取坐位以增加腹压，每日定时用手指按压肛门周围或者扩张肛门，刺激括约肌，反射性地引起肠蠕动。

6. 促进规律排尿

（1）评估病人膀胱功能受损情况，制订训练计划。

（2）留置尿管者，每3~4小时开放一次，维持膀胱功能。对长期留置尿管的病人，定时做尿道口周围清洁及膀胱冲洗。

（3）在可能的情况下，进行膀胱反射性动作训练。当膀胱胀满时，可用手由外向内，由轻至重，均匀按摩下腹部，待膀胱收缩为球状，紧按膀胱底，向前下方挤压，使膀胱排尿。

（三）健康教育

1. 指导病人、家属及亲友注意病人的安全，满足病人的特殊需要。

2. 鼓励病人继续功能锻炼，利用辅助器械移动身体及行走，如使用拐杖、轮椅等。

3. 指导病人如何移动、进食、沐浴、更衣如厕等。

4. 教会病人及家属皮肤护理及预防压疮的方法。

第九节　骨肿瘤病人的护理

发生在骨内或起源于各种骨组织成分的肿瘤，以及由其他脏器恶性肿瘤转移到骨骼的肿瘤，统称为骨肿瘤（bone tumour）。骨肿瘤分原发性和继发性2类，前者来自骨及其附属组织。后者是由其他部位的恶性肿瘤通过血液或淋巴液转移而来。原发性骨肿瘤占全身肿瘤的2%~3%，以良性肿瘤多见。良性骨肿瘤中骨软骨瘤发病率最高，恶性骨肿瘤中骨肉瘤发病率最高。骨肿瘤男性发病率稍高于女性，病因尚不完全明确，但骨肿瘤的发生具有年龄和部位的特点，如骨肉瘤多见于儿童和青少年，骨巨细胞瘤多见于成人，而骨髓瘤多见于老年人。解剖部位对肿瘤的发生也有意义，许多肿瘤生长于长骨的干骺端，如股骨远端、胫骨近端和肱骨近端，而骨骺则很少发生。

【护理评估】

（一）健康史

询问病人有无发生肿瘤的相关因素，如长期接触化学致癌物质、放射线等。了解有无外伤和骨折史，既往有无其他部位肿瘤史。

（二）身体状况

1. 骨良性肿瘤 一般发展缓慢，多无疼痛，肿块质硬而无压痛，边界清楚。

2. 骨恶性肿瘤 一般生长迅速，疼痛显著，肿块质硬而压痛明显，边界不清楚，表面皮肤发热，浅静脉扩张，易向周围软组织浸润粘连，晚期出现发热、贫血等恶病质表现或远处转移表现，如骨肉瘤，早期即可经血液发生远处转移，如肺转移，出现咳嗽、胸闷、气短等症状。

3. 压迫症状和功能障碍 脊髓肿瘤不论是良、恶性都可引起截瘫。邻近关节的肿瘤，由于疼痛和肿胀使关节功能障碍。

4. 病理性骨折和脱位 发生于骨干部位的肿瘤因骨质破坏，骨密质变薄，在稍有外力作用或无明显外力作用下即可发生病理性骨折。发生于骨干骺端的肿瘤因破坏了构成关节骨的完整性，可发生病理性关节脱位。

5. 常见骨肿瘤

（1）骨软骨瘤 又称骨疣，是一种比较常见的良性肿瘤。常见于股骨下端、胫骨上端和肱骨上端。有1%左右的单纯骨软骨瘤可恶变。骨软骨瘤单发多见。

（2）骨巨细胞瘤 是一种潜在恶性或介于良恶性之间的溶骨性肿瘤，好发年龄为 20～40 岁，好发部位为股骨下端和胫骨上端。其主要细胞为巨细胞（破骨细胞）和基质细胞。主要症状为局部疼痛，随肿瘤的生长而疼痛加重。若侵及关节软骨，将影响关节功能。X 线平片显示骨端病灶呈偏心性溶骨性破坏而无骨膜反应，骨端呈肥皂泡样膨胀，骨密质变薄，当破溃后肿瘤可侵入软组织。

（3）骨肉瘤 是一种最常见的恶性骨肿瘤，恶性程度很高。好发于青少年，好发部位为股骨远端、胫骨近端和股骨近端的干骺端。主要症状是进行性加重的疼痛，患肢关节有不同程度的功能障碍。病变局部肿胀，很快形成肿块，局部皮温增高，静脉怒张。X 线片显示病变部位骨质浸润性破坏，边界不清，病变区可有排列不齐、结构紊乱的肿瘤骨。骨膜反应可见 Codman 三角或呈"日光射线"现象。实验室检查可有贫血、血沉加快、碱性磷酸酶增高。

（4）转移性骨肿瘤 骨恶性肿瘤大多数是转移性骨肿瘤，尤其是在老年人，骨肿瘤多从其他部位的癌症转移而来。

（三）辅助检查

1. 实验室检查 常用的检查项目有血常规、血沉、血钙、血磷、碱性磷酸酶、酸性磷酸酶、尿 Bence – Jones 蛋白等。

2. 影像学检查

（1）X 线检查 是骨肿瘤疾病诊断程序中应用最广泛、最有意义的方法。

（2）CT、MRI 检查 显示病变部位、大小、范围及其与周围组织的关系。

（3）病理检查 确认肿瘤唯一可靠的检查，标本来自切开活检和穿刺活检。

（四）治疗评估

良性骨肿瘤以手术治疗为主；恶性骨肿瘤采取以手术为主，结合术前与术后的化疗、放疗、免疫疗法、中药等的综合治疗。

（五）心理和社会支持状况

骨肿瘤病人，焦虑不安，一旦确诊为恶性骨肿瘤，易对生活失去信心，精神萎靡。担心医治无效，甚至对死亡产生预感性悲哀。

【常见护理诊断/问题】

1. 恐惧 与担心肢体功能丧失和预后不良有关。

2. 疼痛 与肿瘤浸润压迫周围组织、病理性骨折、手术创伤、术后患肢痛有关。

3. 躯体活动障碍 与疼痛、关节功能受限及制动有关。

4. 身体形象紊乱 与手术和化学治疗引起的自我形象改变有关。

5. 潜在并发症 病理性骨折。

【护理目标】

1. 病人恐惧减轻或消除。

2. 病人疼痛缓解或消失。

3. 病人关节活动得到恢复或重建。

4. 病人能正确面对自我形象改变。

5. 病人未发生病理性骨折等并发症，或得到及时发现和处理。

【护理措施】

（一）术前护理

（1）下肢肿瘤病人，应嘱咐下地时患肢不要负重，以免发生病理性骨折和关节脱位等意外损伤。

（2）鼓励病人定时进餐，多食高蛋白、高热量、维生素丰富、易消化的食物，增加纤维素的摄入，多饮水，预防便秘。必要时静脉营养支持。

（3）对无法休息和睡眠的病人，应注意改善环境，必要时睡前给予适量的镇静止痛药物，以保证病人休息。

（4）疼痛护理 疼痛可影响机体正常生理活动，可按照"三级止痛"方案用药。

（5）心理护理 指导病人保持平稳心态，树立战胜疾病的信心；对于截肢者，介绍类似经历的病人现身说法，消除病人的心理顾虑或障碍，促使病人逐渐接受和坦然面对自身形象。

（6）做好手术前一切准备工作。

（二）术后护理

（1）抬高患肢，注意患肢血运情况。

（2）注意手术切口的护理，及时更换敷料。观察残肢端创口情况，注意有无出血、水肿、水疱、皮肤坏死及感染。

（3）根据术后医嘱，及时应用抗生素，预防感染。

（4）防止关节挛缩，指导病人进行残肢锻炼，以增强肌力，保持关节活动的正常功能，鼓励病人使用辅助工具（拐杖），早期下床活动。

（5）放疗和化疗护理：参见第十章肿瘤病人的护理。

（三）健康教育

1. 向病人讲解骨肿瘤综合性治疗的发展情况，树立战胜疾病的信心，稳定情绪，促进身心健康。

2. 指导病人进行各种形式的功能锻炼，最大限度地提高病人的生活自理能力。

3. 坚持按疾病治疗方案连续治疗，按时复查。告知病人，出现异常情况如局部肿胀、疼痛等应及时就诊。

第十节 骨关节系统常用诊疗技术及护理

骨关节系统常用诊疗技术有外固定、关节镜检查、仪器治疗等。外固定包括石膏固定、小夹板固定、牵引及支具固定等，具有固定效果好、避免手术治疗、治疗费用低等优点。

一、牵引术及护理

牵引（traction）是利用适当的持续牵引力和对抗牵引力，以达到复位和固定的目的。可分为皮肤牵引和骨牵引。

（一）适应证

1. 皮肤牵引 是借助胶布或皮套贴于患肢皮肤上，利用肌肉在骨骼的附着点，使牵引力传递到骨骼上，远端悬吊适当重量通过滑轮装置悬挂于牵引架上进行牵引，适用于小儿、年老体弱及牵引时间不宜过久的病人。

2. 骨牵引 是利用不锈钢针或钉直接贯穿骨骼的某些特定部位，使牵引力直接作用于骨骼上进行牵引，具有牵引力大、持续时间长、能有效地进行调节等优点，适用于颈椎骨折、脱位，肢体开放性骨折及肌肉丰富处的骨折等病人。

（二）禁忌证

1. 皮肤有破损及肌肉力量强大有力者禁忌皮肤牵引。
2. 牵引处有炎症或开放性创伤污染严重者，以及局部骨骼有病变或严重骨质疏松者禁忌骨牵引。

（三）操作前准备

1. 病人的准备

（1）向病人及家属介绍实施牵引的重要性、目的、步骤及注意事项，以便配合治疗。

（2）牵引肢体局部皮肤必须清洗干净（去除油污，必要时剃毛）。骨牵引术前应询问药物过敏史。牵引前摆好病人体位，协助医师进行牵引。

2. 用物的准备 皮肤牵引应备胶布、纱布绷带、扩张板、苯甲酸酊或预制的肢体牵引带。骨牵引应备骨牵引器械包（内备骨圆针和克氏针、手摇钻、骨锤等）、切开包、牵引弓等器械。皮牵引和骨牵引都要准备牵引架、牵引绳、滑轮、重锤等。

3. 皮牵引 ①海绵带牵引：将海绵带平铺于床上，用大毛巾包裹需牵引的肢体，骨隆突处垫以棉垫或纱布，将肢体包好，扣上尼龙搭扣，拴好牵引绳。安装牵引架，挂上重锤，悬离地面（图25-22，图25-23）。皮牵引重量一般为体重的1/10，并根据情况酌情增减。②胶布牵引：如用胶布，局部皮肤应涂以苯甲酸酊（婴幼儿除外），在与肢体纵轴一致的走向。贴好胶布，外用绷带缠绕。

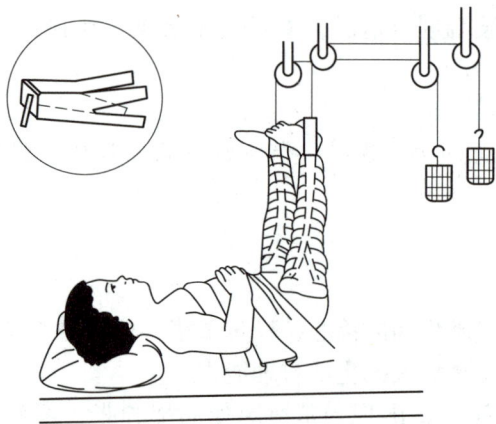

图25-22 小儿股骨骨折皮牵引

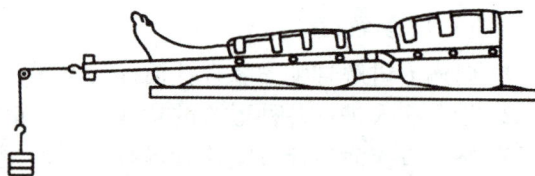

图25-23 下肢海绵带牵引

4. 骨牵引 常用部位：尺骨鹰嘴、股骨髁上、胫骨结节、跟骨、颅骨等。选择进针点并做标记，消毒皮肤，0.5%~1%利多卡因进行局麻，以手术刀尖或骨圆针刺破皮肤，用骨锤将骨圆针打穿骨质，从对侧皮肤穿出，装上相应的牵引弓、牵引绳、滑车，加上所需重量进行牵引。牵引针的两端套上有胶皮盖的小瓶，以免刺伤皮肤或划破被褥。

牵引重量依牵引的部位而定：颅骨牵引为3~4kg（图25-24）；尺骨牵引为2~4kg；股骨髁上牵引为病人体重的1/8~1/6；胫骨结节牵引为7~8kg；跟骨牵引为4~6kg（图25-25）。

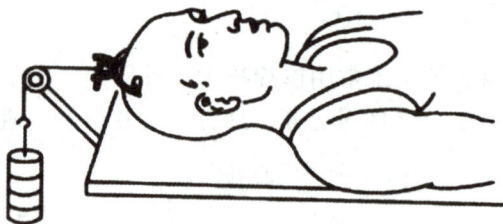

图25-24 颅骨牵引

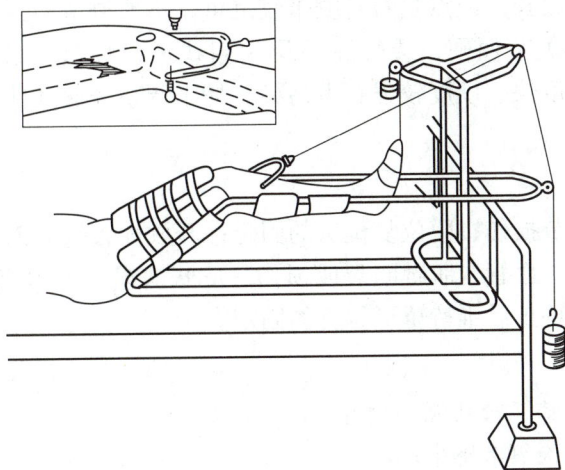

图 25 – 25 股骨骨折持续骨牵引

（四）操作后护理

1. 维持牵引的有效性 牵引时将床头或床尾抬高 15～30cm，利用体重形成对抗牵引。在牵引过程中，牵引绳与被牵引的肢体长轴应成直线，牵引绳不能脱离滑轮的滑槽。牵引的重量不可随意增减，以免影响骨折的愈合。不可随意中断牵引。

2. 皮牵引 注意胶布绷带有无松脱，扩张板是否位置正确，应随时予以调整。观察胶布边缘皮肤有无水疱或皮炎，如有水疱，应除去胶布，用注射器抽吸，并给予换药。要密切观察病人患肢血液循环，如出现青紫、肿胀、发冷、麻木、疼痛、运动障碍及脉搏细弱时，应报告医师及时处理。

3. 骨牵引 穿针处皮肤应保持清洁，预防感染。骨牵引针两端套上软木塞或胶盖小瓶；针孔处每日滴 75% 乙醇 2 次；及时擦去针孔处分泌物或痂皮；牵引针若向一侧偏移，消毒后调整。

4. 并发症护理

（1）窒息 表现为突然呼吸困难、面色发绀等。预防与处理：①颈椎骨折并脱位的病人行头部牵引时，绝对卧床休息，翻身时有专人保护颈部，使头、肩及牵引装置同向转动。②病人进食从流质开始，逐渐过渡到软食；进食速度缓慢，防止食物呛入气管。③避免颌枕带松脱下滑压迫气管；头部制动，必要时在颈部两侧放置沙袋，以防头颈部无意识地摆动。④一旦出现窒息，立即通知医师，去除导致窒息的因素，必要时行气管切开。

（2）神经和血管损伤 下肢皮肤牵引时可由于膝外侧处腓骨小头下方受压迫而致腓总神经受压，表现为足背伸无力，乃至足下垂畸形。预防与处理：①病人膝外侧垫棉垫，防止局部受压；同时观察有无足背伸无力，一旦出现，立即调整牵引。②应用足底托板或沙袋将足垫起，以保持踝关节于功能位。③若病情许可，应主动伸屈踝关节，如因神经损伤而引起踝关节不能自主活动，则做被动足背伸活动，以防关节僵硬和跟腱挛缩。

5. 健康教育

（1）指导病人注意观察患肢末梢循环（特别是皮牵引者），若有肢端青紫、肿胀、发凉、麻木、疼痛、运动障碍及脉搏细弱等，应立即报告，立即处理，以免引起肢端缺血坏死。

（2）不随意移动牵引装置和变换体位，不能自行增减牵引重量或中断牵引，不能让儿童触碰牵引装置。

（3）主动进行功能锻炼，固定肢体的肌肉舒缩活动及未固定关节的运动。

二、石膏绷带固定及护理

石膏绷带（plaster bandage）适用于骨关节损伤及术后固定。石膏绷带的优点是可根据肢体形状塑形固定可靠，可维持时间较长。缺点是石膏绷带较沉重，不能调节松紧度，固定范围一般须超过骨折部的上、下关节，易引起关节僵硬，透气性差及 X 射线透光性差。目前临床上多使用树脂石膏，与传统石膏相比具有固化速度快、硬度较强、无污染、易于调整、透气性和舒适性较好，且利于骨折四肢的护理和观察等优点。

（一）适应证

骨折复位后的固定；关节损伤、脱位复位后的固定；开放性骨折清创缝合术后，创口愈合之前不宜用小夹板固定；周围神经、血管、肌腱断裂或损伤，皮肤缺损，手术修复后的制动；骨与关节急、慢性炎症的局部制动；畸形矫正后维持矫形位置的固定。

（二）禁忌证

1. 全身情况差，如心、肺、肾功能不全等。
2. 患部伤口发生或疑有厌氧菌感染。
3. 孕妇禁忌做躯干部大型石膏固定，如石膏背心等。
4. 年龄过大、过小或体力衰弱者禁忌做大型石膏。

（三）操作前准备

1. 病人准备

（1）向病人说明石膏固定的主要目的，解释操作过程及术中注意事项，以取得病人的配合。

（2）清洁拟行石膏固定的肢体皮肤，若有伤口应提前更换敷料；发现皮肤异常应记录并报告医师。

2. 用物准备　准备石膏固定所需物品：①石膏绷带，根据肢体的长度、周径，预定石膏的尺寸及数量。②棉垫。③油布。④普通绷带若干卷。⑤一桶 40℃的水。⑥剪刀等辅助工具。

（四）操作过程配合

1. 体位　将病人置于关节功能位，特殊情况根据需要摆放。由专人维持或置于石膏牵引架上，切不可中途变换体位。

2. 覆盖衬垫　在石膏固定处的皮肤表面覆盖一层衬垫，可用棉织简套、垫或棉纸，以防局部受压形成压疮。

3. 石膏包扎

（1）石膏托制作　首先制作石膏条，根据肢体长度选择石膏绷带的型号，在平台上将石膏绷带来回折叠，通常上肢 10～12 层，下肢 12～15 层，宽度以包围肢体周径的 2/3 为宜。而后从两头向中间折叠，平放入水内浸泡充分后，向中间轻挤，去除多余水分后，推摸压平，置于患肢背面。然后用普通绷带缠绕附有石膏条的肢体即可。

（2）石膏管型制作　若制作石膏管型，则将石膏卷平放入水桶并完全浸没，至石膏卷停止冒气泡时双手持石膏卷两头取出，挤去多余水分。石膏卷贴着躯体从肢体近侧向远侧推动，使绷带粘贴缠绕，每一圈绷带覆盖上一圈的 1/3。缠绕过程中用手掌均匀抚摸绷带，以使各层贴合紧密平整无褶，曲线明显、粗细不匀处要用拉回打"褶裥"（图 25 – 26），不可包得过紧或过松；层次均匀，一般包5～7 层，绷带边缘、关节部及骨折部多包 2～3 层；石膏绷带的厚度上下一致，以不断裂为标准，不可任意加厚。

4. 捏塑成型　未定型前，根据局部解剖特点适当捏塑及整理，使石膏在干固过程中固定牢稳而不移动位置，重点注意关节部位。应露出手指或足趾，以便观察肢体末端血液循环、感觉和运动，同时有利于功能锻炼。

5. 包边　将衬垫从内面向外拉出一些，包住石膏边缘，若无衬垫，可用一宽胶布沿石膏边包起，在石膏表面涂上石膏糊，使表面平滑。

6. 标记　用记号笔在石膏外标记固定日期及预定拆石膏的日期。

7. 开窗　石膏未干前，为便于局部检查或伤口引流、更换敷料等，可在相应部位石膏上开窗。方法是确定开窗范围并标记，用石膏刀沿标记线向内侧斜切，边切边将切开的石膏向上拉直至完全切开。已开窗的石膏须用纱布填塞后包好，或将石膏复原后用绷带加压包紧，以防软组织向外突出。

石膏绷带的类型包括石膏托、石膏夹板、石膏管型、躯干石膏及特殊类型石膏等（图25-27），操作方法有差异，但基本步骤及手法相同。

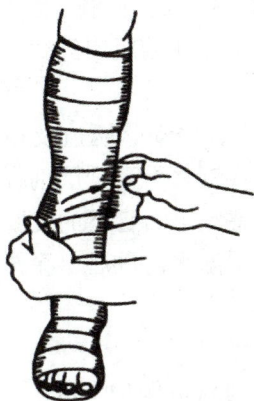

图25-26　石膏绷带"褶裥"法

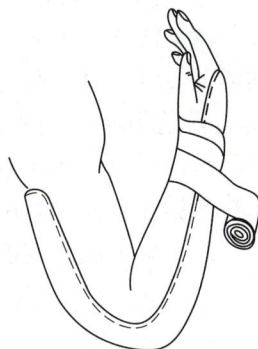

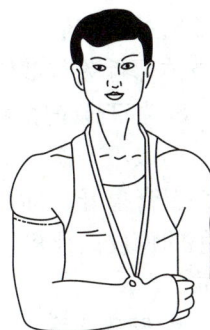

石膏托固定　　石膏管型固定

图25-27　常用石膏托固定类型

（五）操作后护理

1. 注意保持石膏的清洁及干燥　石膏未干时应用枕垫垫好，以防对骨隆突部位产生压迫。不可用手指压迫石膏表面，托起时应用手掌。石膏污染时可用布沾洗涤剂擦拭，清洁后立即擦干。

2. 加快干固　石膏从硬固到完全干固需24～72小时，可通过适当提高室温或用灯烤、红外线照射等方法加快干固。但应注意石膏可传热，温度不宜过高，以防灼伤。

3. 体位　为预防肢体肿胀及出血须将患肢抬高。石膏背心及人字型石膏病人勿在头及肩下垫枕，避免胸腹部受压。下肢石膏应防止足下垂及足外旋。

4. 饮食　增加食物中纤维素的含量，防止因活动减少而引起的便秘；石膏背心固定后的病人应少食易产气的食物，减少腹胀。

5. 温度　寒冷环境中注意石膏固定肢体的保暖，防止冻伤；气候炎热时做好防暑降温工作，尤其是躯体大型石膏，因散热不好，病人可发生中暑。

6. 皮肤护理　用乙醇或乳液擦抹石膏边缘受压部位的皮肤。保持石膏末端暴露的手指（足趾）、指（趾）甲清洁，以利于观察。对于臀部及会阴周围的石膏，应注意勿污染及弄湿，告知病人大小便后应保持局部清洁。禁止病人将异物放入石膏内或搔抓石膏下皮肤。一旦石膏内有异物应立即取出，若不能取出时应立即报告医师。禁止病人将石膏内衬垫取出。每次在病人翻身时注意扫去床上的石膏渣，保持床面清洁平整。

7. 并发症及护理

（1）骨筋膜室综合征　石膏固定后，石膏与肢体间腔隙容量有限且无弛张余地，若包扎过紧或肢体进行性肿胀，可使骨筋膜室内压力增高，肌肉缺血、坏死。石膏固定术后应床头交接班，仔细观察患肢肿胀程度、皮肤颜色与温度、有无感觉异常和被动牵拉指（趾）痛等，以判断有无血运障碍。一旦出现血运障碍，立即通知医师，予以松解石膏等处理。

（2）石膏综合征　髋人字石膏、石膏背心、头颈胸石膏固定术后，由于上腹部包裹过紧影响进食后胃的容纳和扩张，可导致腹痛、呕吐；胸部包裹过紧可出现呼吸窘迫、发绀等。对上腹部石膏包裹过紧引起的，适当改变体位，持续胃肠减压，禁食，补液，防止水、电解质紊乱，必要时腹部石膏开窗。对胸部石膏包裹过紧的，首先给氧，必要时胸部石膏开窗。

（3）压疮　石膏绷带包扎时，若内衬不平整、压力不均匀使石膏凹凸不平或关节塑形不好，均可使石膏对固定处压迫而致压疮。预防与处理：①熟练石膏绷带固定操作，避免石膏绷带固定过程中可能导致压疮的上述情况。②石膏未干透前移动石膏时，应用手掌支托并将石膏固定的肢体置于铺有一次性中单的软枕上，不可扭转肢体而改变固定关节的角度。③加速石膏干固：提高室温，局部使用灯泡烤箱，对备用的石膏床也可借助日光晒干或凉风吹干。④一旦出现压疮，则石膏开窗并进行相应处理。

（4）失用性骨质疏松、关节僵硬　石膏固定时间较长或大型石膏固定范围较大可发生失用性骨质疏松、关节僵硬，造成关节活动障碍。预防与处理：①及早行固定肢体的肌肉舒缩活动。②加强固定肢体邻近关节部位的主动活动。③积极进行未固定部位的主动活动。

8. 拆石膏时的护理　拆石膏前需向病人解释，使用石膏锯时可有振动、压迫及热感，不会有痛感，一般不会伤及皮肤。拆除石膏时，一般用石膏剪、石膏刀或石膏锯将石膏全层剖开，然后用撑开器将石膏撑开，即可拆除。石膏拆除后，病人可能产生一种变轻的感觉。石膏下的皮肤一般有一层黄褐色的痂皮或死皮、油脂等，其下新生皮肤较敏感，不要搔抓，可用温水清洗后，涂抹润肤霜等保护皮肤。

9. 健康教育

（1）石膏固定后若局部疼痛剧烈或损伤皮肤有腐臭气味，须及时告诉医护人员。

（2）石膏固定期间，进行主动功能活动。

三、小夹板固定及护理

小夹板固定（small splint fixation）是利用具有一定弹性的柳木板、竹板或塑料板制成的长、宽合适的夹板，在适当部位加固定垫绑在骨折部肢体的外面，外扎绷带，以固定骨折。具有固定可靠、骨折愈合快、功能恢复好、治疗费用低等优点。

（一）适应证

1. 四肢闭合性管状骨骨折。
2. 四肢开放性骨折，创口小，经处理创口已愈合者。

（二）禁忌证

1. 创口较大的开放性骨折；皮肤广泛性擦伤。
2. 伤肢严重肿胀，肢端已有血液循环障碍；伤肢有神经损伤症状。

（三）操作前准备

1. 病人准备　向病人说明小夹板固定的目的及术中注意事项，以取得病人的配合。做好局部皮肤准备工作，并清洁皮肤。

2. 用物准备　合适的夹板数块、衬垫物、绷带等。

（四）操作过程

1. 按固定位置选择合适的夹板。
2. 复位后，将患肢置固定位置。
3. 放好衬垫物后，根据需要安置数块夹板。
4. 用绷带将夹板绑扎好。

（五）操作后护理

1. 体位　上肢固定后，立位时将肘关节屈曲90°，三角巾或前臂吊带悬吊于胸前；卧位时自然伸肘并将前臂垫枕高于心脏水平位。下肢固定后，患肢略高于心脏水平，膝关节屈曲10°，跟腱部垫一小枕将足跟悬空。

2. 固定松紧适度　夹板扎带的松紧度以扎带结头能在夹板上、下移动1cm为宜。需每日调松固定带；待肿胀消退，再逐日系紧。调整时，不可一次性全部松开固定带，应逐根松开系牢，以免固定失效。

3. 观察患肢血液循环 夹板固定后，患肢肿胀、疼痛、皮温略高于健肢均属正常，1 周后能逐渐消退。

4. 健康教育

（1）保持夹板清洁 避免夹板被食物、排泄物等污染。

（2）进行功能锻炼 主要以患肢肌肉主动舒缩活动为主，以便发挥肌肉对血液循环的"水泵"作用，减轻或消除肿胀，预防关节粘连，促进骨痂形成。

目标检测

答案解析

一、选择题

【A1／A2 型题】

1. 前臂缺血性肌挛缩造成的特有畸形是（ ）

    A. 锅铲畸形   B. 枪刺刀畸形   C. 垂腕畸形

    D. 爪形手畸形   E. 猿手畸形

2. 女性病人，22 岁。前臂骨折行石膏绷带包扎 1 小时后，出现手指剧痛、苍白发凉、桡动脉搏动减弱。应首先采取的措施是（ ）

    A. 注意保暖   B. 抬高患肢   C. 做下肢被动活动

    D. 按摩   E. 适当松解石膏绷带

3. 急性血源性骨髓炎好发部位是（ ）

    A. 骨骺   B. 骨干   C. 干骺端

    D. 骨膜下   E. 软组织

4. 化脓性关节炎最常发生的部位是（ ）

    A. 肩关节和肘关节   B. 肘关节和膝关节   C. 髋关节和膝关节

    D. 髋关节和踝关节   E. 膝关节和踝关节

5. 颈椎病经颈前路手术的病人，术后护理特别强调（ ）

    A. 颈部功能锻炼   B. 颈部制动   C. 观察呼吸情况

    D. 保持引流通畅   E. 注意有无饮水呛咳

6. 腰椎间盘突出症卧床期间注意事项错误的是（ ）

    A. 卧硬板床   B. 起卧时给予协助

    C. 卧床时间需 3 周或至疼痛症状缓解   D. 床上使用便盆

    E. 绝大部分时间卧床，大小便时带腰围下床

7. 女性病人，45 岁，公司职员。双下肢麻木无力 1 年余，近 2 个月来自觉双足踩棉花感、手部麻木，精细动作不稳。该病人可能是（ ）

    A. 神经根型颈椎病   B. 脊髓型颈椎病   C. 椎动脉型颈椎病

    D. 交感神经型颈椎病   E. 复合型颈椎病

二、思考题

女性病人，32 岁。不慎从 3.5m 高处坠落，后颈部着地，昏迷 8 分钟后苏醒，主诉头部、颈部疼痛，四肢不能活动，感觉丧失。病人入院后，查体：T 38℃，枕部及后颈部肿胀、压痛，双肩胛骨下角以下、前胸第 2 肋以下、双上臂肩关节 8cm 以下皮肤感觉完全丧失，四肢肌力 0 级，腹壁反射、提睾反射、膝腱反射、跟腱反射均消失。MRI、X 线摄片显示 C_4 椎体骨折合并前脱位。

请思考：1. 对于病人如何进行现场急救？

2. 病人目前存在的主要护理诊断/问题有哪些？

3. 针对病人的护理诊断/问题，应采取的护理措施有哪些？

（彭彩虹）

书网融合……

| 重点小结 | 微课 1 | 微课 2 | 习题 |

参考文献

［1］李乐之，路潜．外科护理学［M］.7版，北京；人民卫生出版社，2022.

［2］中华医学会急诊医学分会．中国蛇伤救治指南［J］.中华急诊医学杂志，2024，33（7）：891－905.

［3］徐瑞华，李进，马军，等．中国临床肿瘤学会（CSCO）常见恶性肿瘤诊疗指南2022［M］.北京：人民卫生出版社，2022.

［4］陈孝平，张英泽，兰平．外科学［M］.10版.北京：人民卫生出版社，2024.

［5］中华人民共和国国家卫生健康委员会医政司．原发性肝癌诊疗指南（2024年版）［J］.协和医学杂志，2024，15（3）：532－559.

［6］中国临床肿瘤学会．前列腺癌诊疗指南2020［M］.北京：人民卫生出版社，2020.

［7］中国临床肿瘤学会指南工作委员会．肾癌诊疗指南2020［M］.北京：人民卫生出版社，2020.

［8］谢玉生，黄蓉蓉，赵雪，等．成人重度烧伤患者肠内肠外营养的证据总结［J］.中华护理杂志，2024，59（09）：1106－1113.

［9］沈鸣雁．成人肾移植患者免疫抑制剂服药依从性管理的证据总结［J］.中华护理杂志，2023，58（18）：2207－2215.

［10］陈翔宇，刘红升，强向，等．创伤失血性休克中国急诊专家共识（2023）［J］.中国急救医学，2023，43（11）：841－855.

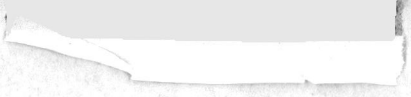